Advanced Treatment Techniques for the Manual Therapist NECK

頚部の手技療法

写真で学ぶ治療法とセルフケア

著　Joseph E. Muscolino
監訳　伊藤和憲
翻訳　皆川陽一
齊藤真吾

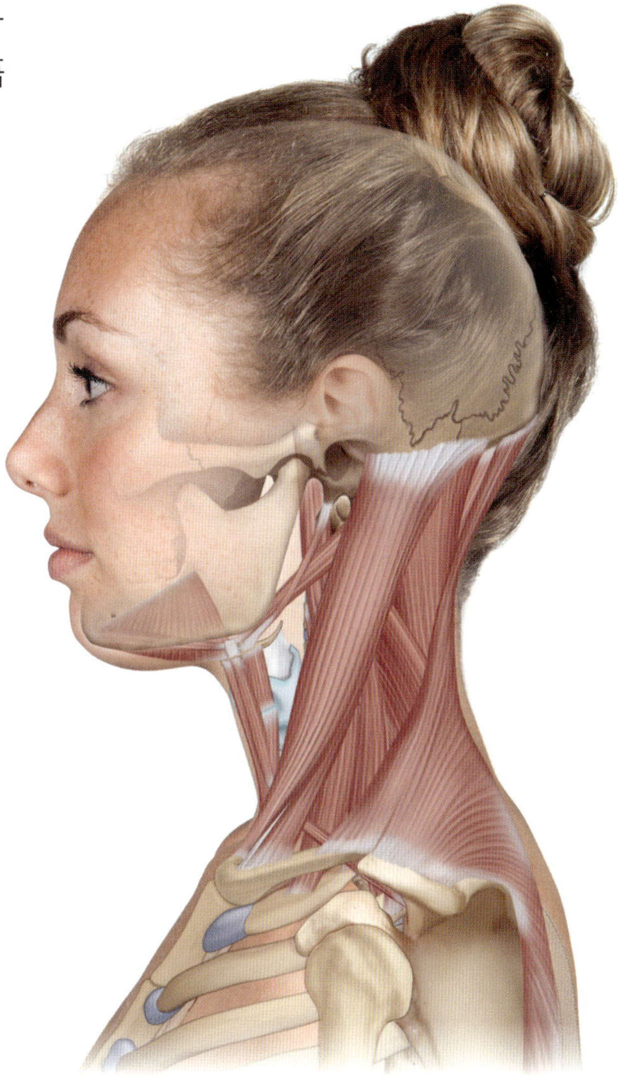

緑書房
Wolters Kluwer Health | Lippincott Williams & Wilkins

Advanced Treatment Techniques for the Manual Therapist NECK
by Muscolino, Joseph E.

Original English edition published by Lippincott Williams & Wilkins/Wolters Kluwer Health

First Edition

ご注意

本書で紹介する、適応症状、副作用、投薬計画、製品については、細心の注意をもって記載されています。しかし記載された内容がすべての点において完全であると保証するものではありません。国の医療情報、製造元のパッケージ情報をよくご確認の上、ご活用ください。

また、著書、監訳者、翻訳者、編集者、原著出版社ならびに緑書房は、本書記載の診断法、治療法、薬容量を使用した結果として、不測の事態が起こったとしても一切の責任を負いかねます。（株式会社緑書房）

Advanced Treatment Techniques for the Manual Therapist: Neck

Joseph E. Muscolino, BA, DC

Chiropractor
Adjunct Professor of Anatomy, Physiology, and Kinesiology at Purchase College, State University of New York
Owner of *The Art and Science of Kinesiology*

With Chapter 12 contributions from:
Brett M. Carr, MS, DC
Christopher M. Coulis, MS, DC

Wolters Kluwer | Lippincott Williams & Wilkins
Health

Philadelphia • Baltimore • New York • London
Buenos Aires • Hong Kong • Sydney • Tokyo

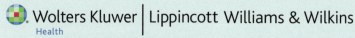

誰よりも寛大で、思いやりがあり、愛情に溢れる、

天使のような存在であるSam。

私の親友であるNandoのように共にいて楽しい人柄であると同時に、

私が出会った人の中で最も有能なAndy。

本書を義兄弟であるSamとAndyに捧げる。

序
PREFACE

手技療法の需要は年々増えており、ヘルスケアの分野においてもその役割は大きくなっています。特に筋骨格系に問題を抱えている患者に対しては、整形外科的なリハビリテーションに基づく新たな手技療法の治療理論が確立されています。

本書は、近年報告されている様々な治療テクニックを整理し、手技療法を行う施術者がこれらの技術を活用できるようになることを目的としています。そのため、本書は学校では教えられていない新たな技術を修得しようと考えている施術者のために作られています。また、教育現場においては、必修・選択に関わらず、手技療法のテクニックを教える学校のカリキュラムに適応できるようにも作られています。

ただし、手技療法の治療範囲は国によって様々であるため、実際に治療で使用する際には注意が必要です。ここで紹介した治療が法律の範囲内であるか、読者の保有する治療資格の範囲内であるかどうかの確認は、施術者の責任となります。

本書の構成

本書の内容は３つのパートに分かれています。

- **第１編（第１～３章）では、患者の頚部の状態を理解するために必要な基礎知識を紹介し、評価法や適切な治療法の決定について必要な情報を紹介しています。**
- **第２編（第４～10章）では、新たな治療技術を各章に分けて紹介しています。**
- **第３編（第11～12章）では、水治療法および患者と施術者のための姿勢、セルフケアについて紹介しています。**

なお、本書は読者に使いやすいよう、各章のはじめに概要（基本指針）や重要語句を記載しています。各章には、「治療方法のリスト」、「症例検討」、「Boxによる補足」、「警告（注意点）」、「症例検討」に加え、「章末問題」を20題掲載しています。

第１編：解剖学、病理学、評価法

一般的なことですが、基礎解剖学、生理学、運動学を理解してはじめて、適切な治療を行うことができます。そのため、第1章では、頚部の解剖学と生理学についてまとめています。ただし、これは要点を簡単にまとめただけであり、学校のカリュキュラムをすべて網羅しているわけではありません。むしろ、本書を理解するために必要となる解剖学と生理学のポイントにフォーカスしており、各章で紹介している治療法を実践しやすくするための参考資料としています。治療方法について解説した次章以降に進む前に、まずは第１章から読むことをおすすめします。

また、適切な治療を行うためには、患者の病理学的な状態、解剖学や生理学をよく理解する必要があります。したがって、第２・３章では、頚部に影響を及ぼすと考えられ、臨床で最もよく遭遇する筋骨格系の病態や評価について説明しています。それぞれ、第２章では「発症と原因」、第３章では「評価法」について紹介しています。

第２編：新たな治療技術

手技療法の治療方法はいくつかあります。例えば、スウェーデン・マッサージがその１つです。スウェーデン・マッサージは副交感神経に働きかける治療方法ですが、深部組織のマッサージテクニックはより臨床的な効果を得ることができるでしょう。

第４章では、少ない力でより効果的に首の筋組織に働きかけるための治療方法を紹介します。これは、施術者が力を抜いて行うことができる治療方法です。なお、頚部前面は特殊な構造をしているため、第５章ではこの領域における手技療法について特化して解説します。

一方、手技療法で活用できる治療はマッサージのみではありません。ストレッチも効果的な治療の１つとなります。しかし、ストレッチはマッサージなどの手技療法のカリュキュラムの中では軽視されがちなため、多くの施術者は十分に活用できていないように思います。

第６～９章においては、基礎的なストレッチと頚部の治療に効果的に活用できる新たな治療について紹介しています。例えば、関節モビライゼーションは、ストレッチと比べて活用されていませんが、確かな技術とともに的確に施術することができれば、頚椎疾患において非常に効果的な治療となります。ただし、この治療を行うためには、確実な評価に基づき、細心の注意を払いながら行わなければなりません。そのため、第10章では、関節モビライゼーションの技術について紹介しています。これにより、施術者にとって安全で効果的な頚部の治療が可能となることを願います。

第３編：患者と施術者のためのセルフケア

第11章では、水治療法とセルフケアについて紹介しています。温水あるいは冷水を使用する水治療法は、治療においてとても役立ちます。第11章では様々な治療の応用とともに、治療する部分をどのタイミングで温め、冷やせばよいのかについて説明します。また治療期間中に家でも実施できるセルフケアを実践してもらうことは、治療効果に大きく影響するため、ここでは患者のセルフケアについても説明します。

第12章では、施術者のためのセルフケアについてもまとめています。手技療法を行う施術者が身体的に負荷がかかり損傷を受けることも多いため、自分自身の身体を健康に保つことを意識しなければなりません。そのため、第12章では施術者自身が丈夫で健康であり、より長く活躍ができるように、施術者のためのセルフケアエクササイズについても紹介しています。

謝辞

ACKNOWLEDGMENTS

本書（原著）は私1人で制作したものではなく、たくさんの方々の協力のもと、完成に至りました。この場を借りて、すべての協力者に感謝申し上げます。

Yanik Chauvinは主担当のカメラマンであり、映像作家でもあります。描写・動作の最高のアングルをとらえてくれる唯一無二の人材であり、彼を超える人物はいないと思います。また、David Eliot 博士は第1章において、素晴らしい骨格の写真を提供してくれた協力者であると同時に、一緒に働いていて最も楽しい人物です。主担当のイラストレーターはLightBox Visual社のGiovanni Rimastiです。同社のオーナーであるJodie Bernardの適確な指示のもと、彼は身体動作や基礎的な解剖学を読者に伝えるために必要な、わかりやすいイラストを提供してくれました。そして、モデルを務めてくれた、Alex Charmoz, Simona Cipriani, Val Green-Cubano, Ania Kazimierczuk, Anna Morejon, Joseph C. Muscolino, Ivette Nieves, Linda Nguyen, Keiko Tanaka, そしてKate Wojiskiに、この書籍を美しく飾ってくれたことを感謝します。

書籍の制作において、編集者は表には出ない裏方です。しかし、本書の元々の原稿と最終的に仕上がったものとを比べると、いかに編集というものが欠かせないものかを痛感します。本書の完成に携わってくれたLippincottチームの方々、Eve Malakoff-Klein, Jen Ajello, Renee Thomas, Dana Knighten, Kelley Squazzo, John Goucher, Julie Stegman, Terry Mallon, そしてHarold Medinaに感謝申し上げます。特に第12章を執筆してくれたBrett M. Carr, MS, DC,そしてChristopher M. Coulis, MS, DC, に心から感謝をしたいと思います。彼らの専門的知識は計り知れず、本書の内容をより充実させてくれました。

さらに、かつての教え子であり、現在はインストラクターとして活躍するWilliam Courtlandにも深謝します。彼が私に言ってくれた「あなたは本を書くべきだ！」という言葉に、私は背中を押されました。

そして最後に、最も私を愛し、理解し、支え、勇気づけてくれた家族全員、その中でも特に母Vera Muscolinoと妻Simona Ciprianiに感謝します。すべてあなた方のおかげです。

Joseph E. Muscolino

監訳をおえて

本書はカイロプラクティックの施術者であるJoseph E. Muscolino氏によりまとめられた頚部に関する著作『Advanced Treatment Techniques for the Manual Therapist：Neck』の翻訳書です。

頚部の痛みといえば頚椎椎間板ヘルニアなど神経に関連した症状を思い浮かべることが多いかもしれませんが、肩こりなどの筋肉の痛みも多く、日本では男女ともに肩こりは訴えの多い愁訴です。海外では肩こりという概念が存在しないため、肩背部の痛みは総称して頚部痛（neck pain）とまとめられていますが、その中には肩こりのような筋骨格系の痛みを呈する患者の割合は高いものと思われます。しかし、肩こりなどの筋骨格系の痛みは、腰痛などと比べて医療機関で治療を受けている割合が低いのが現状です。

肩こりなどの筋骨格系の痛みを持つ患者が多いにも関わらず、医療機関への受診率が低いのは、筋骨格系の痛みを治療するための方法が確立されておらず、治療が体系化できていないことが大きな原因であると思われます。そのようなことから、頚部治療の指針となる教科書が必要ではないかと考え、原著の翻訳が企画されました。

本書には、Muscolino氏のカイロプラクティックの施術者としての経験をもとに、頚部治療に必要となる基礎知識や病態・評価はもちろんのこと、①深部組織治療、②マッサージ、③ストレッチ（多面的、収縮-弛緩：CR、主動筋-収縮：AC、CRAC）、④関節モビライゼーション、⑤セルフケアなど、筋骨格系の痛みに対する治療法が詳細に解説されています。頚部痛に関する書籍は従来から少ない上に、このように詳しくまとめられている書籍は今までにないことから、本書は必ずや臨床家の先生方のお役に立てると思います。

なお、本書の作成に際しては、読者が理解しやすいことを優先し、意訳しています。また、その内容が日本の状況にそぐわない場合には、関連文献を参考に内容の修正および追記を行ったため、原著とは異なる部分も存在します。そのため、お気づきの点があれば忌憚なくご意見をお聞かせいただければ幸いです。

最後に、本書の翻訳・校正にあたり多大なるご協力をいただいた皆川智美氏ならびに明治国際医療大学大学院中村沙樹氏、井上朋子氏、加納舞氏、増崎太希氏に感謝します。また、緑書房の秋元理氏、森川茜氏にも大いにお世話になったことを厚く御礼申し上げます。

2016年10月

伊藤 和憲

目次

CONTENTS

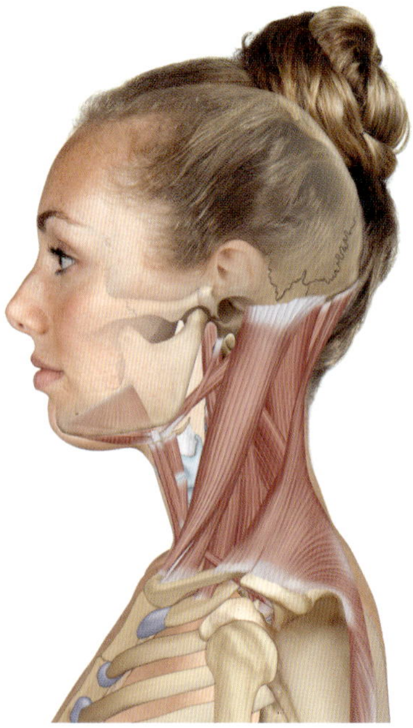

第2編 高度な治療テクニック 081

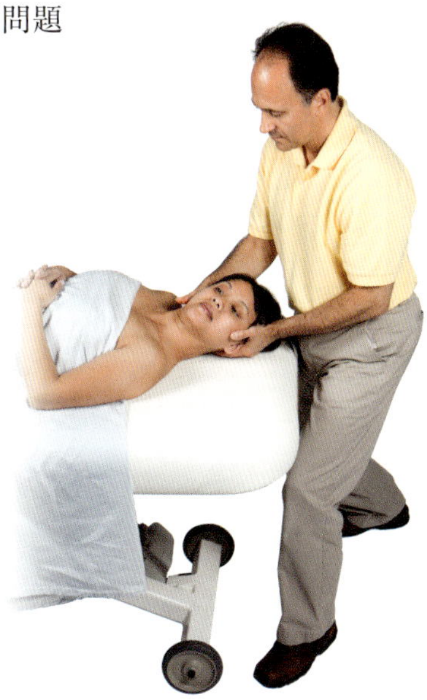

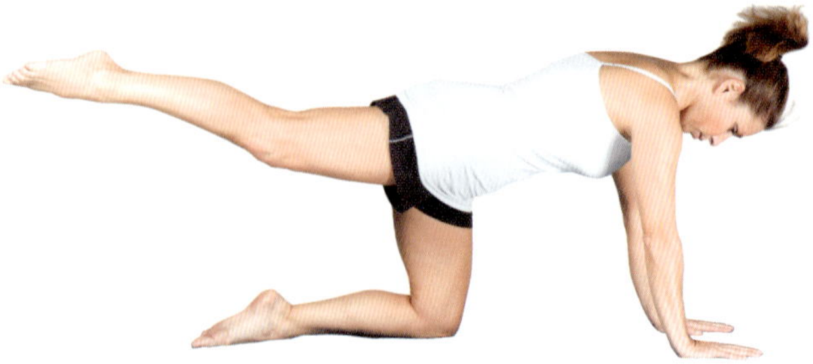

本書の使い方

HOW TO USE THIS BOOK

基本指針・重要語句

各章扉には、学習内容を端的に示した「基本指針」と、押さえておきたい「重要語句」がまとめられています。これらの内容を身につけ、ステップアップを目指しましょう。

基本指針

本章では以下の内容を身につけることができます。

1. CRACストレッチのメカニズム
2. CRACストレッチを行うための一般的な方法
3. 治療手と固定手の役割
4. CRACストレッチ中の呼吸法
5. 素早くストレッチを行ってはいけない理由
6. 本章における重要用語解説とCRACストレッチとの関係
7. 頭頸部の各作用筋に対するCRACストレッチ

重要語句

・筋紡錘反射　・ゴルジ腱紡錘反射　・相反抑制　・抵抗をかける手　・CRACストレッチ
・クリープ現象　・ストレッチする手　・治療手　・ACストレッチ　・CRストレッチ
・固定手

コラム

本文内容の補足やキーポイントなどを記載しています。内容への理解を深めましょう。

Box 2 - 2

斜頸（torticollis）

ある頻度で生じる問題で首が過緊張する特異的な状態を「斜頸」と呼びます。斜頸は主に同側の胸鎖乳突筋あるいは僧帽筋がスパズムを起こすことが原因です。症状としては、患者の頭と首が片側に曲がったり、片側に回旋したりします（「torti：トルティ」は捻じれを意味し、「collis：コリス」は首を意味する）。この状態は、首の使い過ぎや悪い姿勢で寝たりした結果、突然発症します。筋スパズムが関与する病態なので、マッサージや整体が効果的でしょう。

用語の説明など、理解を深めるための補足情報などをまとめています。

患者を治療する際に把握すべき事項や配慮を要する事項、また、参考にすべき事項が本書のどこに記載されているのかを紹介しています。

治療で配慮すべき点

捻挫と筋違い

アイシングは、特に急性の捻挫や筋違いに効果的です。その症状が亜急性あるいは慢性のとき、マッサージが効果的です。ストレッチは捻挫の亜急性や慢性時の治療として有効でしょう。詳細は第３章を参照してください。

施術者への助言

関節可動域（ROM）を測定する

第１章の表にある標準的な関節可動域と患者の可動域を比較する際、先入観を持たないことが重要です。この標準値は人口全体の平均であるため、数度の違いなら必ずしも問題があるとは言えません。さらに、若い患者は高齢の患者より通常関節可動域が大きいでしょう。

施術者が治療にあたる際に活用できるワンポイントアドバイスなどを整理しています。

実用的な方法

側臥位と座位での治療

本章では、前頸部の筋肉を治療しやすい仰臥位の方法を紹介しています。しかし、患者は側臥位で治療することもあります。側臥位で治療する際は、仰臥位同様、ベッドに頭部と頸部を固定・支持します。他には座位での治療があり、斜角筋群・頸長筋・頭長筋を治療する際には、座位が最もよいでしょう。座位では、頭部や頸部の固定・支持は施術者が行います。そのため、施術者の固定手（右図参照）で、頭部と頸部を固定・支持することが特に重要となります。

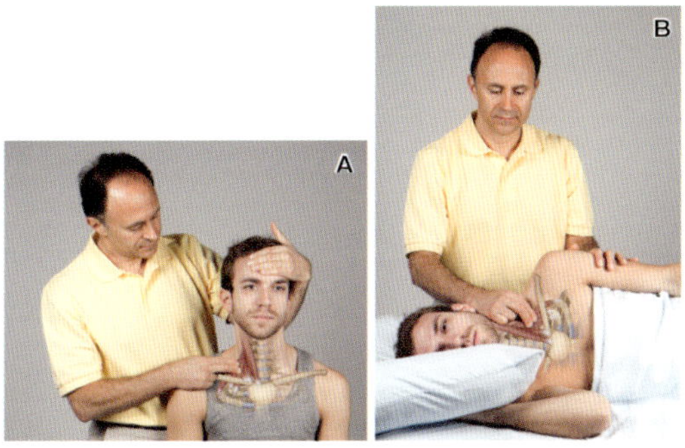

前頸部のマッサージを行うための患者の肢位　A：座位　B：側臥位

実際に患者へ治療する際のポイントなどを紹介しています。写真や図版を提示しながら説明しているものが多いため、よりわかりやすく、実用的な内容となっています。

写真の矢印

本書では数多くの写真を用いて手順や方法について解説しています。テクニックやセルフケアについて書かれた第4～12章において、写真内にある矢印は、手技が区別できるように右図のように表現しています。

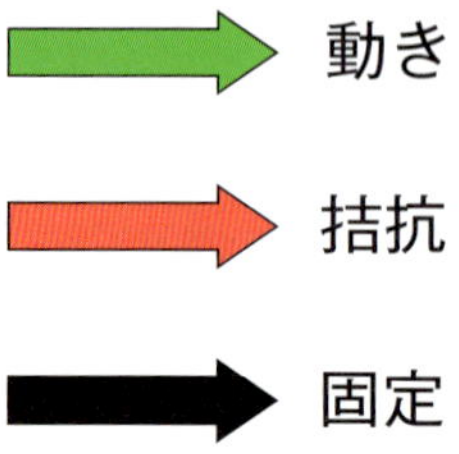

症例検討

治療のテクニックやセルフケアについて書かれた第4～12章において、モデルケースとして、実際の症例を基にした演習問題を掲載しています。患者の症状から、その患者に最適な治療法を検討し、学習した内容をアウトプットできるか確認してみましょう。

症例検討

患者：Lucy Adams、36歳（新患）

□病歴と評価所見

彼女は首のこりを訴え治療所にやってきた。彼女は高速道路で合流するとき、後ろを楽に振り返ることができないとのことです。施術者が詳しく病歴を聴取したところ外傷はなく、思い当たる原因はない。不快な症状は首に集中しており、上肢などへの関連痛はない。これまでに首を中心に1時間の深部組織マッサージを2回受け、首の不快な症状は部分的に軽減したが、首

ったが（評価手順に関しては第3章を参照）、いずれも陰性所見であった。

□演習問題

以下の質問とこの患者に対する治療戦略を答えよ。

7－1　Lucyの治療プランに、CRストレッチのような高度なストレッチテクニックを含むべきか。その理由とともに考察せよ。

7－2　CRストレッチが有用であるならば、安全に行うことができるか。その可否と理由について考察せよ。

※解答は254頁に記載しています。

章末問題／解答

各章の末尾に、確認問題を掲載しています。選択問題・○×問題・記述問題・組み合わせ問題を設けているので、学習後に問題を解き、理解度を確かめましょう。解答はまとめて254頁に掲載しています。

章末問題

選択問題

1．どのような反射がACストレッチの基本として考えられているか。
　A．筋紡錘反射
　B．GTO反射
　C．RI反射
　D．伸張反射

2．ストレッチを行う際、最も効率的に施術者の全体重をかける方法はどのような方法か。
　A．腕を外旋し、肘を外に保つ
　B．腕を内旋し、肘を内に押し込む

○×問題

1．ACストレッチは動的（ダイナミック）ストレッチの1種である。
2．ACストレッチをするにあたり、患者は施術者の抵抗に対して等尺性（アイソメトリック）収縮をする。
3．ACストレッチは施術者の補助ありでも、補助なしでも行うことができる。
4．ACストレッチをするにあたり、患者はスタートポジションに戻す際に、自動で動かす。
5．施術者がストレッチする力を作り出すために身体の体重を利用するとき、通常肩関節を外旋することで、肘を押し込むことに役立つ。

第1章

解剖学と生理学に関する総説

基本指針

本章では以下の内容を身につけることができます。

1．頸椎の構造
2．棘突起と横突起の先端が二分していることの重要性
3．椎弓板と関節突起の重要性
4．頸椎の関節構造と機能
5．頸椎の軸方向と非軸方向の動き
6．頸椎に存在する筋肉の付着部と作用
7．頸部の筋肉の主な構造と機能分類
8．筋肉の触診やストレッチの重要性
9．頸椎に存在する靭帯の構造とその作用
10．靭帯と拮抗筋の作用
11．首を治療する際に必要な安全上の注意と禁忌
12．この章で重要となる用語説明

重要語句

・移動
・黄色靭帯
・横突間靭帯
・横突起
・（横突起）後結節
・滑走運動
・環軸関節（C1-C2）
・関節柱
・関節突起
・関節突起間関節
・環椎
・（環椎）後結節
・環椎後頭関節（C0-C1）
・基本断面
・棘間靭帯
・棘上靭帯
・棘突起
・頚静脈
・頚椎
・頚椎柱
・頚動脈洞反射
・後縦靭帯
・項靭帯
・後頭下三角
・後頭下神経
・鎖骨下動脈
・軸椎
・髄核
・正中環軸関節（C1-C2）
・Z関節
・線維輪
・前結節
・前縦靭帯
・前弯（脊柱前弯症）
・前弯減少
・総頚動脈
・層状溝（椎弓板の溝）
・大後頭神経
・椎間円板
・椎間関節
・椎間孔
・椎弓
・椎弓板
・対側回旋
・対側筋
・同側回旋
・二分
・分回し運動
・分節関節レベル
・腕神経叢

序論

本章では、頚部の解剖学と生理学の要点を解説します。頚部の構造と機能を理解し、しっかりとした基礎を身につけることで、この領域のより効果的な治療ができるようになります。なお、より詳細な知識を身につけたい人は、頚部の構造と機能、解剖学、生理学、運動学の専門書を調べるとよいでしょう。

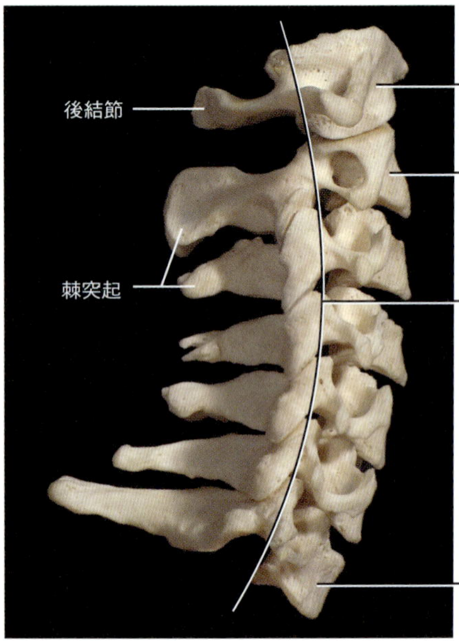

図１－１　頚椎右側面図
頚椎は前弯しており、後方は凹面、前方は凸面となっている。
頚椎は７個の椎骨からなり、上から下へC1-C7という番号がつけられている。また、C1は環椎、C2は軸椎としても知られている。
（Courtesy of Joseph E. Muscolino. Photography by David Eliot）

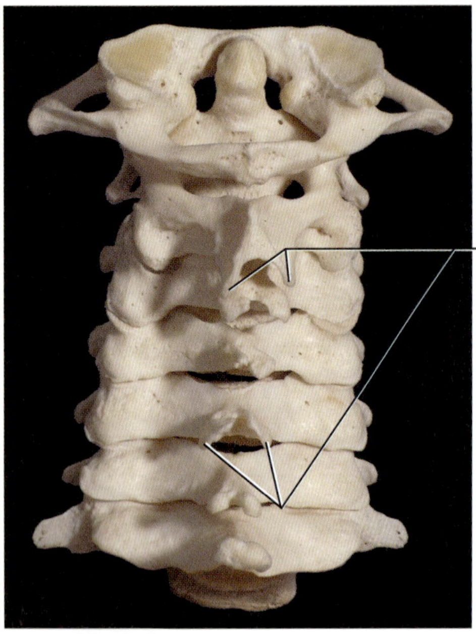

図1-2　頚椎後面図
二分した棘突起を目で確認することができる。
（Courtesy of Joseph E. Muscolino. Photography by David Eliot）

頚椎

頚部にある椎骨を**頚椎**と言います。頚椎は7個の椎骨からなり、上から下にC1～C7と名前がつけられています。また、C1は環椎、C2は軸椎としても知られています（**図１－１**：頚椎の上にある後頭骨はよくC0と記述されている）。横から見ると、正常な頚椎は後方が凹面、前方が凸面という特徴があり、**前弯**しているように見えます（「前弯」という用語は、過剰に前方突出した病的な脊柱の状態である「前弯症」として使われるのが一般的ですが、ここでは、健康で正常な頚椎や腰椎の弯曲として使用している）。

環椎を除いた全頚椎には、後方に伸びた触診可能な**棘突起**があり、環椎には、棘突起の代わりに**後結節**と呼ばれる椎弓の後ろにある小さな隆起があります。そして、環椎の後結節は通常簡単に触診することはできません。

C2とC7棘突起は他の頚椎棘突起に比べて、簡単に触診することができます。ほとんどの場合、C2棘突起は頚部上部で、C7棘突起は頚部下部ではっきりと触診することができます。

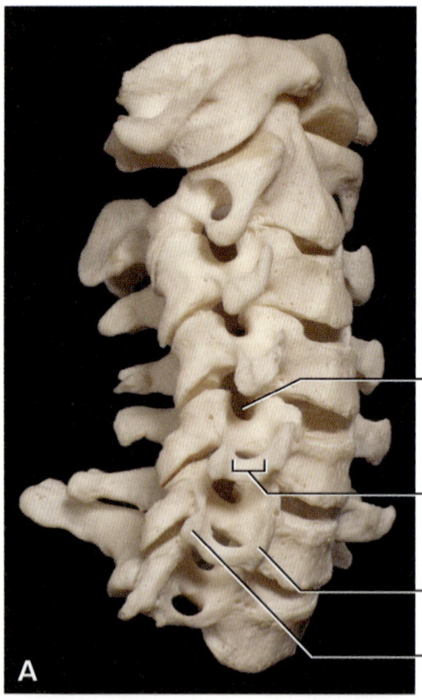

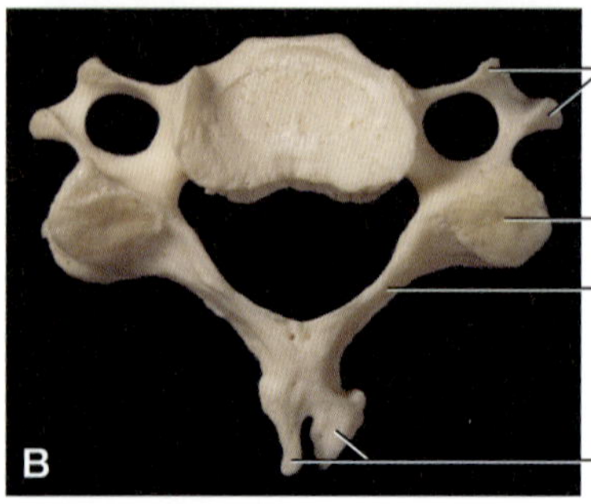

図１－３　頚椎横突起
二分した頚椎横突起は前結節と後結節に分かれている。
A：右側面図（斜立像）
B：頚椎上面図
（Courtesy of Joseph E. Muscolino. Photography by David Eliot）

また、C3-C6棘突起の触診に関しては、患者の生理的弯曲の角度によって、触診しやすいか、しにくいかが決まります。通常、頸椎は生理的に前弯しているので、棘突起は凹んでおり、表層で触診することはできません。しかし、人によっては、生理的前弯が減弱していたり、平坦でまっすぐになっています。脊椎前弯が減弱あるいは消失した状態を**前弯減少**と呼び、この場合簡単にすべての棘突起を触診することができます。

また、頸椎棘突起の重要な特徴としては、棘突起の先が二分（二裂）になっていることが挙げられます。頸椎棘突起が二分しているレベルは人によって大きく異なります（ほとんどの場合、C7棘突起は二分していない）。頸椎棘突起が二分した形は、**図１－２**で確認することができます（**図１－３Ｂ**でも見ることができる）。この二分した形状を知ることが手技療法においては重要です。なぜなら、ときどき、二分した棘突起の先端が非対称あるいは大きさが違うことがあるからです。この場合、首を回旋すると位置の異常が起こることがあり、椎骨を正確に評価することができなくなります。

頸椎の**横突起**は外側に伸びていて、これもまた二分しています。横突起は、それぞれ**後結節**と**前結節**に分かれています（**図１－３**）。この結節は鋭く尖っている感じがあり、触診する際に痛みを感じることから、人によってはかなり抵抗を感じることがあります。そのため、頸部の筋肉が付着している横突起の触診は、やさしく、注意深く、ゆっくりと触るべきでしょう。

原則として、深部組織マッサージ、頸部のストレッチや関節モビライゼーションをするときなど、横突起は頸椎を圧迫してしまうため、接触点としては使用すべきではありません。また、**椎間孔**を通じて脊髄に出入りする頸神経は、横突起の前結節あるいは後結節によって形成された溝あるいは経路を通過しているので、横突起の範囲を触診したり、動かしたりするときには注意しなければなりません。なお、過剰な横突起の圧迫は、患者に不快な感覚を与えるとともに、頸神経が圧迫される原因となるでしょう。

頸椎の棘突起と横突起は先が尖った形状になっています。そのため、頸部の最も触診しやすい部位は、**椎弓板**と**関節突起**が交わっている部位です（**図１－４Ａ**）。

棘突起と関節突起の間にある椎弓板は、脊柱の後外側方にある**laminar groove（層状になった溝：層状溝）**として知られています。なぜ、laminar groove（層状溝）および関節突起を探し、その部位を触診することが重要であるかについては２つの理由があります。

1．laminar groove（層状溝）には脊柱の筋組織の大部分が付着しています。特に、横突棘筋の半棘筋、多裂筋、回旋筋はこの部位へ付着しており、頭半棘筋は頸部の筋肉で最も広い範囲を占めています。したがって、頸部後面の筋肉を治療する際、大半はlaminar groove（層状溝）を治療する必要があります。
2．患者を治療する際、頸椎のlaminar groove（層状溝）と関節突起は、大きな平面となります。そのため、関節突起は、ストレッチや関節モビライゼーションを行う際、患者の脊柱に力を加える接触面として理想的な部位です。また、頸椎は柱状に積み重なった構造をしているため、関節突起は頸椎の関節が柱のようにつながって**頸部関節柱**あるいは**関節柱**を作っています（**図１－４Ｂ**）。そのため、頸椎のどの場所においても施術者にとって理想的な接触面となる安定した骨の柱となります。

頸椎の関節

通常、隣接する2つの椎骨の間には3つの関節があります。

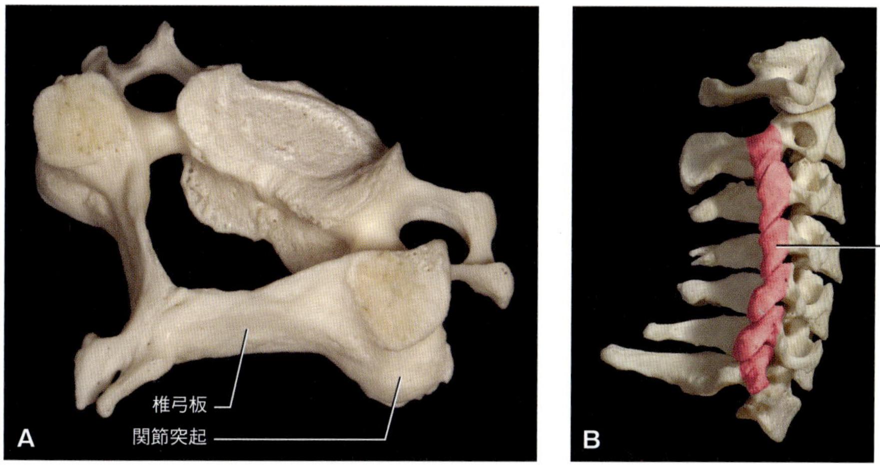

図１－４　laminar groove（層状溝）と関節柱
A：頸椎の右斜位像：頸椎の椎弓板/層状溝と関節突起を確認することができる。
B：頸椎の関節突起を積み重なると頸椎の関節が柱のようにつながって頸部の関節柱となる。
（Courtesy of Joseph E. Muscolino. Photography by David Eliot）

1つは椎間円板、あとの2つは左右の椎間関節です。また、椎間円板は前方に、椎間関節は後方に位置しています（図1−5）

椎間円板は、髄核とそれを取り囲む線維輪と呼ばれる膠原線維と線維軟骨からなっており、軟骨性連結しています。線維輪は2つの隣接する椎骨の椎体周辺に沿って付着する10〜20層の線維軟骨性線維によって構成されており、髄核を強く、しっかりと囲んでいます。髄核は椎間円板内にある密集したゼリー状の物質です。これらは主に2つの機能があります。

1．椎間円板は2つの離れた椎体を支え、脊髄から出る脊髄神経の出入り口の椎間孔を作るとともに、大きな可動性をもたらします。
2．脊柱のクッションの役割を果たします。

椎間円板には大きく3つの機能があります。

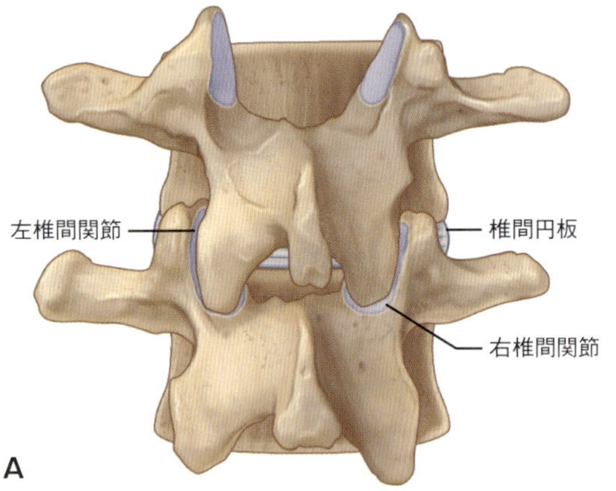

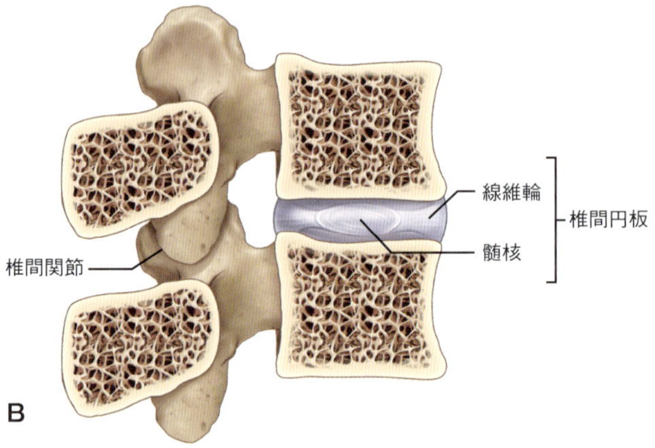

図1−5　脊椎の椎間円板と椎間関節
A：脊椎の後面図を示し、椎間円板は前方に、左右の椎間関節は後方に位置する。
B：右脊椎を正中矢状断した図を示し、椎間円板は線維輪（外）と髄核（内）で構成されている。
(Courtesy of Joseph E. Muscolino.)

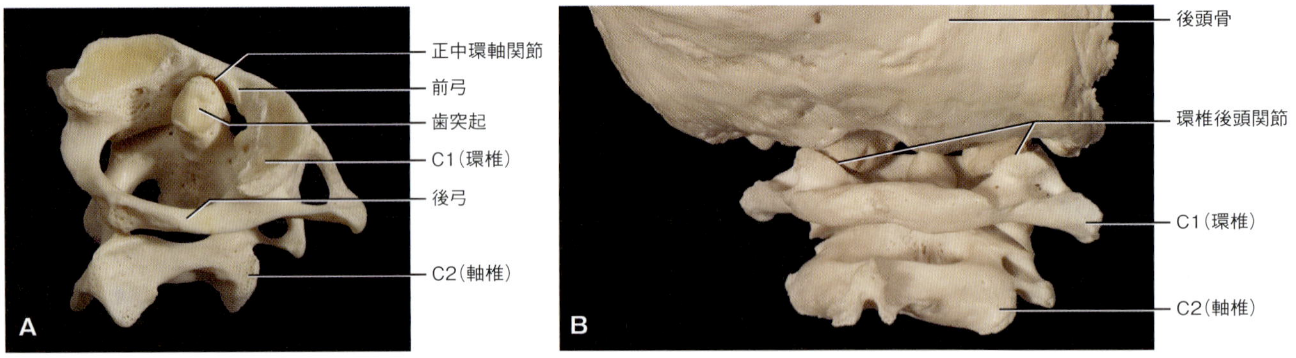

図1−6　環軸関節後側斜位像
A：環軸（C1-C2）関節は、環椎と軸椎の間に位置する。　B：環椎後頭関節は、環椎と後頭骨の間に位置する。
(Courtesy of Joseph E. Muscolino. Photography by David Eliot)

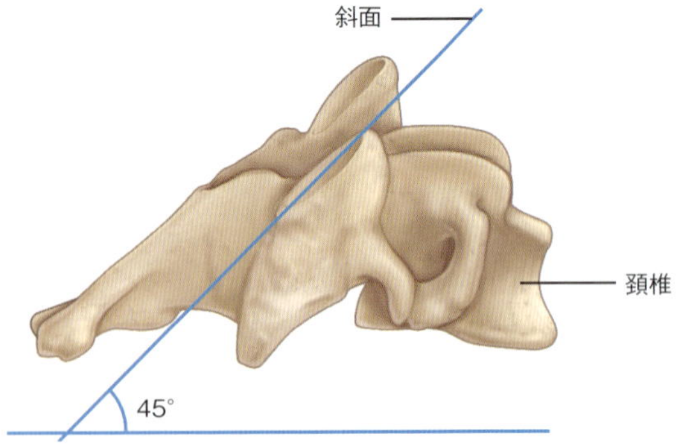

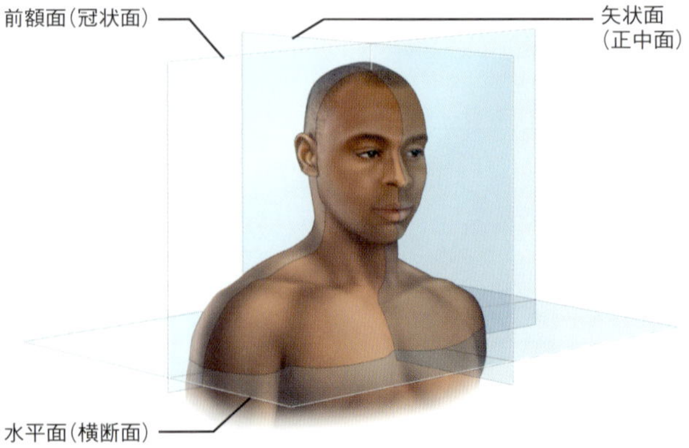

図1−7　頚椎の関節面
A：右外側図を示していて、頚椎の関節面は水平面（横断面）と前額面の間では約45°となる。
(Courtesy of Joseph E. Muscolino.)
B：図は身体の断面を大きく3つに分けたものを示している。

1．椎間円板は上位の重さを支えています。椎体と結合している下の椎骨は、椎間円板の助けを借りて、上位の重さを支えています。
2．椎間円板の厚さは多くの動きを可能にします。一般的に椎間円板は全脊柱の高さの25%を構成するといわれています。頚椎においては、その割合はさらに大きく、全体の40%を構成しているといわれます。椎体と比較して椎間円板の割合が高くなれば高くなるほど、脊柱のより大きな動きが可能となります。
3．椎間円板は衝撃を吸収する補助作用もあります。

環椎は、前弓と後弓からなるリング状の骨です。椎間円板は隣接する椎体の間にありますが、環椎は椎体を欠いています。そのため、環椎と後頭骨のように、環椎と隣接する骨の間に椎間円板はありません。なお、環椎の椎体は軸椎に癒合され、歯突起となっています。そのため、環椎と軸椎からなる**環軸（C1-C2）**関節、環椎と後頭骨からなる**環椎後頭（C0-C1）関節**はどちらもその間に椎間円板はありません。環軸関節と環椎後頭関節は非定型頚椎の関節となっています。すなわち、2つの椎間関節と1つの椎間円板の代わりに、環軸関節は2つの椎間関節と正中環軸関節で、環椎後頭関節は2つの椎間関節のみで構成されています（**図１－６**）。

各椎間関節は下位上関節突起と上位下関節突起で形成される滑膜関節からなります（**図１－５Ｂ**）。各関節突起の関節面（平面関節）からなるため、椎間関節と呼ばれています。解剖学的には**関節突起間関節**と呼ばれ、**Ｚ関節**としてもよく知られています。椎間関節はさらに脊柱の**分節関節レベル**で動きを誘導する働きがあります。分節関節レベルは、椎間円板と椎間関節のレベルを含む脊柱の明確な位置を知ることができます（例：C5-C6関節と知られているC5とC6間の関節は1つの分節レベルであり、C6-C7関節レベルでまた別の分節レベルとなる）。

椎間円板は各椎体でどの程度脊柱の動きが可能かを決定しており、椎間関節はそこで行うことが可能な運動の種類（例：可動方向）を決定します。なお、上位頚椎における関節面は、水平面において完全に水平となっています。我々の頚椎には傾斜があるため、徐々に椎間関節は前額面に対し垂直方向の圧が加わることになるでしょう。一般的に、頚椎の椎間関節面は、通常水平面（水平面）と前額面の間で約45°となる斜線が引くことができると考えられています（**図１－７Ａ**）。この角度はよく屋根の傾き角度と比較されます。

図１－７Ｂは、身体の断面を大きく3つに分けた図を示しています。3つの基本断面は、矢状面、前額面（冠状面）、水平面からなります。また、完全な矢状面、前額面、水平面ではない、いくつかの面を斜面といいます。

上位頚椎の椎間関節レベルでは、左右方向に回旋することができます（水平面上を動く）。実際に、頚椎全体の回旋の半分くらいが、環軸関節で起こります。中位から下位頚椎の関節面は前額面上に作用し、頚椎は少し回旋するものの大きく側屈することができます。頚部の関節モビライゼーションを行う際（第10章）、頚椎の各範囲を意識的に動かすことが特に重要です。一般的に、上位頚椎は良く回旋し、頚部の下位に行くにつれ回旋運動は減少し、側屈しやすくなると言われています。

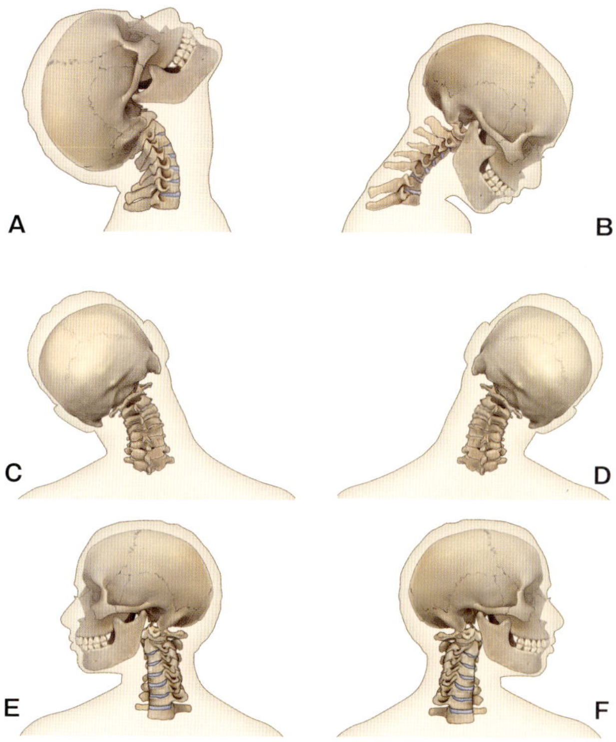

図１－８　頚椎の基本的な６つの運動
Ａ、Ｂ：矢状面における頚椎の伸展、屈曲を示している。
Ｃ、Ｄ：前額面における頚椎の左右側屈を示している。
Ｅ、Ｆ：水平面における頚椎の左右回旋を示している。
(Courtesy of Joseph E. Muscolino.))

頚椎の運動

頚椎は全断面（矢状面、前額面、水平面）で、軸方向そして非軸方向に動かすことができます。軸方向に関する動きは**図１－８**に示すように次の通りです。
1．矢状面：頚椎の伸展、屈曲
2．前額面：頚椎の左右側屈
3．水平面：頚椎の左右回旋

同側回旋という用語は、筋肉が付着している側に首が回旋する動きのことをいいます。つまり、首を左側に回旋するときは左側の筋肉が動き、首を右側に回旋するときは右側の筋肉が動きます。

対側回旋という用語は、筋肉が付着している反対側に首が回旋する動きのことをいいます。つまり、首を左側に回旋するときは右側の筋肉が働き、首を右側に回旋するときは左側の筋肉が動きます。

頚部はまた分回し運動をすることもできます。分回し運動は1つの関節の動きではなく、一連の4つの関節運動が順に起こる動きのことをいいます。ちなみに4つの動きは、左側屈、屈曲、右側屈、伸展です。これらの動きを1つずつ連続して行えば、頭は正方形を描くでしょう。しかし、これらの動きをスムーズに動かすことができれば、「円形」のような丸みがついた動きとなり、多くの施術者が回旋運動として説明している首の動きとなります（**図1－9**）。実際、水平面で見ると動作は起こりませんが、矢状面と前額面において4つの動作（伸展・屈曲・左右側屈）が行われています。

表1－1　頚椎の関節可動域
頚椎：関節可動域の正常値

動　作	可動域
屈　曲	50°
伸　展	80°
左右：側屈	45°
左右：回旋	85°

範囲は環椎後頭関節からC7-T1関節までを示しています。

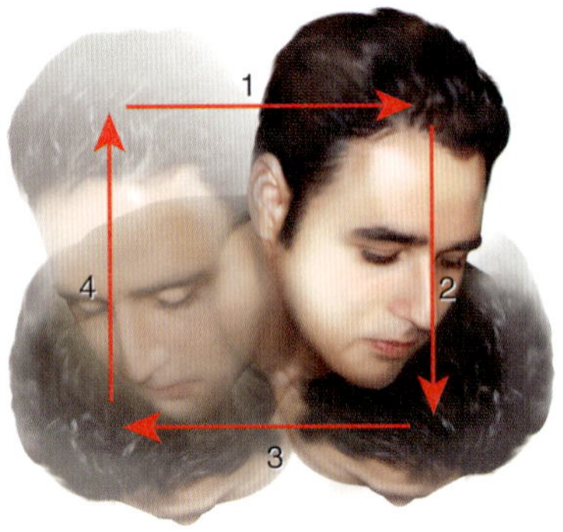

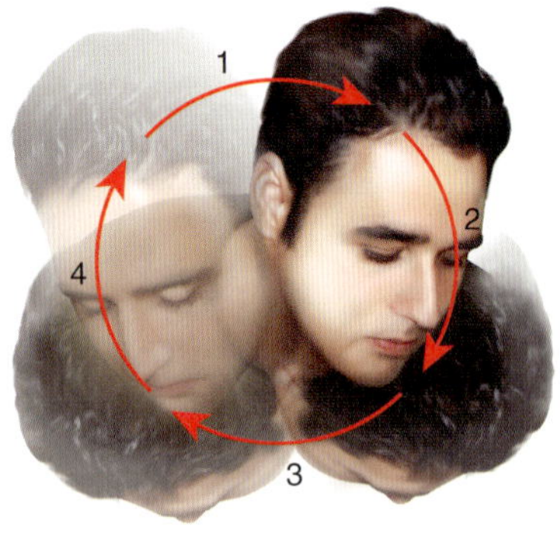

図1－9　頚椎の分回し運動
A：分回し運動は(1)左側屈、(2)屈曲、(3)右側屈、(4)伸展の4つの関節運動からなる。これらの4つの動きを患者に連続して行わせるときは、「正方形を作るように動いて下さい」と説明する。
B：正方形の角に「丸みをつける」と、円を描く分回し運動となる。

表1－1は、環椎後頭関節からＣ７－Ｔ１関節までの健常人の頭頚部の関節可動域を示しています。なお、すべての患者が、必ずしもこの可動域内に収まるとは限らないということを知っておくことは非常に重要です。表1－1に示すような可動域は、全人口における平均角度です。そのため、高齢者の人は若者より可動域は通常狭く、また、慢性疾患を持っている人も可動域の減少が見られるでしょう。

頚椎はまた非軸方向にも動きます。非軸方向の動きとしては、**滑走運動（移動）**が知られています。頚椎は前方や後方に滑走運動することがあり、頚椎前方滑走運動は「前方突出」、後方滑走運動は「後退」としても知られています。また、頚椎は右外方そして左外方へ滑走する可能性もあります（頚椎の側方運動は頭が端から端まで両方向に動かせることで有名な「エジプト人」の動きであると考えられています）。さらに頚椎は上方や下方への滑走運動を行うこともできます。上方への滑走運動は「伸びる」あるいは「牽引」と、下方への滑走運動は「圧迫」と呼ばれることもあります（**図1－10**）。

頚椎に付着する筋組織

臨床的に安全で効果的な頚部の治療を行うためには、施術者は頚部の筋肉の付着部と作用を知る必要があります。例えば、頚部の深部組織を治療する際、触診する場所がどのような場所かを知るためには、治療する筋肉の正確な場所を知り、その筋肉の付着部も知らなければなりません。

さらに、施術者は治療する筋肉の作用を知る必要があります。筋肉の作用を知っていると施術者が患者に筋肉を収縮するよう指示ができ、治療筋が明らかに収縮して硬くなっていれば、治療すべき筋肉を確認することができます。この筋肉を収縮させ硬くするということは、周囲の軟部組織から治療する筋肉を区別する手助けとなり、施術者に正確な位置と深さを知らせることとなります。

また、使用しているストレッチテクニックに関わらず、患者の首をストレッチする際に治療対象となる筋肉の作用を知っていることが重要です。筋肉をストレッチするためには、その筋肉の作用と反対の動きを行うように筋肉を伸ばすことがよいでしょう。例えば、治療を行う筋肉が首の屈筋群であれば、伸展することでストレッチとなります。また、治療を行う筋肉が右の側屈筋であるならば、患者の首を左側に側屈することでストレッチとなります。

首の筋肉は前部と後部に分類することができます。この分類は完璧とは言えませんが（例：胸鎖乳突筋は下位の付着部を前部、上位の付着部を後部とする）、入門としてはよい枠組みとなっています。また、首の左右どの位置に付着しているか見ておくことも役に立つでしょう。そのため、本書では

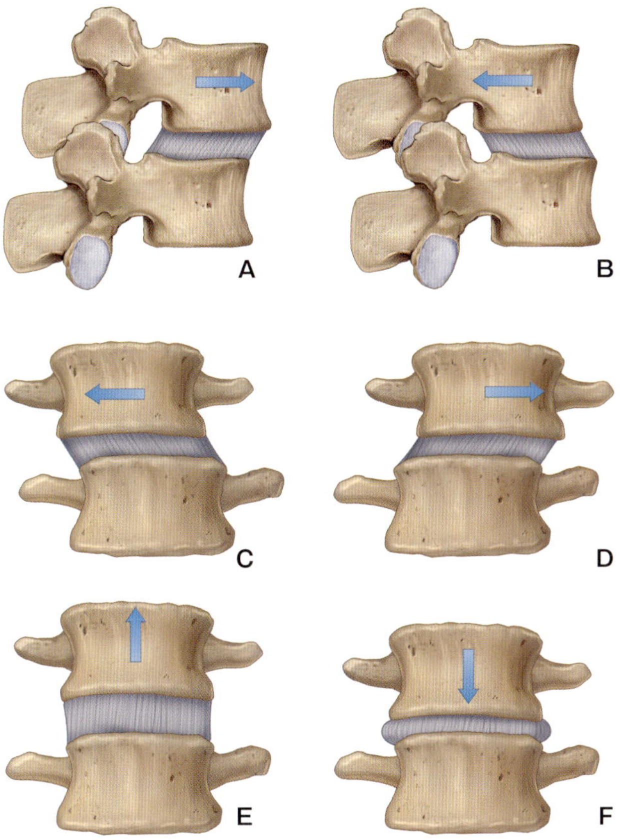

図１－１０　頚椎の非軸方向の運動
A：前方滑走運動：側面図
B：後方滑走運動：側面図
C：右外方滑走運動：前面図
D：左外方滑走運動：前面図
E：上方滑走運動（伸びるあるいは牽引としても知られている）：前面図
F：下方滑走運動（圧迫としても知られている）：前面図
（Courtesy of Joseph E. Muscolino.）

首の筋肉を大きく4群に分類しています。

1．前右面
2．前左面
3．後右面
4．後左面

筋肉の位置が分かっていれば、その筋の作用を判断することができます。そのため、その筋肉の作用を覚えていなくても、筋肉の位置を思い出せば作用がわかるでしょう。

例えば、脊柱の前方に付着している筋肉は首を屈曲する作用があります。同じく、脊柱の後方に付着している筋肉は首を伸展する作用があります。前方あるいは後方のどちらかで、もし筋肉が首の右側に付着しているならば、首を右に側屈する作用があります。同じく、首の左側に付着しているならば、首を左に側屈する作用があります。

筋肉を治療する際、治療する筋肉に回旋作用があるか知っておくことも重要です。前述したように、回旋作用のある筋群は、筋肉が付着している位置が左右に分かれているので、分かりづらいことがあります。基本的に筋肉は、筋肉の引っ張られる方向で筋肉がどのように動くかが決定するため、基本的に筋線維の方向によって作用方向が決定します。屈曲、伸展、左右側屈を行うような筋肉の筋線維は垂直方向となります。左右回旋を行うような筋肉の筋線維は水平方向で、一部、首の周りを水平に「包んでいる」ように見えます。そのため、回旋作用を考える際、首の筋線維方向を考えることが重要となるでしょう。

これらの6つの筋肉の作用は、お互い重なることはありません。しかし、1つの筋肉が2つ以上の作用を持っているかもしれません。例として、上部僧帽筋は、首の伸展、側屈、対側回旋することができます。第６章に見られる多くのストレッチ方法を学ぶ際、筋肉の作用グループの知識があることは非常に重要です。

首のそれぞれの筋肉の作用を詳細に覚える前に、大まかな部位と作用グループにどのような筋肉があるかを確認しておくことがよいでしょう。

なお、**図１－11**から**図１－13**は、前面、側面、後面からみた首の筋肉が描かれています。**図１－14**から**図１－26**は、各筋肉の詳細な付着部と作用などを解説しています。

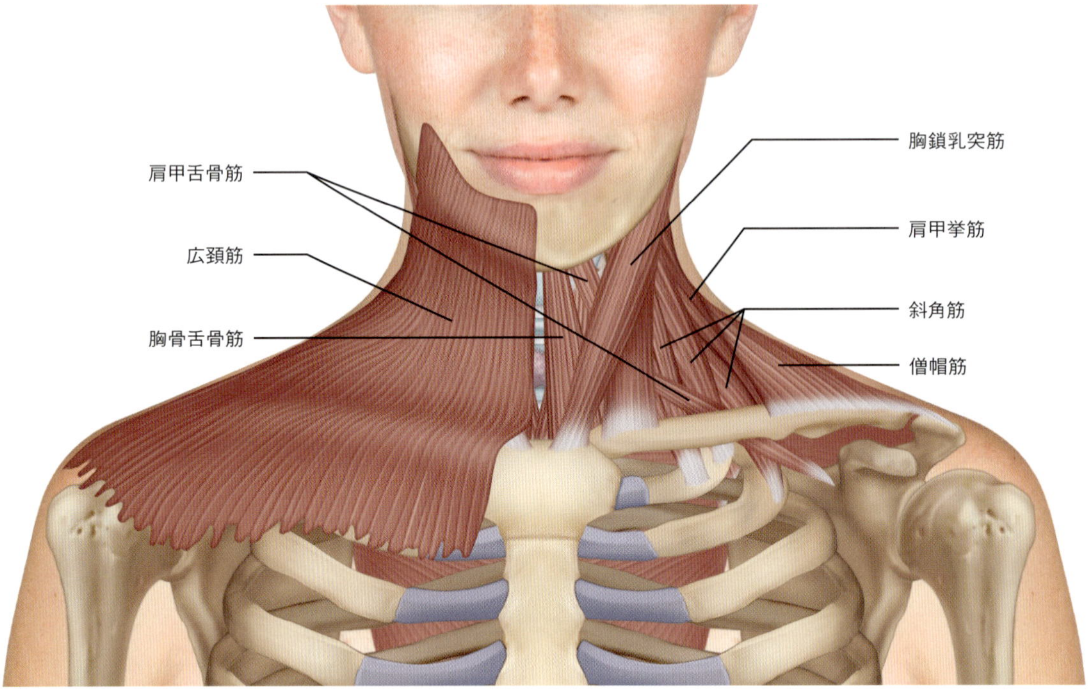

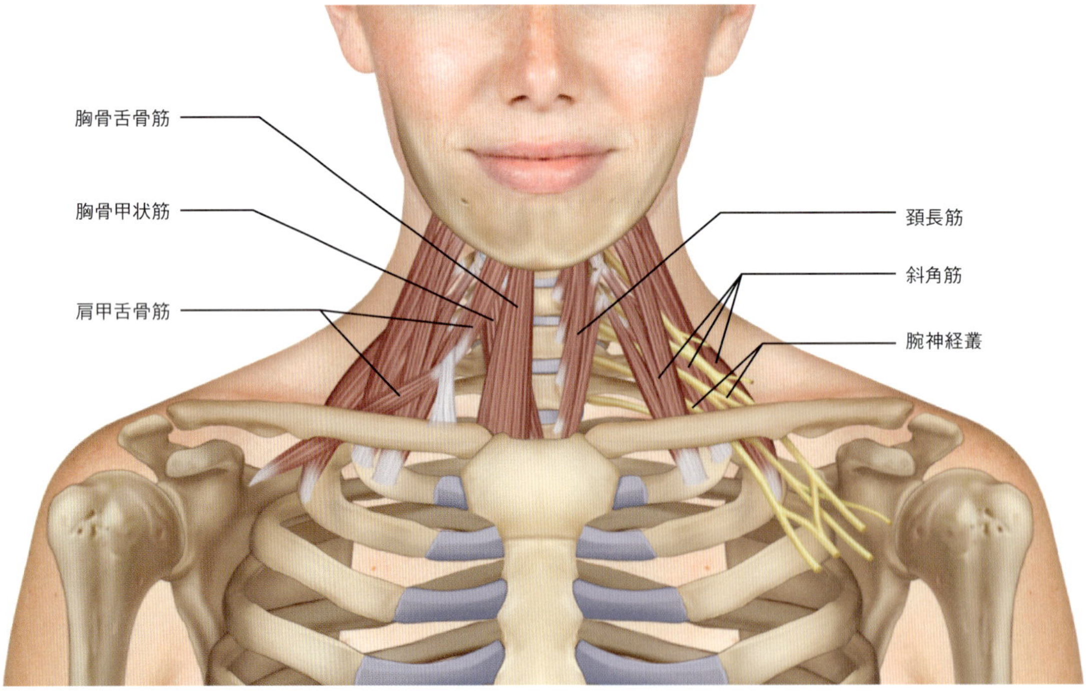

図1－11　首の筋肉を前面から見た図
A：右側：浅層、左側：広頚筋を取り除いた状態で、胸鎖乳突筋
B：中間層と深層。右側：舌骨筋群、両側：斜角筋、左側：頚長筋、腕神経叢

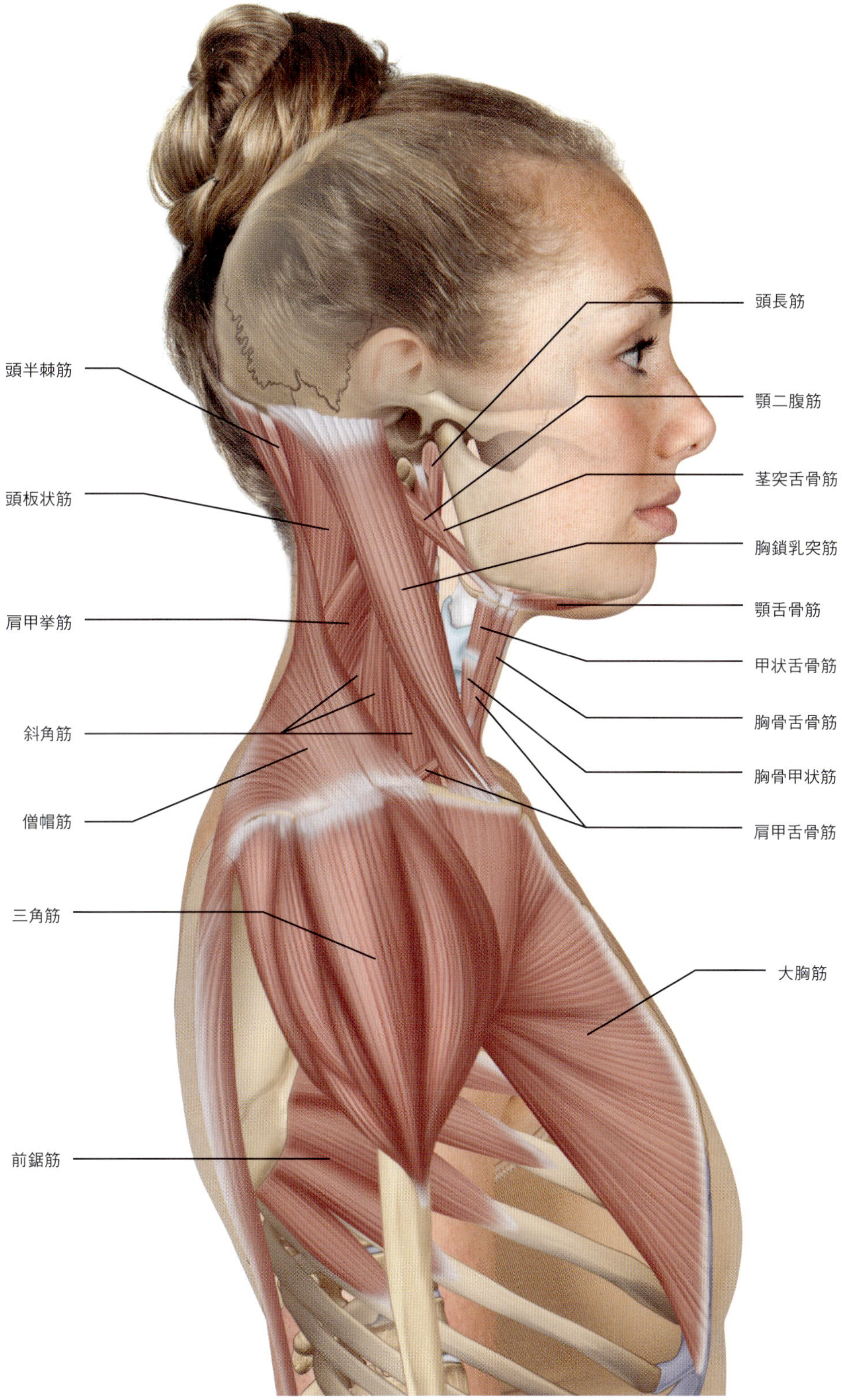

図１－12　首の筋肉を右側面から見た図

後頚三角は、胸鎖乳突筋後縁、僧帽筋前縁そして鎖骨で囲まれた部位のことです。後頚三角は、首の筋肉を触診する際に最も良い基準となるでしょう。斜角筋群、肩甲舌骨筋の下腹、肩甲挙筋、頭板状筋、頭半棘筋の一部は後頚三角の浅層にあります。

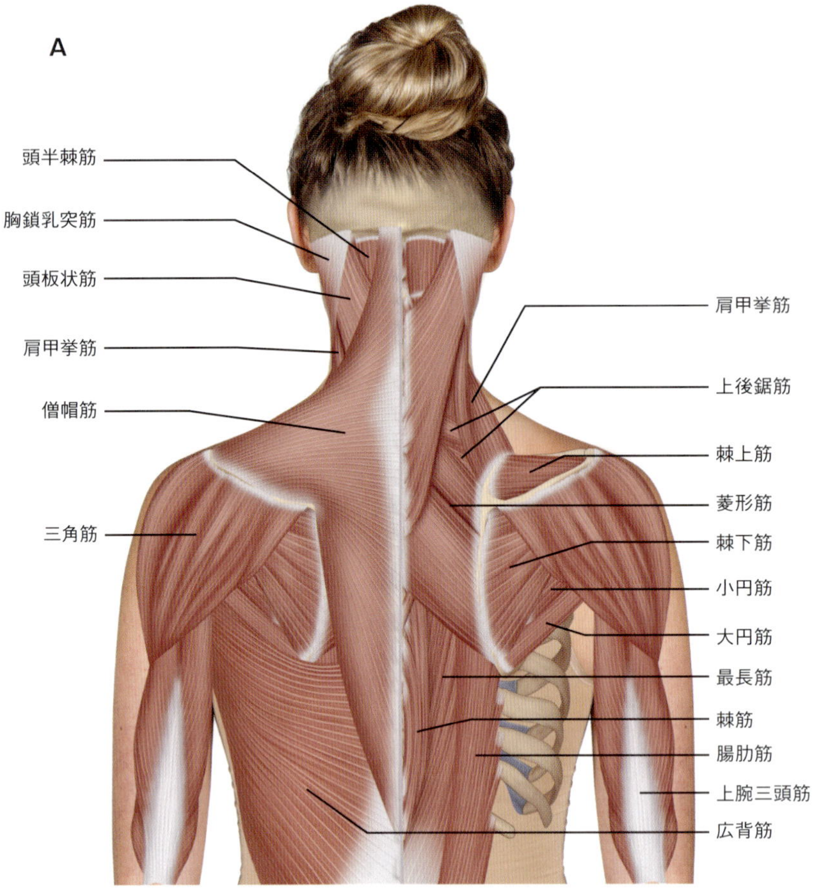

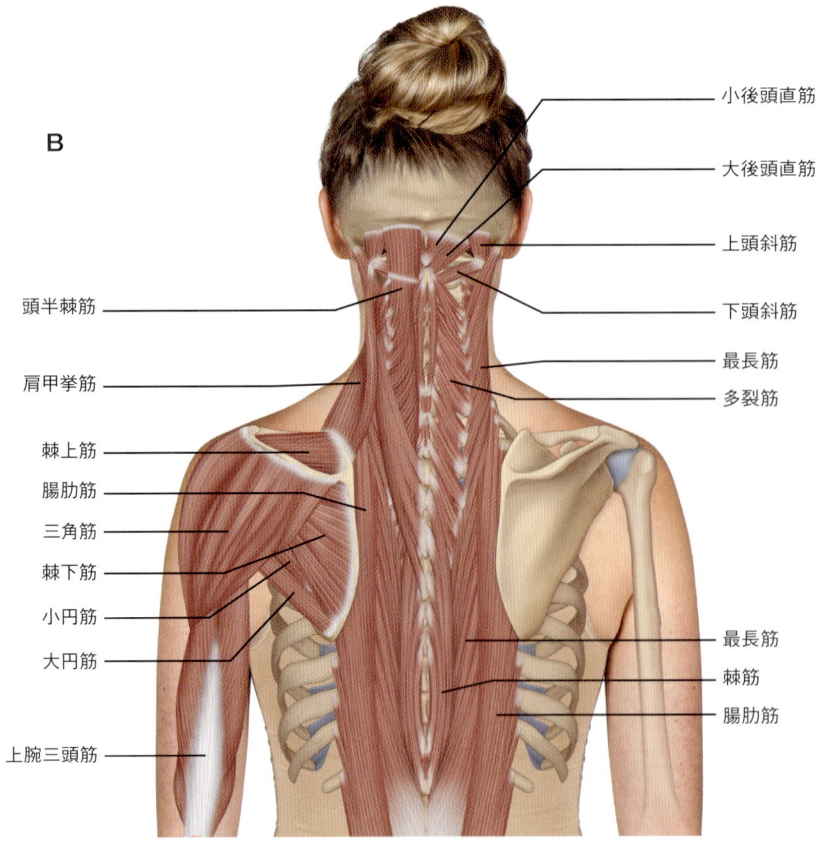

図1－13　首の筋肉を後面から見た図
A：左側：浅層、右側：中間層（僧帽筋切除）
B：深層（右側は左側よりさらに深い）

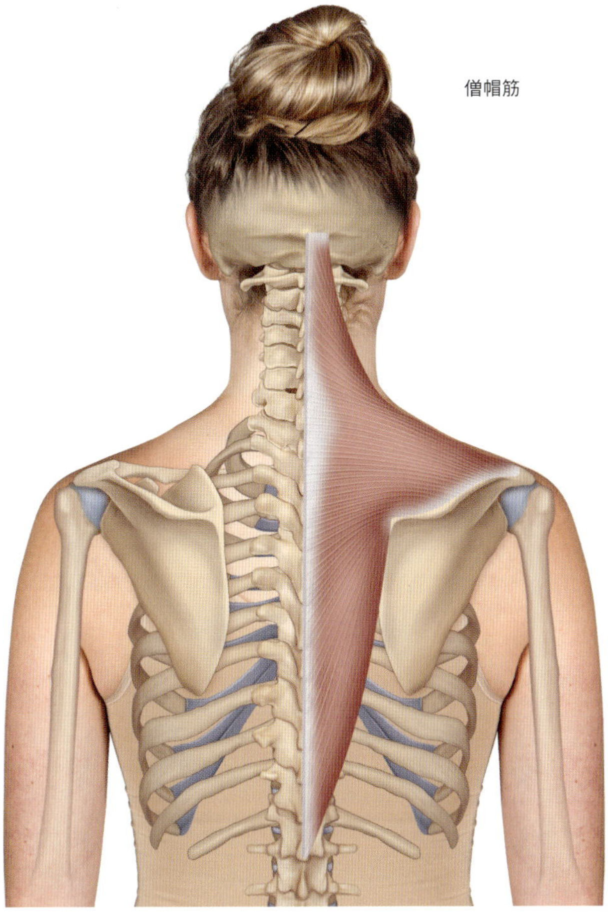

図1－14　僧帽筋を後面から見た図

■付着部

起始：外後頭隆起、後頭部の上項線内側半、項靭帯、C7-T12の棘突起

停止：鎖骨外側1/3、肩峰、肩甲棘

■作用

上部：頭頚部の伸展、側屈、対側回旋。肩甲骨の挙上、内転、上方回旋

中部：肩甲骨の内転

下部：肩甲骨の下制、内転、上方回旋

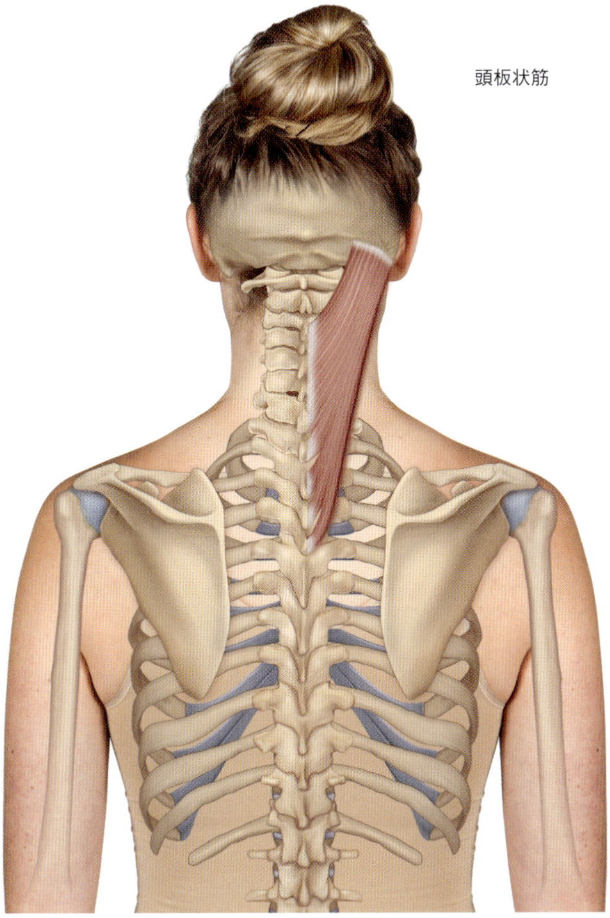

図1－15　右側の頭板状筋を後面から見た図

■付着部

起始：C3-C7の項靭帯、C7-T4の棘突起

停止：側頭骨の乳様突起、後頭骨の上項線外側1/3

■作用

頭頚部の伸展、側屈、同側回旋

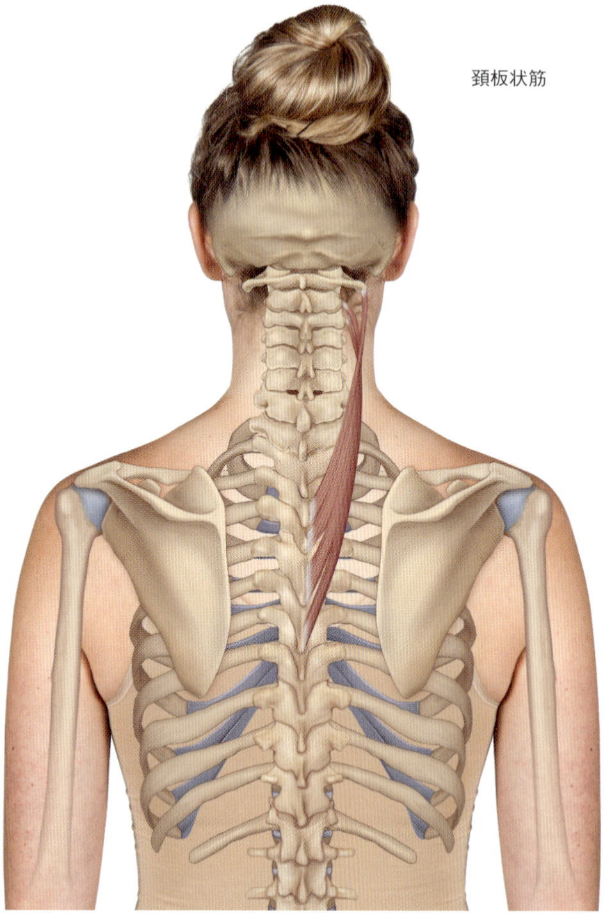

図1－16　右側の頚板状筋を後面から見た図

■付着部
　起始：T3-T6の棘突起
　停止：C1-C3の横突起後結節

■作用
　頚部の伸展、側屈、同側回旋

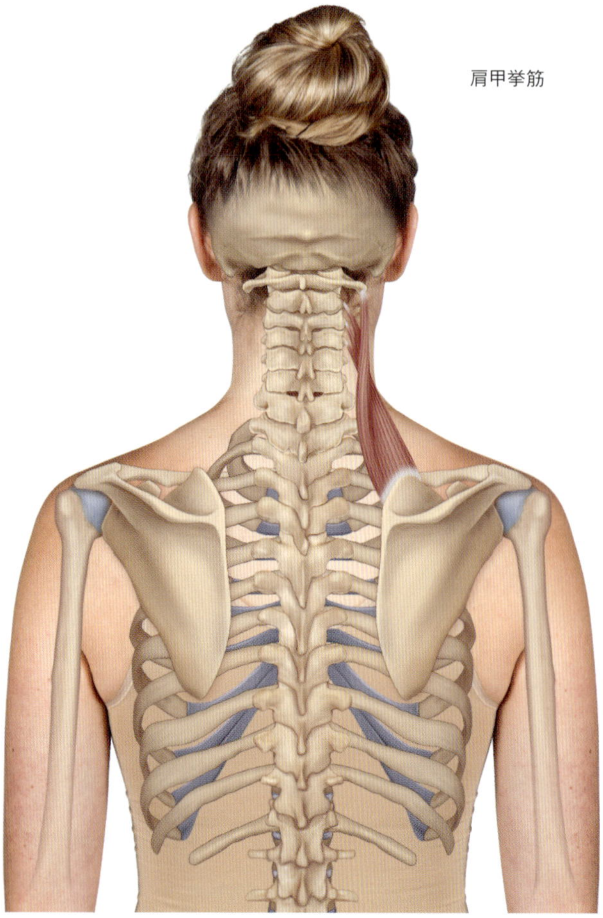

図1－17　右側の肩甲挙筋を後面から見た図

■付着部
　起始：C1-C4の横突起後結節
　停止：肩甲骨の上角、肩甲骨の内側縁

■作用
　肩甲骨の挙上、下方回旋、内転
　頚部の伸展、側屈、同側回旋

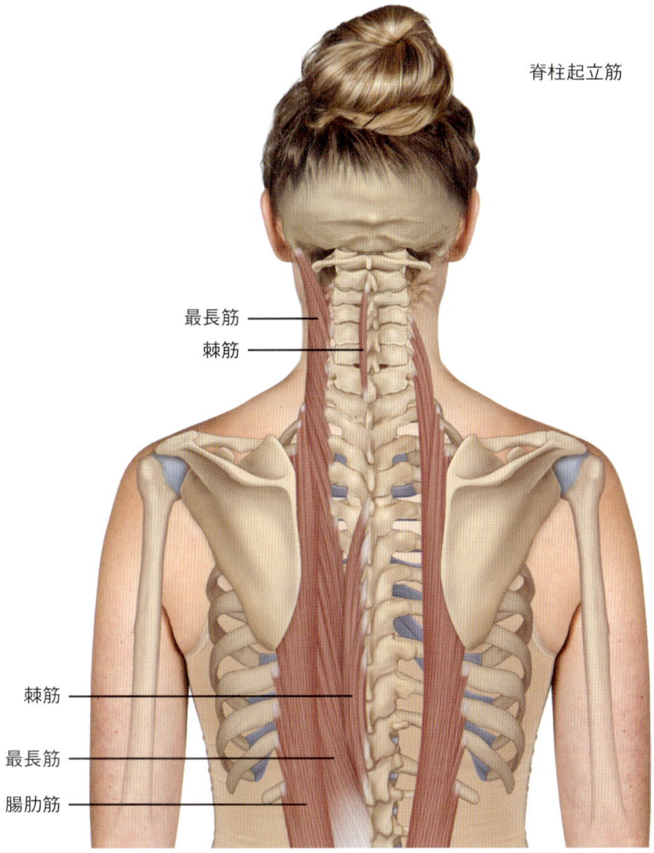

図1－18　頸部の脊柱起立筋を後面から見た図
脊柱起立筋は腸肋筋、最長筋、棘筋で構成されている。
左側：腸肋筋、最長筋、棘筋／右側：腸肋筋
■付着部
腸肋筋、最長筋
起始：停止部より下位の脊椎
停止：C4-C7の横突起後結節の上方（腸肋筋）
C2-C7の横突起後結節および関節と側頭骨の乳様突起（最長筋）
頸棘筋はC2からC7棘突起に付着している。
■作用
頭頸部の伸展、側屈、同側回旋

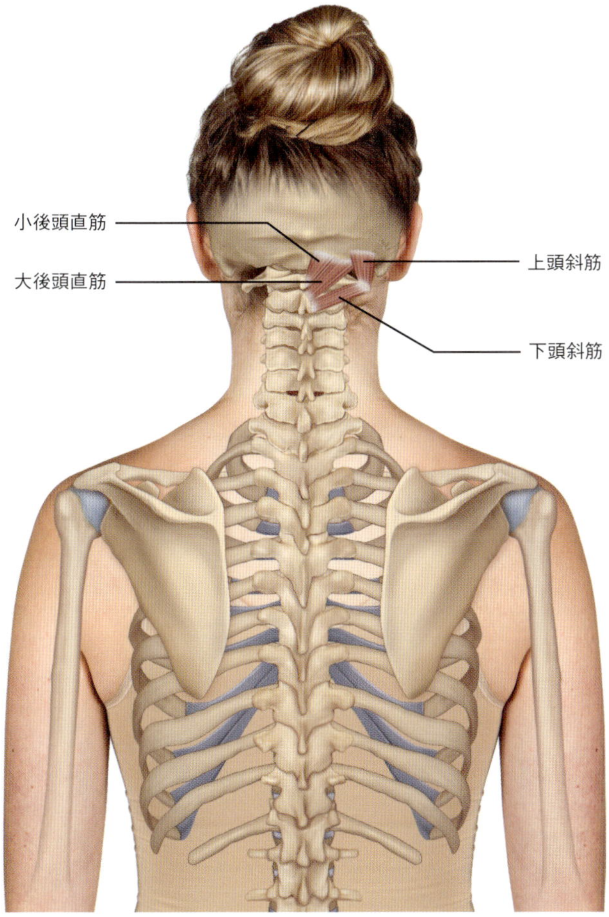

図1－19　右の後頭下筋群を後面から見た図
後頭下筋群は、大後頭直筋、小後頭直筋、下頭斜筋、上頭斜筋で構成されている。
■付着部
大後頭直筋　起始：C2の棘突起　停止：後頭骨の下項線
小後頭直筋　起始：C1の横突起後結節　停止：後頭骨の下項線
下頭斜筋　起始：C2の棘突起　停止：C1の横突起
上頭斜筋　起始：C1の横突起　停止：上項線と下項線の間
■作用
大後頭直筋　頭部の伸展　小後頭直筋・上頭斜筋　頭部を前方に出す
下頭斜筋　環椎の同側回旋

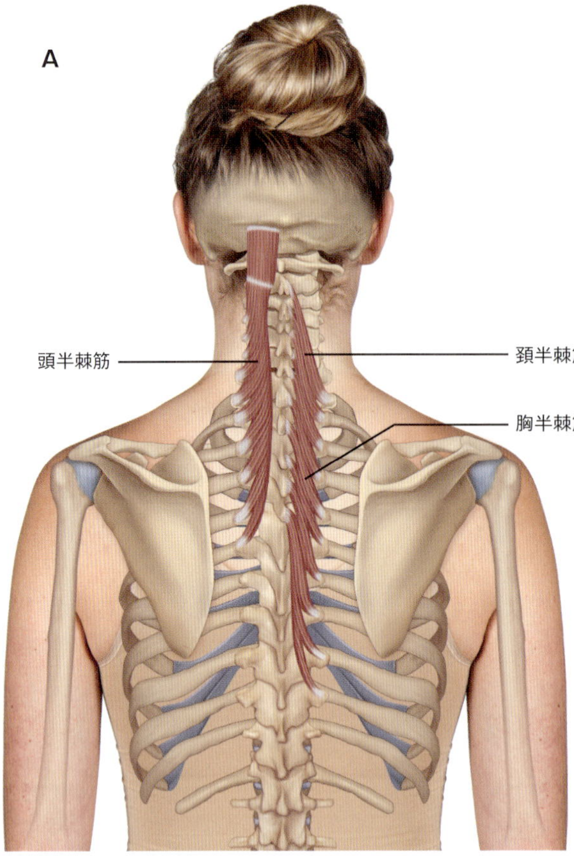

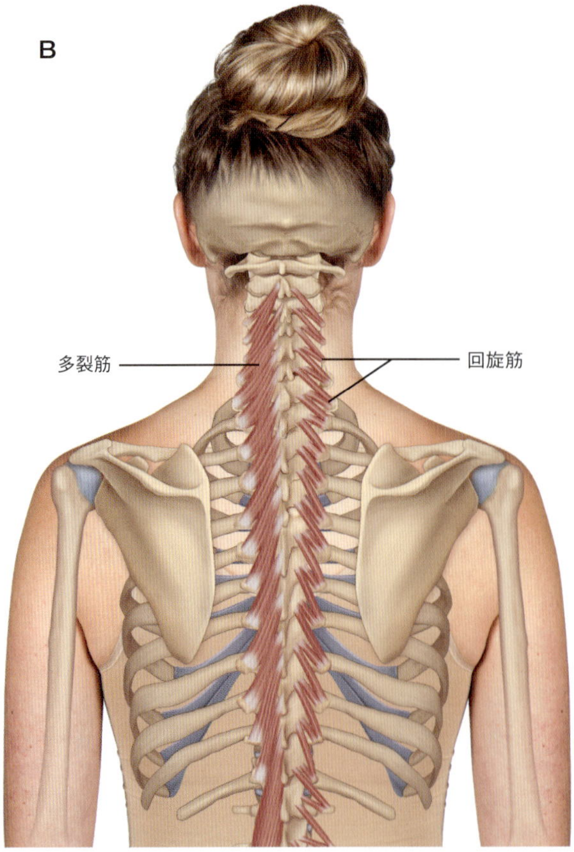

図1－20　頚部の横突棘筋を後面から見た図
横突棘筋は半棘筋、多裂筋、回旋筋で構成されている。
A：左側）頭半棘筋　右側）頚半棘筋、胸半棘筋
B：左側）多裂筋　右側）回旋筋
■付着部　これら3つの筋群は、下方の横突起から上方の棘突起に付着している（C2-C7）。
　　　　　頭半棘筋（頭の部分）はまた上項線と下項線の間の後頭骨にも付着している。
■作　用　頚部の伸展、側屈、対側回旋、頭部（環椎後頭関節）の伸展、側屈

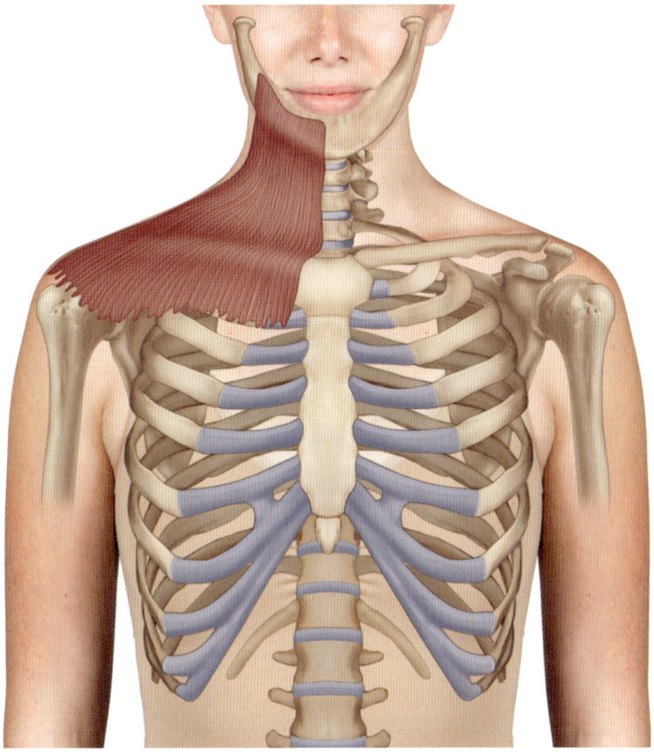

図１－21　右の広頚筋を前面から見た図
■付着部
　起始：胸筋と三角筋範囲の筋膜
　停止：下顎骨、顔面下部の筋膜
■作用　首の皮膚のしわを作る、口角を下方に引く、下顎骨を下制する。

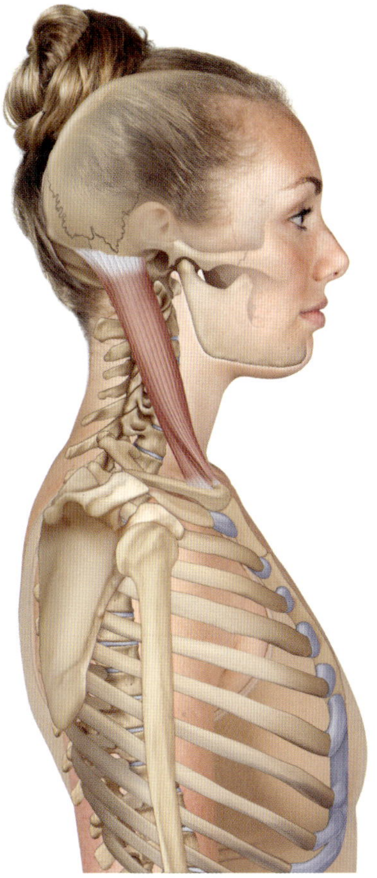

図１－22　右の胸鎖乳突筋を側面から見た図
■付着部
　起始：胸骨と鎖骨内側
　停止：側頭骨の乳様突起と後頭骨の上項線
■作用
　頚椎下部の屈曲
　頭頚部の伸展
　頭頚部の側屈と対側回旋
　胸骨と鎖骨の挙上

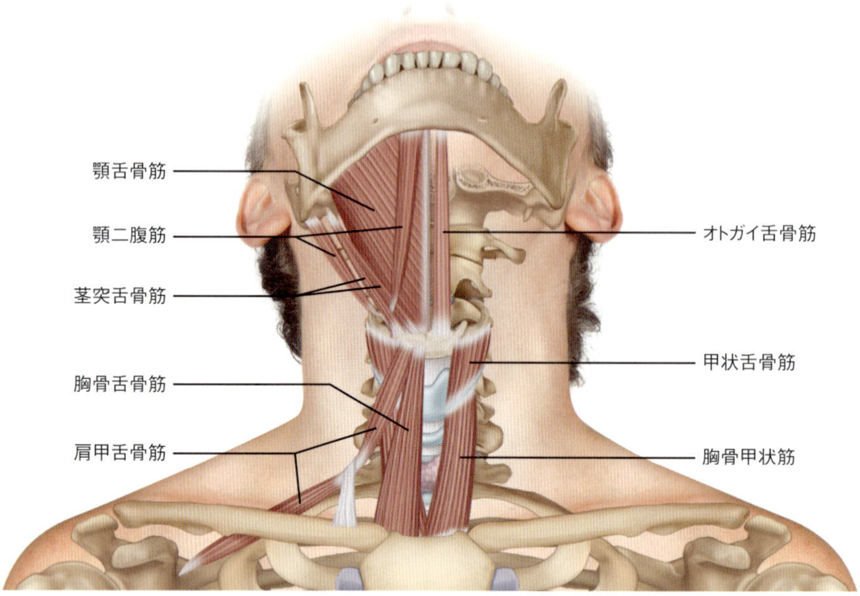

図1－23　頭部を伸展した際の舌骨筋群を前面から見た図
舌骨筋群は８つの筋肉で構成されている。
右側：顎舌骨筋（オトガイ舌骨筋を切除）、顎二腹筋、茎突舌骨筋、胸骨舌骨筋、肩甲舌骨筋
左側：胸骨甲状筋、甲状舌骨筋、オトガイ舌骨筋
■作用：舌骨下筋群（胸骨舌骨筋、肩甲舌骨筋、胸骨甲状筋、甲状舌骨筋）
　舌骨を下方へ引き下げる。
　首の屈曲補助
■作用：舌骨上筋群（顎二腹筋、顎舌骨筋、オトガイ舌骨筋、茎突舌骨筋）
　舌骨の挙上
　首の屈曲補助
　顎二腹筋、顎舌骨筋、オトガイ舌骨筋は下顎骨の下制
■注意
　舌骨に付着するほとんどの筋肉が舌骨筋群に含まれている。

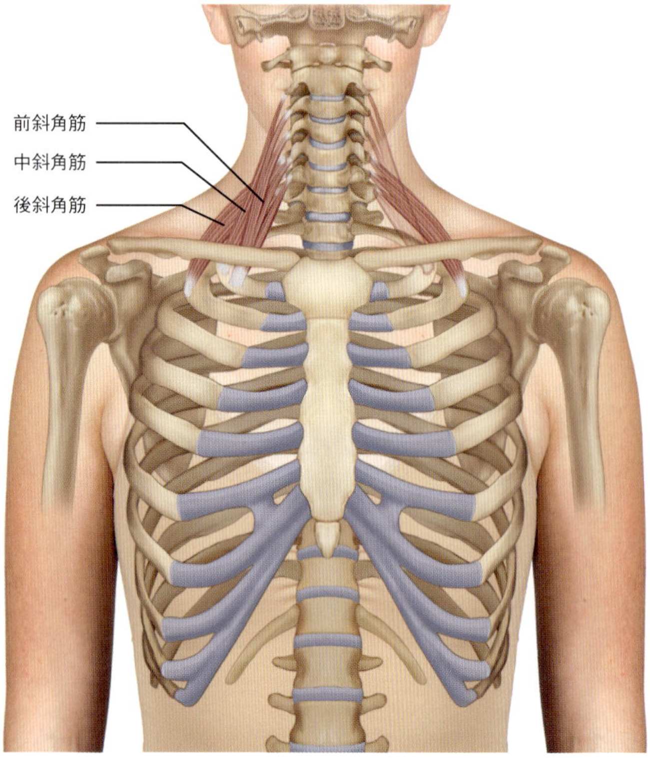

図1－24　斜角筋を前面から見た図
斜角筋は前斜角筋、中斜角筋、後斜角筋で構成されている。
右側：前斜角筋、中斜角筋、後斜角筋
左側：中斜角筋（薄い）、後斜角筋
■付着部：前斜角筋
　起始：C3-C6の頚椎横突起前結節　停止：第１肋骨
■付着部：中斜角筋
　起始：C2-C7の頚椎横突起後結節　停止：第１肋骨
■付着部：後斜角筋
　起始：C5-C7の頚椎横突起後結節　停止：第２肋骨
■作用　第１・２肋骨の挙上
　　　　頚部の前屈、側屈、対側回旋

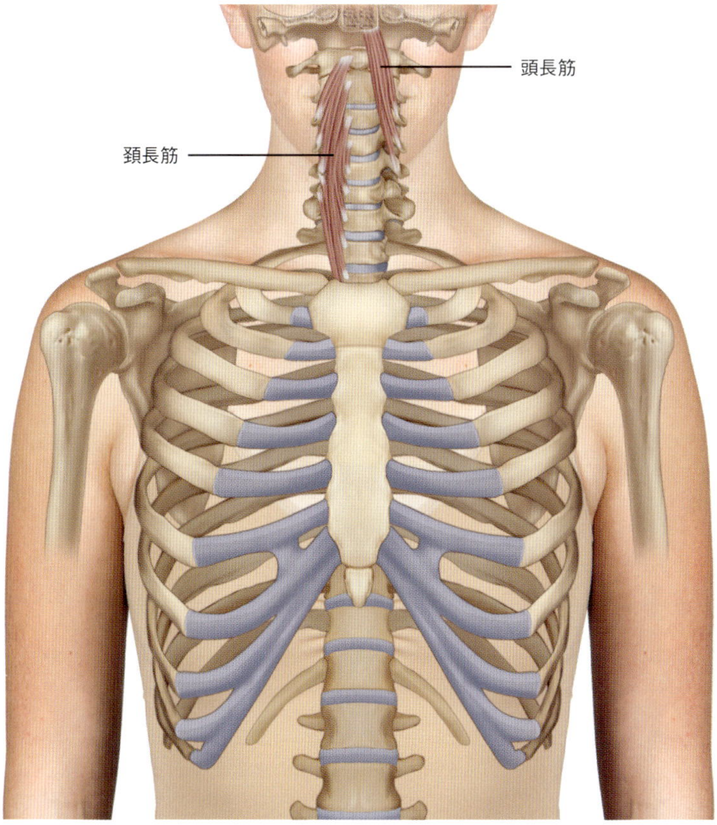

図１－25　頸長筋と頭長筋を前面から見た図
右側：頸長筋
左側：頭長筋
■付着部：頸長筋
　T3-C2と環椎（C1）の前弓からその椎体と横突起の前結節に付着
■付着部：頭長筋
　起始：C3-C5の横突起前結節
　停止：後頭骨
■作用：頸長筋、頭長筋
　頭頸部の屈曲、側屈、対側回旋

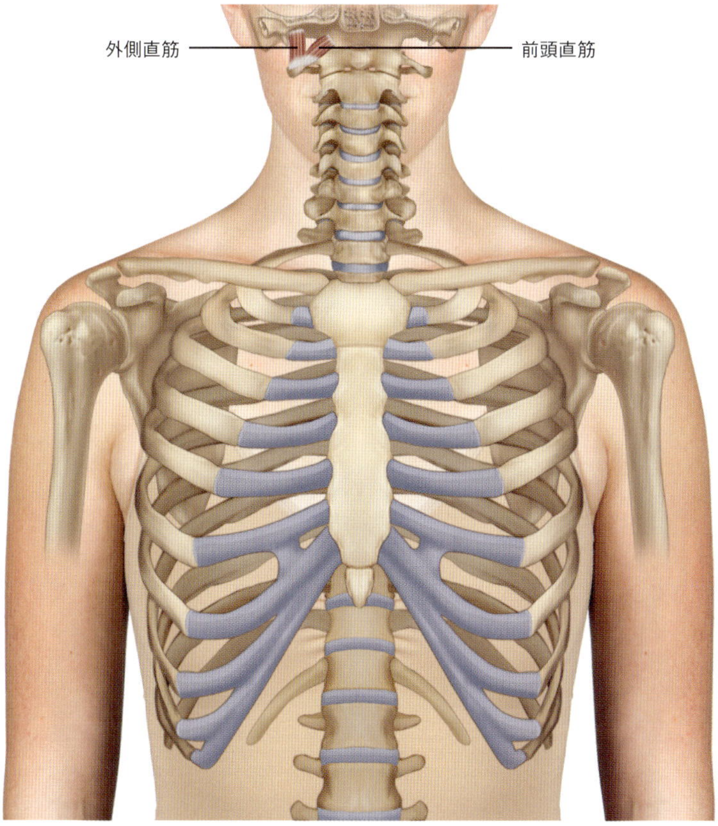

図１－26　右側の前頭直筋と外側直筋を前面から見た図
■付着部：前頭直筋、外側直筋
　起始：環椎（C1）の横突起
　停止：後頭骨
■作用：前頭直筋
　頭部の前屈
■作用：外側直筋
　頭部の側屈

頚椎の靭帯

患者の首を効果的にストレッチするためには、頚椎の筋肉とともに靭帯についても理解しておく必要があります。例えどのような方法を行う場合でも、ストレッチの目的は緊張している軟部組織や制限のある関節を緩めることにあります。

靭帯は、付着する骨の固定や動きを制限する作用がありますが、緊張した靭帯は、過剰に関節の動きが制限されるので、緊張した筋肉と同じように障害の原因となるでしょう。それゆえに、患者の首が緊張しているとき、首の靭帯の基礎知識も重要となってきます。靭帯の「作用」は、拮抗筋と似ています。もし、拮抗筋が緊張しているのであれば、反対側の動きが制限されるでしょう。例えば、首の伸展（後方）筋群が緊張すれば、屈曲作用のある頚部の筋肉の動きが制限されるでしょう。

この制限は、通常筋肉が存在する部位と反対側にあたるため、拮抗筋はときどき**対側筋**と呼ばれます。そして、対側はまさに反対側を意味します。同じように、靭帯の障害があれば、反対側の関節可動域が制限される傾向があります。もし、首の屈曲する動きに抵抗を示せば、この動きで制限される可能性がある緊張した靭帯は、後方（頚部伸筋群が拮抗筋となる）にあるでしょう。そして、右側屈で動きの制限が認められるならば、緊張した靭帯は首の左側（頚部左側屈筋群が拮抗筋となる）にあるでしょう（**図1－27**）。ただし、回旋動作での障害靭帯は、この原則に当てはまらないこともあるため、少しわかりにくいかもしれません。

ちょうど、回旋に作用する筋肉は身体の両側にあるので、右あるいは左の回旋を制限する靭帯も同様に身体の両側に存在することになります。筋組織と同様に、回旋を制限している靭帯を判断するときは、水平面（横断面）における身体の周囲を「包む」靭帯について考えてみれば最もわかりやすい

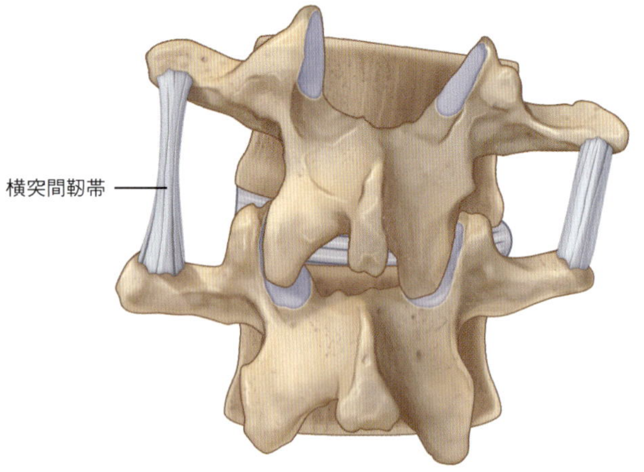

図1－27　靭帯の作用：2つの椎骨を後面から見た図
この図は、靭帯が緊張したり、靭帯の反対側で結合している骨の動きが制限されているのを説明している。
上の椎骨が右側に側屈した際、左側の横突間靭帯は緊張して、この動きは制限されている。
(Courtesy of Joseph E. Muscolino.)

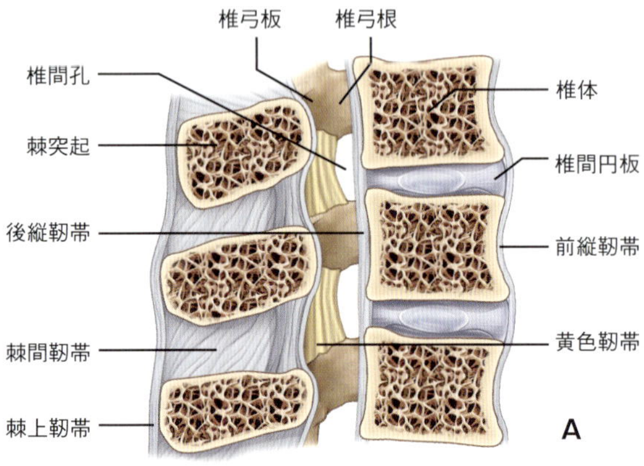

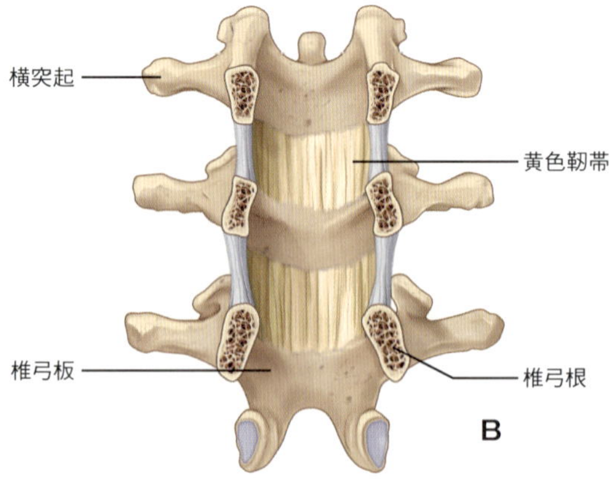

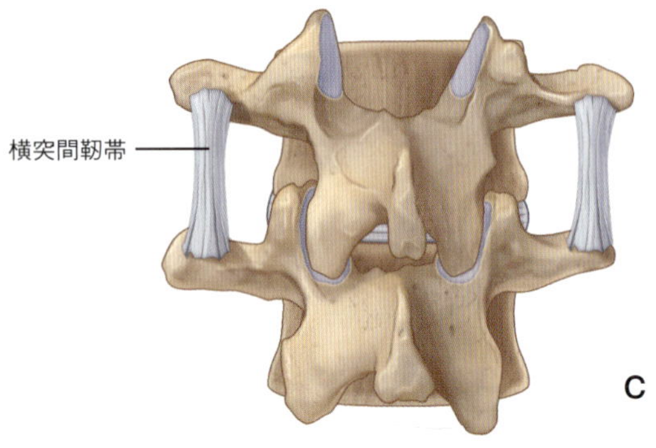

図1－28　脊椎における靭帯
A：右脊椎を正中矢状断した図
B：脊椎の内側にある黄色靭帯を見るために脊椎椎弓根を前額断した図
C：横突間靭帯を後ろから描写した図
(Courtesy of Joseph E. Muscolino.)

でしょう。

頚椎に付着する主要な靭帯を**図１－28**に示します。

棘上靭帯（**項靭帯**として頚椎で厚くなっている）、**棘間靭帯**、椎間関節の線維性被膜（靭帯の構造とさらに動きを制限する働きもある）、**黄色靭帯**、**後縦靭帯**は、頚椎の伸展と屈曲作用に関与し、軸椎の後方にすべて付着しているので、頚椎の屈曲制限に関与します。**前縦靭帯**は頚椎の屈曲と伸展を行うため軸椎の前方に付着しているので、頚椎の伸展制限に関与します。**横突間靭帯**は側方に付着しているので、付着部から身体対側への側屈制限に関与します（反対側の側屈）。これらの多くの靭帯は、片側あるいは他方へ頚椎が回旋するのを制限することもあります。

安全上の注意

首は患者の安全性を守るために、理解しておかなければならない重要な場所がたくさんあります。首の多くは圧迫を禁忌とする敏感な神経血管構造（神経、動脈、静脈）となっています。一方、同じような敏感な部位であっても、多少の刺激を必要とする部位もあります（**図１－29**）。特に、患者の前頚部を治療する際は、必ず注意しましょう。

しかし、注意が必要といいながら、治療を必要とすることも多く、完全に避けることはできません。特に前頚部の治療は、不幸にも最近あるいは過去に交通事故でむち打ちになった人にとっては極めて重要な治療部位となります。そのため、前頚部の解剖を知ることは、効果的で安全な治療を可能にします。

第３章は、病態を詳細に分類し、その他の注意事項と禁忌について説明しています。

前頚部の構造①　総頚動脈と頚静脈

最も注目してほしいのは、前頚部のやや外側から正中そして下方および上方を走行する**総頚動脈**と**頚静脈**です。この領域を治療する際の一般的な注意点およびガイドラインを以下に挙げます。

・この部位の治療は基本的には避けましょう。通常、指で動脈を触れると脈が触れるので、わかりやすいと思います。

・触診で動脈を確認する際、母指の圧は少し強く、また、自分の脈と間違ってしまう可能性があるので、母指以外の指で探す方がよいでしょう。

・動脈の圧迫は血行不良を起こし、脈が詰まることがあるので、あまり深部で脈を触診しないようにしましょう。

・治療をしているときに、患者の総頚動脈の拍動を見つけたとしても、治療は続けて下さい。その代わりに、ほんの少し触診している指を動かすか、片側あるいは他方向に血管をやさしく動かすなどして、その部位の治療を続けましょう。

前頚部の構造②　正中線

甲状軟骨、輪状軟骨、気管は前頚部の正中線上にあります。この領域を治療するときの、一般的な注意点およびガイドラインを以下に挙げます。

・この部位に圧をかけるのは避けましょう。前頚部の正中線上の場所を治療する際は注意して下さい。血管と同様で、この部位は治療を避けた方がよいかもしれません。

・患者がこの領域の治療を希望する場合、これらの構造物をやさしく片側に動かしましょう。ただし、咳反射の原因と

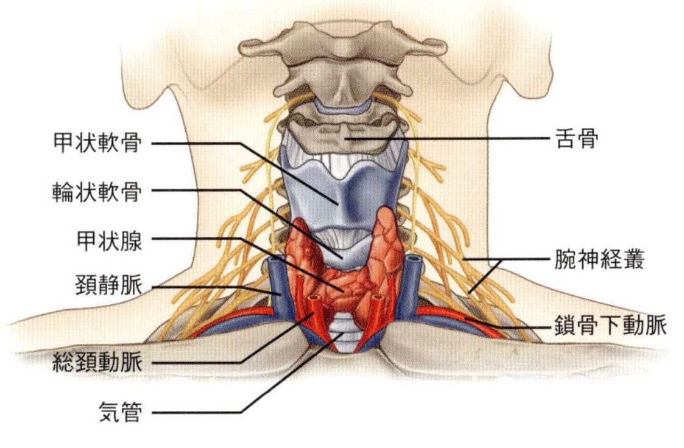

図１－29　頚部前面の構成図
前頚部は多くの神経で構成されている。そのため、この範囲を治療する際は注意する必要がある。
正中：甲状軟骨、輪状軟骨、気管、甲状腺
正中やや外側：総頚動脈、頚静脈
正中下外側：腕神経叢、鎖骨下動脈

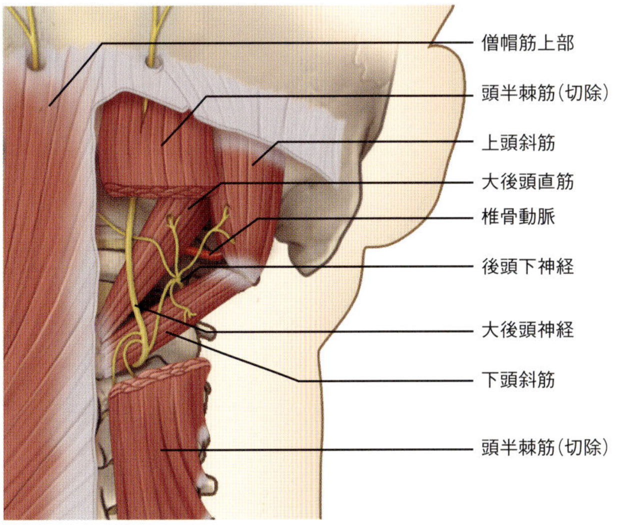

図１－30　頚部後面の神経血管の構成
後頭下神経と大後頭神経そして椎骨動脈を示している。後頚部上部の範囲を治療する際は、注意が必要である。
（Courtesy of Joseph E. Muscolino.）

Box 1 - 1

頸動脈洞反射

一般的に前頸部の頸動脈の範囲に頸動脈洞（首の約半分あたりのところ）があり、その部位には血管壁にある伸張受容器が内在しています。これらの受容器は、血圧を下げるような**頸動脈洞反射**と呼ばれる神経学的反射と関連があります。そのメカニズムを以下に示します。

これらの伸張受容器は動脈壁の伸張に敏感で、動脈壁が外部に膨張すると動脈内の血圧を上げる必要があると判断します。しかし、その壁が指圧によって伸張あるいは（外側よりむしろ）内側へ膨張すれば、これらの伸張受容器は高血圧が血管壁の歪みを起こしているのだと勘違してしまいます。その結果、伸張受容器が患者の血圧を下げる反射のトリガーとなります。

実際この反射は積極的に用いられるものの（例：集中治療室の看護師は、患者の血圧が上がったときに備えてこの反射を練習している）、患者が年を取っていたり、弱っていたりするのであれば障害を与える可能性があります。さらに、過度に血圧が下がりすぎると患者は意識を失ったり、心停止の原因となります。

施術者への助言

斜角筋の治療と関連症状

斜角筋に圧を加えて腕神経叢に直接圧がかかると、痛みあるいはその関連症状が上肢に生じます。しかし、上肢への関連痛症状は斜角筋のトリガーポイント（TrP）を圧迫することによっても生じます。そのため、どちらの症状か判断することは難しいでしょう。

直接神経を圧迫されて生じる関連痛は、電撃痛のように感じる傾向があります。しかし、これがいつも当てはまるとは限りません。この問題を解消するためには、トリガーポイントの関連痛領域を知ることがよいでしょう（TrPと関連痛領域を示す図は第２章43頁を参照）。患者が訴える痛みが典型的なTrPの関連痛パターンの範囲に入っているのであれば、その痛みはTrPの関連痛である可能性が高いと言えます。

ただし、これが定かではないということも頭に入れておかなければなりません。もし、その関連痛が典型的な関連痛パターンと一致していないのであれば、そのときは腕神経叢が直接圧迫されている可能性が高く、その神経の圧を取り除くための治療が必要となるでしょう。また、どちらか判断できないときは、注意しながら、圧のかける位置を変えてみるとよいでしょう。

なる可能性がありますので、動かしたり、圧をかける際は気をつけて下さい。もし、頚長筋のような前頚部正中線の筋組織を治療するのであれば、筋組織にアプローチするために、これらを片側にやさしく動かすことがよいかもしれません。

・下位前頚部に位置する甲状腺も、前頚部の正中線上と同様、治療するのは避けましょう。

・舌骨に対しても軽微な圧しかかけてはなりません。舌骨は前頚部のやや上方に位置しており、多くの筋肉の付着部としての役割があります。舌骨に付着するこれらの筋肉を治療しなければならないときは、圧を深部までかけるのは避けましょう。

前頚部の構造③　腕神経叢と鎖骨下動脈

腕神経叢と**鎖骨下動脈**は前頚部の下方外側にあります。これらは前・中斜角筋の間を通過し、それから鎖骨の深部を通過し、上肢へと続きます。腕神経叢が強く圧迫されると、患者はしばしば同側上肢に走るような電撃痛を訴えます。この状態は斜角筋深部を治療するときにも生じることがあります。

下位前頚部の斜角筋を治療するためのガイドラインを以下に挙げます。

・深めの圧をはじめからかけるのではなく、軽度から中程度の圧から始めましょう。

・斜角筋の圧迫が上肢への関連痛や他の知覚異常（例：チクチク感）を生じる原因となるのであれば、腕神経叢を直接圧迫している可能性があるので、圧の位置を少し変える必要があります。

側頚部の構造④　横突起

頚椎の横突起のところで述べましたが、頚部を治療する際には、安全上の注意と絶対にやってはならない事項（禁忌）が関連しているので、再度ここで触れる必要があります。横突起は、圧に対して非常に敏感な鋭く尖った前結節と後結節に分かれています（**図１－３参照**）。斜角筋をはじめ、この部位に付着する他の筋肉をマッサージするのであれば、付着部である横突起の軟部組織を治療することは欠かすことができません。この場合は、感度を考えることが最も重要で、その感覚に基づいて圧を調整するとよいでしょう。

しかし、首のストレッチや関節モビライゼーションを行う際は、横突起が接触ポイントとして使われることはほとんどありません。そのため、この部位をポイントにする手技は行わない方がいいでしょう。ストレッチや関節モビライゼーションを行うことは頚部の治療では大切なので、頚椎の関節突起やlaminar groove（層状溝）をポイントにして行う方がよいでしょう。

後頚部の構造

頚部後面においては、**後頭下神経**と**椎骨動脈**の位置を注意しなければなりません（**図1－30**）。これらは、大後頭直筋、上頭斜筋、下頭斜筋に囲まれた**後頭下三角**にあります。さらに、**大後頭神経**もこの付近を走行しています。頚部後面上方の深部組織に対する治療は極めて重要で欠かすことはできませんが、患者へこの部位の治療を行う際は、これらの神経と動脈の位置関係を考慮に入れて行うことが必要不可欠となります。

伸展と回旋運動

本来、解剖学的構造として関係していないとしても、他にも注意すべきことはあります。患者の首を治療する際、患者は解剖学的肢位を越えて伸展したり、極端な回旋運動や早く首を回すことなどができないということを念頭に入れておいて下さい。この状況は、よく高齢者に当てはまりますが、外傷性頚部損傷を経験して間もない者であれば、中高年や若者にもあてはまります。

このことを注意することは難しいことではありません。必要ならば、何回か来院するなかで徐々に全関節可動域（ROM）を広げることが望ましいでしょう。

要約

本章は、首の治療において絶対に必要な解剖学と生理学の説明をしました。

頚椎は7つの椎骨で構成されています。ストレッチや関節モビライゼーションにおいて特に重要な頚椎のランドマークとなるのは、頚椎柱やlaminar groove（層状溝）を構成する関節突起です。環椎と後頭骨（環椎後頭関節）と環椎と軸椎（環軸関節）間の2つの関節を除けば、各頚椎の関節は、2つの椎間関節と1つの椎間円板関節で構成されています。そのため、頚椎のROMは非常によく動くことができます。

構造的に、頚部筋組織は前右面、前左面、後右面、後左面の4つに分割することができます。機能的には、屈曲、伸展、右側屈、左側屈、右回旋、左回旋と大きく6つの群に分けることができます。首の靭帯は動きを制限する作用があり、この動きの制限は付着部の反対側にみられます。また、特に頚部前面を治療する際、注意を必要とする領域があるので気をつけて下さい。

章末問題

選択問題

1．頚椎には椎骨がいくつあるかを選びなさい。

A．5

B．7

C．10

D．12

2．通常、突起が二分されているのは何か選びなさい。

A．棘突起

B．横突起

C．関節突起

D．A＋B

3．棘上靭帯で最も制限される動きを選びなさい。

A．右回旋

B．左側屈

C．伸展

D．屈曲

4．以下の構造で後頭下三角にあるものを選びなさい。

A．頚動脈結節

B．椎骨動脈

C．総頚動脈

D．輪状軟骨

5．laminar groove（層状溝）の最も深い位置にある筋肉を選びなさい。

A．最長筋

B．半棘筋

C．多裂筋

D．回旋筋

○×問題

1．右斜角筋群は屈曲、右側屈、左回旋の作用がある。

2．C1は軸椎としても知られている。

3．前縦靭帯は頚部の屈曲運動を制限する。

4．線維輪は椎間関節の一部となっている。

5．項靭帯は棘上靭帯を厚くしたものである。

記述問題

1．頚椎の弯曲はどのようになっているか答えよ。

2．最も簡単に触診できる2つの棘突起は何か答えよ。

3．頚椎の関節突起を積み重ねた時の名前は何というか答えよ。

4．首の作用を6つ答えよ。

組み合わせ問題

1～6の用語と関連する言葉をつなげなさい。

1．頚動脈洞反射	・関節モビライゼーションにおける最も接触点として良い場所
2．解剖学的：右回旋角度	・頭半棘筋
3．関節突起	・血圧を下げる
4．首で最も大きい筋肉	・僧帽筋
5．解剖学的：左側屈角度	・85°
6．首の伸展・左側屈・対側回旋する筋肉	・45°

※解答・解説は254頁に記載しています。

第2章

一般的な筋骨格系の病態

基本指針

本章では以下の内容を身につけることができます。

1．疾患の病理メカニズムの理解
2．本章で取り上げられる疾患のメカニズム・原因
3．γ運動系、筋紡錘、マッスルメモリーと安静時の筋緊張や過緊張の関係
4．単なる筋緊張と筋・筋膜トリガーポイントを比較・検討
5．痛み－収縮－痛み（ペイン－スパズム－ペイン）サイクルと収縮―虚血サイクルの違い
6．癒着と可動域の関連性
7．筋肉が過緊張状態となりうる４つの例
8．２つの関節機能障害のタイプとその説明
9．筋違いと捻挫の違い
10．椎間板に関する異なるタイプの問題
11．緊張した筋肉と問題のある椎間板の関係
12．緊張した筋肉と変形性関節疾患の関係
13．胸郭出口症候群の３つのタイプ
14．頚椎椎間板、変形性関節疾患、胸郭出口症候群が上肢に関連痛症状を生じる機序
15．姿勢、頚椎前弯の減少、猫背、緊張型頭痛の関連性
16．本章で重要となる用語説明

重要語句

・亜脱臼
・安静時の緊張
・痛み－収縮－痛み（ペイン－スパズム－ペイン）サイクル
・ウォルフの法則
・大きな損傷
・過可動性
・過緊張
・過緊張の筋組織
・過屈曲／過伸展損傷
・可動性減少
・関節機能障害
・胸郭入口症候群
・胸郭出口症候群（TOS）
・虚血
・筋筋膜性トリガーポイント
・緊張型頭痛
・筋肉の支え（過緊張）
・筋紡錘線維
・筋紡錘反射
・筋膜癒着
・頚肋
・骨棘
・斜角筋症候群
・斜頚
・収縮―虚血サイクル
・上位交差症候群
・小胸筋症候群
・触診動作
・伸張反射
・筋違い
・ずれ
・脊柱前弯増強
・脊椎症
・線維性癒着
・全体的に緊張した筋肉
・前弯消失
・大後頭神経痛
・椎間板が薄くなる
・椎間板脱出
・椎間板ヘルニア
・椎間板ヘルニア形成
・椎間板膨隆
・適応短縮
・点拠性病変
・トリガーポイント（TrP）
・捻挫
・半月体（半月板）
・微損傷
・微断裂
・病態生理学
・病理的メカニズム
・変形性関節疾患（DJD）
・変形性関節症（OA）：骨関節炎
・マッスルメモリー
・ミリタリーネック（ストレートネック）
・むちうち
・メカニズム
・遊離型椎間板
・癒着
・肋鎖間隙
・肋鎖症候群
・γ運動系

序論

首を適切に治療するためには、その患者が持つ病態メカニズムを正確に理解することと、患者の状態を正確に評価することが重要です。したがって、本章では、首に影響を与える最も頻度の高い筋骨格系の病態について簡単に説明していきたいと思います。また、第３章では、これらの病態を評価するための手順を説明しています。

首を治療する際、最も重要なことは、そのメカニズム、生理学、機能を理解することです。正常な首の構造に関しては、第１章で説明しています。しかし、人が病態を持ったとき、その首の構造は変化します。各病態は、それぞれ異なった生理学的、**病態生理学的、病理的メカニズム**を持っているので、これらを理解することで、使用すべき治療手段の根拠を導くことができます。患者の病態を悪化させる可能性のある手技を丸覚えするより、本章で説明している患者を最も安全で効果的に治療できる手段を覚えた方がよいでしょう。

過緊張した筋組織

過緊張あるいは緊張した筋組織は、以下の２つの理由により手技治療を検討することが大切です。

1．手技療法者が最も直面する疾患の１つである
2．頸部に関する症状の原因の１つに筋骨格系疾患が関与している

また、緊張した筋肉は医療従事者によく見逃されてしまうことがあります。身体はあらゆる臓器の専門分野に分かれていますが、「筋肉の専門医」はいません。カイロプラクターでさえ、通常関節の位置や機能について特に重要視する反面、緊張した筋肉が重要だという認識は低く、筋肉の問題は二の次としています。さらに緊張した筋肉はX線、他の画像診断、血液検査などの結果で判断することができないので、緊張した筋肉が見落とされることが多々あります。そのため、筋肉の高い触診評価能力と軟部組織の治療技術を持つ手技療法者は、この分野を得意分野とする良い機会となります。

Box 2 - 1

筋骨格系の病態

以下の筋骨格系の病態が本章の中に含まれています。

1．筋組織の過緊張
2．関節機能障害
3．捻挫と筋違いの違い
4．病的な椎間板
5．変形性関節疾患（DJD）
6．胸郭出口症候群（TOS）
7．頚椎の前弯消失と猫背
8．緊張型頭痛
9．大後頭神経痛

過緊張した筋組織の説明

過緊張した筋肉は必要以上に緊張しており、過剰な状態を示しています。緊張とは、筋肉がピンと張っている場合に呼ばれることもあり、言い換えれば、筋肉が牽引される状態を示します。

筋肉の緊張度合いは、その筋収縮の程度を基本に様々な状態があります。過緊張の筋組織は**全体的に緊張した筋肉**と筋・筋膜トリガーポイント（TrP）の２つのタイプに分けられます。**全体的に緊張した筋肉**は、筋肉全体あるいは筋肉の大部分がとても緊張している状態です。一方、筋・筋膜トリガーポイント（TrP）は、遠隔部に関連痛を放出する小さな震源地とした局所的な筋肉の緊張としてよく知られています。

全体的に緊張した筋肉

私たちは意識的に筋肉を収縮させることで、その緊張は高まります。しかし、リラックスしている状態であっても、基本的な姿勢を維持するために筋肉は多少緊張しており、安静時・無意識化でも筋肉は収縮しています。この状態を**安静時緊張**と呼んでいます。姿勢を維持するために必要な力が安静時の緊張を越えると筋肉が過緊張状態になってしまいます。その他よく使用される同意語として、スパズム、痙攣、拘縮などがあり、これらすべての用語は基本的には筋緊張が過剰、過緊張であることを示します。

全体的に筋肉が緊張する機序

生理学的メカニズムとして、筋肉全体の緊張は**筋紡錘線維**（紡錘線維あるいは紡錘細胞としても知られています）によって決定します。筋紡錘は筋腹内、そして筋肉の正常な線維に沿って存在します。正常な筋線維と同じように、筋紡錘線維は収縮と弛緩作用があります。

なお、筋紡錘は筋線維が持っていない他の特徴を持っています。それは筋紡錘が伸ばされると、それを感知する能力がある受容器だということです。すばやく動かしたり、筋紡錘から離れた部位を刺激しても、筋紡錘は敏感に反応します。筋紡錘の感度設定、すなわち収縮や緊張を指示したり、リラックスや弛緩することを命令するのは、脳の**γ運動系**によって決定されます。筋紡錘が緊張すればするほど、伸ばされることにますます敏感となります。また、筋紡錘が弛緩すればするほど、伸ばされることにますます耐えられるようになり

ます。

筋肉が伸ばされたら、筋肉内の筋線維と筋紡錘の両方が伸びるでしょう。伸ばされるスピードが早かったり、紡錘線維の許容範囲を越えると、脊髄の感覚ニューロンにシグナルが送られます。この感覚ニューロンのシナプスは下位運動ニューロンにより筋肉に戻り、筋肉の正常な線維が収縮するように指示します（**図２－１**）。このことを**筋紡錘反射**あるいは**伸張反射**といい、この反射により自然に筋線維は守られます。このように、筋肉が緊張することでその伸びはストップし、筋肉は過剰に伸ばされることや、もしかすると緊張からも身が守れます。

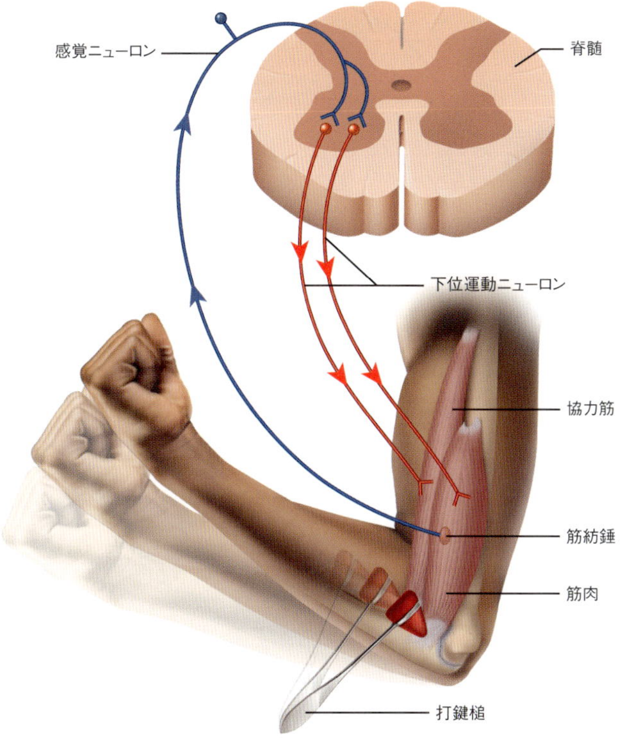

図２－１　筋紡錘反射
図のように打鍵槌で叩くと、肘関節屈筋が伸張され、筋紡錘反射が起きる。その反応は、叩打した信号が脊髄から下位ニューロンに送られ、収縮の信号がその筋肉と協力筋に届けられた結果、肘関節が屈曲する。

伸張反射は、通常、交通事故のむちうちのような強い力から筋肉を守るときにしか作用しないと思われがちです。しかし、伸張反射は筋肉の安静時の緊張状態を決めることもあります。γ運動系が収縮するように筋肉内の紡錘線維に指示を出すとき、それらの筋線維は短縮します。それから、人が動くとき、少しでも筋紡錘の長さを上回って筋肉が伸ばされると、伸張反射は筋紡錘の緊張レベルを整えるために、筋線維の収縮が起こります。このように、筋線維の長さあるいはその緊張が、その筋紡錘の長さや緊張を適合することになるのです。

マッスルメモリーという用語は、この筋肉の基本となる緊張を表現するときによく使用されます。なお、マッスルメモリーは神経系に属し、筋肉そのものにはありません。

Box 2 - 2

斜頸（torticollis）

ある頻度で生じる問題で首が過緊張する特異的な状態を「斜頸」と呼びます。斜頸は主に同側の胸鎖乳突筋あるいは僧帽筋がスパズムを起こすことが原因です。症状としては、患者の頭と首が片側に曲がったり、片側に回旋したりします（「torti：トルティ」は捻じれを意味し、「collis：コリス」は首を意味する）。この状態は、首の使い過ぎや悪い姿勢で寝たりした結果、突然発症します。筋スパズムが関与する病態なので、マッサージや整体が効果的でしょう。

全体的に筋肉が緊張する原因

筋肉全体が緊張する原因は多数ありますが、その中でもよく知られているのは次に示す４つです。

1．使い過ぎ
2．支え（過緊張）
3．適応短縮
4．過剰なストレッチ

各ケースにおけるマッスルメモリーの緊張はγ運動系によって決められており、筋肉の伸張反射は増加します。本章では、各項目に分けて説明していきますが、臨床で患者の筋肉に緊張が見られるとき、その原因は重複している可能性があるので注意してください。

◇筋肉の使い過ぎ

筋肉を使い過ぎると疲労します。使い過ぎはまた、その緊張レベルも上げます。この状態は腱と骨付着部の筋肉の牽引力を増加させたり、これらの構造を刺激したり、痛みを引き起こします。また、この痛みに対する反応として、筋肉が収縮する神経システムのシグナルが生じ、筋肉全体の緊張が増加します。これは防御機構であり、さらなる刺激を阻止し、筋肉やその他の軟部組織の傷害を減少させたり、その動きを予防するために意図的に働きます。なお、筋肉の緊張は痛みを引き起こし、さらにそれがトリガーとなって筋肉を緊張させ、痛みを引き起こします。このサイクルは**痛み－収縮－痛み（ペイン－スパズム－ペイン）サイクル**として知られています。

持続的な収縮は、その領域の血流阻害をもたらす可能性があります。病初期、持続的な収縮は血液の静脈還流を一時的に阻害し、老廃物を増やす原因となるでしょう。そして、老廃物は酸性であり、筋組織を刺激し、痛みを増強させ、さらに痛み－収縮－痛み（ペイン－スパズム－ペイン）サイクル

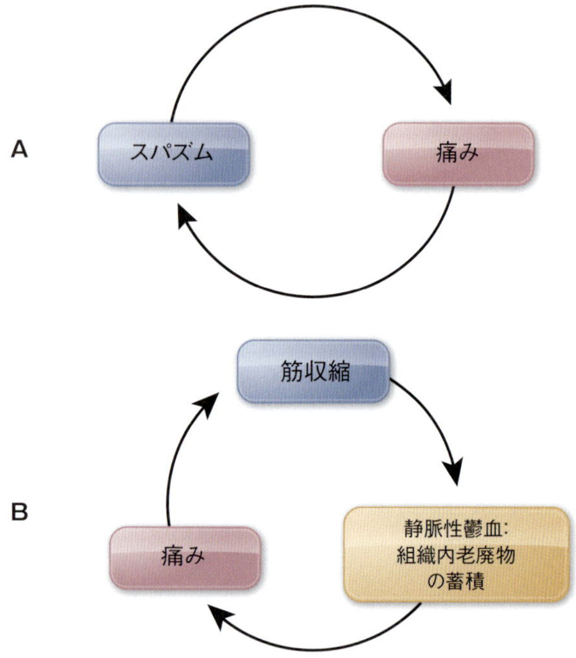

図２－２　痛み－収縮－痛み（ペイン－スパズム－ペイン）サイクル
A：緊張した（スパズムを起こした）筋肉がその付着部で過剰に引き伸ばされることで痛みが生じる。そして、その痛みに反応して、さらに筋肉の緊張レベルは増加する。
B：筋肉が緊張した状態で筋収縮が起こると静脈血流は減少し、結果として、そのエリアに酸性の老廃物が蓄積される。これでさらに痛みは増悪し、痛み－収縮－痛み（ペイン－スパズム－ペイン）サイクルが持続されることになる。

を持続させ、その結果、筋肉の反射的スパズムが増加するでしょう（図２－２）。

筋肉の使い過ぎは、スポーツや、ジムでのトレーニングを想像しがちです。同じ筋肉が休みなく繰り返し使われれば、段々と疲れ、痛みが生じるでしょう。しかし使い過ぎは、病的な姿勢が持続することでも生じます。あまり実感することはないかもしれませんが、姿勢の悪さは運動による使い過ぎよりも痛みの大きな原因となっていることがあります。

頭が体幹の中心ではなく体幹より前にあるとき、それは最もよく見られる首の筋肉が緊張する姿勢と言えるでしょう。例えば、自分の正面の低い位置にノートパソコンや手持ちの電子機器を置いて仕事をしたり、膝の上で本を読んだりする姿勢がこれにあたります。通常ではこの動きを担う筋肉はないため、本来であれば顎が胸につくまで頭は自然と重力で下に落ちてしまいます。そして、頭半棘筋や上部僧帽筋のような頭や首を伸展する頚部後面にある筋肉は、バランスの悪いこうした姿勢に耐えるため、等尺性収縮することでこの姿勢を防ごうとします（図２－３Ａ）。そのため、多くの人は非常に長い時間、頭と首を曲げるような姿勢で過ごしているため、後頚部の緊張は前頚部の緊張よりはるかに大きくなっていることがあります。

また、もう１つの例として、バックやハンドバックを肩にかけて持つことも挙げられます。肩からバックが滑り落ちないように肩を持ち上げるような姿勢は、肩を持ち上げる筋肉

Box 2 - 3

筋膜の癒着

筋肉が緊張しているとき、考慮しなければならない要因として筋膜の癒着があります。**筋膜の癒着は瘢痕組織癒着（線維性癒着**あるいはもっと簡単に言えば**癒着**）として知られており、線維性筋膜コラーゲン線維で構成されています。これらのコラーゲン線維は、腱、靭帯や他の線維性筋膜組織を構成するものと同様の物質です。

一般的に癒着は外傷側（例：瘢痕組織）で沈着していると考えられますが、実際には身体の軟部組織間で連続的に沈着しています。これらの線維は組織が一緒に結合することによって、その組織の安定性が増します。しかし、癒着が過度に蓄積されれば、滑り込む反対の軟部組織の境界面が一緒に結合するかもしれないので、動作時に動きが制限される可能性があります。

日常生活で行動的あれば、身体を動かすことで形成された癒着は分解され再吸収されるので、これらの線維の癒着が蓄積されることはありません。しかし、日常生活でほとんど運動しないのであれば、動きが大きく制限されるまで癒着が進行し、蓄積されるでしょう。

実際、癒着は基本となる安静時の筋肉の収縮レベルが増強するわけではありませんが、筋肉の伸張能力が減少することによって筋緊張がさらに加わるでしょう。もし筋肉を伸ばすことができないのであれば、そのときは拮抗筋によって行われた身体の動きを制限するかもしれません。靭帯、関節包、他の軟部組織すべての可動性は、同じように癒着されることにより影響が出ることがあります。

また、手技療法としてマッサージ、ストレッチ、水治療法のような施術があり、これらすべての施術が筋肉やその他の軟部組織を解きほぐす助けとなるでしょう。

筋膜コラーゲン線維はクモの巣状に見えます（添付図参照）。そのため、教育専門者である著者Gil Hedleyは、線維性筋膜を説明するために「綿毛」という用語を使用しています。

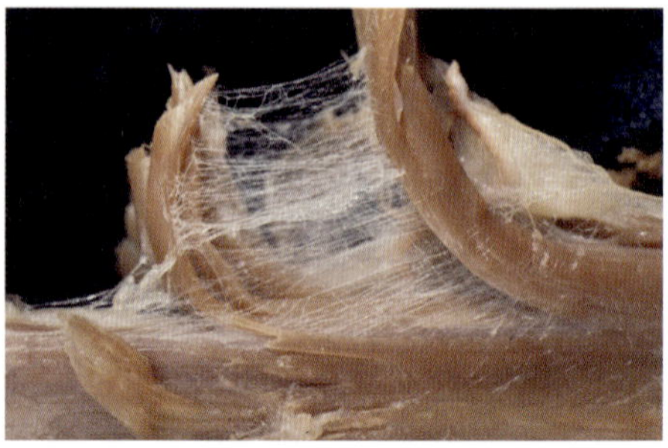

（©Ronald A. Thompson. Courtesy Ron Thompson）

を等尺性収縮することとなります。この場合、肩甲骨に付着する上部僧帽筋や肩甲挙筋のような筋肉が収縮し続けるため、その筋肉が使い過ぎとなる可能性があります(**図２－３Ｂ**)。

さらに、姿勢ストレスの他の例として、パソコンを脇において仕事をしたり、事務作業をする際に机に乗り出して仕事をしたり、人と話す際に片側に首を回したまま長時間過ごすことなどがあります。この姿勢が長時間続くとその筋の使い過ぎとなり、その結果、おそらく首の姿勢筋が疲労し、緊張するでしょう。

◇筋肉の支え（過緊張）

首の筋肉を直接刺激したり、使い過ぎたりする場合だけでなく、その領域の他の組織が刺激されたり、障害を受けることでも、筋肉が緊張することがあります。この状態は、頚部の関節組織(特に靭帯や椎間関節包)でも認められます。この現象を筋肉の支え（過緊張）と呼んでおり、脆く傷つきやすい組織に対する防御機構を働かせます。

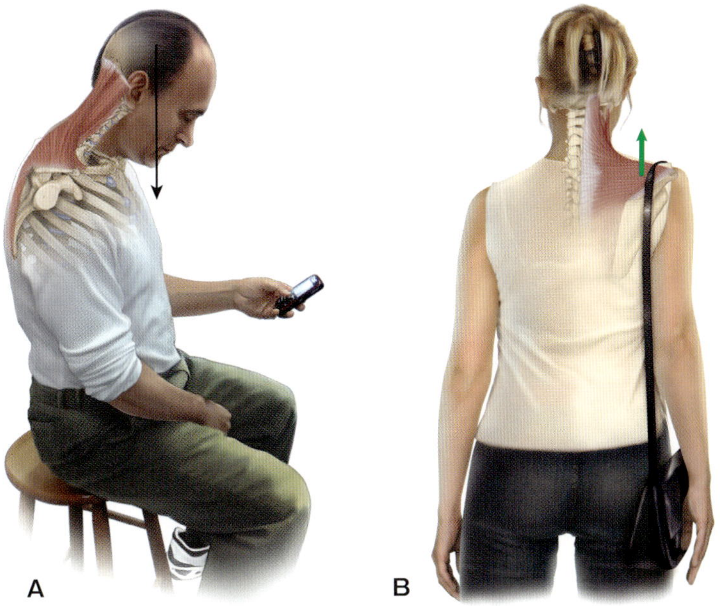

図２－３　姿勢と頚部の持続的な緊張

A：携帯電話のような電子機器を使用する際に頭頸部を曲げることは、頭が体幹を越えることとなり、安定性を欠くこととなるため、この姿勢で頚部が保たれると頭部後面や頚部伸筋群の等尺性収縮が起こることになる。

B：片側の肩にハンドバックを背負うと、背負った方の肩甲骨は挙上した状態で等尺性収縮が求められる。

(Muscolino JE からの許可を得ている。Seven keys to healthy neck posture.MTJ. Spring 2010:93-97)

緊張すると筋組織はその領域を過緊張させ、動きを遮断し、その領域を安静にさせることで、治癒をもたらすこともあります。そのため、明らかな首の外傷や刺激は、その領域を緊張させ、筋肉の支え（過緊張）を作る可能性があります。

◇適応短縮

適応短縮は、筋肉が長時間短縮された状態が持続したときに起こり、その緊張が増加することで短縮された状態が順応してしまうことをいいます。そのため、適応短縮は、防御機構としても考えられます。

筋肉が短縮し、その機能が低下しているとき、身体を動かすために筋肉が収縮したとしても、その低下した機能が取り除かれるまで、筋肉は正常な収縮をすることができなくなります。この状態は、動作の効率が落ちるだけでなく、攻撃あるいは逃避状況においても危険を伴うでしょう。このため、神経システムは短縮した長さと合わせるために、筋緊張を増加させて筋肉を適応短縮させます。

なお、最終的にある姿勢を長時間取り続ければ筋組織は短縮し､すぐに緊張してしまいます。適応短縮を避けるために、必要に応じてなるべく身体を動かしましょう。

例えば、ノートパソコンでの作業、読書、机での事務作業、台所で野菜を刻む動作、乳児の世話など、長時間、頭と首を屈曲していると、首前面の屈筋群は適応短縮を起こし、硬くなるでしょう。これらの緊張はこの姿勢を継続させる傾向にあり、結果として後方に伸ばす筋群（伸筋群）も使い過ぎて痛めたり、負荷が増大したりします。

◇筋肉の過剰なストレッチ

首の筋肉が緊張する他の要因として、筋組織が過剰に引き伸ばされることがあります。前述のように、首を非常にすばやく、あるいは伸ばし過ぎると、筋肉が過剰に引き伸ばされ、筋紡錘反射が生じたり、スパズムが生じることがあります。この反射は防御的なものだとしても、このスパズムがしばしば障害の引き金となり、長い間持続し、結果的にはこの領域の慢性的な筋緊張姿勢を作り出すことになるかもしれません。

筋肉が過剰に伸ばされると、むちうちやそれ以外の怪我と同様に損傷する可能性が高くなります。また、運動やセルフケアの一部としてストレッチを行うときも、損傷する可能性があります。運動前によくストレッチは行われますが、ウォーミングアップをしていない状態で筋肉を激しく伸ばすと特に損傷が起こります。そのため、ストレッチは筋組織が温まる運動をした後、ゆっくりと行うことをおすすめします。以上のことから、ストレッチは貴重な運動や筋弛緩法であるとしても、積極的に行い過ぎると、正常な筋肉に悪影響を及ぼす可能性があるので、慎重に行うことがここでは重要となります。

また、一見問題がなさそうなことでも、本人の知らないうちに過剰に引き伸ばされていることがよくあります。それは単純な日常の姿勢や日中の行動が原因となっていることもあります。

例えば、仕事場で自分の身体の正面ではなく横にパソコンをおいて作業したり、長時間、肩と耳の間に電話を挟んで話したりといったような人間工学的に悪いことも含まれます。また、友達と話す際に首だけ友達の方へ向けて話していたり、携帯電話やmp3プレーヤー、他の電子機器を使って仕事するため首が下へ固定したりするなど、仕事以外の日常生活においてもその原因が認められることがあります。就寝時の姿勢においても、片側に首を回転させて負担がかかるような寝方をしている人は問題となるかもしれません。この姿勢は首の回旋方向に拮抗するようなかたちで回旋筋群が過剰に引き伸ばされ、夜中に目が覚めたり、翌朝に伸張反射が生じたりすることで筋肉が緊張状態となります。

筋筋膜性トリガーポイント

他のタイプの過緊張筋組織としては、**筋筋膜性トリガーポイント**があります。単純に**トリガーポイント（TrP）**と呼ばれたり、一般的には筋硬結として知られています。前述の通り、TrPは遠隔部位へ関連痛が生じるような筋肉の緊張が限局した部位で、その状態により活性化TrPと潜在性TrPに分けられます。活性化TrPは圧迫なしで関連痛が生じ、潜在性TrPは関連痛を生じさせるためにはTrPに圧をかける必要があります。

筋筋膜性トリガーポイントのメカニズム

筋筋膜性トリガーポイント（TrP）のメカニズムは、脳のγ運動システムを考慮した筋紡錘反射から生じる全体的に緊張した筋組織とは違って、局所的な現象と考えられています。筋収縮は、フィラメントが滑り込むことによって起こります。その機序としては、ミオシンとアクチンのクロスブリッジ(フィラメントは筋線維内で見つけられる）が、筋収縮を行うため常に形成したり、弛緩したり、再形成したりすることで起こると考えられています。このクロスブリッジの弛緩には、筋組織で供給される動脈血のグルコース（血糖）によって生じるATPが必要です。この動脈血の供給が断ち切られたら（よく筋組織自身が収縮することによって生じる圧迫が原因）、筋組織はグルコースを含む栄養素が奪われることになります。そのため、この動脈血供給の減少は**虚血**と呼ばれ、筋収縮によって起こる**虚血は収縮-虚血サイクル**と呼ばれています（**図2－4**）。

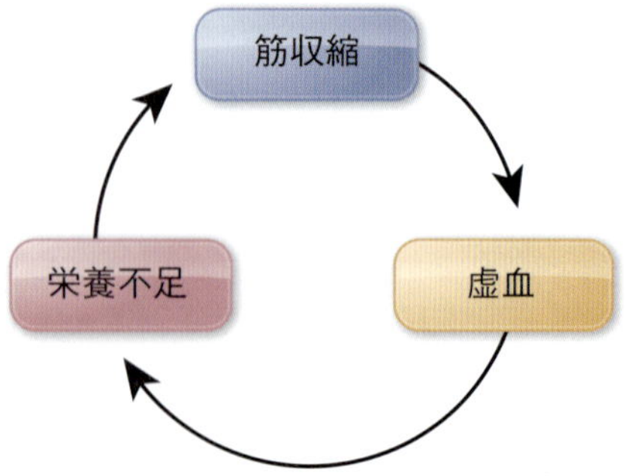

図2－4　収縮―虚血サイクル
筋収縮がとても強すぎると、動脈は圧迫され、局所組織に行く動脈血流は減少する可能性がある。この状態を虚血といい、筋肉に生じる筋筋膜TrPsの原因となっている可能性がある。

虚血になると結果的にATPの形成が減少し、筋線維の狭い領域で虚血が生じます。結果、この領域にあるクロスブリッジは弛緩できなくなりTrPが形成されます。そのため、TrP形成と永続化に関するメカニズムは、局所レベルでの虚血であると考えられます。

治療は局所の血液循環を増加させる手技療法を使用すればよいでしょう。ディープストローキングマッサージ（通常、約30～60秒間）は、筋筋膜性TrPを治療するための選択肢として推奨されています。

筋筋膜性トリガーポイントの原因

筋筋膜性トリガーポイントの最もよく見られる4つの原因を以下に示します。

1. 活動に伴う求心性収縮だけでなく、姿勢に伴う等尺性収縮を含めた筋肉の急性あるいは慢性的な使い過ぎ
2. 筋肉の慢性的な伸び
3. 長期的な筋肉の不動
4. 筋肉の外傷／損傷

一般的な頚部の筋筋膜性トリガーポイントと関連痛ゾーン
TrPは筋肉内のどこにでも生じる可能性があります。しかし、TrPsは一般的によく形成される場所が筋肉内にいくつか存在します。さらに、各筋肉内に見られるTrPは、特徴的な関連痛ゾーンを示す傾向があります。各関連痛ゾーンは、通常、一次的関連痛ゾーン、二次的関連痛ゾーンに分類されます。TrPは通常一次的関連痛ゾーンに症状を出します。そして、症状が重症なとき、二次的関連痛ゾーンに関連痛が生じるでしょう。

図2－5から**2－11**には、頚部の筋肉に関するTrPの位置と付随して起こる関連痛ゾーンをイラストで説明しています。TrPsの場所は×で示し、一次的関連痛ゾーンは濃い赤色、二次的関連痛ゾーンは明るい赤色としています。

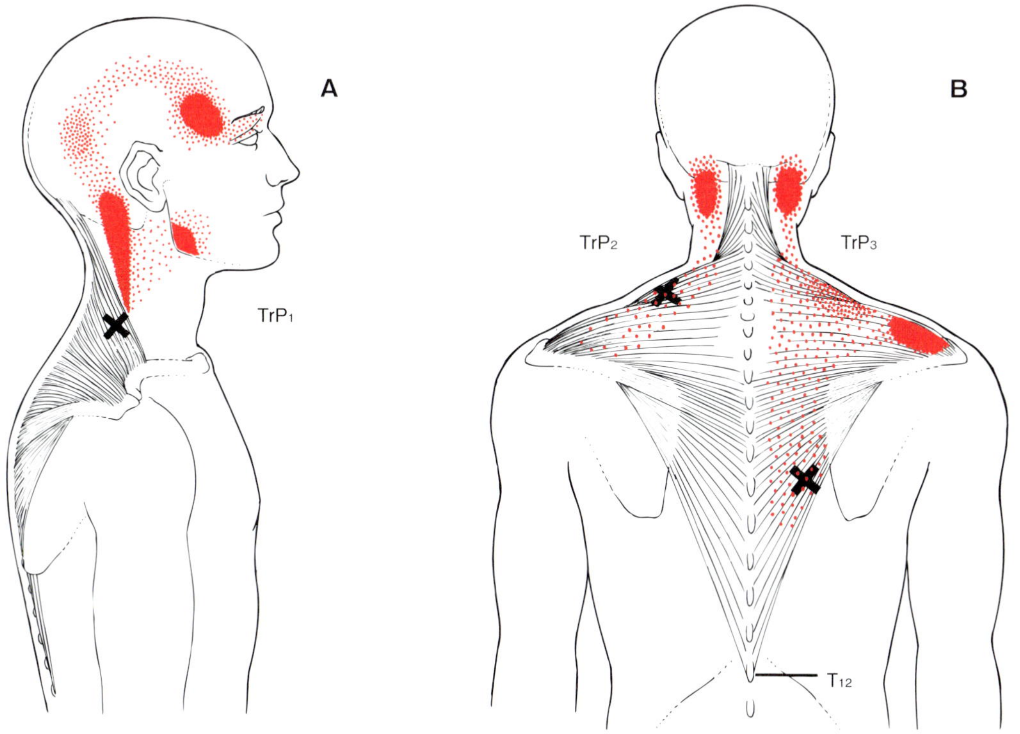

図2－5　上部僧帽筋のTrPsとそれに付随する関連痛ゾーン
A：側面図、B：後面図から見たそれぞれのTrPsを示している。
（Simons DG, Travell J, Simons LS. Travell & Simons' Myofasial Pain and Dysfunction:The Trigger Point Manual. Volume 1. Upper Half of Body. Baltimore:Williams&Wikins,1999.）

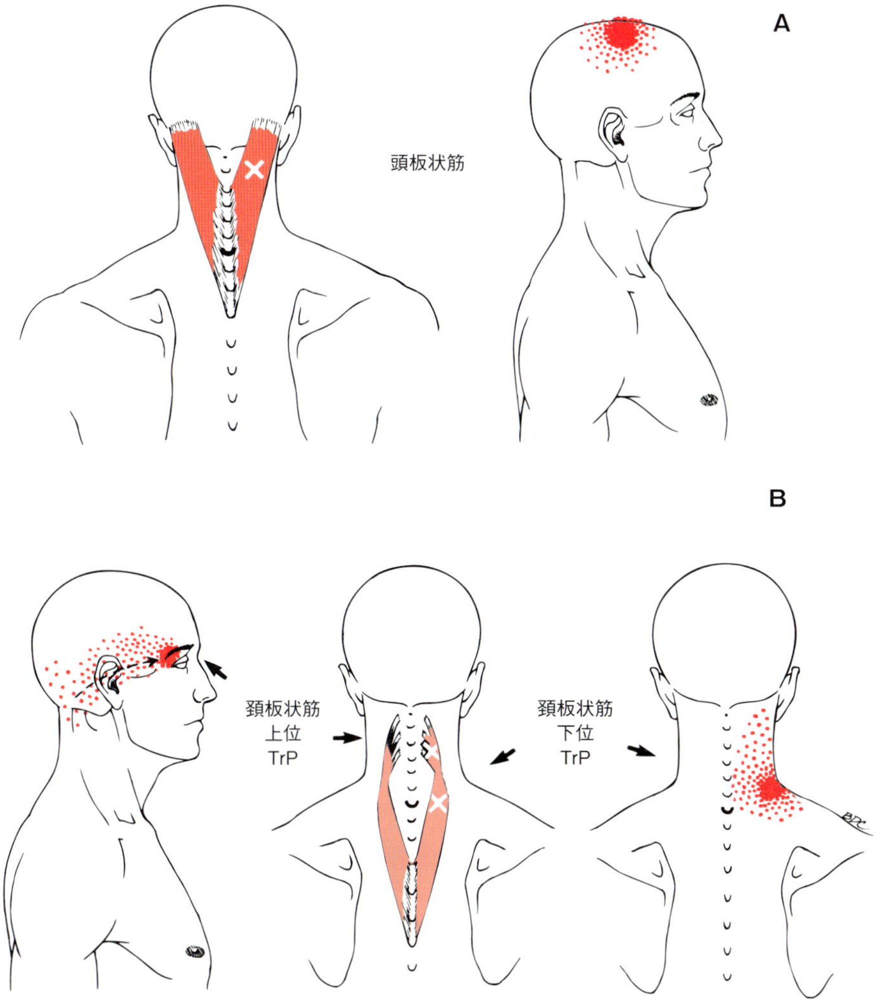

図2－6　頭板状筋と頚板状筋のTrPsとそれに付随する関連痛ゾーン
A：頭板状筋、B：頚板状筋のTrPsを示している。
（Simons DG，Travell J，Simons LS．Travell & Simons'Myofasial Pain and Dysfunction:The Trigger Point Manual．Volume 1. Upper Half of Body. Baltimore:Williams&Wikins,1999.）

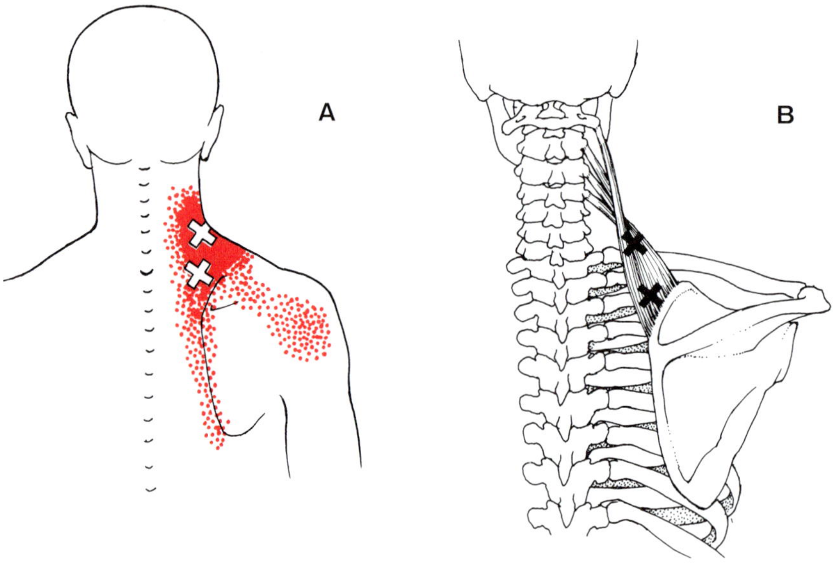

図2－7　肩甲挙筋のTrPsとそれに付随する関連痛ゾーン

A：TrPsの位置と関連痛ゾーンの場所を示している。

B：筋肉解剖図にTrPsの場所を示している。

（Simons DG , Travell J, Simons LS. Travell & SimonsMyofasial Pain and Dysfunction : The Trigger Point Manual. Volume 1. Upper Half of Body. Baltimore:Williams&Wikins,1999.）

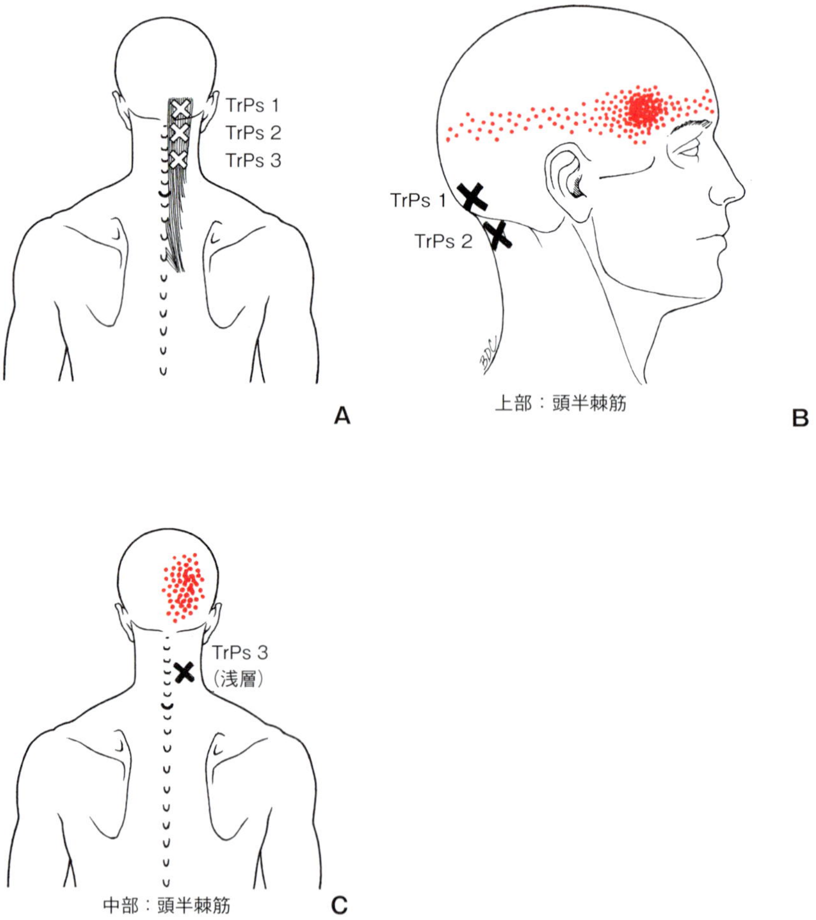

図2－8

頭半棘筋のTrPsとそれに付随する関連痛ゾーン

A：後面図のTrPsの位置を示している。　B：側面図TrPs1, 2の位置とその関連痛ゾーンを示している。

C：後面図TrPs3の位置とその関連痛ゾーンを示している。

（Simons DG , Travell J, Simons LS. Travell & Simons'Myofasial Pain and Dysfunction:The Trigger Point Manual. Volume 1. Upper Half of Body. Baltimore:Williams&Wikins,1999.）

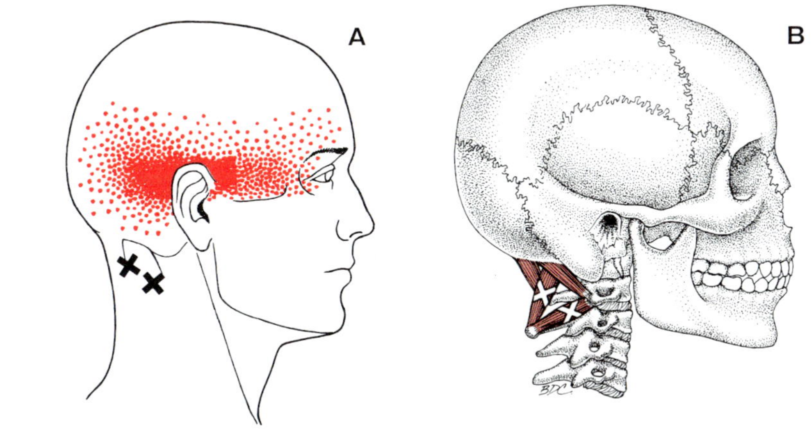

図2－9　後頭下筋群のTrPsとそれに付随する関連痛ゾーン

A：TrPsの位置と関連痛ゾーンの場所を示している。
B：筋肉解剖図にTrPsの場所を示しています。
（Simons DG, Travell J, Simons LS. Travell & SimonsMyofasial Pain and Dysfunction : The Trigger Point Manual. Volume 1. Upper Half of Body. Baltimore:Williams&Wikins,1999.）

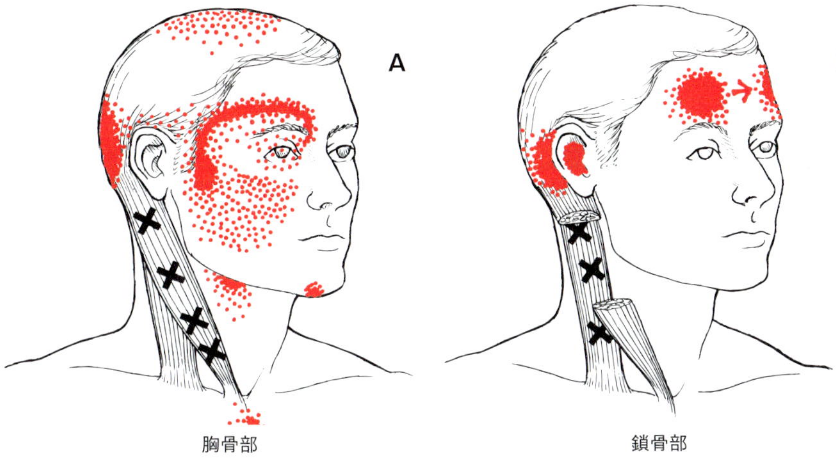

図2－10　胸鎖乳突筋のTrPsとそれに付随する関連痛ゾーン

A：胸骨部のTrPsの位置と関連痛ゾーンを示している。
B：鎖骨部のTrPsの位置と関連痛ゾーンを示している。
（Simons DG, Travell J, Simons LS. Travell & Simons'Myofasial Pain and Dysfunction : The Trigger Point Manual. Volume 1. Upper Half of Body. Baltimore:Williams&Wikins,1999.）

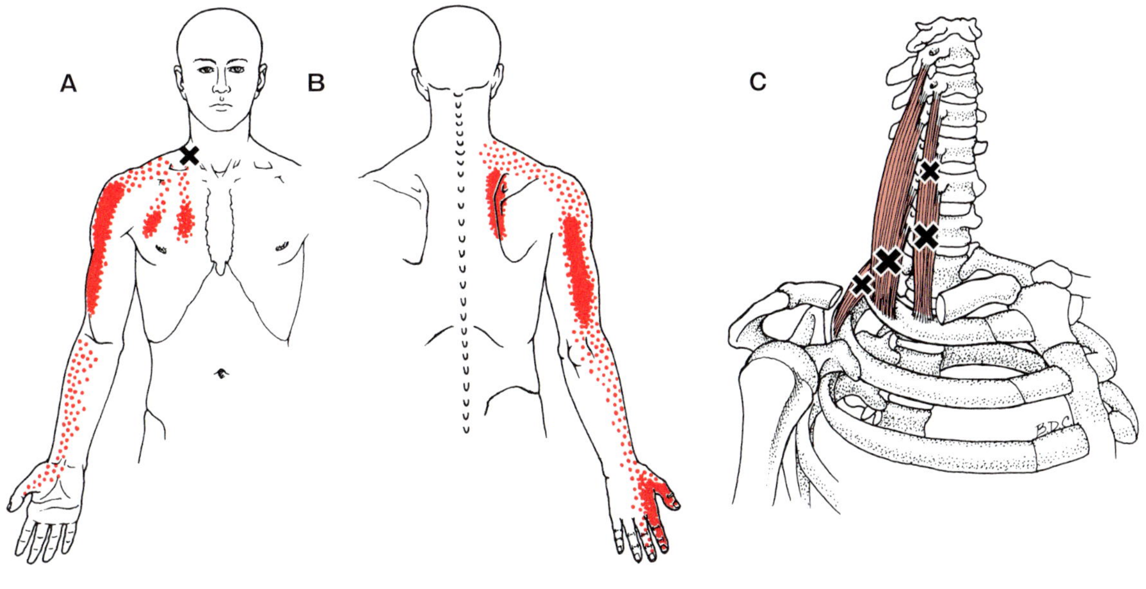

図2－11
斜角筋群のTrPsとそれに付随する関連痛ゾーン

A：前面図の一般的なTrPsの位置と関連痛ゾーンを示している。　B：後面図の関連痛ゾーンを示している。
C：筋肉解剖図にTrPsの場所を示している。
（Simons DG, Travell J, Simons LS. Travell & Simons' Myofasial Pain and Dysfunction : The Trigger Point Manual. Volume 1. Upper Half of Body. Baltimore : Williams & Wikins,1999.）

過緊張した筋組織の要約

全体的に筋肉が緊張しているか、または筋筋膜性TrPsなのかで治療法が異なるため、その２つの状態を見極めることが治療をする際に重要です。全体的に緊張した筋肉に対する手技療法や運動療法は、緊張した筋肉の局所に行われることもありますが、その行為は筋肉の緊張を決定するマッスルメモリーのパターンに変化を与えるため、中枢神経システムのγ運動システムを作動させることにもつながるでしょう。対照的にTrPへの治療は、筋組織そのものの局所的変化を直接起こすことを目的とし、TrPのある場所への血液供給を増加させるような治療を行います。

しかし、過緊張している筋組織は、それが全体的に緊張した筋肉あるいは筋筋膜性TrPであろうとなかろうと、その筋肉が付着している関節運動を減少させることがあります。１回、関節運動が長時間制限されると、関節の機能は障害されるかもしれません。この状態は関節機能障害として知られており、次の第３章で説明します。

治療で配慮すべき点

過緊張下の筋肉

本書に掲載している治療方法は過緊張した筋肉に対して用いることができます。マッサージ、ストレッチや水治療法などあらゆる治療が、過緊張した筋肉には効果的です。特に、ディープストローキングマッサージは筋筋膜TrPsの治療で推奨されています。詳細に関しては第３章を参照してください。

施術者への助言

マッサージとカイロプラティック

緊張した筋肉と関節機能障害は、あらゆる筋骨格系疾患に共通してあります。だからこそ、マッサージとカイロプラティック（あるいはオステオパシー）は、お互い理想的な組み合わせであり、マッサージ師はよくカイロプラティック院で働いています。慢性状態においては、線維性の癒合もほぼ認められるので、ホットパック（湿式加熱）やストレッチだけでなくカイロプラティックマニュピレーションやマッサージに対する必要性も高まってくるでしょう。

関節の機能障害

過緊張した筋肉と同様に、通常関節の機能障害は首の病的筋組織の状態の一部として現れます。緊張した筋肉と関節の機能障害は、関連しているように思われます。緊張した筋肉が存在し、関節運動が制限され、関節周囲の軟部組織（関節周囲にある組織）の癒着が起こると関節の機能障害が生じます。同じように、関節の機能障害が存在すれば、正常な動きは失われ適応短縮や筋肉の緊張のどちらかが起こり、自動で動かしたときに痛みがあれば、周囲の筋組織を動かさなくなり、関節が固定してしまう原因となるでしょう。そのため、ほとんどの筋骨格系の問題は、緊張した筋組織と関節の機能障害が混合していることが考えられます。

筋組織と関節に対するストレッチそして関節モビライゼーションの効果が認められれば、筋組織に対するマッサージの効果ははっきりわかります。

関節機能障害に関する説明

関節機能障害は、関節の機能が障害されていることを意味します。関節機能の動きを考えれば、２種類の関節機能障害

Box 2 - 4

「亜脱臼／骨のずれ」対「関節機能障害」

亜脱臼と**骨のずれ**という用語は、通常カイロプラティックやオステオパシーの施術で使用されます。これら２つの用語はよく関節機能障害を意味するときに使用されますが、実際には関節機能障害と同じ意味を持ちません。

亜脱臼と骨のずれは静的な構造あるいは姿勢における椎骨の並びと関連があります。椎骨の解剖学的位置が通常より若干回転していたり、側屈していたり、屈曲していたり、伸展していたりするのであれば、それは亜脱臼あるいは骨のずれと言われるでしょう。

一方、関節機能障害は脊柱の椎骨の機能的運動と関連しています。しかし、よく静的な椎骨のアライメントと機能的運動の間には関連があると考えられます。ずれている椎骨は緊張した筋肉および癒着が原因で非対称となり、ずれることがあります。同じように緊張した筋肉や癒着は確実に椎骨の動きに影響を及ぼし、可動性が減少した関節機能障害を引き起こすでしょう。しかしながら、この関係は必ずしも存在するとは限りません。

例として、自然に少し開くドアがあるとします。静的なポジションで見ると少し開いているのでずれがあるということが言えるでしょうが、そのドアが正しく動くかどうかの機能を決定するためには、広く開けたり閉じたりと完全に動くかどうかを確認する必要があります。もし、開閉が可能ならば、たとえ「ずれ」があったとしても機能的には問題ないと言えるでしょう。構造と機能の間に食い違いがあるとき、機能に問題がない方が通常良いと考えられます。

があることが考えられます。1つは関節の**可動性減少**で、動きが制限されあまり動かない状態です。もう1つは関節の**可動性の拡大**で、必要以上にとてもよく動く状態です。

可動性減少と過可動性が頚部に起れば、苦痛を訴えることが多くなります。手技療法は可動性減少に対する1つの治療法となります。頚部の関節は様々な方向に動きます。そのため、基本的には前屈、伸展、右・左側屈、右・左回旋の6つの動きのうち1つ以上の可動性が減少していることがあります（頚部の動きに関する可動域の表は、第1章の表1を参照）。例えば、右側屈の動きに問題がなくても（他の関節可動域も同様に）、左側屈がしにくいことがあります。したがって、関節の可動性減少を正確に評価するためには、特定の可動域が制限されているかを判断する必要があります。

しかし、全体の可動域の中で特定の首の動きを評価（例えば右側屈）しても、必ずしも特定の頚部分節関節レベルの可動域を示すわけでないことを注意してください。すなわち、患者は首を45°完全に側屈できたとしても、この患者は首の特定の部位、言い換えればC5-C6分節レベルに制限あるいは可動性の減少が生じているかもしれません。

その理由として、隣接するC4-C5分節レベルの可動性が広ければ、C5-C6の動きを補うことができます。そのため、C4-C5レベルの過可動性により、C5-C6レベルの可動性減少が分からないこともあります（**図2－12**）。

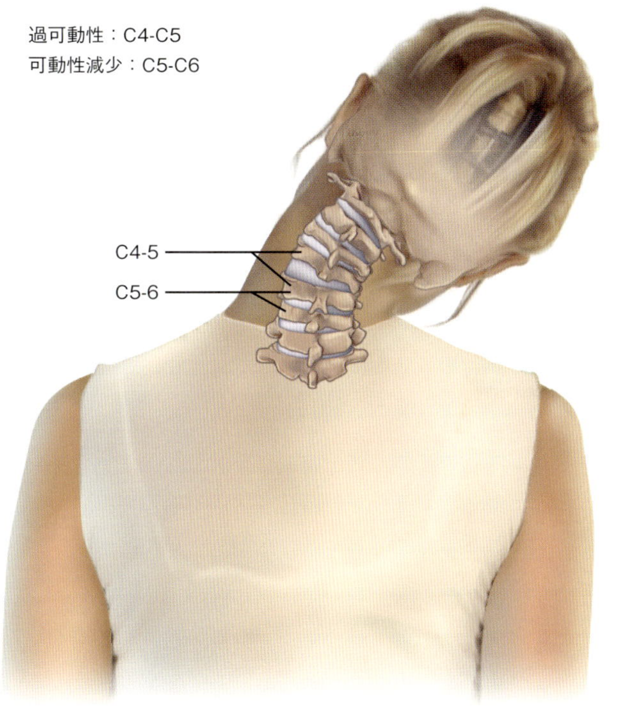

図2－12　関節の可動性減少
頚部1分節レベルの可動性減少による関節機能障害は、近接レベルで代償性過可動性関節機能障害をもたらす。この図では、C5-C6が可動性減少でC4-C5が代償の過可動性となっていることを示している。

関節機能障害のメカニズムと原因

関節の可動性減少が起こる原因は、通常2つの大きなメカニズムが考えられています。1つは、関節に付着している筋肉の緊張（過緊張）です。これは特に首の回旋筋、棘間筋、横突筋のような、小さな深部にある内在筋が当てはまります。もう1つは、線維性癒着の蓄積に起因する軟部組織の緊張です。癒着が関節包や関節の靭帯で生じれば、関節の動きが完全に制限されるので特に重要となります。

関節の可動性の拡大が起こる原因に関しても大きな2つのメカニズムがあります。特に関節包と靭帯などの軟部組織に対する過剰ストレッチによる損傷は、不安定で可動性の拡大した関節となるでしょう。他によく見られるメカニズムとしては、隣接した関節の可動性減少を補うために、可動性の拡大した関節となることがあります。これは特に多関節で隣同士に位置する脊椎で認められます。

なぜ、早期に分節の可動性減少を見つけることが重要かに関しては、前のセクションで例を出して説明しています。C5-C6の可動性が減少し、C4-C5の可動性が拡大することで動きを補っているのであれば、そのときC4-C5レベルは使い過ぎとなり、疲労や痛みが生じるでしょう。これは、障害のある上の関節可動性の減少を引き起こし、C4-C5関節周囲の小さな内在筋が次々に緊張し、痛み－収縮－痛み（ペイン－スパズム－ペイン）サイクルの原因となるでしょう。その結果、次の分節レベルのC3-C4も可動性が減少し、この2分節の可動性減少を補うためにさらに可動性の拡大が高まるでしょう。当然、時がたてば、このレベルも同じように使い過ぎとなり、その後はこのレベルの可動性も減少するでしょう。

分節関節機能障害の可動性減少に関しては、可動性の拡大による埋め合わせが十分できなかったり、全体的な首の可動域が減少するまで次々と広がる傾向があります。そのため、大切なポイントは、我々が臨床で遭遇する疾患の経過は、最終段階まで及んでいるということです。初期に発見することができなければ、治療が遅れ慢性化となり、筋組織が緊張し、さらに筋膜の癒着が起こります。したがって、分節関節可動性減少が1つあるいは2つある場合、早期にその存在を確認することが重要です。分節関節可動性減少に対する評価は、関節評価あるいは**触診**があり、第3章で紹介します。それから治療は、制限された関節の動きに対してアプローチします。

関節機能障害は必ずしも首の問題だけとは限りません。どちらかといえば、首の特定の分節関節レベルにその問題が集中しています。分節関節レベルの関節機能障害が起こるとき、その関節または2～3関節領域に付着している回旋筋、多裂筋、横突筋、棘間筋、後頭下筋などのマイナーな深部内在筋の緊張が原因となっていることがあります。また、筋膜が癒着しているような筋緊張は、必ずしも首のあらゆる部位で観察できるとは限りません。

Box 2 - 5

関節運動機能低下の原因

緊張した筋組織と筋膜癒着に加えて、関節の運動機能が低下する原因は他に２つあります。１つは関節縁での骨棘形成で、これは変形性関節疾患の一部です（変形性関節疾患に関しては、本章の終わりでその詳細を取り上げています）。骨棘が大きければ、骨棘がその分節レベルで関節の運動をブロックしたり、制限したりします。

もう1つは、関節腔内の半月体（半月板）の存在です。半月体は、脂肪組織で通常関節腔の周辺に存在します。半月体は２つの関節面をより良く組み合わせるなどの、関節の適合性を高める作用があります。しかしながら、もし半月体が変位し、関節の中央方向に動けば、それは2つの骨の間に引っかかり、動きを止めたり、制限する原因となります（図を参照）。

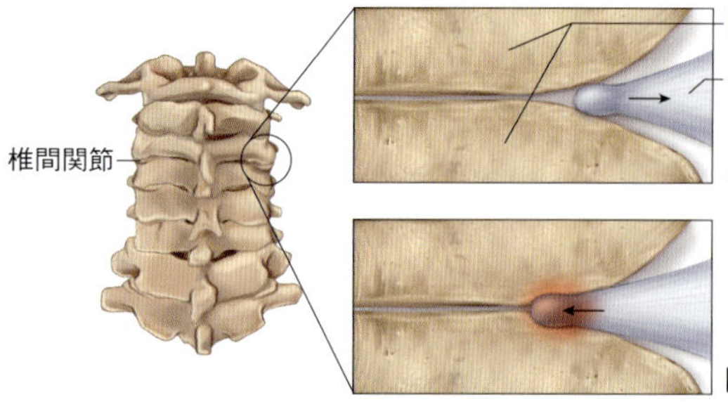

A：正常な半月体と椎間関節との関係を示す。
B：半月体が２つの椎間関節の間で引っかかりを示す。

治療で配慮すべき点

関節機能障害

本書で掲載されている治療方法は、可動性が減少している関節機能障害の治療において有用です。マッサージとストレッチは、可動性の減少に関連している軟部組織を伸ばすだけではなく、可動性の減少に関連した筋緊張を緩和するときにも使用することができます。特に分節の可動性減少をターゲットとした最も良いテクニックは、関節モビライゼーションです。また、水治療法もこれらの緊張した軟部組織を和らげたり、ほぐすのに役立つことがあります。

なお、過可動性の関節機能障害に関しては、様々な問題があります。詳細に関しては第３章を参照してください。

その代わり、特定の関節レベルや２～３関節レベルの関節包や靭帯に原因が存在しているかもしれません。そのため、手技療法者は、単純にある部位に限局した治療を行うよりも、広い範囲に治療する必要があります。

捻挫と筋違い（すじちがい）

捻挫と筋違いという単語は、実際似ていることから、通常同じように使用されています。正確には、靭帯あるいは関節包が損傷したときに使用される単語を**捻挫**といい、筋肉が損傷したときに使用される単語を**筋違い**といいます。

捻挫と筋違いに関する説明

１つの組織が損傷するときに働く力は、他の組織も損傷する原因となることから、捻挫と筋違いが同時に起こる傾向があります。しかしながら、捻挫と筋違いは必ずしも同レベルで起こるとは限りません。軽度捻挫、重症の筋違いのときもありますし、その逆もあります。捻挫あるいは筋違いの重症度を下記に示します。

・グレードⅠ：軽度損傷
・グレードⅡ：中等度損傷
・グレードⅢ：重症度損傷あるいは完全断裂

施術者への助言

筋違い（筋を違える）

筋違いという単語は広い意味で用いられています。時々、筋違いを訴える者は、筋肉のスパズムを患っていることがあります。前述のように、筋肉をかなり早くあるいは極端にストレッチすると筋紡錘ストレッチ反射が起こり、筋収縮（スパズム）が引き起こされます。この反射は筋肉が引き裂かれるのを予防し、その結果、筋を違えることになります。

また、筋肉のスパズムは、よく筋違いと表現されることがあります（一部の断裂ではストレッチ反射が生じる前にスパズムが生じることがありますが、そのときスパズムに加えて筋違いが起こっていることが多いでしょう）。しかし別の見方をすれば、この状況は筋違いという単語を使用しても説明することができます。激しく筋肉を使うことは、通常は筋・筋膜組織は正常もしくは健常の範囲内でも微断裂を起こします。この筋膜の微断裂は、筋膜が広範囲で修復・治癒するためには必要不可欠なことです。筋肉が運動後に肥大する際、筋線維にある多くの筋節や筋小胞体が関与します。したがって、この微断裂は、筋違いという解釈がされるでしょう。

なお、ここで最も重要なことは、その状態でより良い治療をするにはどのようなことがおこっているか、そのメカニズムを正しく理解することです。

捻挫と筋違いが、軟部組織の損傷、痛み、炎症、内出血を

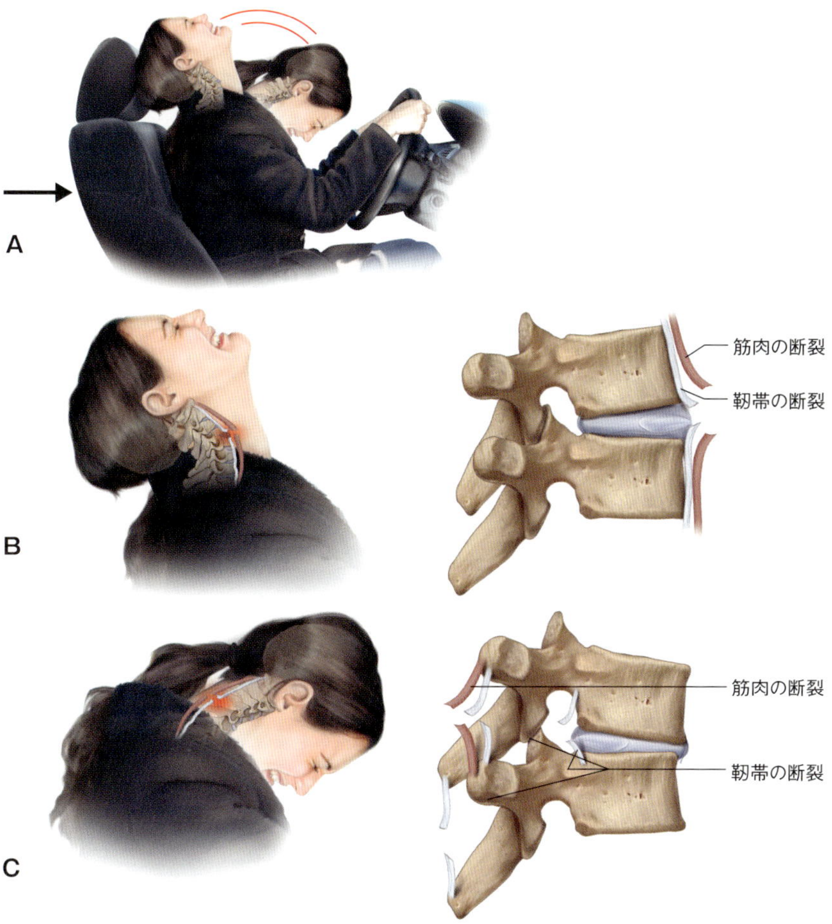

図2－13　むちうち
むちうちは、首が一方向に投げられ、軟部組織が引き伸ばされたり、断裂するような刺激が加わり、反対方向に首が投げられる外傷のことを指す。
A：車でのむちうち傷害で後ろから追突されてたとき、頭と首は過伸展してから過屈曲する。
B：過伸展。この場合、椎骨前方の靭帯と筋肉が伸ばされ、断裂する。
C：過屈曲。この場合、椎骨後方の靭帯と筋肉が伸ばされ、断裂する。

伴うのであれば、通常、急性期でこれらの所見は見つかります。また、筋肉の断裂およびスパズムは、急性期の段階で存在し、長期間持続します。捻挫と筋違いは似ていますが、この両者間の病態は全く異なります。捻挫は靭帯への血液供給がかなり不足し、その上治りがよくないため、筋違いより悪い状態と考えられています。そのため、一度靭帯が引き伸ばされたり、断裂したりすると、通常伸ばされたまま靭帯が治癒し、その後はその状態が続き、結果として慢性的な関節過可動性を生じることとなります。

一方、筋違いは多大な血液供給があるので、適切に治療すれば普通に回復するでしょう。また、一般的に筋組織は靭帯より感覚神経終末が多いため、筋違いは捻挫より痛みも訴えることが多いでしょう。

捻挫と筋違いのメカニズムと原因

捻挫と筋違いのメカニズムに関しては良く似ています。

過度の牽引力は、靭帯と筋組織の線維を断裂させる原因となります。この牽引力は、交通事故のむちうちのような大規模外傷や、靭帯や筋肉に徐々に過度な負担がかかる姿勢、繰り返しの動作による使い過ぎ損傷のような微外傷などで生じる可能性があります。

靭帯は関節の動きを制限する機能があります。そのため、靭帯が損傷して伸ばされたときは、関節は過可動性となり、より不安定となる傾向があります。しかし、この状態は筋組織の断裂およびスパズムによって急性期の間は判断できないかもしれません。

一方、筋違いでは、筋組織のスパズムが短期間起こったり、それが長期間続いたりしたことにより、治癒過程で起こる瘢痕組織の癒着が関節の可動性を減少することがあります。そのため、癒着を治療して軟部組織の断裂を修復する必要がありますが、過度な癒着はその組織が動かなくなり、結果として関節可動域の減少が起こります。

むちうち

むちうちは、交通事故で頭頚部がむちのようにしなる特徴的な動きから名付けられています。例えば、車が障害物あるいは他人の車へ前からぶつかると、前後方向に激しくたたきつけられるかのように、頭頚部は前方に投げられてから、後方に振られます。過度に前方へ振られると首の過屈曲を引き起こし、過度に後方へ振られると首の過伸展が起こります。したがって、むちうち損傷は、**過屈曲／過伸展損傷**としてよく表現されます。

また、時速８kmの非常にゆっくりしたスピードの自動車事故でも、むちうちを生じる可能性があります。さらに、交通事故でなくても、首はむちうち損傷に相当する症状を生じることがあります。それは、スポーツ傷害や毎日首を回したり、顔から転倒することで、首に同様な外傷を生じる可能性があるからです。

むちうちは軟部組織が過伸展したり、断裂したりする原因となります。過伸展は筋紡錘反射の引き金となり、結果として筋スパズムが起こります。一般的な用語にあてはめると、筋組織の断裂が起こっているのであれば筋違いに、靭帯が断裂しているのであれば捻挫になります。このように、捻挫には２つの大きな原因があり、どちらにせよ首の安定性が消失します（図２－13）。

なお、捻挫は、首が交通事故あるいは他の原因によって、首がどう振られるかでそれぞれ異なる靭帯が損傷します。以下に例を示します。

・首が過屈曲となるよう前方に投げられると、後方の靭帯が断裂し、首の屈曲が過可動性となります。
・首が過伸展となるよう後方に投げられると、前方の靭帯が断裂し、首の伸展が過可動性となります。
・首が右側屈（過剰な右側屈）となるよう側方に投げられると、首の左側の靭帯は断裂し、首の右側屈は過可動性となります。
・首が右回旋となるよう投げつけられると、右回旋の動きを制限する靭帯が断裂となり、右回旋への過可動性を引き起こします。
・むちうちの動きに関しては複合的なものもあり、捻挫する靭帯に関しては複合的に生じる可能性もあります。

筋違いの成因に関しても、筋組織は捻挫した靭帯と同じようなイメージで筋違いを起こすでしょう（50頁「治療で配慮すべき点」参照）。

> **治療で配慮すべき点**
>
> **捻挫と筋違い**
>
> アイシングは、特に急性の捻挫や筋違いに効果的です。その症状が亜急性あるいは慢性のとき、マッサージが効果的です。ストレッチは捻挫の亜急性や慢性時の治療として有効でしょう。詳細は第３章を参照してください。

椎間板が障害を負っている状態

頚椎の検査で、椎間板の障害が認められるのはよくあることです。実際、椎間板の障害は深刻で危機的状態となることもありますが、症状の程度や機能障害については状態により大きく異なります。そのため、いくつかの椎間板の障害は、直ちに手術が必要なことがあります。一方、たまたまMRIやCTスキャンをして、障害を負っている状態が見つけられたとしても何も問題がなかったり、症状がなかったりすることがあります。

椎間板の障害に関する説明

椎間板が障害を負っている状態に関しては、大きく２つのタイプがあります。

・椎間板が薄くなっている
・線維輪の線維膨隆あるいは髄核が脱出している

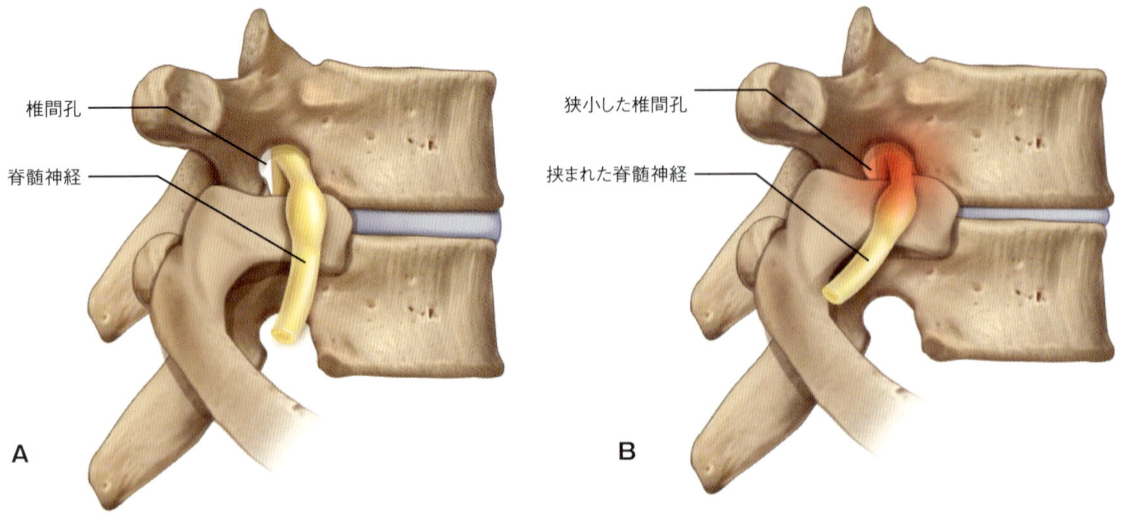

図２－14　椎間板の高さと椎間孔の大きさ
A：健常人の椎間板で椎間孔の大きさも正常で脊髄神経が問題なく通過している。
B：椎間板が薄くなり、結果として椎間孔の大きさが小さくなり、脊髄神経が挟まっている。

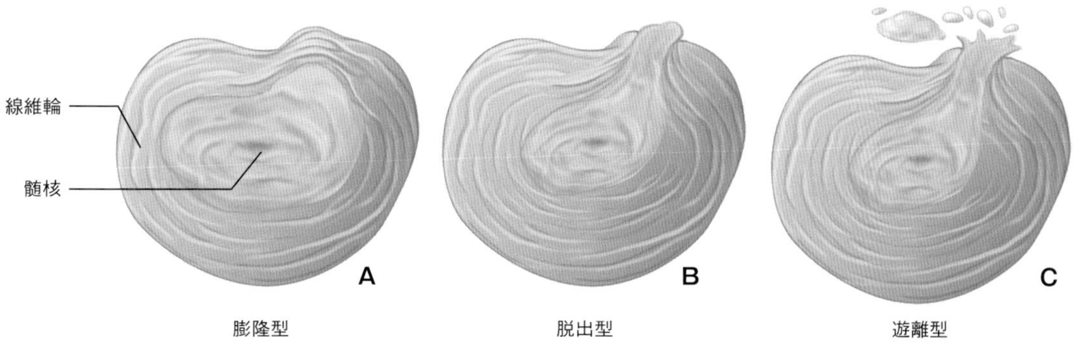

図２－15　椎間板の３つの病態
A：椎間板膨隆型
　線維輪が衰弱し膨隆するが、髄核は線維輪内に入ったままである。
B：椎間板脱出型
　線維輪に亀裂が入り、髄核が線維輪の外に脱出する。しかし、髄核の中心は付着したままである。
C：椎間板遊離型
　遊離した椎間板は髄核の内核から線維輪の外へ遊離し、一部髄核は脱出型となる。

椎間板が薄くなることは、椎間板の高さの減少と関係しています。椎間板の高さを決定するものが中にある髄核の量と考えれば、年齢とともに段々と髄核が乾燥することが、椎間板が薄くなる原因と考えられます。普通この状態は中年以上の患者で起こりやすくなります。椎間板が薄くなるということは、お互いに隣接する２つの椎体が近づくこととなり、脊髄神経の経路である椎間孔の大きさを狭める危険性があります（図２－14）。

そのため、椎間板が薄くなることは、脊髄神経の圧迫が起こる可能性があり､症状が生じやすくなります。脊髄神経は、感覚神経と運動神経の両方が通過しています。知覚の変化に関しては、どこの脊髄神経に由来する知覚ニューロンでも生じる可能性があり、運動機能の変化に関してもどこの脊髄神経末端の運動ニューロンでも生じます。感覚症状としてはチクチク感、無感覚、痛み症状が、運動症状としてはピクピク動いたり、筋力が低下したり、筋組織の弛緩性麻痺が含まれます。頚髄神経の圧迫は上肢が刺激するので、これらの症状は腋窩部、腕、前腕および手で生じます。しかし、ほとんどの患者では椎間板が薄くなり、上肢関連痛を伴うようなレベルの神経圧迫まで進行することはありません。

他の椎間板の障害の主要なタイプとして、椎間板が膨隆あるいは脱出するような線維輪が衰えるものがあります。これは、重症度によって大きく３つの段階に分類することができます。

・椎間板膨隆型
・椎間板脱出型
・椎間板遊離型

最も軽症な病態は、**椎間板膨隆型**です。この状態では、線維輪は弱化して、線維輪に対して髄核が押し出され、外に向かって膨隆しています（図２－15A）。椎間板の膨隆は線維輪がまだ損傷していないので、最も軽症な形であると考えられます。**椎間板脱出型**は、線維輪が弱化して、髄核の破裂が生じているので、膨隆型の次の段階と考えられています。この状態では、実際に髄核が線維輪から出ており、椎間孔や脊柱管に侵入しています。

椎間板脱出型は、**椎間板ヘルニア**あるいは**椎間板脱出**としても知られています（図２－15B）。

そして、この病態で最も重症な椎間板は、遊離型椎間板です。**椎間板遊離型**は、線維輪から髄核が押し出され、一部髄核が椎間板から脱出しています（図２－15C）。髄核は戻ることなく、椎間孔や脊柱管に残ったままとなります。

椎間板の膨隆、脱出、遊離に関する危険性としては、椎間板が外側に押し出されることにより、該当レベルの椎間孔や脊柱管の脊髄内の脊髄神経を圧迫する可能性があります。それゆえに、これらの病態は**占拠性病変**として考えられています。膨隆した椎間板や線維輪に関しては神経組織を圧迫する可能性があり、脱出型や遊離型に関しては髄核の圧迫を誘発する可能性があります。

これらの病態の重症度に関しては、神経の圧迫の程度によって決まります。したがって、大きな椎間板の膨隆の方が、小さな脱出より多くの問題を抱えることとなります。また、椎間板遊離型は、遊離した椎間板が椎間孔や脊柱管にあり、脊髄神経や脊髄を圧迫し続けるので、最も悪い状態であると言えます。

椎間板の障害に関する病態メカニズム

線維輪の膨隆や髄核の脱出は、線維輪にストレスがかかって弱化することで生じますが、これらの原因には、大きく分けて**微損傷**と**大きな損傷**の２つがあります。

微損傷とは、わずかな身体ストレスのことを指します。例えば、頭の重さを支持するために、毎日圧がかかります。ま

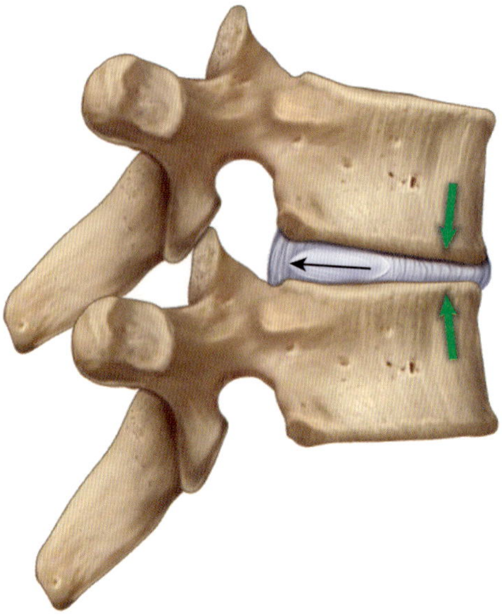

図２－16　後部線維輪にかかる髄核の圧
椎体関節が屈曲する際、椎間板前方の圧力が増加し、髄核が後方に押し出され後部線維輪に圧がかかる。反復的な屈曲姿勢は、後部線維輪に対して過剰な摩擦を引き起こす可能性がある。

施術者への助言

緊張した筋肉と椎間板の問題

椎間板の微損傷に関する問題で最もよく考えられる原因は、筋肉の緊張です。脊柱の筋肉が緊張したとき、付着部は中心方向に引っ張られます。この状態は、お互いの方向にこれらの筋肉が付着している椎骨が引き寄せられることになります。この結果、椎間板への圧力は増加することになるでしょう（図参照）。通常、患者は慢性的に頚部の筋肉が緊張しており、最終的には病的な椎間板の原因の１つとなる可能性があります。

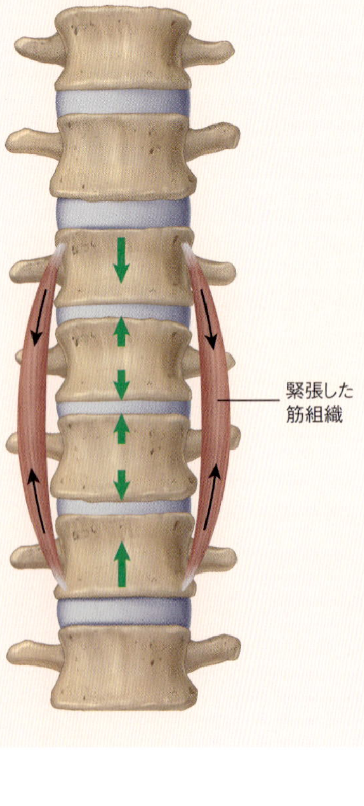

た、パソコンを見るために首を回旋させた状態を維持したり、膝の上に本を置くことで首が前屈固定するような姿勢をとったりと、椎間板にストレスがかかるような姿勢を長時間とることも含まれます。

頭と首の姿勢に関しては、首を屈曲するときに椎間板によく圧力がかかります。その一因となっているのは、首を前屈すると髄核が後方に押し出される椎間板の構造的な問題であり、継続的に線維輪の後方へ圧がかかると、最終的に線維輪に圧が蓄積され弱化します（**図２－16**）。これらの微損傷は時間とともに増悪し、除々に線維輪、髄核と弱化し、結果その部位の膨隆や脱出が生じます。

激しいむちうち、外傷性スポーツ傷害、あるいは高いところから落ちたりするような大きな怪我もまた、椎間板の膨隆と脱出の原因となるかもしれません。一般的に不良姿位に伴う微損傷により衰弱した椎間板は、線維輪の破壊を引き起こし、この線維が膨隆あるいは脱出することになるでしょう。さらに、椎間板の障害であるかどうかにかかわらず、線維輪の衰弱あるいは後外側方への脱出は、微損傷あるいは大きな損傷により生じています。屈曲姿勢は髄核が後部線維輪に対して後方に押し出されるので、徐々に椎間板が衰えることで出現率が高まることが考えられます。しかし、脊柱の後縦靭帯は、線維輪の正中後方（後内側）を補強しているので、一定の身体的ストレスと反復的な屈曲姿勢によって生じる膨隆・脱出は、通常後外側に表れるでしょう。

脱出・膨隆が椎間孔の後外側方に生じるということは、ほとんどの椎間板が片側で脊髄神経を圧迫することとなるでしょう。また、椎間板が正中後方に膨隆・脱出するのであれば、脊髄を圧迫することとなるでしょう。なお、椎間板の膨隆・脱出症状は、頚部のみに生じるのではなく、上肢への放散痛も出現することがあります。ほとんどの膨隆・脱出は後外側方で起こります。そのため、椎間孔において脊髄神経が圧迫され、結果として圧迫されている片側上肢の感覚・運動障害が起こるでしょう。

しかし、まれに椎間板の膨隆・脱出が正中後方に生じることもあります。その際は、どの神経路が圧迫されているかで、症状が片側あるいは両側に出現する可能性があります。そして、膨隆・脱出が大きければ、上肢あるいは身体のどこかで症状を感じることとなるでしょう（**図２－17**）。

椎間板領域にある脊髄神経後技が圧迫されれば、症状は部分的に起こる可能性があります。この状態では、痛みは圧迫が原因であり、さらに椎間板の損傷が起こる可能性もあるので、首の筋肉は動きを制限するために周囲を緊張させるかもしれません。そして、筋スパズムが深刻化すると、痛みが生じます。その結果、筋肉の過緊張は椎間板への圧を増大させ、さらに膨隆あるいは脱出を増加させることがあります。

ここで注意すべき点は、椎間板の状態が急性であれば、炎

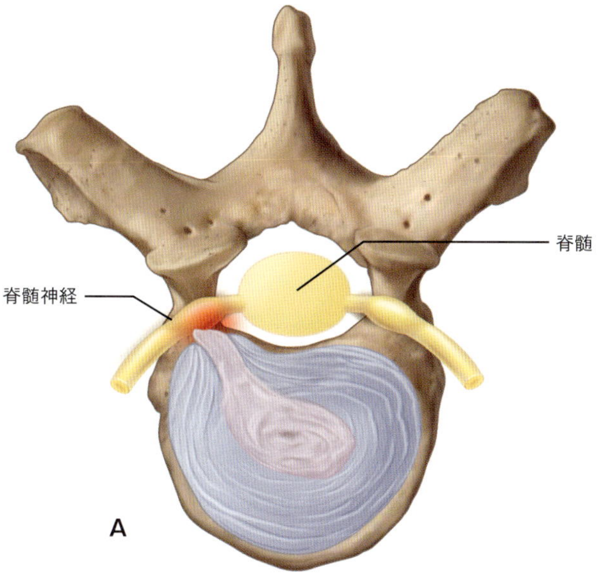

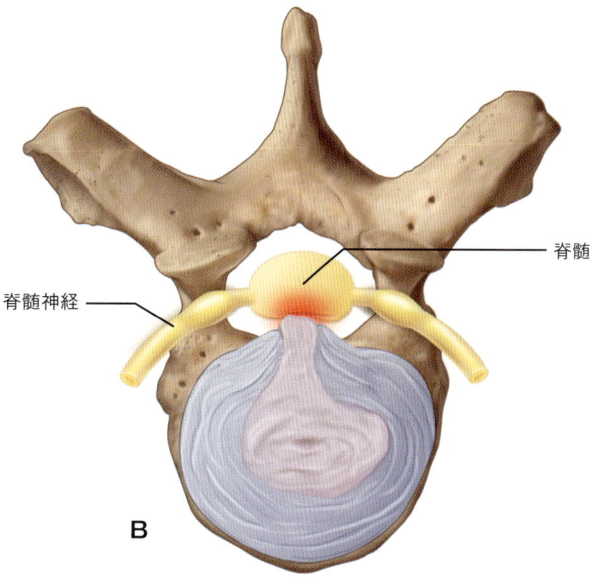

図2－17　椎間板ヘルニアの形成
A：脊髄神経は椎間孔の中を通過しているので、後側方椎間板ヘルニアになると脊髄神経は圧迫される。
B：後正中ヘルニアは、脊柱管の脊髄を圧迫する。

治療で配慮すべき点

椎間板の障害

マッサージは、椎間板の障害に関連した筋スパズムを軽減することができる有用な治療法です。ストレッチも有効ですが、椎間板の障害側に伸ばしたり、側屈したり、上肢に関連痛症状を出したり、増悪させるような姿勢にならないように注意してください。

また、アイシングは椎間板の障害で同時に起こる炎症を軽減させるのによいでしょう。

詳細は、第３章を参照してください。

施術者への助言

変形性関節疾患と変形性関節症（骨関節炎：arthritis）

関節炎は文字通り「関節の炎症」を意味します（「arthr」は関節、「itis」は炎症を意味）。

炎症がめったに見られないで、その末尾の「itis」は不適切と考えられ、変形性関節疾患という単語は段々と変形性関節症（骨関節炎）に置き換わっています。炎症は、状態が進行したり、重度になったときのみに存在します。

症に伴う腫脹自身が症状を作り出し、神経を圧迫する原因の１つになるということです。そのため、症状が急性期から亜急性あるいは慢性期に移行する際は、腫脹が軽減するので、症状が緩和することがあります。

部分的な首の痛みやスパズムが起こっているかもしれませんが、椎間板の障害だけでは部分的な症状がほとんど認められず、上肢の関連痛症状のみが出現するでしょう。もし、痛み、チクチク感、しびれあるいは筋力低下などが上肢で認められれば、これは椎間板の膨隆や脱出などが見られるというというレッドフラッグとして判断すべきでしょう。

しかし、すべての上肢関連痛が頚部椎間板の膨隆や脱出によってもたらされる拡散痛症状とは限りません。胸郭出口症候群、円回内筋症候群、手根管症候群のような他の疾患でも、上肢の拡散痛症状を呈する可能性があります。この場合は適切な整形外科学的徒手検査で正確に評価した上で、頚部椎間板症状ではないと判断しても（第３章参照）、最終的な診断ができる医療施設にすぐに紹介すべきでしょう。

変形性関節疾患

変形性関節疾患（DJD）は、関節が変形する疾患です。変形性関節疾患は歳を取るにつれて、関節にかかる物理的な力に対して生じる正常な反応です。しかし、進行度が一般的な年齢を上回ったり、機能が損なわれているのであれば、病的な疾患過程として考えなければいけません。

また、変形性関節疾患はOAとして知られていたり、脊柱で起こるのであれば**脊椎症**とも呼ばれます。中高年や高齢者の患者で多く認められる「関節炎」は、変形性関節疾患によるものです。

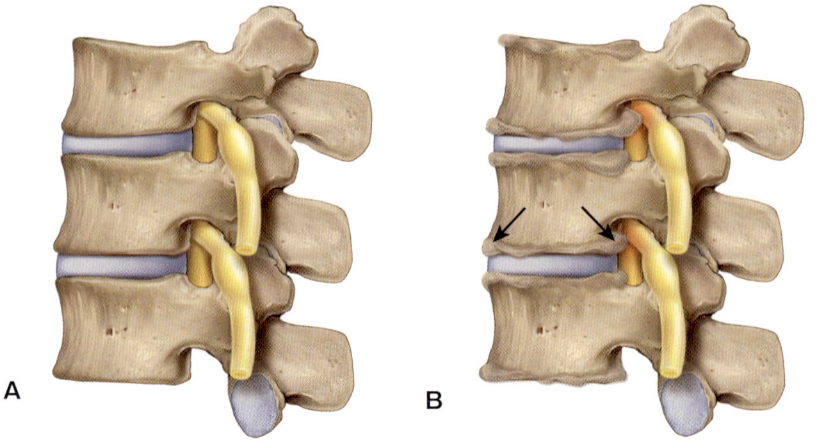

図2－18　変形性関節疾患（DJD）と骨棘形成
A：健常の椎骨
B：関節縁に沿って骨棘が形成

施術者への助言

変形性関節疾患は患者の痛みの原因となっているか？

変形性関節疾患（DJD）は、多くの場合脊髄神経や脊髄を圧迫することで、症状を引き起こしているでしょう。しかしながら、施術者はよく間違って患者の痛みの原因をDJDと考えてしまいますが、実際、痛みは関節周囲に存在する筋肉や他の組織の緊張あるいは炎症を起こした関節周囲の軟部組織によって生じています。おそらく緊張した筋肉が最も関節周囲の軟部組織の状態を増悪させるでしょう。施術者が患者の頚部X線を指示して、その写真をみて、もしDJDが存在するのであれば、おそらくほとんどの中高年者と高齢者はその状態が認められるので、DJDが患者の痛みの原因となっていると考えるかもしれません。しかし、筋肉やその他の軟部組織はレントゲン写真で見ることができないので、これらの組織が真の原因である場合も多々あります。

このような症例では、手技療法者によって首の筋肉と他の軟部組織をリラックスさせたり、和らげたり、弛緩させることが非常に重要な治療となります。さらに、緊張した筋肉とその軟部組織は関節に身体的ストレスを与える可能性があるので、軟部組織の緊張状態を改善させることは、患者のDJDの進行と神経圧迫を起こすものを軽減することになるでしょう。

治療で配慮すべき点

変形性関節疾患（DJD）

マッサージは、DJDやDJDを促進させるような身体的ストレスを増加させる筋スパズムを、減少させる可能性があります。ストレッチも、緊張している軟部組織に有用です。しかしながら、DJDが神経系の圧迫を引き起こすような段階に進んでいるのであれば、そのときは患者を骨棘方向側に固定したり、上肢の関連痛症状を引き起こしたり、増加させたりするようなポジションを取らないように気をつけなければなりません。

神経が圧迫されていたり、過敏になっているのであれば、アイシングは随伴する炎症を減少させるのに有用かもしれません。詳細に関しては、第3章を参照してください。

変形性関節疾患に対する説明

変形性関節疾患の初期段階は、関節を構成する2つの骨の関節面を覆っている関節軟骨の破壊から始まります。病態が進行すると、カルシウムが関節軟骨（軟骨下骨）の根底に沈着します。変形性関節疾患の後期になると、カルシウムは関節骨の表面に沈着し始め、骨棘が関節縁から飛び出るでしょう（図2－18）。変形性関節疾患は、椎間板と脊柱の関節面に影響を及ぼす可能性があります。そして、これらの骨棘はX線で簡単に確認できるため、X線写真による検討が変形性関節疾患の評価として最も簡便な手段となります。

変形性関節疾患は度重なる物理的ストレスが加わった結果生じるので、中高年者のほとんどのX線写真で、少なくとも頚椎の変形性関節疾患を確認することができます。しかし、その病態が機能障害を引き起こせば、変形性関節疾患のある関節で可動域が減少するでしょう。これは罹患関節の可動域を阻害するような骨棘があることを示しています。

さらに、カルシウム沈着によって椎間孔の脊髄神経あるいは脊柱管の脊髄に影響を与える大きな骨棘が形成されると、カルシウム沈着は神経組織の圧迫を生じる可能性があり、その結果として上肢へ関連痛を生じることとなります。変形性関節疾患のカルシウム沈着が脊髄神経や脊髄を圧迫するとき、変形性関節疾患は神経組織を圧迫するような占拠性病変である椎間板の膨隆や脱出と同様のメカニズムをとることとなるでしょう。

変形性関節疾患の原因とメカニズム

変形性関節疾患のメカニズムは、物理的ストレスが関節の

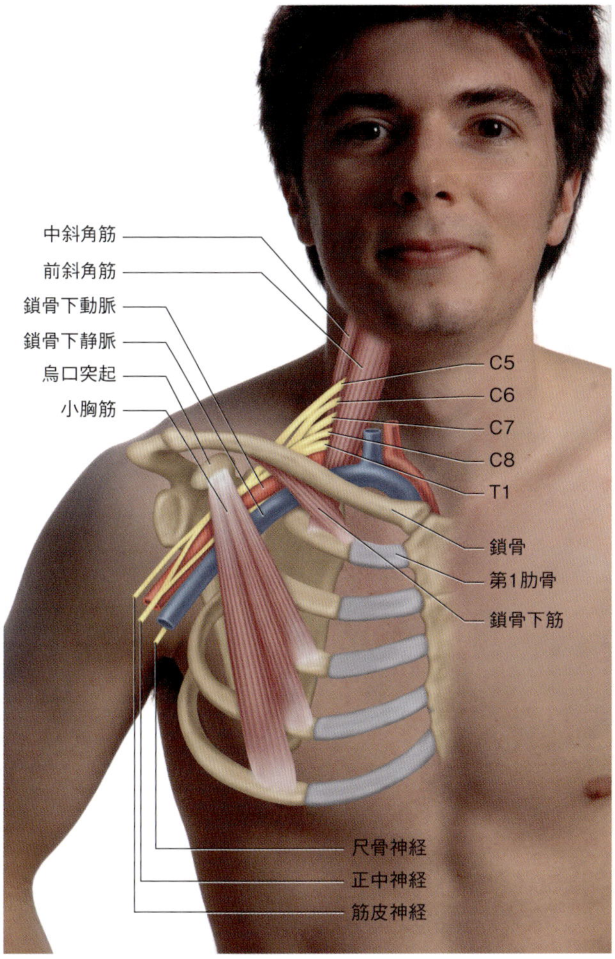

図2－19　胸郭出口症候群（TOS）
TOSは、頚部下部、胸・腋窩部で腕神経叢や鎖骨下動脈・静脈などの神経血管が狭窄されている状態となっている。
(Reproduced with permission from Massage Therapy Journal, American Massage Therapy Association, Evanston IL : Winter 2006. 写真；Yanik Chauvin)

骨部分に生じることで、関節軟骨と骨表面が擦り減ったり、引き離されたりすることで生じます。また、物理的ストレスの度合いが関節で吸収する限界を上回ると、より大きなストレスが軟骨下骨に伝わるでしょう。そのとき軟骨下骨の過度なストレスは、関節の骨縁に沿って癒着するようにカルシウムが沈着します。この物理過程は**ウォルフの法則**として知られています。ウォルフの法則では、骨に物理的ストレスがかかる反応としてカルシウムが沈着すると述べられています。

この過程は、カルシウムの塊が増加することによって骨が強化されるとされています。しかし、ストレスが過剰に骨にかかるのであれば、前述のように過度なカルシウム沈着が起こり、結果として骨棘を生じます。一般的に、運動や毎日の体重負荷などが罹患関節に微損傷ストレスを与えます。緊張した筋組織、特に慢性的に緊張した筋肉が付着する関節に圧迫負荷を加え、繰り返しの微損傷を与えるかもしれません。そして、高いところから落ちたり、交通事故のむちうちのような、強い力をもつ大きな損傷があれば、変形性関節疾患の進行はさらに進む可能性があります。

施術者への助言

胸郭出口症候群の評価

胸郭出口症候群（TOS）は、病的な頚椎椎間板あるいは頚部の変形性関節疾患（DJD）と同じような上肢の症状が生じます。通常、治療は症状に対してだけでなく、それらの症状を起こす原因にアプローチしなければならないので、根底にある原因を探ることことが重要です。そのため、その症状の原因がわかれば、適切な治療法が決定できるでしょう。

治療で配慮すべき点

胸郭出口症候群

マッサージとストレッチは、TOSに関連した筋緊張とスパズムを減少させる有効な治療法です。ストレッチを行う前にホットパック（湿式加熱）をすることも有効でしょう。詳細に関しては、第3章を参照してください。

胸郭出口症候群

胸郭出口症候群（TOS）は、胸郭の出口から上肢における腕神経叢および鎖骨下動静脈の圧迫が生じている状態をいい、下位頚椎、胸・腋窩部の領域が含まれます（**図2－19**）。この領域は、動脈が上肢の組織に栄養を供給するため胸郭から腕に血液を運んだり、運動ニューロンが上肢の筋肉の収縮をコントロールするために、胸郭から腕の運動神経に指令を出す出口だと考えられています。しかしながら、この領域は静脈が血液を運んできたり、胸郭から腕にかけて支配する感覚神経の入口であることから、この疾患は時々**胸郭入口症候群**とも呼ばれることがあります。通常、TOSは圧迫されている部位が何処かに関わらず、この領域を支配する神経が圧迫される際に使われます。

胸郭出口症候群に関する説明

胸郭出口症候群は、神経血管の圧迫部位によって大きく4つのタイプに分けることができます。

・斜角筋症候群
・肋鎖症候群
・小胸筋症候群（過外転症候群）
・頚肋症候群

4つの症候群は、腕神経叢、鎖骨動静脈の圧迫を引き起こすでしょう。腕神経叢の感覚ニューロンが関与しているとき、患者は上腕、前腕、手にチクチクするような痛み、しびれのような感覚症状を経験するかもしれません。また、腕神経叢の運動ニューロンが関与しているとき、患者は腕、前腕、手の筋力低下のような運動障害を経験するかもしれません。さらに、鎖骨下動脈が圧迫されることで、血液供給が損なわれると、患者は腕、前腕、手の動脈循環が減少することを経験するかもしれません。

一般的に、健康な状態であれば手は赤い色をしていますが、病的な状態では皮膚の色が薄くなったり、手が青みかかった色となるでしょう。また、鎖骨下静脈が圧迫されることで、血液供給が損なわれるとき、患者は腕、前腕、手からの静脈還流の減少あるいは消失を経験するかもしれません。この場合はよく手が浮腫んだ状態となるでしょう。

施術者への助言

脊柱前弯症と前弯症という用語

多くの人達が、過剰で不健康な脊柱前弯のことを脊柱前弯症や前弯症という用語を使用します。このような場合は、正常な前弯か前弯が過剰となっているのかを理解することが重要です。過剰に前弯しているものが最も正確に脊柱前弯症という名前になるでしょう。

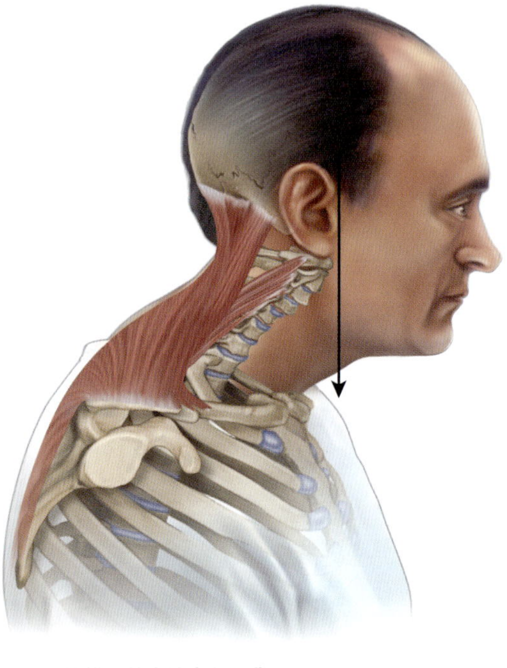

図2－20　頸椎の前弯消失と円背

この状態では、頭の重心は体幹を越えて中心にないため、このアンバランスな姿勢は、頭の位置を保つために頸部と頭部の後部伸筋群の等尺性（アイソメトリック）収縮を引きこす原因となる。前を見たり、目と耳の高さを同じようにすると上部頸椎が代償性に脊椎前弯を増強させることになるので注意すべきである。

(Reproduced with permission from Muscolino JE. Seven keys to healthy neck posture. MTJ. Spring 2010:93-97.)

胸郭出口症候群のメカニズムと原因

斜角筋症候群

斜角筋症候群は、前・中斜角筋間の圧迫（狭窄）が関係しています。圧迫（狭窄）は斜角筋が緊張することで、その間にある神経組織が圧迫されます。斜角筋は、交通事故によるむちうちや円背姿勢を長時間とることによる短縮の結果、緊張するでしょう。

肋鎖症候群

肋鎖症候群は、**肋鎖間隙**として知られる鎖骨と第１肋骨領域間の圧迫（狭窄）が関係しています。肋鎖症候群は、患者が円背姿勢となる**上位交差症候群**として知られる悪い姿勢で生じます。この姿勢は、通常肩甲骨外転筋（前鋸筋、小胸筋）の緊張、肩甲骨内転筋（菱形筋、僧帽筋、特に僧帽筋中部線維）の筋力低下、上背部伸筋群（脊柱起立筋、半棘筋）の筋力低下によって起こります。この姿勢になると鎖骨が第１肋骨の方へ下がり、肋鎖間隙が狭小化し、この部位の神経組織が圧迫されます。

また、肋鎖症候群は、鎖骨下筋、前中斜角筋が緊張し、鎖骨の方に第１肋骨が引っ張られることでも生じるかもしれません。また、この病態が起こる他の要因は、骨折後に２次的に鎖骨に骨性仮骨が発生することでも生じます。

小胸筋症候群（過外転症候群）

小胸筋症候群は、小胸筋と胸郭の間の圧迫（狭窄）が関係しています。これは、小胸筋が緊張し、小胸筋と胸郭の間の神経組織が圧迫されることで起こります。小胸筋の緊張あるいは短縮は、肋鎖症候群の例としても紹介したように、円背姿勢が原因と考えられます。また、肩甲骨内転筋群の筋力低下は、小胸筋の緊張に抵抗できなくなってしまうので円背姿勢を起こす１つの原因となります。

頚肋症候群

頚肋（胎生期に下位頚椎から出ている肋骨の遺残したもの）と呼ばれる解剖学的部位異常が存在すると、胸郭出口症候群の神経圧迫を起こす可能性があります。頚肋は通常、Ｃ７の横突起末端で形成される小さな骨で、これがあると腕神経叢に刺激が加わることがあります。頚肋が人口の約１％に生じると言われています。

頚椎の前弯消失と円背姿勢

頚部弯曲異常の病理的メカニズムを理解するためには、まずは正常な頚椎の弯曲を理解しておかなければなりません。

正常であれば頚椎は前弯しています。頚椎の前弯は、上位

治療で配慮すべき点

頚椎の前弯消失と円背

後頚部筋群のマッサージとストレッチは、前弯減少に関連した筋緊張とスパズムを減少させるのに有効な治療法です。この姿勢が原因で前頚部の筋肉が緊張するのであれば、そのときは同じようにこの範囲を治療しなければなりません。ストレッチを行う前にホットパック（湿式加熱）をすることも有効です。詳細に関しては、第３章を参照してください。

緊張型頭痛

マッサージ、ストレッチ、ホットパック（湿式加熱）はすべて、緊張型頭痛を起こす緊張した筋肉をゆるめたり、リラックスさせるのに役に立ちます。詳細に関しては第３章を参照してください。

大後頭神経痛

マッサージ、ストレッチ、ホットパック（湿式加熱）はすべて、大後頭神経痛を起こす緊張した筋肉をゆるめたり、リラックスさせるのに役に立ちます。詳細に関しては、第３章を参照してください。

頚椎と下位頚椎が矢状方向に後方に位置し、その結果、頚部後方が凹面、前方が凸面となります（第１章、図１－１参照）。頚椎の前弯は、子供が周囲の状況をみるため頭を上げることで二次的に形成されると言われています。正常な頚椎前弯の弯曲が減少したり、完全に消失することを前弯消失といい、**ミリタリーネック（ストレートネック）**としても知られています。そして、その結果、頚椎の前弯が消失すると、頭が前方に突き出るような円背姿勢となります（**図２－20**）。また、症例によっては逆の弯曲となることもあります。この状態を頚椎の後弯といいます。

頚椎の前弯消失と円背姿勢のメカニズム

頚椎の前弯がある大きなメリットは、体幹を越えてバランスを整えるため頭の位置を後方に持ってくることができることです（頭の重さが体幹の真上に集まる）。これで頭の重さのバランスが取れています。そのため、この位置を保つためには、少しあるいは無意識下で首と頭の筋肉を使うこととなります。

しかしながら、頚椎の前弯が消失すると、頭は前方に位置することとなり、もはや体幹の上に頭が乗っていません（**図２－20参照**）。本章で前述した通り、頭が前方に位置するということは、頭と首が前屈状態となり、最終的に顎先が胸につくことが考えられます。しかし、顎先が胸につくような姿勢は、頭と首がアンバランスとなった姿勢を維持しようと頭頚部後面の伸筋群が等尺性収縮するために起こりません。その結果、頚部後面にある頚部伸筋群の慢性的な筋緊張が起こります。

したがって、頚椎前弯の消失そのもので痛みや機能障害は生じることはありませんが、首後面の筋群の負担が増加するでしょう。この状態は通常患者の症状を引き起こすような筋組織の緊張となります。

頚椎の前弯消失と円背姿勢の原因

頚椎の前弯消失は、通常、長期的に前屈する姿勢で頭と首を保持した結果として起こります。頚椎の前弯は子供が繰り返し頭をあげる伸展動作により生じます。したがって、繰り返し屈曲するような姿勢は、その構造を変化させたり、形成されたあとでも前弯を消失させることがあるでしょう。

残念なことに、屈曲姿勢は子供がおもちゃで遊んだり、膝の上に紙を置いてクレヨンで絵を書いたりするなど幼少期から普通にみられます。また、この屈曲姿勢は学校に入っても、クレヨンが鉛筆やペンに変わったり、鉛筆やペンがパソコンに変わったり、長期間続き、仕事によっては屈曲姿勢が生涯続くかもしれません。さらに、高さのある枕で寝るなどの睡眠時の姿勢は頚椎が屈曲した姿勢となるので、この姿勢が何千時間も続くと発症原因となるでしょう。そのため、多くの患者が頚椎の前弯が減少していても不思議ではありません。

さらに、頚椎の前弯消失は交通事故後のむちうちやその結果生じる筋スパズムによっても生じるかもしれません。

頚椎の前弯が消失すると頭部を後屈することができないので、頚部と頭部に続き、次に上部が脊柱後弯となるでしょう（円背や後弯症という単語は、脊柱弯曲の正常な角度や弯曲が異常な角度のときによく使用されます）。また、このような姿勢になると頭が下を向く原因となり、胸椎の後弯が認められ、明確な姿勢変形が認められるでしょう。

内耳平衡感覚のため、頭だけではなく目を真っ直ぐな状態に持ってくることが、上位頚椎の伸筋群（例：後頭下筋、上部僧帽筋、頭板状筋、頭半棘筋）を緊張そして収縮させることになり、下位頚椎前弯の増強を補うために上位頚椎の前弯増強となるでしょう。この原理により、胸部円背がより強くなり、下位頚椎は前弯が消失し、上位頚椎の前弯増強がさらに強くなるでしょう。

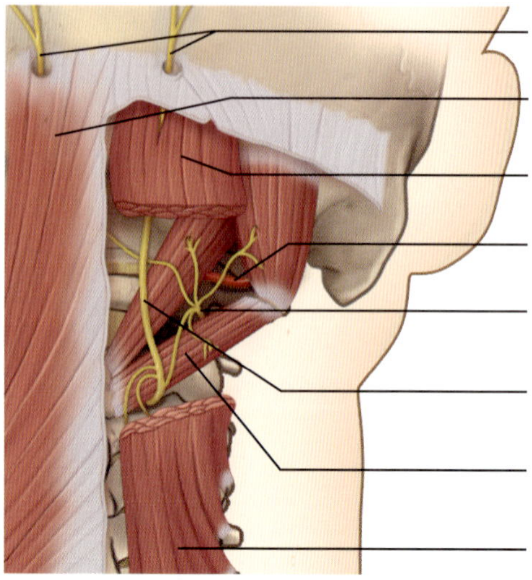

図２－21　大後頭神経
大後頭神経は、下頭斜筋と頭半棘筋の間を走行し、後頭骨付着部付近で頭半棘筋と上部僧帽筋を貫通している。
(Courtesy of Joseph E. Muscolino)

緊張型頭痛

頭痛の中で最も良く見られるのは、頭蓋の頭皮と骨膜に付着する軟部組織が緊張して、筋肉に過剰な張力がかかることによって起こる**緊張型頭痛**です。

緊張型頭痛と最もよく関係している筋肉は、上部僧帽筋、頭半棘筋、頭板状筋、後頭下筋のような後頚部の筋肉です。理由としては、頭の姿勢のアンバランス（前項で説明した頚部の過度な前弯増強）を補うために生じます。これは通常、よく片側あるいは時に両側に感じる後頭下部の痛みの原因となっている可能性があります。しかし、この疼痛状態が続くと、身体は痛み－収縮－痛み（ペイン―スパズム―ペイン）サイクルを介して、その領域の全筋肉を緊張状態とするでしょう。後頭前頭筋のような頭蓋の筋肉のみでなく、頚部の全筋肉が過緊張し、症状が悪化することをしばしば経験します。また、緊張型頭痛が慢性化すると、症状はさらに重症となり、後頚部の代わりあるいは前頭部に向かう頭蓋骨前方に放散痛が生じるでしょう。

大後頭神経痛

大後頭神経痛とは大後頭神経が圧迫され、頭蓋骨の後部へ関連痛や知覚障害が出現する疾患です。大後頭神経は、下頭斜筋と頭半棘筋の間に位置するＣ２脊髄神経の枝です。後頭部近くに付着する頭半棘筋や上部僧帽筋を貫通し、新たに皮下へ行き、頭蓋後部へと走行しています（**図２－21**）。頭半棘筋、上部僧帽筋、下頭斜筋が緊張すれば、大後頭神経は圧迫され、頭の後部に知覚異常を起こすでしょう。

要約

臨床で手技療法を行う際、施術者には、人体の正常な解剖学と生理学の基礎を理解していることが求められます。また、病態生理学、言い換えれば患者が発症するかもしれない各筋骨格系疾患と一緒に生じる生理学的変化を理解することが求められます。さらに、これらの病態を正確に評価する能力も求められます。

第１章では、頚部の解剖学と生理学について解説しました。そして、第２章では、手技療法者がよく臨床で遭遇する最も一般的な頚部の筋骨格系疾患について解説しました。第３章では、これらの病態の評価方法について解説します。

優秀な臨床整形外科医の治療は、これら３つ（解剖学と生理学、病態生理学の評価）の知識と理解が基本となります。

章末問題

選択問題

1．以下の設問で、胸郭出口症候群によって圧迫される神経組織はどれか。

A．頚動脈
B．頚静脈
C．腕神経叢
D．大後頭神経

2．以下の設問で､両方とも占拠性病変であるのはどれか。

A．椎間板膨隆、緊張型頭痛
B．変形性関節疾患、椎間板ヘルニア
C．大後頭神経痛、筋筋膜性トリガーポイント
D．全体的な筋緊張、胸郭出口症候群

3．以下の設問で、椎間板の障害の状態として最も状態が悪いのはどれか。

A．薄い
B．脱出
C．遊離
D．膨隆

4．以下の設問で、胸郭出口症候群の全病態に当てはまるのはどれか。

A．前斜角筋、大後頭神経痛、頚肋部
B．小胸筋、筋筋膜性トリガーポイント、肋鎖部
C．頚椎の過剰な前弯増強、ミリタリーネック（ストレートネック）、大後頭神経痛
D．肋鎖部、前斜角筋、小胸筋

5．以下の設問で、筋筋膜トリガーポイントの原因となっているのはどれか。

A．使い過ぎ
B．慢性的な伸び
C．長期臥床
D．A～Cすべて

○×問題

1．筋筋膜トリガーポイントは虚血により生じる。
2．円背姿勢は、通常下位頚椎の前弯増強と上位頚椎の前弯消失が関与している。
3．ディープストローキングマッサージは筋筋膜トリガーポイントの治療として推奨される。
4．筋筋膜トリガーポイントの緊張はγ運動系によって決定する。
5．筋筋膜トリガーポイント、胸郭出口症候群、頚椎椎間関節板の膨隆はすべて上肢へ関連痛症状を誘発する。

記述問題

1．安静時の筋緊張はどのようなメカニズムで生じているか。
2．交通事故によるむち打ちにより、首が過伸展状態となったとき、どこの軟部組織が最も傷害されるか。
3．物理的ストレスによってカルシウムが骨へ蓄積される状態に関する法則の名前は何というか。
4．変形性関節症（ＯＡ）：骨関節炎に対する特別な用語は何か？

組み合わせ問題

1～6の用語と関連する言葉をつなげなさい。

1．過剰（Hyper）	・頚部
2．緊張（Tone）	・緊張（Tension）
3．関節（Arthr）	・関節（Joint）
4．衝突	・ねじれ（Twisted）
5．炎症（Itis）	・過剰な（Excessive）
6．捻転（Torti）	・炎症（inflammation）

※解答・解説は254頁に記載しています。

第3章

評価と治療法

基本指針

本章では以下の内容を身につけることができます。

1．正常な首の構造と病態時の構造
2．診断と評価の違い
3．検査における病歴聴取の意味
4．診断テストを行う本質
5．評価方法に対する陽性と陰性の意味
6．各症例における兆候と症状の違い
7．姿勢検査の目的
8．自動ROMと他動ROMそして抵抗検査とその役割
9．触診検査の役割
10. 関節の遊び（ジョイントプレイ）の評価
11. 頚部椎間板と胸郭出口症候群に対する特異的評価
12. 本章で紹介した各特異的評価の実践と説明
13. 本章で紹介した各特異的評価の基本的なメカニズム
14. 本章で紹介した各病態に対する評価方法
15. 本章で重要となる用語説明

重要語句

・アドソンテスト
・陰性
・エデンテスト
・エンドフィール（終末抵抗）
・関節の遊び（ジョイントプレイ）評価
・関節可動域（ROM）
・牽引テスト
・最大椎間孔圧迫テスト
・姿勢
・姿勢評価
・自動関節可動域測定
・症状
・触診
・身体所見
・診断
・髄腔内圧迫
・スパーリングテスト
・スランプテスト
・咳反射テスト
・測定
・他動関節可動域測定
・兆候
・調査結果の報告
・治療計画
・治療戦略
・椎間孔圧迫テスト
・椎骨動脈検定試験
・特殊評価試験
・徒手抵抗検査
・評価
・評価方法
・病歴
・ミリタリーブレイステスト
・モーションパルペーション
・良い姿勢
・陽性
・ライトテスト
・悪い姿勢
・腕神経叢伸展テスト（BPTT）

序論

患者に正確で確実な治療法を施すためには、病態を正しく評価すること、さらには病態の背景となる明確なメカニズムを理解することが必要となります。そのため、第3章では、治療法を決定する前に行うべき検査法を取り上げます。本章は、第1章の解剖学と生理学の概要と、第2章の病態の説明が土台となっていますので、本章を読み始める前に第1・2章を必ず読んでおいてください。

評価は主に2つのパートで構成されています。

・病歴

初診時あるいは再診時に新しい病態があれば、患者の健康状態を記述してもらうか、口頭で聞くかして病歴を得た上で検査を始めます。病歴や検査を行う意図は、正確な治療を行うために、患者の病態を詳細に理解することにあります。

・身体所見

通常、検査はいくつかの要素が関連しています。

・姿勢検査
・可動域検査
・触診検査
・関節の遊びあるいはモビライゼーション検査
・特殊評価試験

必ずしもここで得られる所見が正しいとは限りませんが、患者の病態を評価する際に、これらの検査を行うことをすべての施術者に推奨します。

なお、関節の遊びあるいはモビライゼーション検査を行う前に、施術範囲のコンプライアンスを守るために、その地方や国の免許/認定書で行える治療範囲を必ず確認しましょう。また病歴や身体所見検査から情報を収集した後、評価を行い、適切な治療戦略を決めるべきです。

次の段階としては、検査でどのような所見が得られたか、どのような治療が推奨されるかを患者に説明するために、**調査結果**はすべて記載しておきましょう。そして、患者に同意を得てから治療を始めましょう。

病歴

施術者は患者に問診することで、病歴について考えます。病歴は最初に現在の状態と既往歴を予診票に記入してもらうことから始まります。そして次に、問診により、さらに詳細な健康状態を答えてもらうことで病歴を聴取します。一般的に病歴から必要な身体検査を明らかにするため、通常身体所見を検査する前に病歴の聴取を行います。

> 施術者への助言
>
> ### 診断と評価
>
> 診断と評価は微妙な違いではありますが、ここでは診断と評価に関して区別しておきます。診断とは、医師が患者の持っている所見と情報からその病態を明確に見極めることを示します。一方、評価に関しては、患者の病態情報を得るだけではなく、施術者が安全に有効な治療を行ってもいいか、治療を避けなければいけないかを判断する補助に行われるものです。そのため、治療の安全性と有効性にいくつか疑問があれば、確定診断をしてもらうために患者を医師に紹介することを強く勧めます。

病歴が十分に聴取できれば、兆候と症状で患者の病態がある程度予想できるのでさらに焦点が絞れ、効率的な検査を行うことができるでしょう。特定の順番で問診することは臨床的にはあまりすすめられませんが、病歴を聴取する際、一貫性のある順番を理解することは個々の施術者にとって役に立つかもしれません。また、一貫性があるということは、考えをまとめる手助けをするだけでなく、患者情報を後で見返す際にも効率が上がるでしょう。しかし、これはわかりやすい問診であることが重要です。

1つの質問に対する患者の答えが、次に関連する質問を決定します。そのため、病歴を聴取する際、質問が全く思い浮かばなければ、いくつか主要となる質問をBox3-1に記載しているので参考にしてください。

身体所見

第2章で説明したように、頚部の治療と評価を行う際に最も重要なことは、頚部の機能的メカニズムを理解しておくことです。その人に病態があれば、その頚部の構造は変化している可能性があります。この変化は通常、何らかの傷害を受けた組織で起こります。このことを知っておくと、患者の病態を施術者が評価するときに役立ちます。

評価方法の要点としては、その問題となる兆候や症状を再現させたり、引き起こしたりするために傷害を受けた組織にさらにストレスを加えることが重要です。そのため、施術者が病態の基礎となるメカニズムを理解していれば、どの組織にストレスを加え、そのためにはどのような方法を用いればよいか客観的な見方をすることができるでしょう。このように、ほとんどの評価法は機械的に暗記するだけでなく、論理的に考え、理解をする必要があります。

評価方法により病気の兆候と症状が再現されるのであれ

Box 3 - 1

病歴に関する質問

1. あなたの体重と身長はどのくらいですか？
2. あなたの利き手は右あるいは左のどちらですか？
3. 気になる場所はどこですか？
4. その症状はいつから始まりましたか？
5. 思いあたる原因はありますか？　外傷あるいはいつの間にか症状が起こった感じですか？
6. この症状はこれまでに経験したことはありますか？
7. 首の症状が起こる前、他に何か問題がありましたか？
8. もし、痛みがあるなら、どんな痛みですか？（鋭い痛み、鈍い痛み）
9. 上肢（上腕、前腕、手）に電気でしびれるような感じやその他関連症状はありますか？
10. この問題で頭痛が起こったりしますか？
11. その症状（痛みあるいは他の症状）は、時間と関係していますか？もしそうだとしたら、朝あるいは１日の終わりなど、１番悪いときはいつですか？
12. その症状は、姿勢や行動と関連しますか？
13. 症状の原因となる他の増悪因子はありますか？
14. 症状はどのようなことで増悪・軽減しますか？
15. 総合的に、この問題が始まってから、状態はだんだん良くなっていますか？　悪くなっていますか？　変わらないですか？
16. この病態に対してこれまで治療したことがありますか？もしそうだとしたら、誰に、どのような診断をうけましたか？そして、どのような治療を行いましたか？　その治療によって状態はよくなりましたか？また、その治療について、施術者あるいは医師と連絡をとることを承認してもらってもいいですか？
17. あなたはこの病態が起こる原因についてどう考えていますか？

さらに、患者の全身状態を知る上での情報収集のためには、以下に示すような、患者が不満と感じていることが分かる質問も有効です。

Ⅰ. 筋骨格系障害や他の健康障害となる疾患はありますか？
Ⅱ. 骨折、交通事故、他の身体外傷などの既往はありますか？
Ⅲ. 薬を何か飲まれていますか？
飲んでいるのであれば定期的に飲んでいますか？　一時的な病態のみ飲んでいますか？
Ⅳ. どのくらい運動していますか？
Ⅴ. いつもどのような姿勢をとると症状が出現しますか？
Ⅵ. どのような姿勢で寝てますか？
Ⅶ. たばこを吸いますか？　アルコールを飲みますか？どのくらいの量を、どのくらい飲みますか？
Ⅷ. ストレスとなるのは何ですか？
Ⅸ. 家族の中で、筋骨格系の問題を持っている方はいますか？
Ⅹ. あなたが私に伝えておきたいことは他にありますか？

ば、その検査は**陽性**であると考えられ、施術者はその組織に障害があることが判断できます。例えば、アドソンテスト（胸郭出口症候群の１つである前斜角筋症候群に対する特殊評価試験）で橈骨動脈の拍動の強さが減弱すれば、斜角筋症候群であることが考えられます。

兆候や症状が再現されない場合、テスト結果は陰性であることが考えられます。なお、そのとき結果は以下の２つのどちらかを考えなければなりません。

１つ目は患者が疾患を持っていないということ、もう１つは疾患のレベルが中程度で陽性となるほどではないということです。

すべての評価は、意図する疾患の存在を検出するために一定の感度を持っています。しかし、検査でたとえ兆候や症状が確認できたとしても、意図した疾患の兆候や症状ではない可能性があるということを理解しておくことが重要です。そのため、その検査結果だけで単純に判断してはいけません。

アドソンテストでいえば、検査中に出現する痛みや患者が普段感じている症状を報告したとしても必ずしも前斜角筋症候群であるというわけではありません。検査における首の痛みは、検査中の首の位置によって生じているかもしれません。それどころか、首を寝違えたり、捻挫したり、関節機能障害となったり、筋スパズムのようなその他多くの疾患が原因となっているかもしれません。

患者の首を検査する際、関連のある検査をすべて行うことが重要です。たとえ、１つの検査で陽性となり、患者が特定の疾患を持っているとしても、患者は２つ以上の疾患を持っ

施術者への助言

兆候と症状

検査によって得られる結果は、兆候と症状のどちらか区別することが重要です。

症状の定義としては、主観的なことで患者にしか感じることができません。例としては、疼痛症状です。痛みがあるかないかに関しては本人しかわかりません。そのため、患者自身にしか痛みがあるか、そしてどの程度痛みがあるかを報告することはできません。

対照的に**兆候**の定義としては、客観的に得られるということです。すなわち、施術者が確認し、報告することができます。そのため、どの程度の兆候かを検査することができます。例としては、患者が自動可動域測定してもらうとき、施術者は患者の動きが制限されていたり、左右差が生じていたりするかどうかを客観的に計測することができます。そのため、患者の病歴と診察に関しては、客観的兆候と患者が報告する主観的症状の両方を考慮しなければいけません。

ている可能性があるので他の検査も引き続き行うべきです。以下は、首のチェックポイントを示します。

1．姿勢の評価
2．関節可動域、抵抗検査
3．触診
4．関節の遊び、モビライゼーション
5．特殊評価試験

次の項では、上記の各身体所見について詳細に説明していきます。

姿勢の評価

姿勢の評価は、一般的に身体所見の最初に行われる検査です。姿勢は身体の位置を意味します。そのため、姿勢評価は患者の静止位置を評価するものです。患者の姿勢を評価する前には、良い姿勢と悪い姿勢がどのようなものかを理解することが重要です。**良い姿勢**とは、左右対称で身体の組織に余分なストレスがかからないバランスが取れた姿勢と定義されています（**図３－１Ａ**）。反対に**悪い姿勢**は、非対称でアンバランスとなっており、身体に過剰なストレスがかかった姿勢と定義されています（**図３－１Ｂ**）。

患者の姿勢を評価する際、身体の組織に過剰なストレスがかかっている非対称性の部分や歪みがあるかを探しましょう。患者の姿勢に歪みがあるとき、なぜそれが起こったのか、そしてその姿勢の結果どの組織にストレスがかかっているのかを見つけることが大切です。

患者が日中にとる姿勢は無数にあります。残念なことに、施術者は普通、重球糸（これは糸に重りが付いたもので、上から垂れ下げることで垂直のラインを作り、このラインと関連して対称かを施術者が確認できるひも）をよく使用して、立位での姿勢評価を行います。立位での姿勢を評価することは重要ですが、その姿勢だけを評価していてはいけません。実際には、患者の職業、趣味、活動に依存していることもあるので、その姿勢は患者の病態と関連がないかもしれません。例えば、首の問題に関しては、事務作業やパソコン作業を机でやるような座位姿勢が重要となってきます。そのため、通常の立位での重球糸姿勢評価に加えて、すぐ近くに机やパソコンがあれば、患者が座る姿勢や作業姿勢を尋ねることが治療の役に立つかもしれません。また、ほとんどの人が１日６～８時間の睡眠時間をとっているので、どのような姿勢でいつも寝ているか聞いておくことも重要です（これに関しては、通常病歴で聴取する）。

以下は、患者の歪みを発見することが、姿勢評価において重要であることを説明した例です。

・**例１**：一般的に、ハンドバックを持ったり、片側の肩が反対の肩より高くなったり、高い方の肩でバッグを持ったり、耳と肩の間に電話を挟んだりするなどの行為で、身体に歪みが起こります。このような行動は、筋肉すなわち上部僧帽筋、肩甲挙筋を酷使することになります。そのため、触診や関節可動域評価で、これらの筋肉を特に検査しなければなりません。もし、これらの筋肉に緊張が認められるのであれば、筋肉を治療するだけでなく、患者にストレッチや水治療法などのセルフケアをアドバイスしましょう。また、その症状を軽減させるために、危険な姿勢を避けたり、原因となる活動や

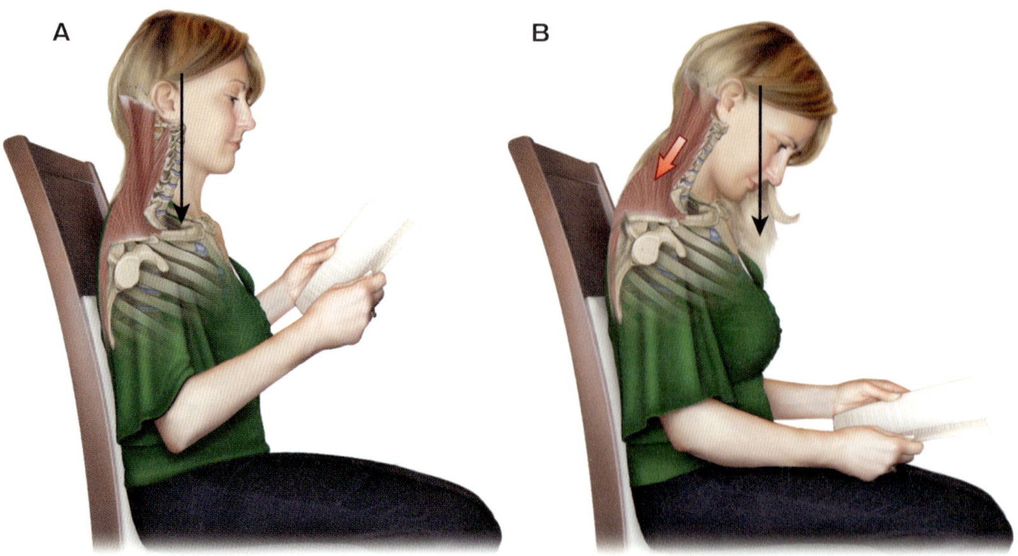

図３－１　首の良い姿勢と悪い姿勢
Ａ：頭の位置が対称で、頭が体幹に乗っておりバランスが取れていることから、この患者の姿勢は良い姿勢と言える。
Ｂ：体幹の上に頭が乗っておらずバランスが悪くなっていることから、この患者の姿勢は悪いと言える。この姿勢のときは、姿勢を持続するために余分にストレスを感じることとなる。この場合、頭頸部が屈曲して下に曲がっているので、伸筋群は重力に拮抗するために等尺性収縮で首の位置を保たなければならない。

持続因子を修正してあげるなど、他にもアドバイスできることがたくさんあります。

・例2：頭頚部が右側屈するような非対称の姿勢となっているなら、一般的に右側屈筋群の緊張を疑います。それから、施術者はこれらの筋肉を検査することに焦点を絞り、緊張が明らかとなれば、施術者はその部位を治療し、その後セルフケアを指示するでしょう。

本書では、首の姿勢の歪みについてしか解説していません。しかし、姿勢の歪みに関しては全身が関わっており、1つの領域の問題が2次的な因果関係や他の領域への代償へとつながっています。

例えば、足の扁平足などで片側が低くなると、片側の腸骨稜が高くなる原因となることや、頚椎まで及ぶ代償性の脊柱側弯症の原因となることもあります。そのため、姿勢評価に関しては、いつも足から頭まで全身を確認すべきでしょう。そして、施術者は患者の全身の姿勢評価をしたあとに、適切な治療を行うことがよいでしょう。

関節可動域測定と徒手抵抗検査

関節可動域測定は、通常患者の姿勢検査の終了直後に行われます。ここでは以下の2つのタイプがあります。

・自動関節可動域測定
・他動関節可動域測定

自動関節可動域測定は、患者に指示して患者が自動で頚部の6つの動きを行います（**図3－2A**）。他動関節可動域測定は、術者が患者の頚部を他動に動かして行います（**図3－2B**）。

このときの注意点として、解剖学的な姿位だけでなく、様々な姿位における自動そして他動関節可動域測定も評価するべきでしょう。

頚椎の6つの可動域測定を以下に示します。

・矢状面（正中面）：前屈（屈曲）、後屈（伸展）
・前頭面：右側屈、左側屈
・横断面（水平面）：右回旋、左回旋

関節可動域測定を行うとき、2つの重要な事項があります。

・関節可動域測定中のどの時点で痛みが存在するか
・実際の可動域測定の値は、角度で計測すること

次は関節可動域測定を行うとき、どのような危険因子があるかについて説明します。痛みが自動可動域測定でみられたら、その検査は陽性と考えることができます。痛みがあると以下の3つの原因を考えることができます。

1．動きを起こすために収縮する「動作筋」が筋違いを起こしているとき、筋肉の収縮が痛みを引き起す原因となります。
2．関節の靭帯や関節包が損傷を受けていると、これらの組織の動作が痛みを引き起こす原因となります。
3．動かした筋肉の拮抗筋が筋違いか攣縮を起こしていると、これらの筋肉が伸ばされることで痛みを引き起こす原因となります。

それゆえに、自動関節可動域測定で生じる痛みは、作用する筋組織の筋違い、関節の捻挫、拮抗筋の筋違いあるいは攣縮が原因と考えられます。これらの病態は1つあるいは組み合わさることもあるでしょう。反対に、もし痛みがなければ、患者はこれらの組織に問題がないことが考えられます。患者が自動可動域測定で1つ以上の部位の痛みを訴えるのであれば、次にこれらの動きを他動で行ってみましょう。患者が他動動作によっても痛みを訴えるのであれば、靭帯と関節包を

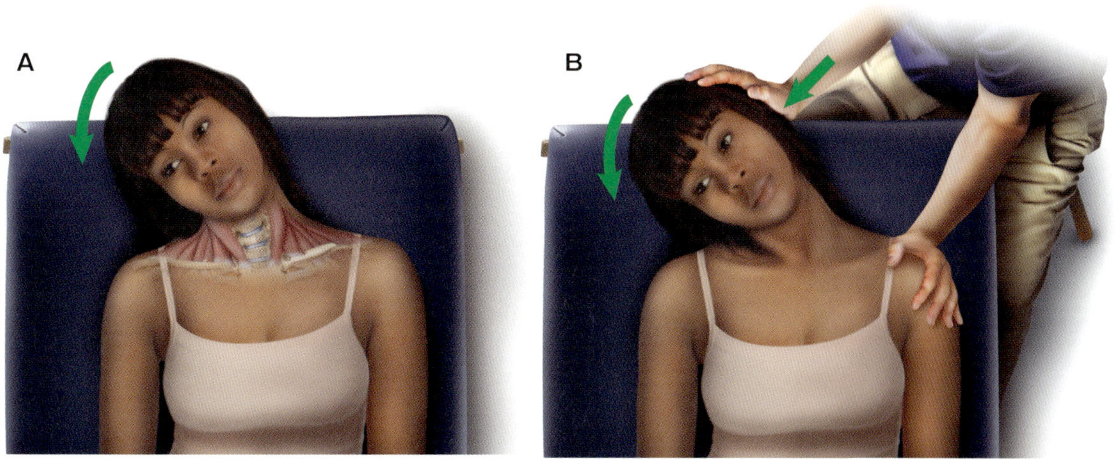

図3－2　自動可動域測定と他動可動域測定
A：患者が自ら右側に首を側屈する。
B：施術者によって患者の首を右側に側屈する。

さらに動かすことで捻挫しているか、さらにストレッチすることで筋違いやスパズムが起こるかを確認しましょう。他動関節可動域測定においては、もはや筋肉は収縮することはないので、他動関節可動域測定で生じる痛みは、作用する筋肉の損傷が原因とは考えられません。

除外過程において、もし自動関節可動域測定で痛みがあり、他動で痛みがなければ、患者の動作筋は筋違いが原因である可能性が高いでしょう。自動そして他動関節可動域測定で痛みがあるのであれば、少なくとも関節や拮抗筋の問題となっている可能性が高いでしょう。また、患者の動作筋に筋違いがあるかどうかは、3つ目の評価として**徒手抵抗検査**を使用しなければなりません。患者が痛みを生じた可動域測定を最初に行いましょう。施術者は実際の関節運動に対して抵抗を加えます。この検査は患者の動作筋に対して等尺性収縮をしてもらいます（**図3－3**）。施術者と患者は互いに疑いのある動作筋を確認するために適度に力をかけ、正常であるかどうかを決定します。

抵抗負荷による痛みは、動作筋が作用しているので動作筋自体に筋違いがあることを示します。靭帯・関節包・拮抗筋については等尺性収縮では作用しないので、抵抗負荷をかけることで靭帯の捻挫や拮抗筋の筋違いやスパズムで、痛みが生じることはありません。

施術者への助言

関節可動域（ROM）を測定する

第1章の表にある標準的な関節可動域と患者の可動域を比較する際、先入観を持たないことが重要です。この標準値は人口全体の平均であるため、数度の違いなら必ずしも問題があるとは言えません。さらに、若い患者は高齢の患者より通常関節可動域が大きいでしょう。

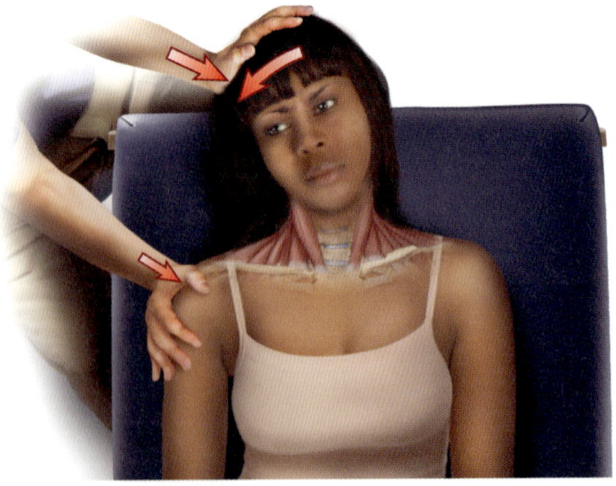

図3－3　徒手抵抗検査
患者が右側に側屈しようとする際、施術者は徒手で患者の頭に抵抗をかける。このとき、施術者の右手で肩甲帯を固定しトリックモーションを防ぐよう注意する。

抵抗負荷の目的は、捻挫自体から生じる痛みなのか（靭帯や関節包を動かすことで生じる）、拮抗筋の筋違いやスパズムから生じる痛みなのか（拮抗筋がストレッチされることで生じる）を識別できます。これらの病態では、自動および他動の関節可動域測定の両方で痛みを生じる可能性がありますが、どちらの病態も抵抗負荷検査では痛みを生じません。

痛みがある場合、病態を見極める最もよい方法は、どこに痛みがあるかを患者に尋ねることです。関節の反対側の軟部組織に痛みがあるのであれば、拮抗筋の筋違いやスパズムが発生している可能性があります。痛みが関節の深部にあれば、靭帯や関節包に捻挫がある可能性があります。

別のアプローチとしては、抵抗に拮抗して拮抗筋の等尺性収縮を行うという方法もあります。この方法は、拮抗筋に対してストレスを与えますが、関節が動かないため、靭帯や関節包には負荷がかかりません。さらに痛みがある場合は、関節可動域測定を行う際に他にやらなければならないことは、実際に可動域を計測することです。すなわち、関節の各動きに対する関節可動域の角度をはかりましょう。

実際、関節可動域測定は動かした際にストレッチされる組織の状態を評価します。得られた患者の角度は、第1章に記載している標準的な関節可動域と比較するとよいでしょう。この比較は、患者の動きが正常かどうか、関節の可動性が大きいか、不足しているかを決定するのに役立ちます。患者の関節可動域が標準の関節可動域より大きければ、頚部は関節の可動性が大きく、通常、靭帯や関節包が弛緩していることを示します。患者の関節可動域が標準の関節可動域より小さければ、頚部の関節の可動性は減少しており、筋肉が過剰に収縮（筋スパズム）していたり、軟部組織内の過剰な線維性癒着、関節機能障害であることを示します。

また、関節角度の評価として、左右の首の動きを比較することも重要です。すなわち、前額面での側屈と横断面の回旋を行うべきでしょう。片方の角度が減少しているのであれば、もう片方が正常であると考えることができ、施術者は患者の正常な角度を知り、可動域不足を元に戻すことが治療目標となります。

患者の片側がいつも正常とは限りません。これは通常、患者の病歴を聴取して決定します。自動関節可動域測定、他動関節可動域測定、徒手抵抗検査は患者の首を評価する際に極めて重要なテクニックです。これらの測定検査法は、筋違い、捻挫、筋スパズムを評価することができ、手技療法者が一般的な筋骨格系疾患を診療する際に必要とする検査です。

触診

手技療法を行う施術者にとっては触診より重要な評価方法は存在しておらず、筋骨格系疾患を診療する際に絶対に欠かすことができない検査です。一般的に、触診は指腹で患者の

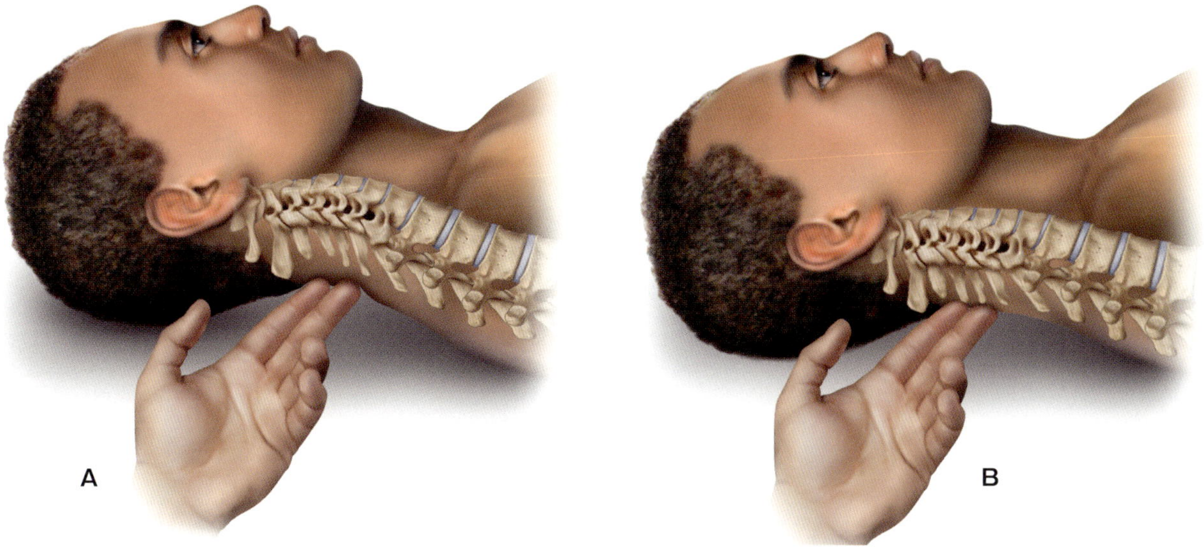

図３－４　頚椎棘突起の背臥位における触診
A：背臥位における触診、頚椎の前弯が正常であればC3からC6を触診するのが難しい。
B：全頚椎棘突起は、頚椎の前弯が消失していれば簡単に触診することができる。

骨と軟部組織を触って行われる検査方法です。

骨のランドマークを触診することは、基本的な骨格構造を知るためには重要です。そうしなければ、X線画像だけに目を向けることとなるでしょう。頚部に関しては、前弯の角度を評価するために棘突起を触診することが重要です。習慣的な姿勢や身体外傷などを通して、正常な前弯が減少したり、消失したり、あるいは回復することさえあります。なお、C２－７の棘突起は、背臥位で簡単に触れることができます。正常な頚椎の生理的な弯曲であれば、頚椎は前弯しているためC３－６の棘突起を触ることは難しいでしょう（**図３－４A**）。そのため、C３－６の棘突起が簡単に触ることができれば、頚椎の前弯が減少している可能性があります（**図３－４B**）。

頚椎の弯曲を評価した後、軟部組織の触診を行いましょう。ここでは軟部組織を確認してから、その組織の状態を評価します。評価する組織が筋肉であれば、その筋肉が硬いか柔らかいかを見てください。緊張（過度に収縮）した筋肉は硬く感じ、緩んで弛緩した筋肉は柔らかく感じます。筋肉が硬ければ筋肉全体が硬いか、それとも筋肉内に小さな緊張した硬結あるいは索状硬結があるかを確認しましょう。小さな硬結は筋肉のトリガーポイントかもしれません。一方、索状硬結は通常、筋線維束が過剰に収縮して1カ所に集中したり、過度なストレッチを行うことで過緊張した際に見られます。索状硬結は一般的にピンと張ったギターの弦のようなロープ状の塊として触れることができます。

筋組織、その他の軟部組織、骨の触診は、役立つ情報を数多く提供してくれるでしょう。その部位が腫脹していたり、熱があれば、組織が炎症を起こしているかもしれません。軟部組織内が厚く、密集度の増加を感じるところは、組織内の線維性癒着が強くなっている可能性があります。また、関節可動域のエンドフィール（終末抵抗）の感覚も重要です。首の関節運動のエンドフィール（終末抵抗）は、他動的関節可動域測定の終わりにわずかに生じ、正常であれば弾むような感じがあります。硬かったり、曲がらない**エンドフィール（終末抵抗）**で、コンクリートの壁のように感じるのであれば、通常、変形性関節疾患の骨棘、筋肉あるいは変性した軟部組織がおそらく著しいスパズムを起こしている可能性があるでしょう。

通常、触診を行う前に患者に病歴の聴取と関節可動域測定を行い、触診する場所を重点的に絞り込むことで、施術者は触診する部位をおおよそ事前に絞り込むことができるでしょう。触診は、評価の早い段階で行われ、臨床的に影響を及ぼしている原因を確認したり、除外したりすることに役立つでしょう。

関節の遊びに対する評価

関節の遊びに対する評価は、基本的には他動で関節可動域を測定することに焦点が当てられます。各方向に首全体を動かしたり、ストレッチをすることで、その動作の分節関節レベルに狙いを定めることができます。これは、どこに障害があるか判断する手助けとなる重要な手技です。例えば、施術者が他動的に右側屈させ、動きが減少していれば、その方向で動きが減少していることや可動域制限があることがわかりますが、首の全関節がその方向で可動域制限を起こしているか、可動域制限は分節関節レベル１つのみで起こっているのか複数で起こっているかまでは判断することができません。しかし、関節の遊びを評価することで、この判断を行うことができるかもしれません。

実際、首の動きが正常な角度であるものの、首を右側屈した際、各関節レベルで可動性が制限されている可能性があります。１つの分節レベルの可動性が不足し、不良な動きが生じているのであれば、隣接する別の関節はそれを補うために過剰な可動性をとることがあります。そのため、この状態は頚部に可動域制限と過剰な可動性があることで、首全体の関節可動域は正常となっていることが考えられます。それゆえに、関節の遊びを評価することは、各関節レベルが正常かどうかを決定する唯一の方法となります。

関節の遊びの評価は、関節モビライゼーションと似た方法で行います(関節モビライゼーションに関する詳細な情報は、第10章参照)。施術者は、1つの頚椎関節突起を手で固定し、下位の椎骨に関係する上の椎骨（固定した椎骨の上にある他の椎骨）を動かします（**図３－５**）。この方法は、これら２つの椎骨間にある分節関節レベルの動きを分離することができ、特異的に関節レベルのエンドフィール（終末抵抗）を評価することができます。

頚椎の各レベルで、この関節の遊びに対する評価を行うことで、頚椎のはじめから終わりまで特異的な可動域制限があるか過剰な可動性があるかを評価することができ、このレベルが治療のターゲットとなります。また、関節の遊びに対する評価は、モーションパルペーションとしても知られています。

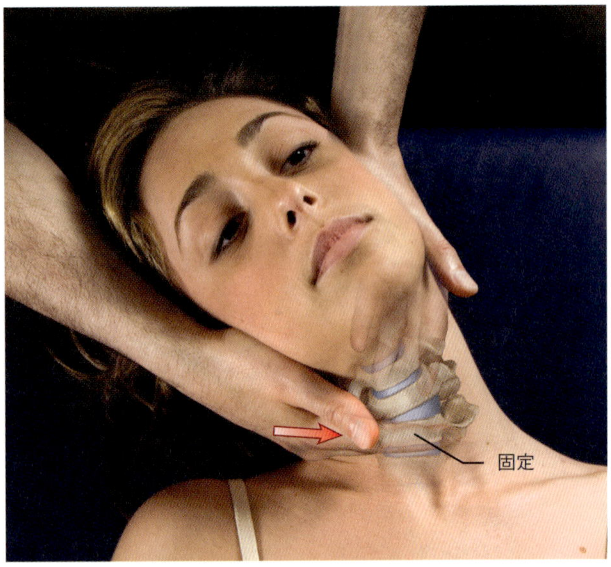

図３－５　右側屈時の関節の遊びを評価
椎骨を１カ所固定し、固定した椎骨のすぐ上の椎骨を右側に側屈できるか動かしてみる。
関節の遊びは、唯一軟部組織の脊髄分節レベルにおける特異的評価となっている。
(Modeled from Muscolino JE. Joint mobilization of the neck. MTJ. Fall 2007:169-172.Photography by Yanik Chauvin.)

施術者への助言

関節の遊びを評価する

関節モビライゼーションのような関節の遊びに対する評価では、患者の関節を他動で最終可動域まで動かします。その際、全体的に均等な力で行い、望ましい方向へさらに関節をストレッチさせます。関節の遊びは、やさしく、均等に安定した力で評価しなければならないので、強い力で行うことは、それほど重要視されません。

関節の遊びの評価と関節モビライゼーションは、どの場面においても最初に強く押したり、突然強く押したりしてはいけません。関節の遊びの領域内で最初に強く押すことは、カイロプラティックやオステオパシーの調整として定義されており、手技療法者は実際には行いません。

関節の遊び／モビライゼーションを用いる前に、あなたの資格で行える範囲内であるかを確認することが重要です。あなたの資格で、倫理上あるいは法的に関節の遊び／モビライゼーションを行うことが不安であれば、地域、州、地方の免許機関、認証機関、所属職業団体に問い合わせてください。

Box 3 - 2

特殊評価試験

■占拠性病変のテスト
- 椎間孔圧迫テスト（スパーリングテスト）
- 咳反射テスト
- バルサルバ法
- 牽引テスト
- スランプテスト

■胸郭出口症候群のテスト
- アドソンテスト
- エデンテスト
- ライトテスト
- 腕神経叢伸展テスト（BPTT）

■椎骨動脈検出試験

左記の特殊検査の一般的な使用は以下に示します。

■椎間孔圧迫テスト、咳反射テスト、バルサルバ法、牽引テストは頚椎の占拠性病変を評価するためによく使用されます。これらの試験は、病的な（膨隆・ヘルニア）椎間板や変形性関節病変の骨棘を評価するためによく用いられますが、腫脹や腫瘍を評価するためにも使用されることがあります。

■アドソンテスト、エデンテスト、ライトテスト、腕神経叢伸展テストは、胸郭出口症候群の評価でよく使用されます。

■スランプテストは、頚椎の占拠性病変と胸郭出口症候群の両方を評価するためによく使用されているかもしれません。

■椎骨動脈検出試験に関しては、患者の上位頚椎の回旋と伸展の安全性を評価するために用いられます。

特殊評価試験

ほとんどの捻挫、筋違い、スパズムは、すでに紹介した方法で正確に評価することができますが、頚部の疾患を診察するにあたっては、**特殊評価試験**として知られる特異的な方法をいくつか理解しておく必要があります。各特殊評価試験は、特異的疾患の有無あるいは病態のタイプを判別する際の貴重な情報源となります。最も使用頻度の高い首の特殊評価試験は、Box ３－２に示します。

椎間孔圧迫テスト（スパーリングテスト）

椎間孔圧迫テストは、**スパーリングテスト**としても知られています。名前にあるように、このテストは頚椎の椎間孔に圧をかけます。施術者は手を重ねるあるいは指と指を併せるような形で患者の頭に乗せ、それからゆっくり均等に優しく、中程度の圧を下方向に加えます。圧迫は、通常約５～10秒間行い、それから圧を開放します。

このテストは患者の頭の位置を２つの方法に分けることができます。１つは患者の頭の位置をニュートラルポジションで行う方法です（図３－６Ａ）。このときの圧は、真っ直ぐ下方向にかけます。また、この検査は圧が増加すると感度が増加するため、さらに圧を高めるために患者の頭を伸展、側屈、そして同側方向に回旋させて行う方法があります（側屈と回旋は、占拠性病変が存在する可能性がある側で行いましょう）。

このポジションで圧は真っ直ぐ下にかけたり、側屈した側の後側方にかけることがあります（図３－６Ｂ）。この方法は、スパーリングテストと言います。さらにこの方法は片側の椎間孔の圧は増加するがもう片側の圧は減少するので、**スパーリングテスト**は反対側も繰り返し行う必要があります。

椎間孔を圧迫するということは、脊髄の出入り口である脊髄神経のスペースをせばめます。前述した占拠性病変の１つであり、頚部脊髄神経が圧迫されていれば、このテストが行われるとさらに脊髄神経が圧迫され症状が再現したり、増悪するかもしれません。ほとんどの場合、上腕、前腕、手に電撃痛、灼熱痛、チクチクする痛み、しびれなどの知覚障害として現れます。健常人であれば、症状はなく陰性となるでしょう。

上肢への関連症状が生じれば、椎間孔圧迫テスト陽性とみなし、関連症状が出現する側に占拠性病変があると考えられます。首の疾患の多くは頚椎を圧迫すると痛みや不快感が出現するので、首の痛みあるいは不快感だけで陽性と考えてはいけません。椎間孔圧迫テスト陽性は、占拠性病変を示し、通常、椎間板の障害あるいは中程度から強い変形性関節疾患が含まれているでしょう。一方、椎間孔圧迫テスト陰性は、中程度から強い変形性関節疾患あるいは椎間板の障害などが存在しないことを示します（特に、軽いバージョンの検査しか行われていないのであれば、少しの膨隆あるいはヘルニアの椎間板は陰性となるかもしれません）。

施術者への助言

椎間孔圧迫テスト陽性

椎間孔圧迫テストが陽性となった患者は、医師の診察を受けるべきでしょう。患者がまだこの病態で医師の診察を受けていないのであれば、施術者は紹介すべきです。施術者はこの患者の治療を続けることはできますが、何種類かの指圧方法や、上肢の症状が増悪する可能性がある体位などは避けることが重要です。

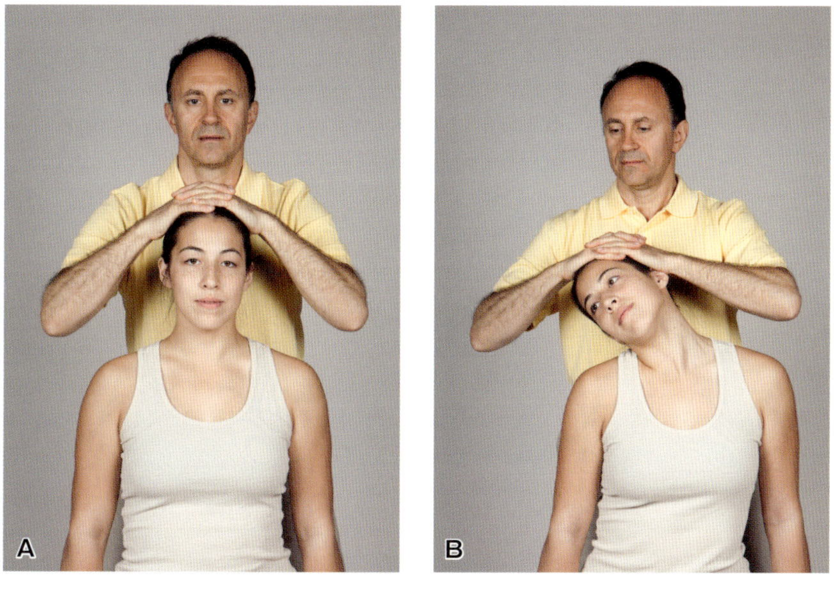

図３－６　椎間孔圧迫テスト
Ａ：患者の頭頚部はニュートラルポジションの状態で、施術者は患者の頭を下方に強く圧迫する。
Ｂ：スパーリングテスト（写真右側）では、圧力は直接下方あるいはやや後側下方にかけている。
注意：椎間孔圧迫テスト、またはスパーリングテストを行うときは、ゆっくりと徐々に圧力をかけていくことが重要である。

咳反射テストとバルサルバ法

咳反射テストと**バルサルバ法**の両方は、髄腔内圧を高めたり、脊髄や椎間孔スペースでの脊髄神経を圧迫するテスト法です。そのメカニズムは椎間孔圧迫テストと同じで、これらの神経構造の圧が増加することで、占拠性病変のある患者の上肢への関連痛症状を起こす原因となります。しかし、椎間孔圧迫テストは頚椎（＋上部胸椎）の圧のみが増加するのに対し、咳反射テストとバルサルバ法は全脊髄の至るところで圧が増加します。そのため、腰椎の椎間板の障害や進行した変形性関節疾患（この場合、下肢に関連痛症状が出現する）も評価することができるでしょう。

咳反射テストは座位あるいは立位で、患者に力強く咳をするように指示します（**図３－７Ａ**）。バルサルバ法は座位あるいは立位で、息を深く吸い込み、その状態を保ち、腸が動くのを押さえつけるように指示します（**図３－７Ｂ**）。バルサルバ法を行う際は、起こりうる機能障害を避けるため、患者をよく観察しながら行いましょう。

いずれの場合も椎間孔圧迫テストと一緒で、頚部局所の痛みのみでは陽性所見とは判断しません。上肢に関連症状が存在するときが陽性所見となります（腰椎の占拠性病変があれば下肢）。

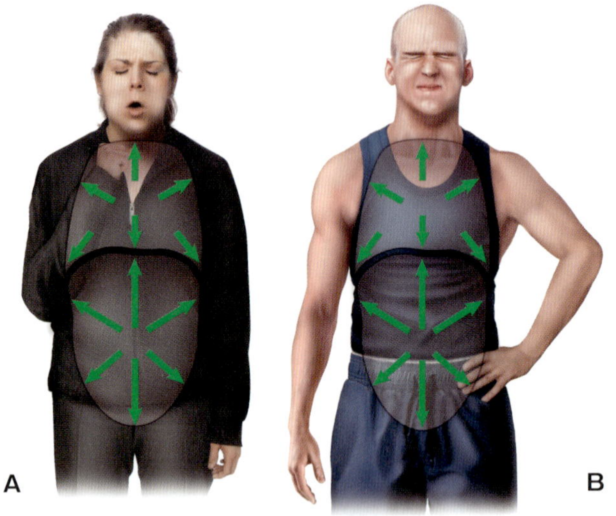

図３－７　咳反射テストとバルサルバ法
Ａ：咳反射テストは、患者に力強く咳をするよう指示する。
Ｂ：バルサルバ法は、息を深く吸い込んでから止め、腸が動くのを押さえつけるよう指示する。

施術者への助言

バルサルバ法

バルサルバ法を行うと一時的に心臓と脳の血流が減少し、めまいや場合によっては失神することがあります。また、この方法を終えると心臓への血流が急に増加することがあり、心臓への負担がかかることがあります。そのため、心臓の弱い患者（うっ血性心不全あるいは他の進行した心疾患など）は、この検査は危険を伴う可能性があります。

牽引テストと顎関節症

牽引テストの際、後頭部と前頭部の代わりに、患者の両側の側頭に手を置いて行う場合があります。しかし、顎関節症患者に対しては、下顎骨を持ち上げる際に顎関節に圧がかかるのでこの方法は禁忌となっています。

牽引テスト

牽引テストは椎間孔圧迫テストの逆の検査です。椎間孔圧迫テストは、患者の頭を下方向に施術者が圧をかけて椎間孔を圧迫するのに対し、牽引テストは検者が頭を持ち上げることで頚椎の圧を取り除きます。このテストは患者を座らせ、施術者は両側の側頭にそれぞれの手を置いて、頭を持ち上げ、椎間孔を広げます（**図３－８**）。

また、仰臥位で行う方法もあります。牽引テストは、上肢の知覚関連症状（痛み、しびれなど）が再現したり、減少した場合は陽性所見となります。牽引テストは椎間孔の脊髄神

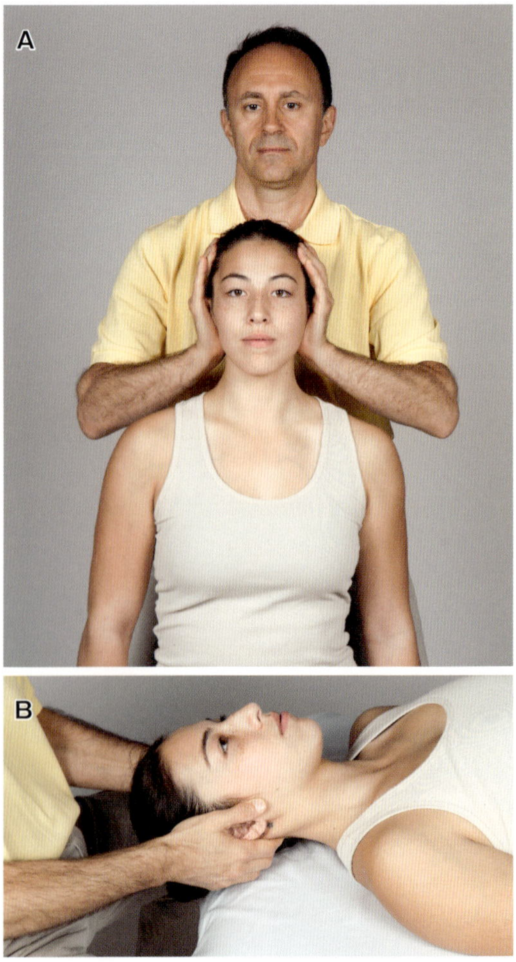

図３－８　頚椎牽引テスト
Ａ：施術者は、患者の両側の側頭にあたりを持ち上げるよう、頚椎を牽引し、椎間孔を開ける。
Ｂ：仰臥位での牽引テストは写真のように行う。

経を圧迫する椎間板の障害や進行した変形性関節疾患のような占拠性病変を持つ患者で陽性となるでしょう。このテストの背景にある理論として、脊髄神経の圧迫量を減少させることで症状の軽減が認められたら、占拠性病変による脊髄神経の圧迫が症状の原因である可能性が高いでしょう。

スランプテスト

スランプテストは、全脊髄と上肢・下肢の末梢神経を緊張させるテストです。したがって、このテストは、上肢・下肢脊髄領域の占拠性病変や胸郭出口症候群についても検査できます。このテストは、腰椎と坐骨神経痛の病態を評価するために最も有効なテストですが、頚椎や胸郭出口症候群における占拠性病変を評価するのにも役に立つでしょう。

スランプテストは、牽引力を用いて脊髄と脊髄神経における緊張を高め、判断する検査です。この理論は、占拠性病変がすでに神経系の構造を圧迫していれば、このテストで神経を引っ張ると、この占拠性病変に接触している神経が絞扼されるというものです。上肢へ知覚関連症状が出現すれば、頚椎の占拠性病変か胸郭出口症候群どちらかの陽性所見となるでしょう（もし、下肢に知覚関連症状が出現すれば、腰椎の占拠性病変が陽性となるでしょう）。なお、その他のテストと同様、首（あるいは腰部）局所の痛みは、陽性所見とはなりません。スランプテストは、行う順番があり、ステップごとに脊髄と脊髄神経の緊張が追加されていきます。

1．まずはじめに患者に椅子に座ってもらい、続いて背中の後ろで手を組んでもらいます（**図3－9A**）。背中の後ろで手を握る姿勢は、腕神経叢を緊張させることとなり、

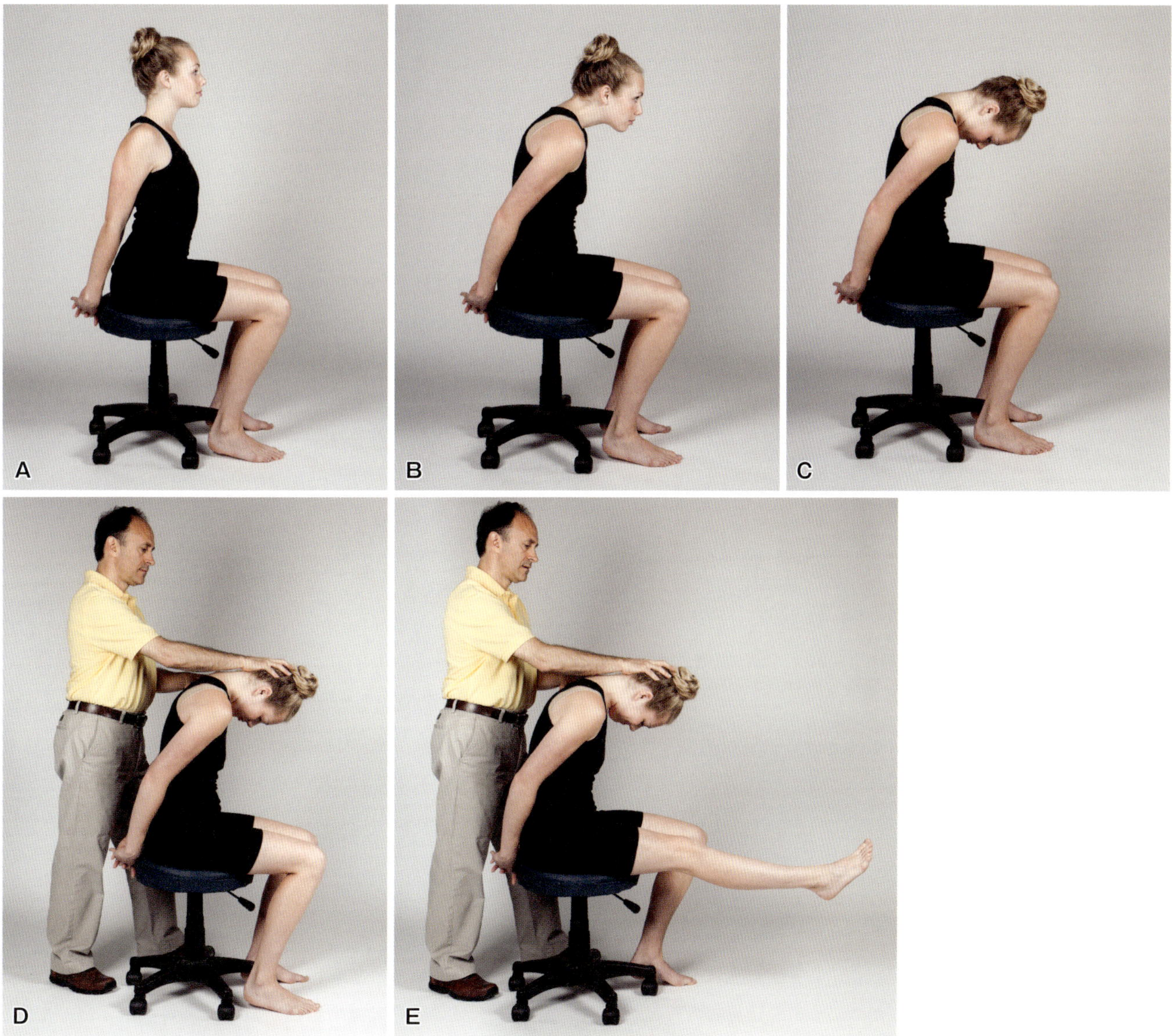

図3－9　スランプテスト
スランプテストは6つのステップで行う。
A：患者を座らせ、腕を後ろで組む。　B：胸椎と腰椎が前屈するように前に倒す。　C：頭頚部を前に曲げる。
D：施術者がさらに頭頚部を前に曲げる。　E：膝を伸展させる。

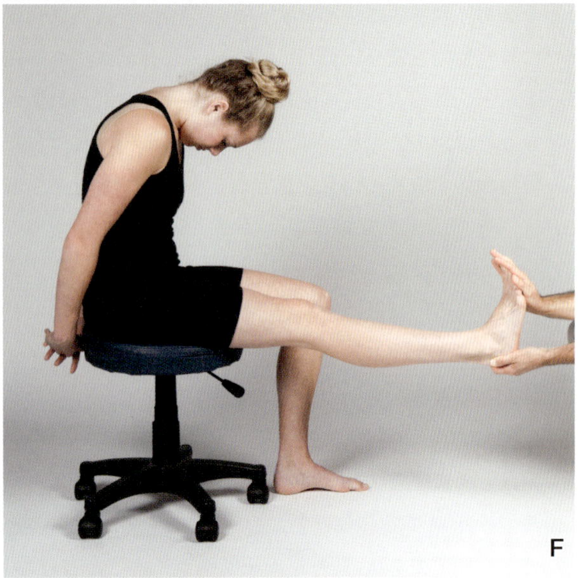

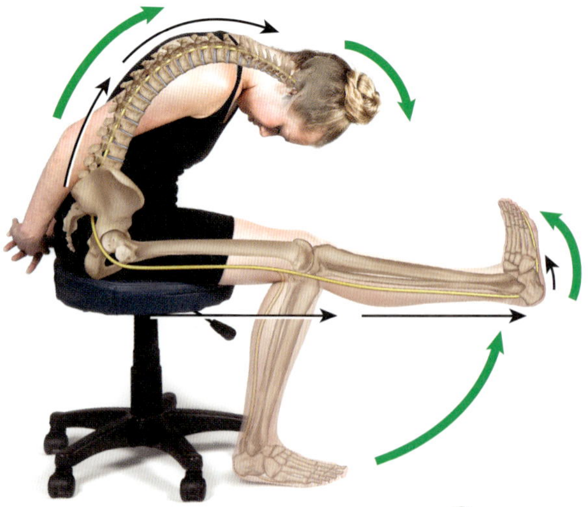

図3－9　スランプテスト（続き）
F：患者の足を背屈させる。
G：この図は、スランプテストの生体力学を示し、脊髄と神経が伸びて緊張していることを表している。

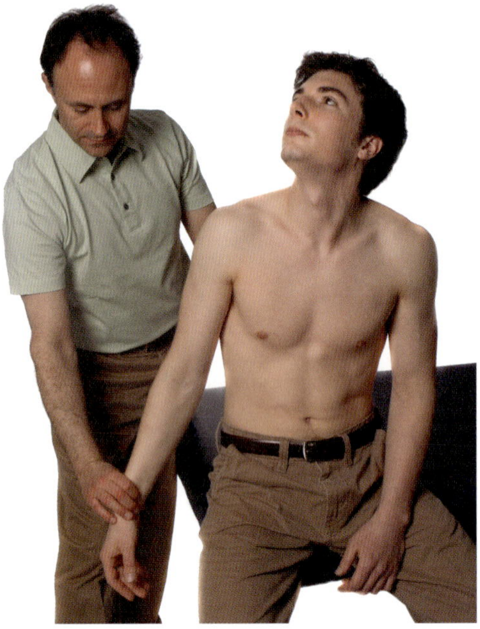

図3－10　アドソンテスト
検査する側の橈骨動脈拍動部を施術者は触知し、患者に検査する側に首を回旋するよう指示する。それから検査する側と反対方向に後側屈させる。
(Reproduced with permission from Muscolino JE.Freedom form thoracic outlet syndrome.MTJ. Winter 2006 :171-174. Photography by Yanik Chauvin)

胸郭出口症候群の評価となります。

2．胸椎と腰椎が前屈（前かがみ）になるような姿勢を患者に指示します（**図3－9B**）。
3．首と頭を前に倒すよう患者に指示します（**図3－9C**）。
4．患者の頭頚部に圧をかけるため、施術者は患者の首と頭に手を置き前に倒してもらい、さらに頚部を前屈させます（**図3－9D**）。この頚椎屈曲動作は脊髄が伸ばされ、さらに腕神経叢の緊張が高まります。
5．膝を完全に伸ばすよう指示します（**図3－9E**）。
6．施術者は患者の足を背屈させます（**図3－9F**）。下肢の動きで脊髄がさらに伸ばされ、下肢の坐骨神経にも緊張が加わります。

図3－9Gは、これらのステップにおいて、神経がどのように緊張するかをイラストで描いたものです。スランプテストは脊髄と多くの神経を緊張させるので、正常な人であってもこのテストで若干痛みや不快感を感じることがあります。そのため、このテストの陽性所見は、患者が普段感じている上肢や下肢の症状が再現するか、あるいは痛みが増悪するかのどちらかとしています。

アドソンテスト

アドソンテストは、4つある胸郭出口症候群の1つである斜角筋症候群を検査するための診断法です。斜角筋症候群は、前斜角筋と中斜角筋が緊張することによって生じる神経血管系の絞扼性神経障害です。このテストは、緊張している筋肉を伸ばして牽引することで、その間を通過する腕神経叢と鎖骨下動脈をさらに圧迫し、症状を出現させることを目的としています。アドソンテストは、首を検査側に回旋してもらい、対側に側屈し、首を伸展してもらいます（前中斜角筋の相反作用）。一方、その間、施術者は患者の橈骨動脈拍動部を触知しておきます（**図3－10**）。

陽性所見は橈骨動脈の拍動が減弱（スピードが弱くなる）することです。これは、斜角筋の間で鎖骨下動脈が圧迫されている可能性が考えられます。鎖骨下動脈が圧迫されていれば、同時に腕神経叢も圧迫されている可能性があり、鎖骨下

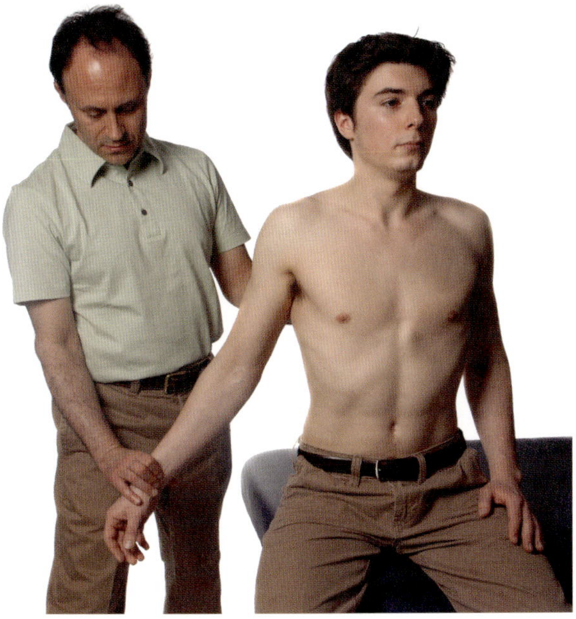

図3－11　エデンテスト
施術者は橈骨動脈拍動部を触知し、患者には軍人が「気をつけ」をするように胸を張って肩を後ろに引くよう指示する。
(Reproduced with permission from Muscolino JE.Freedom form thoracic outlet syndrome.MTJ. Winter 2006 :171-174. Photography by Yanik Chauvin)

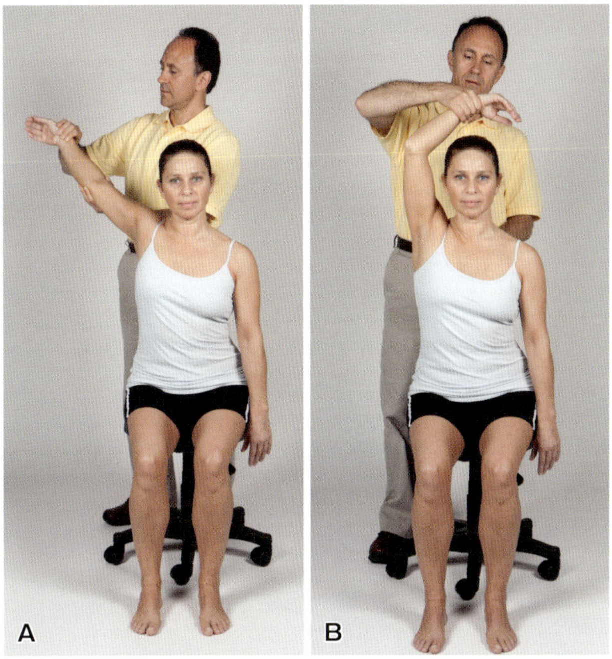

図3－12　ライトテスト
A：施術者は橈骨動脈拍動部を触知しながら、患者の肩を外転しながら伸ばす。
B：ライトテスト変法では、施術者は橈骨動脈拍動部を触知しながら、患者の肩を外転させ、前腕を屈曲させる。

動脈の圧迫は腕神経叢の圧迫の指標としても考えられます。

また、このテストで上肢への痛み、チクチクするような痛み、しびれのような知覚関連症状を感じるのであれば陽性と考えることができ、前・中斜角筋間の腕神経叢が直接圧迫されている可能性があるでしょう。なお、首局所の痛みのみでは陽性所見とはなりません。さらに増強法として、患者に深呼吸してもらい、息を止めてもらいます。斜角筋は吸気筋なので、筋が伸ばされた状態で筋は収縮することとなり、さらに緊張が高まり、神経血管組織が圧迫される可能性があります。

エデンテスト

エデンテストは、胸郭出口症候群の１つ、肋鎖症候群を検査するための診断法です。肋鎖症候群は、第1肋骨と鎖骨間の肋鎖間隙の減少によって生じます。エデンテストは、鎖骨と第1肋骨の距離を近づけることでスペースを減少させ、このスペースを通過する腕神経叢と鎖骨下動静脈をさらに圧迫する検査法です（**図3－11**）。

エデンテストは、胸を張るように指示し、施術者は橈骨動脈の拍動部を触知した状態で、軍人が「気をつけ」をする姿勢（腕を後ろに組む）となるように肩を後ろに引きます。胸を張る動作は第１肋骨が前方に移動し、肩を後方に引く動作は鎖骨が後方に移動するので、この間のスペースが狭まります。なお、エデンテストは「ミリタリーブレイステスト」としても知られています。

陽性所見は橈骨動脈の拍動が減弱（スピードが弱くなったり）することで、その際は肋鎖間隙で鎖骨下動脈が圧迫されていることが考えられます。鎖骨下動脈が圧迫されているならば、腕神経叢も圧迫されている可能性があります。そのため、アドソンテスト同様、鎖骨下動脈の圧迫は腕神経叢の圧迫の指標としても使用されます。このテストで上肢への痛み、特にチクチクする痛み、しびれのような知覚関連症状を感じるのであれば、陽性と考えることができ、肋鎖間隙で腕神経叢が直接圧迫されている可能性があるでしょう。なお、首局所の痛みのみでは陽性所見とはなりません。さらに増強法として、患者に深呼吸してもらい、息を止めてもらいます。第1肋骨が持ち上げられて鎖骨の方へ動くので、肋鎖間隙が減少し、さらに緊張が高まり、その間にある腕神経叢と鎖骨下動静脈が圧迫される可能性があるでしょう。

ライトテスト

ライトテストは、胸郭出口症候群の１つ過外転（小胸筋）症候群を検査するための診断法です。過外転（小胸筋）症候群は、小胸筋が緊張することによって生じる神経血管絞扼神経障害です。この筋肉をストレッチするようなかたちで引っ張って緊張させることで、小胸筋と胸郭の間を通過する腕神経叢と鎖骨下動静脈をさらに圧迫させます。ライトテストは、施術者が患者の橈骨動脈の拍動部を触知した状態で、上肢を外転し、後方に引っ張るテストです（**図3－12 A**）。

陽性所見は橈骨動脈の拍動が減弱（スピードが弱くなったり）することで、小胸筋と胸郭で鎖骨下動脈が圧迫されていることが考えられます。鎖骨下動脈が圧迫されているならば、腕神経叢も圧迫されているでしょう。そのため、鎖骨下動脈

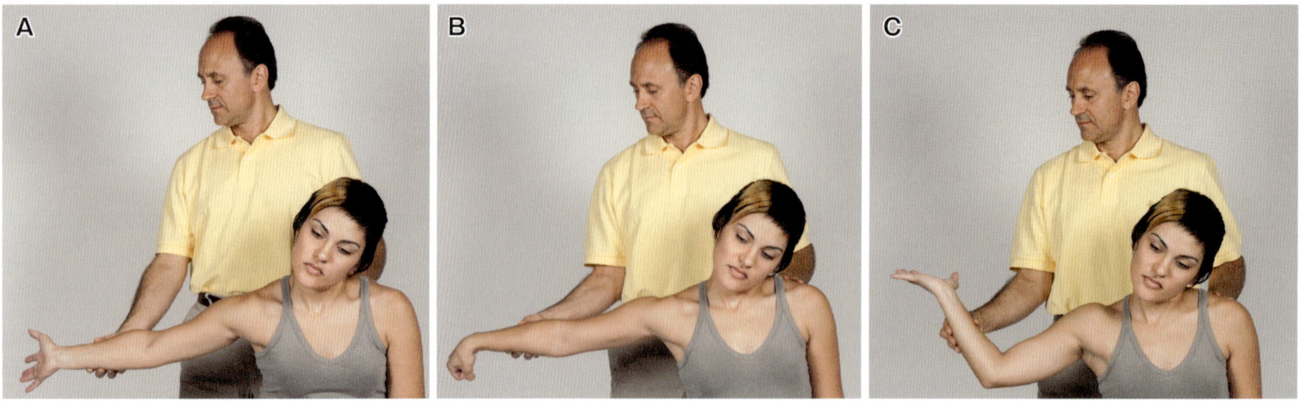

図3－13　腕神経叢伸展テストの3つの方法
腕神経叢伸展テストは、胸郭出口症候群で絞扼された腕神経叢を評価するために使用されている。
A：正中神経の絞扼を評価する。B：橈骨神経の絞扼を評価する。C：尺骨神経の絞扼を評価する。

施術者への助言

頚肋症候群を評価する

胸郭出口症候群の1つ頚肋症候群は、徒手検査で正確に評価することができません。そのため、頚肋に関しては通常X線で評価・診断します。

の圧迫も腕神経叢の圧迫も起きている可能性が高いと考えられます。このテストで上肢への痛み、特にチクチクとした痛み、しびれのような知覚関連症状を感じるのであれば、陽性所見と考えることができ、小胸筋と胸郭の間で腕神経叢が直接圧迫されている可能性が考えられるでしょう。なお、首局所の痛みのみでは陽性所見とはなりません。

さらに増強法として、患者に深呼吸してもらい、息を止めてもらいます。この時、2箇所で圧が増加します。1つは息を吸うと胸郭があがり、小胸筋と接触することで圧が増加します。もう1つは、小胸筋は吸気筋なので、ストレッチした状態で収縮することで圧が増加します。そのため、さらに筋が緊張し、小胸筋と胸郭の間の神経血管構造が再度圧迫される可能性があるでしょう。

ライトテストには変法があり、その方法は肩関節を90°外転した状態で、前腕を屈曲するというものです（図3－12 B）。この方法は、この姿勢にすると小胸筋周囲が引っ張られ腕神経叢、鎖骨下動静脈が緊張して圧がかかるというものです。なお、陽性所見に関しては、上記と同様の所見で陽性とします。

腕神経叢伸展テスト

腕神経叢伸展テスト（BPTT）は、実際には複数のテストで構成されており、各テストは腕神経叢の各神経を評価するためにデザインされています。腕神経叢伸展テスト（BPTT）は、正中神経、橈骨神経、尺骨神経を評価します。胸郭出口症候群により1つないしはそれ以上の神経が圧迫されていれば、知覚関連痛症状が上肢に生じるでしょう。この場合は陽性と考えられます。以下は、3つの神経テストを簡単に説明します。

各テストともに、患者の肩甲帯を下制、肩を90°外転させ、首を反対側に側屈させます。

・正中神経のテスト

肘関節を伸展させ、前腕を回外し、手首と指関節を伸展させます（図3－13 A）。

・橈骨神経のテスト

肘関節を伸展させ、手を底屈させて尺側にそらし、指関節を屈曲させます（図3－13 B）。

・尺骨神経のテスト

肘関節を屈曲させ、前腕を回外し、手を背屈させて橈側にそらし、指関節を伸展させます（図3－13 C）。

各腕神経叢伸展テスト（BPTT）は、腕神経叢の3つの神経1つ1つを選択的に、最大限にストレッチすることができます。

腕神経叢の分岐の位置を理解しているのであれば、腕神経叢伸展テスト（BPTT）の姿勢を暗記するより、走行を覚えている方がストレッチを加えるのは簡単です。

・正中神経

正中神経は肘、手、指関節前面を走行しているので、これらの関節が伸展するとその神経はストレッチされます。また、正中神経は内側から前腕に走行しているので、前腕を回外するとさらにストレッチされるでしょう。さらに正中神経は腋窩を走行しているので、肩甲帯の下制と腕の外転で、その神経はストレッチされるでしょう。また、この神経は頚部側面

施術者への助言

腕神経叢伸展テストと肩甲帯の下制

施術者が患者の肩関節を外転させる際、下制をキープし続けるために患者の肩甲帯を押し下げ続けることが特に重要となります。

そうしなければ、神経に負荷がかからず、診断テストの効果が認められないでしょう。

椎骨動脈検定試験

椎骨動脈検定試験の有効性に関しては、大きな物議があり、意見はまとまっていません。しかし、他にとって代わる評価法はありません。そして、椎骨動脈が閉塞していることが見逃されるのであれば、最悪な事態が起こるかもしれません。

特に頚上部のストレッチや関節モビライゼーションを行うようなことがあるならば、多くの要因があるかもしれませんが、首の治療にきた全患者にこの試験を行うことを推奨します。

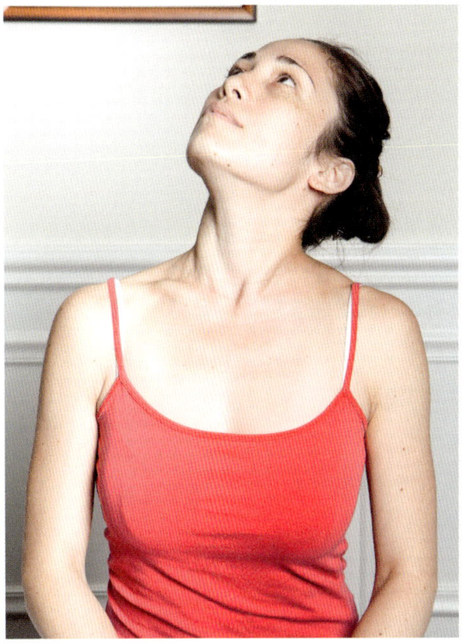

図３－14　椎骨動脈検定試験
椎骨動脈検定試験は、椎骨動脈を通って脳の後部に流れる血流を評価するテストとなっている。施術者は患者に片側に首を回旋し、それから反対側に後側屈してもらうように頼む。
(Courtesy of Joseph E. Muscolino Photography by Yanik Chauvin.)

を走行しているので、頚部を対側に側屈するとさらに神経がストレッチされるでしょう。

・橈骨神経

橈骨神経は肘関節前面を走行しているので、これらの関節が伸展するとその神経はストレッチされるでしょう。橈骨神経は手関節後面と橈側で交わるので、手関節の屈曲と尺屈でその神経はストレッチされるでしょう。橈骨神経は指の後面に入るので、指の屈曲で橈骨神経はストレッチされます。また、橈骨神経は外側から前腕に入るので、前腕が回内されるとさらにストレッチされるでしょう。橈骨神経は腋窩を走行するので、肩甲帯の下制と腕の外転でその神経はストレッチされるでしょう。また、この神経は頚部側面を走行するので、頚部を対側に側屈するとさらに神経がストレッチされます。

・尺骨神経

尺骨神経は肘関節後面を走行しているので、肘関節が屈曲するとその神経はストレッチされます。尺骨神経は手関節前面と尺側で交わるので、手関節の伸展と橈屈でその神経はストレッチされるでしょう。尺骨神経は指の前面に入るので、指の伸展でその神経はストレッチされます。また、尺骨神経は内側から前腕に入るので、前腕が回外されるとさらにストレッチされるでしょう。尺骨神経は腋窩を走行しているので、肩甲帯の下制と腕の外転で、その神経はストレッチされるでしょう。この神経はまた、頚部側面を走行するので、頚部を対側に側屈するとさらに神経がストレッチされるでしょう。

椎骨動脈検定試験

椎骨動脈検定試験は、頚上部を走行する椎骨動脈の血流量を評価するための試験です。頚部（特に頚上部）のストレッチやモビライゼーションの治療を行うのであれば、このテストは重要です。

このテストは、片側に頭頚部を回旋し、それから反対側の肩に向かい頭頚部を後ろに倒します（片側に回旋し、反対側に側屈、伸展する）。そのとき、患者にその姿勢を視覚的に確認してもらった方がよいでしょう。それから、患者に約30秒間この姿勢を保ってもらいます（**図３－14**）。終わったら、反対側も行いましょう。

椎骨動脈検定試験を行う際の姿勢は、多くの筋骨格系疾患者で不快感を生じる可能性があります。そのため、ここでは局所の頚部痛や上肢の知覚関連症状は陽性所見ではありません。患者がめまい、頭のふらつき、耳鳴り、吐き気や眼振（そわそわして、あちらこちらに視線がいく目つき）のような神経学的症状を感じるのであれば、このテストを陽性とします。なお、上記の症状がいくつか認められるのであれば、30秒経過していなくても、すぐにこのテストを中止してください。

また、椎骨動脈検定試験を行う際の姿勢のみで陽性の場合は、椎骨動脈の血流が低下しています。これは、椎骨動脈がアテローム斑／動脈硬化斑などで塞がれ、脳の血流を奪い、上記のような症状を起こすと考えられています。しかし、通常、健常人であれば、他の椎骨動脈が脳へ血流を送り続けるので、陽性症状は起きません。この試験が左右どちらか陽性となれば、治療する際、特にそのサイドに回旋や伸展をするような姿勢にならないよう注意することが非常に重要です。動脈疾患や脳卒中などのリスクを持つ高齢患者などは、特にこの問題が影響されやすいので注意しましょう。

治療戦略

病歴と身体所見を聴取した時点で、**治療戦略**を明らかにしなければなりません。これは、患者の治療計画の作成にも関わってきます。そのため、まず以下の治療計画の3原則を定めましょう。

1．治療で用いる治療法

2．治療頻度

3．家庭でのセルフケアに関するアドバイス

治療法

その疾患の病理学的機序を知っていれば、治療目的、そして次にどのような治療法を用いればよいかを決定することができます。頚部疾患の多くは軟部組織の緊張（筋組織の過緊張と筋膜の癒着）が関与しています。そのため、これらの組織を緩めることが一般的に治療の１番の目的となります。また、慢性疾患の多くは、関節機能障害や運動機能低下も関与しているので、関節モビライゼーションは別の目的で行わなければならないでしょう。そのため、患者の筋骨格系の健康状態を回復させたいのであれば、これらの両方の側面からアプローチすることが必要不可欠となります。

本書で紹介する治療法は、筋肉とその他軟部組織の緊張、関節機能障害、運動性の低下に対する治療です。これらの治療法は、患者の組織を温めた後に行えばさらに効果が高くなるでしょう。

なお、治療法選択に関しては、施術者と患者の両方の好みで決定されることが通例です。しかし、一般的に効果的なアプローチは、治療計画において複数のテクニックを組み合わせることです（施術でいくつか新たな治療を行う場合は、自分の職業の専門範囲内であるかを必ず確認してください）。

治療頻度

治療法が選択されると、次のステップとしては、最適な治療回数を決定することです。この場合は先ほどと同様、環境や状況によって決まります。健康な方が単純に良好な健康状態を維持したいだけならば、その頻度は患者の生活スタイルと健康状態によって、週に１回から１カ月に１回まで異なります。しかし、治療を必要とする筋骨格系疾患であれば、身体への治療は週に２～３回必要でしょう。この治療回数は、理学療法、カイロプラティック、筋力トレーニングそしてスポーツの指導でよく行われており、同じことは手技療法でも当てはまります。

患者の状態を改善させたいのであれば、各治療１つ１つを忠実に進めていかなければなりません。そのため、筋収縮している組織と神経系パターンの両方を変化させる治療を行わなければなりません。治療をしてから時間が経過するにつれ、身体は元の病態に戻ってしまうので、治療効果は除々に失われます。治療間隔が空きすぎると、治療前の機能不全状態に再び戻ってしまうため、効果的で効率の良い治療を行うためには、本人が希望する健康状態に到達するまで、２～３日間隔で治療を行うべきです（**図３－15**）。これは患者に強制しているように感じるかもしれませんが、時間そして費用ともに最も効率のよいアプローチとなるでしょう。

家庭でのセルフケアに関するアドバイス

家庭での治療に関しては、患者の姿勢、水治療法（温水と冷水）、ストレッチ、筋力トレーニングなどをアドバイスす

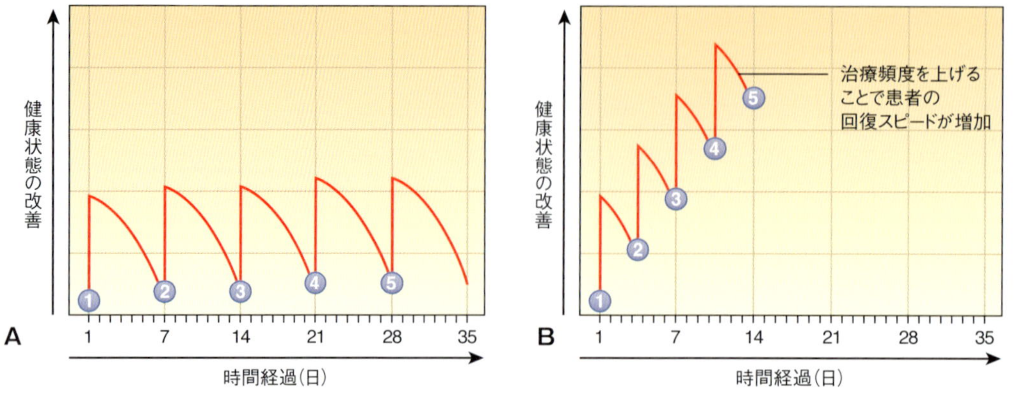

図３－15　治療頻度に関する効果

A：週１回治療した場合。B：週2回治療した場合。

図は、治療頻度を上げることで患者の回復スピードが上がることを示している。なお、図中の青丸の中の番号は治療回数を示している。

(Reproduced with permission from Muscolino JE. Treatment planning and cient education.MTJ Winter 2010:91-95)

ることが極めて重要です（あくまで自分で行える範囲）。そして、自分達の治療計画に患者自身が協力してくれることが非常に重要です。なぜなら、施術者が１回１時間の治療を週３回行ったとしても、まだ１週間に165時間の時間が残されています。患者が姿勢の悪い状態で仕事をしたり、日常生活を送れば、施術者が治療を行うことによる効果は簡単に消え去り、元の状態に戻るでしょう。そのため、我々が目的とする治療計画の中に患者のセルフケアが加われば、回復がより早くなる可能性があります。家庭でのアドバイスに関する詳細な情報は、第11章を確認してください。

施術者への助言

家庭でのアドバイス

施術者が患者に治療アドバイスする際に最も注意すべきことは、過度に推奨しないことです。多くの患者が1、2あるいは3つのストレッチを想定しているのに対し、施術者が4つのストレッチを教えてしまうと、おそらく患者は困惑して何も行わなくなるでしょう。困惑のレベルが4種類あるいは10種類であろうとなかろうと、通常1番よいアドバイスとしては、患者と同年代の人でも行える量にすることです。妥当な量に関しては、患者の自己鍛錬そして熱意のレベルによって違ってきます。

特異疾患に対する評価と治療

第２章では、施術者が最も臨床で出くわす可能性が高い、頚部の筋骨格系疾患に対する説明を行いました。本章では、これらの筋骨格系疾患を評価するために施術者が利用できる整形外科的徒手検査の紹介とその方法について説明しています。また、本書の第２編では、これらの疾患を治療するための、高度な治療法について説明しています。そのため、ここからは病態に対する評価方法と治療法についての概要を説明します。

過緊張下の筋組織

緊張した筋肉は、関節可動域を他動的に測定することで評価することができます。関節可動域で制限が認められるのであれば、その動作に対する拮抗筋（反対の作用のある筋肉）が緊張しているでしょう。緊張した筋組織のみが、関節可動域制限の原因となっているわけではありません。しかし、自動あるいは他動運動によって関節可動域制限があるときは、靭帯や関節包を含むその関節周囲の組織の緊張が動作制限の原因となっていることが多いでしょう。

結果的に活動筋の緊張あるいは癒着の増悪があろうとなかろうと、緊張した筋組織と他の軟部組織を緩めることができる治療法は、水治療法、ストレッチ、関節モビライゼーションなど多岐にわたります。

関節機能障害

関節機能障害には、関節の遊びを用いた評価を行いましょう。また、これはモーションパルペーションとしても知られています。

各分節レベルで関節可動域の減少が認められるのであれば、最適で有効な治療は関節モビライゼーションであると思われます。また、患者の関節可動域の可動性が増大していれば、この手技療法は可動性を減少させるというより、可動性を増大させる治療法であるため直接有効な手技とは言えないでしょう。しかし、その関節可動性の増大が、隣接する関節の可動性減少を代償したものであれば、その隣接する関節の可動性減少を治療することによって、その可動性の増大が軽減するかもしれません。

このとき関節可動性の拡大に対しては周囲の筋力強化が有用かもしれません。そして、筋力トレーニングの指導があなたの免許の範囲内であれば､その方法を用いるべきでしょう。

捻挫と筋違い（筋損傷）

捻挫と筋違いを評価する際、自動関節可動域測定、他動関節可動域測定、徒手抵抗検査を用いるとよいでしょう。急性の捻挫と筋違いに対する治療のルーティンを説明する際によく使用される言葉は、頭文字をとって、RICEといいます（R：安静、I：アイシング、C：圧迫、E：挙上)。RICEはその組織に炎症がある限り行うべきです。そのため、アイシングを使用する際は決まりきった規則にとらわれず､数日、数週間、数カ月あるいはそれ以上行うこともあるでしょう。炎症があれば、アイシングをしてください。

慢性的な捻挫を治療する際は、過剰な動きによって代償され緊張した筋肉も併せて治療します。この緊張した筋肉はよく痛みを起こし、治療を必要とします。さらに捻挫患者に対するより長期的なアプローチとして、この領域の筋組織を強化することがあります。また、筋力強化することで、ストレッチされた靭帯の不安定性を補うことができ、痛みを伴う筋スパズムを予防する手助けとなることがあります。

慢性的な筋違いに対する治療は、筋肉が過緊張になっているのであれば、その筋肉を緩めましょう。同時に癒着の形成を予防し、筋肉が過緊張になる可能性を少なくしましょう。この理由として、癒着は筋違いの筋組織からの回復過程で生じます。そのため、完全な状態に回復させるためには、軟部組織の治療や緊張を最小限に抑えるストレッチをしたり、さらなる癒着形成を予防することが重要となります。完全な組織に回復しているかどうかわからなければ、施術者に確認してもらいましょう。

椎間板の障害

椎間板膨隆あるいはヘルニアのような頚椎椎間板の病変を検査するためには、MRI（あるいはCT）が有用な方法です。しかし、徒手検査として椎間孔圧迫テスト、咳反射テスト、バルサルバ法、牽引テスト、スランプテストもよく使用されます。これらの検査法はMRIほど正確ではありませんが、通常、中程度から重症の椎間板の障害を的確に評価するのに有効です。そのため、頚椎椎間板の膨隆やヘルニアが中度から重度であれば、ほとんどの検査でおそらく陽性となるでしょう。しかしながら、軽度の場合は人によっては陽性となるかもしれませんが、多くは陰性となるでしょう。そのため、椎間板膨隆あるいはヘルニアのような病変があるかどうか気になるのであれば、確定診断をつけてもらうために専門医に患者を紹介することが望ましいでしょう。

頚椎椎間板に問題がある患者を治療する際、椎間板の圧を増加させ、その結果膨隆やヘルニア症状が増加するような治療方法は禁忌です。そのため、脊柱への強い圧迫は避けて、患者の全頚椎の動きを慎重にみなくてはなりません。椎間板の問題が後側部であれば、頭頚部の伸展あるいは椎間板の問題がある方への側屈は避けた方がよいでしょう。また、椎間板の問題が後正中線にあるのであれば、伸展動作を避けた方がよいといえます。これらの動作は、原則として椎間板損傷による関連痛症状が増悪するので禁忌とします。

手技療法の第１目的は、椎間板の圧を増大させさらにその症状を進行させる椎間板周囲の緊張した筋肉を緩めることです。スウェーデンストロークは、実際に脊椎関節を動かす際に圧が強くなければ良い治療法ですが、結果的には椎間板にストレスをかけてしまうことがあります。ストレッチや関節モビライゼーションは動きを伴うため、椎間板損傷レベルではこれらの治療法は避けたり、慎重に行わなければならないでしょう。また、首の牽引は、慎重に行えば、椎間板の圧を取り除くのに効果的です。

変形性関節疾患

専門医はレントゲン検査やMRIやCTスキャンのような他の画像検査によって、変形性関節疾患を評価します。触診などの徒手検査で、変形性関節疾患の傷害や重症レベルを評価することは難しいでしょう。

しかし、椎間関節の外側縁周囲の表面に骨棘があれば触診で検出することはできるかもしれません。進行した変形性関節疾患は、患側の関節を動かしにくくもなります。そのため、他動で認められた関節可動域は減少し、徒手で最終可動域まで動かすのも難しいでしょう。

手技療法者が変形性関節疾患の骨棘を治療することはできません。しかしながら、手技療法者は間接的に治療を行う重要な役割があります。変形性関節疾患の主な原因は、関節への身体的ストレスで、身体ストレスの構成要素の１つに、関節に付着する筋肉の緊張があります。そのため、手技療法により緊張した筋肉を緩めることができれば、関節にかかる身体ストレスは少なくなり、疾患の進行スピードが遅くなったり、そこで進行が止まるかもしれません。手技療法は疾患を完全に回復させないまでも、その進行スピードを遅くらせることはできるでしょう。

変形性関節疾患が進行し、周辺組織を圧迫したり、炎症を起こすような骨棘があるならば、寒冷療法（アイシングの使用）を用いるとよいでしょう。また、骨棘が脊髄神経を圧迫しているのであれば、圧の増加を避けるために矯正したり、ストレッチしたり、関節モビライゼーションを行うとよいでしょう。

胸郭出口症候群

胸郭出口症候群は様々な種類があり、小胸筋やその他の筋肉を触診するだけではなく、アドソンテスト、エデンテスト、ライトテスト、腕神経叢伸展テストなどがあります。胸郭出口症候群は猫背が原因となることが多いので、この疾患の患者には家庭でのアドバイスをすることも重要です。その中でも最も重要なことは、上背の正確な姿勢を教育するということです。詳細な患者へのアドバイスに関しては、第11章をみてください。

前斜角筋症候群は、前・中斜角筋の触診とアドソンテストで評価します。手技療法者が行うこととしては、斜角筋を緩めることです。治療法としては、温めたり、マッサージをしたり、ストレッチなどがあります。

肋鎖症候群は、大胸筋・小胸筋、斜角筋、鎖骨下筋を触診とエデンテストで評価します。手技療法者が行うこととしては、上記のいずれかの緊張した筋肉を緩めたり、鎖骨と第1肋骨がお互い接近しているので、その部位を緩めることです。治療法としては、温めたり、マッサージをしたり、ストレッチなどがあります。また、肩甲骨の内転を強化することも重要となってきます。

小胸筋症候群は、小胸筋の触診とライトテストで評価します。手技療法者が行うこととしては、小胸筋を緩めることです。治療法としては、温めたり、マッサージをしたり、ストレッチなどがあります。また、肩甲骨の内転を強化することも重要となってきます。

頚椎前弯消失と頚部前方位姿勢

専門医は頚部X線斜位像で頚椎の前弯を評価しますが、姿勢検査と頚椎の触診法を用いれば頚椎の前弯消失と頚部の前方位姿勢は簡単に評価することができます。

頚椎の前弯消失が、むち打ちのような外傷から生じる急性の筋スパズムであれば、施術師はこれらのスパズムを起こしている筋肉を緩めることで、脊柱を引っ張っている筋を正常化させること、頚椎を正常な前弯にもどすことができるでしょう。しかしながら、頚椎の前弯の消失が慢性的な悪い姿勢によるものであれば、いくらかの症状は改善することはできても、軟部組織のアプローチだけでは頚椎の前弯を完全に元の状態に戻すことはできないでしょう。一般的に、治療は頭を前へ突き出す動きをする小後頭直筋・上頭斜筋のような筋緊張を緩めることや、そして頭が前方に突き出した状態を維持していた結果、持続的な等尺性収縮負担がかかる上頚部の伸筋群の緊張を緩めることにあり、痛みの軽減に焦点をあてます。治療法としては、温めたり、マッサージをしたり、ストレッチをするなどがあります。

また、慢性的に緊張した筋肉はこの領域の関節可動域制限を起こすので、頚椎の関節モビライゼーションが効果的なこともあります。もちろん、頚椎の前弯が消失したままであれば、頭のアンバランスな姿勢が継続されるので、伸筋群は使い過ぎとなり再度緊張することとなるでしょう。そのため、頚椎の前弯消失を治すことができなければ、首の伸筋群を継続的に治療する必要があります。

頚椎の前弯消失は頭頚部が長期的に前方に屈曲され続けることでよく生じるので、このような患者には家でのアドバイスが特に重要となります。最も重要なことは、正しい姿勢を患者に教育することです。そのため、第11章を参考に患者へアドバイスしてください。

緊張型頭痛

緊張型頭痛に関しては、病歴の聴取と首と後頭部の筋肉の触診で確認することが重要です。また、猫背のような緊張した筋組織が根本的な原因であるかを評価するとよいでしょう。緊張型頭痛を患っている患者の治療は、頚部の緊張した筋肉、すなわち通常、緊張した後頭伸筋群を緩めることに重点を置きます。治療方法としては、温めたり、マッサージをしたり、ストレッチをしたりすることなどがあります。関節の可動域が減少している関節機能障害は、緊張した筋肉が原因のこともあるため、関節もまた検査すべきでしょう。そして、関節可動域の減少が認められれば、関節モビライゼーションを行いましょう。

大後頭神経痛

大後頭神経痛に対する絶対的な検査はありません。しかし、上部僧帽筋、頭半棘筋、下頭斜筋の触診を行うとよいでしょう。大後頭神経と考えられる兆候は、上部僧帽筋（後頭骨付着部付近）に大後頭神経が通過しているため、この部位が圧迫されると後頭骨に関連痛やチクチクする痛みが生じるでしょう。しかしながら、この症状はこの領域の筋筋膜トリガーポイントによる知覚関連痛の可能性もあります。

大後頭神経痛の治療は神経を絞扼する頭半棘筋や上部僧帽筋を緩めることです。これはマッサージを行うことがよいでしょう。そして、もし頭半棘筋が絞扼の原因であれば、より深い圧が必要となるでしょう。また、この領域を温めたり、ストレッチすることでも筋肉は緩むでしょう。

要約

医学界では治療をする際、「決して診断をおこたってはいけない」との格言があります。同様に整形外科的徒手検査においても、「最初に病態評価ができないのであれば治療を行うべきではない」との格言があります。

本章では、手技療法者が患者の疾患を検査するために必要な徒手検査を取り上げました。もちろん、これらの検査が全疾患を正確に評価するということには限界があります。これらの検査を行ったあと、まだ患者の疾患の異常を疑うのであれば、正確な診断あるいは検査をしてもらえる専門医に紹介しましょう。施術者が正確な検査を行うと患者の疾患の根本的な病理学的機序を理解できるので、安全で効果的な治療が決まり、その治療を実施できるでしょう。

章末問題

選択問題

1．患者の動作筋が筋違いであり捻挫ではないと判断するには、どのような所見があればよいか。
A．自動可動域測定、他動可動域測定ともに痛みがある。
B．自動可動域測定では痛みがあり、他動可動域測定では痛みがない。
C．自動可動域測定では痛みがなく、他動可動域測定では痛みがある。
D．自動可動域測定、他動可動域測定ともに痛みがない。

2．胸郭出口症候群の原因である各神経を圧迫するのに、最もよい検査は次の中のどれか。
A．腕神経叢伸展テスト
B．ライトテスト
C．アドソンテスト
D．バルサルバ法

3．患者の頭を伸展・回旋させて、その安全性の評価を行う検査は次のうちどれか。
A．ミリタリーブレイステスト
B．スランプテスト
C．スパーリングテスト
D．椎骨動脈検定検査

4．頚椎の触診でどのような疾患が最も評価されるか。
A．緊張型頭痛
B．胸郭出口症候群
C．関節機能障害
D．頚部の筋違い

5．占拠性病変を評価する目的で、くも膜内圧を増加させる検査は次のうちどれか。
A．バルサルバ法
B．牽引テスト
C．椎間孔圧迫テスト
D．エデンテスト

○×問題

1．患者が自動関節可動域測定で痛みを感じるならば、間違いなく筋違いはある。
2．椎間板の膨隆は占拠性病変となる。
3．痛みは兆候となる。
4．病的な筋骨格系症候群を治療する際、治療頻度は１週間に１回が最適である。
5．椎間板ヘルニアを検査する際、バルサルバ法、椎間孔圧迫テスト、咳反射テストのすべてが有用である。

記述問題

1．頚椎の占拠性病変を評価する検査で、行うと上肢症状が減少するテストにはどのようなものがあるか。
2．頚肋症候群はどのような方法で評価することがベストか。
3．アドソンテスト陽性時の動脈の所見を答えなさい。
4．スランプテストの最終ステップで患者に行うことは何か。

組み合わせ問題

１～６の用語と関連する言葉をつなげなさい。

1．小胸筋症候群	・ライトテスト
2．占拠性病変	・エデンテスト
3．捻挫	・他動可動域測定
4．斜角筋症候群	・アドソンテスト
5．頚椎前弯消失	・椎間孔圧迫テスト
6．肋鎖症候群	・姿勢検査

※解答・解説は254頁に記載しています。

第4章

後頸部の深部組織に対する治療

基本指針

本章では以下の内容を身につけることができます。

1．深部組織へ圧迫するメカニズム
2．深部組織を治療する際に内側と外側に生じる力の役割
3．後頸部の深部治療の手順
4．施術者と患者の位置
5．治療手と固定手の役割
6．深部組織を治療する際に体幹を使うことの重要性
7．深部組織を治療する際の患者とのコミュニケーションの重要性
8．深部組織を治療する際のアイシングの重要性
9．頸部の深部組織を治療する際の患者の呼吸方法
10．身体の動きを利用した持続圧迫からディープストローキングマッサージへの移行方法
11．本章の重要となる言葉の定義と後頸部の深部組織治療との関連
12．本章の4つの方法を使った患者の頸部に対する深部組織治療法

重要語句

・関節の機能的つながり
・虚血性圧迫
・筋筋膜トリガーポイント
・固定手
・持続圧迫
・深部圧迫
・深部組織治療
・力の外部発生
・力の内部発生
・治療手
・ディープストローキングマッサージ
・トリガーポイント
・目的とした筋肉組織

序論

西洋のマッサージ技術とは、患者の筋肉や筋膜などの軟部組織に対して、物理的に圧迫を加えるものです。患者の組織を圧迫する目的は、局所の循環改善、固有受容フィードバック作用、筋膜の癒着解消などがあります。圧は弱めから強めまで幅があり、すべての人が深部圧迫／深部組織の治療を必要としているわけではありません。

確かに弱い刺激が好まれることもありますが、深部組織の治療が必要とされるときは、施術者にとって最も身体に負担が少ないように治療する必要があります。本章では、基本的に施術者に負担が掛からず楽に行える身体の動きを学びます。ここで紹介する身体の動きはあらゆる手技療法に応用できるはずです。

なお、第４章から第12章において、緑色の矢印は動き、赤色の矢印は拮抗、黒色の矢印は固定を示しています。

本書ではほとんどの場合、深部圧迫／深部組織の治療を同意語として使用していますが、厳密には違いがあります。深部組織の治療は、深部組織が治療の目的部位ですが、深部圧迫は「深く圧迫する」という意味であってどの組織をターゲットにしているかは明確ではありません。つまり、深い組織か浅い組織のどちらを目的に行うかを意味しています。しかし、深部組織に到達するには深部圧迫が必要となるため、ここではほぼ同じ意味として使用します。

機序

後頚部の筋肉に対する深部組織治療の効果的な身体の動きについては、基本的な物理の法則に従っているため、身体のあらゆる部位に行う深部組織の治療と同じです。圧迫することで、患者の筋組織に対して力を発生させます。力は外部と内部からの２つの方向から生じます。外部への力の発生は、身体の重さによる重力から生じます。内部の力の発生は、筋肉の収縮から生じます。

一般的に、重力は肉体という塊に体重という重さを作り出しています。体重を使えば、患者にもたれ掛かるだけで患者の筋組織へ圧力をかけることができます。施術者自身の力だけでは限界がありますが、この方法での圧力は自由に変化させることができます。体幹は身体の中で最も大きな塊であるため、患者を治療する際は治療部位を特定した上で、体重をかける必要があります。

重力や体重を利用してできるだけの多くの力（外的な力）を作り出し、さらに筋肉を収縮させることで内的な力を発生させます。しかし、これは施術者自身の力を一部利用するため、疲れを感じるでしょう。身体への疲労や負担を少なくするために、できるだけ大きな筋肉を使うことが重要です。これは特に深部組織の治療の際に重要となります。なお、これらの大きな筋肉は主に体幹の近くに位置しています。

Box 4 - 1

深部組織を治療するための身体力学

本章で紹介する深部組織を治療するために必要な身体の動きは以下の通りです。

1. 頚部の基部
2. 頚部の下部
3. 頚部の上部
4. 後頭下部

テクニックの概要

頚部の深部組織への治療に必要な力は、どんなときも物理学の法則に従っており、身体の重さや大きな筋肉の収縮によって力を発生します。深部組織の治療を負担なく行うための技術は、いかにこのガイドラインを忠実に実践するかにあります。

次に患者に対する後頚部への深部組織治療の概要を示します。例えば、治療の目的となる筋肉組織は、頚部中央ではいくつかの筋群で構成されています。

⑴スタートポジション

・患者は仰向けになり、施術者は患者の頭側のやや右側に座ります。

・右手が治療手で、患者の頚部の右側に置きます。

・左手が固定手で、患者の頭部の左側に置きます。

・患者を圧迫するときに治療手に体重をかけやすくするために、右肘は身体の前で曲げることが大切です。

・患者の頭部と頚部を固定・安定させるためには、体幹近くまで左肘を持って行く必要があります（図４－１）。

⑵患者の頭部と頚部を支えながら回旋する

・患者の頚部を対側（左側へ約30 − 45°）に回旋します（図４－２）。

⑶治療手を動かす

・母指を右側にある層状の筋組織に置きます（図４－３）。

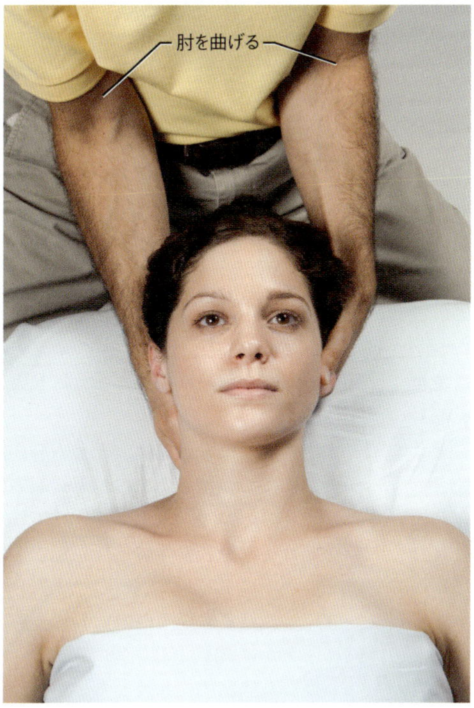

図4－1　頚部右側における深部組織治療のスタートポジション

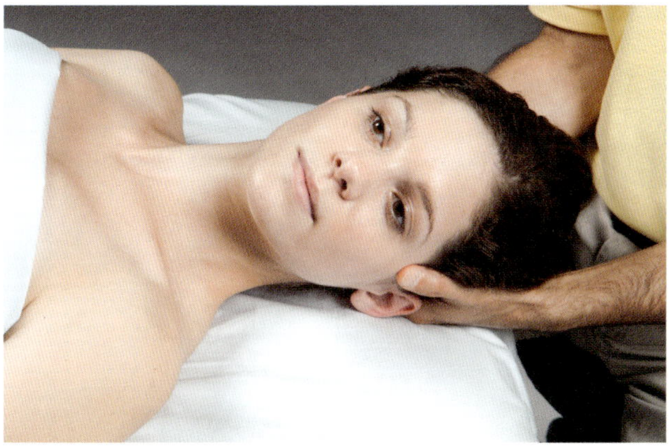

図4－2　頭頚部の回旋と支持
左側（対側）に患者の頭部と頚部を回旋することが右側の後頚部の筋組織への治療となる。

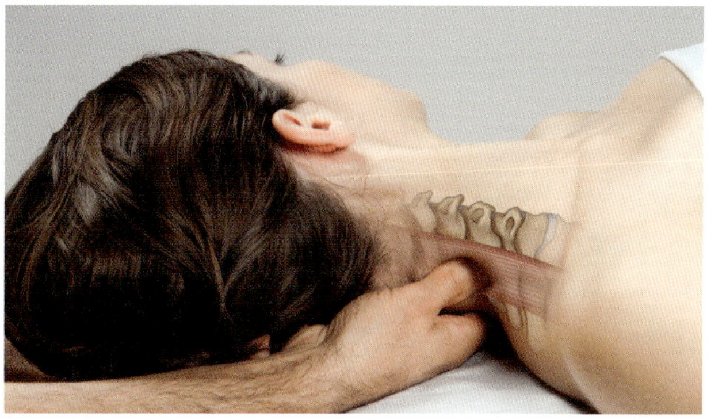

図4－3　治療手の動かし方
図は、母指の使い方を示している。

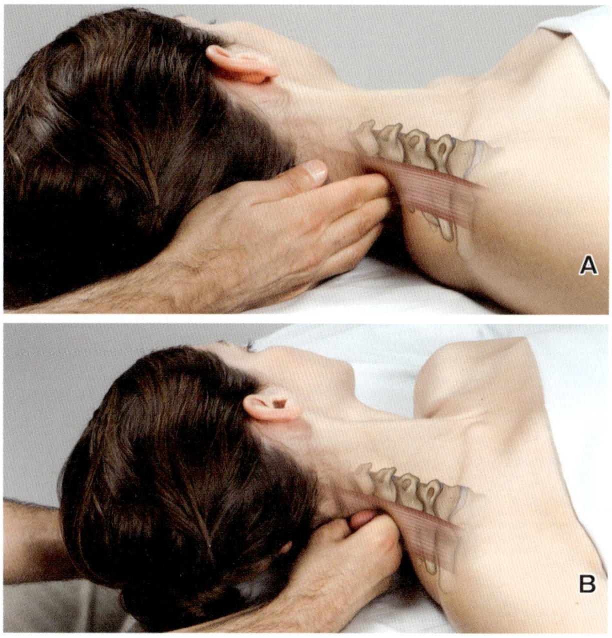

図4－4　母指以外の別法
A：示指と中指による治療。　B：こぶしによる治療。

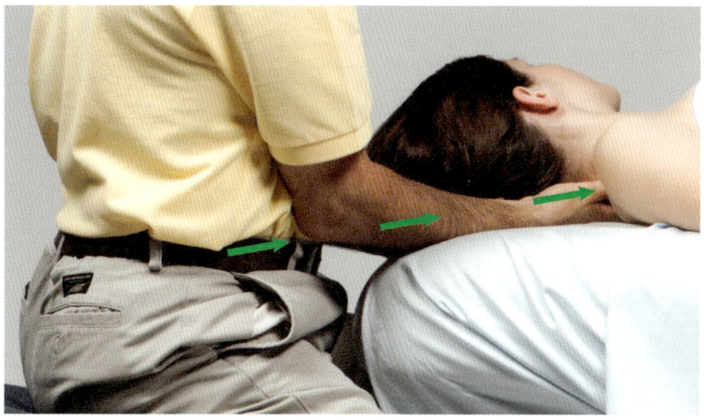

図4－5　圧迫方法
施術者の母指を患者の筋組織にゆっくりと沈める。圧迫は、骨盤を前方へ傾け、背筋を伸ばした状態で施術者の体幹から力を生じさせる。

・治療手に関する別の動かし方は、図4－4A、Bを参照してください。

⑷患者の頚部と頭部を固定する

・患者の頚部と頭部が左側の手でしっかり固定されていることが重要です。
・患者の頚部と頭部がしっかり固定されていないと、患者の頚部を右から圧迫することで動いてしまうため、十分な圧がかけられなくなってしまいます。

⑸圧迫する

・右側の手の母指で患者の筋組織を圧迫することで、深部組織への治療を行います。
・治療する頚部の曲線に対して垂直にゆっくりと沈めるように圧を加えることが重要です。
・この圧は施術者の体幹から力を加えます（図4－5）。

実用的な方法

側臥位か腹臥位での治療

本章では仰臥位での後頚部深部組織への治療を紹介しています。しかし、側臥位や腹臥位の治療は、患者に対して立位で体重を使った圧を加えられるため、効果的な治療となります。

側臥位での頚部（上部・中部）治療の場合、治療台側に立ち、圧を深部組織だけでなく頚部の上層にも加えることができます（A）。過度に顔を台に押し付けてはなりません。頚部を伸ばす、あるいは牽引するような力にもなります。

側臥位は、圧を垂直に患者にかけられるため、頚部（上部）と後頭部領域の治療に特に効果的です。側臥位で頚部（上部・中部）をマッサージすることは、頚部を下方向に牽引したい患者を合理的に治療できます。仰臥位で力を入れる方向は、下方から上方に力を加えることが難しくなります。

一方、腹臥位で力を入れる方向は、上方から下に力を加えることが容易です（B）。頚部（下部）や体幹上部における仰臥位の治療は、組織へ垂直な圧をかけるために、治療台の上方に立って行うとよいでしょう。

また、肘を使った治療では、施術者が最小の力で十分な効果を引き出すために、腹臥位で治療するのもよいでしょう（C）。

側臥位の治療は、頚部の効果的な肢位で、横軸に交差する線維に力をかけられるだけでなく、垂直方向へ力をかけることができます。しかし、腹臥位の治療では、患者の頚椎横突起に対して深い圧をかけてはなりません。腹臥位で母指に力をかけて治療する場合は、治療台の上側から、力を上方から下方に発生させるとよいでしょう。前方に置いた指が頚部を覆わないように、そして頚部の前方に圧をかけないように注意しましょう。これを避ける１つの方法は、指を曲げて行うことです（D）。治療部位がある程度大きければ、側臥位で肘を使用してもよいでしょう（E・F）。ただし、力は患者の頚部に沿って垂直に入れるようにしましょう。

また、側臥位の治療は、患者の筋組織に垂直に圧をかけるための効果的な方法となります。まずは、患者側に立って、指を曲げて、患者の体幹と反対側の筋組織をつかみます。

次に、施術者の筋組織に対して垂直方向に圧をかけます（G）。

しかし、側臥位に共通した注意事項があります。それは、横軸に対しては多くの圧をかけすぎないように注意することです。

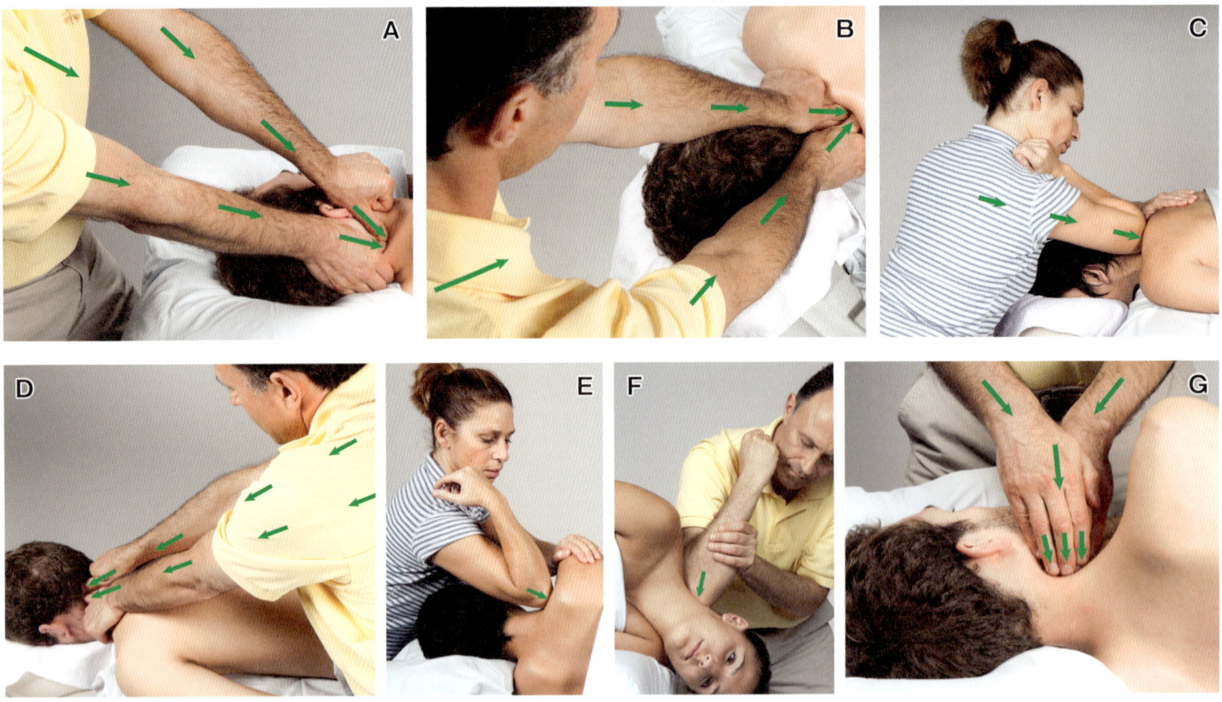

後頚部深部組織への治療（A ～ G）
A、E、F、Gは側臥位、B、C、Dは腹臥位での治療。
A：頚部（上部）への治療。　B：頚部（下部）や体幹上部への治療。　C：肘を使った治療。　D：筋の長さに沿って垂直に母指をあてる。
E、F：肘を使った治療。Fは患者の頚部はストレッチされている。患者の頚部は肩でサポートしなければならないことに注意。
（写真：Joseh E Muscolinoのご好意により提供、Yanik Chauvin）
G：指を使った治療。

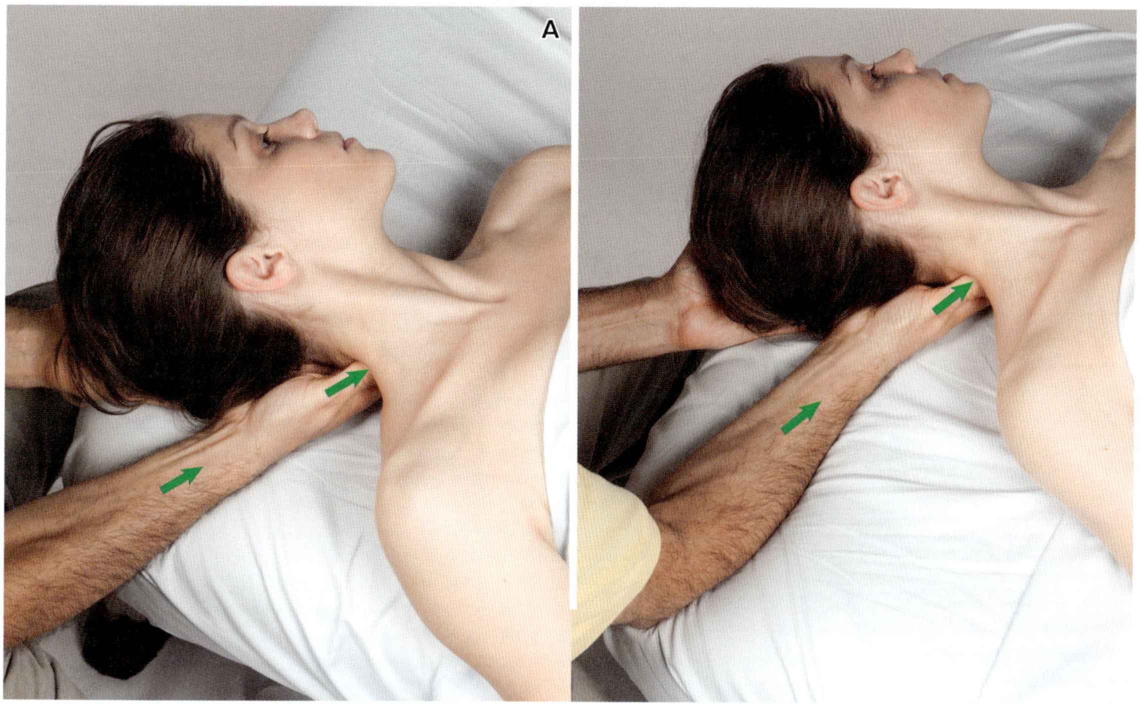

図4－6　ベッドでの患者に対する施術者の位置（2例）
A：施術者が体幹を使って圧迫するため、患者を施術者側に置く。
B：施術者が患者の頚部を圧迫する際、しっかりと固定するために前腕をベッドに置き、患者は施術者から離れている。

実際のテクニック

①患者の位置

通常は、仰臥位の際、患者はベッドの真ん中（中央）に横になります。しかし、この位置は施術者にとって力学的に最もよい位置というわけではありません。そのため、施術者が治療するベッド側に患者を寄せる方がよいでしょう。つまり、右の首を治療する際は、右側へ寄せます。こうすることで施術者が身を乗り出すことを防ぎ、背中や肩に負担をかけなくてすみます。患者の近くに体幹を置くことにもなり、施術者の体重や大きな筋肉を効果的に使えます。

必要に応じて、患者の位置をベッドの上方から近づけたり遠ざけたりすることも重要です。一般的には、できるだけベッドの上方に位置しておくのがよいでしょう。患者を施術者に近づけることで、身を乗り出さなくてすみます（**図4－6**）。しかし、治療する際に施術者がベッドに肘あるいは前腕を固定する場合や、患者の頚部を下方に圧迫する場合は、ベッドの下方に患者を下げましょう。

②施術者の座る位置

仰臥位で患者の頚部を治療する際は、施術者はベッドの上方中央に座ることが一般的です。しかし、力を入れる方向に体幹を置くことが難しく、効果的に力を使えているとは言えません。力を入れる方向に体幹を置くためには、臍部が治療する側の前腕のラインと同じラインにあるか確認しましょう。体幹を最適な位置に置くことが施術者の座る最適な位置となります（**図4－6**）。

圧迫は、患者の頚部の曲線に対して90°（垂直）で押すことが最も効果的です。そのため、患者の肩上方（頚部の付け根）を治療する際は、おそらく治療する側のベッド上方中央

施術者への助言

圧迫とテクニック

本章は、指圧や軽擦といった1つの圧迫マッサージや特別なテクニックを紹介しているわけではありません。すべてのマッサージテクニックにメリットがあるように、どんなマッサージテクニックにもデメリットがあります。もし全く問題のない手技があるのなら、すべての人が行っているでしょうし、そのようなものはそもそも存在しません。整形外科領域のマッサージセラピストになるということは、ベッドに横になっている患者に対して、どの圧迫を使うかを学ぶことにつながります。

料理本のように特定のテクニックにこだわることは推奨できません。本書の目的は、第1章で紹介した患者の病態に対する理解や評価だけでなく、身体の解剖、生理、キネシオロジーの根本的な理解に基づいた批判的な思考を身につけることにあります。これが身につけば、次の目標は第2章に記載してあるように、より効果的で適切な高度なテクニックを身につけることにあります。

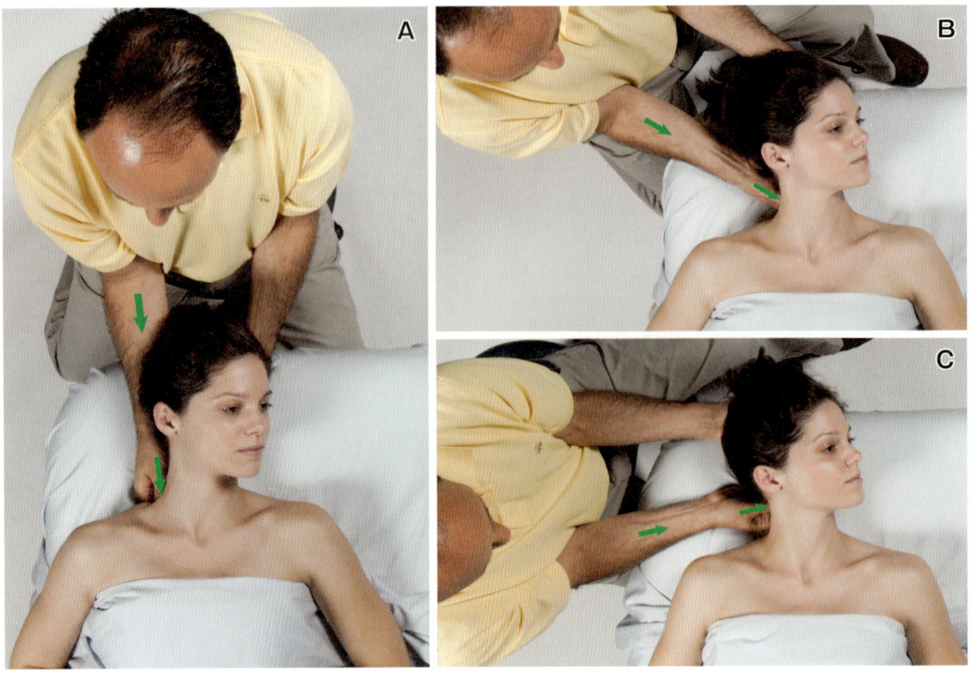

図4－7　施術者の座る位置
施術者の座る位置は患者の頚部のどの部位を治療するかによる。
A：患者の頚部下部への治療。　B：患者の頚部中部への治療。　C：患者の頚部上部への治療。

施術者への助言

椅子の選択

治療する患者の頚部の位置が変わるのに合わせて、施術者は座る位置を変える必要があるため、可動式の椅子を使うとよいでしょう。可動式の椅子はベッドの周りを自由に動くことができます。しかし可動式の椅子の欠点は、患者を圧迫しようとした際に、施術者が十分に固定されていなければ患者を圧迫するたびに椅子が動くため、施術者が患者から離れてしまいます。可動式の椅子を使う際には、車輪をロックできる椅子を使用するか、施術者と椅子を固定するために床に脚をしっかりと置くことが重要です（**図4－8**参照）。

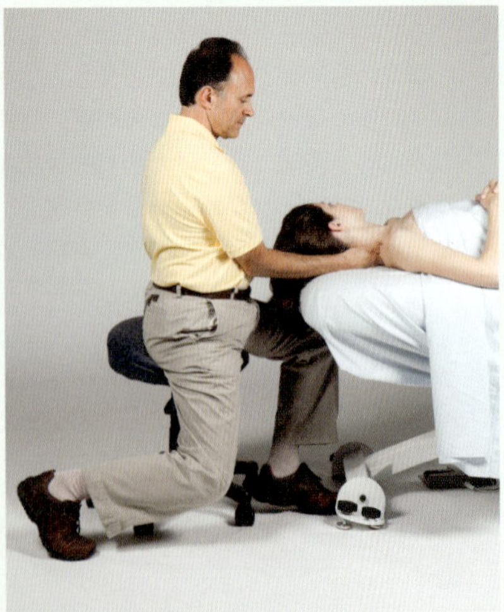

図4－8
可動式の椅子で治療する際は、施術者は床面に足を置くことで自分自身と椅子を固定します。

付近に座るとよいでしょう。しかし、患者の頚部を上方から治療する際には、ベッドの端に椅子を動かす必要があります。どの程度の位置に座るかは、治療している頚部の高さにより調節します。

図4－7は治療している頚部の位置に基づいた施術者の座る最適な位置を示しています。なお、可動式の椅子を使用することは、簡単に座る位置を変えられるため、頚部の治療に役立つでしょう（86頁：**図4－8**、「施術者への助言」参照）。

③患者の頭部の回旋と支持

左の手は固定の役割があり、患者の頭部を支持する役割と治療する手が圧迫しやすいように頭部と頚部を固定する両方の役割があります。反対側に患者の頚部を回旋することで、治療する側の後部の筋組織が治療しやすくなります。患者の頭部を楽にしっかりと固定することはとても重要です。患者が頭部を持たれることに安心していなければ、治療を行う筋組織を緩め、リラックスさせることはできないでしょう。

最もよい固定方法は、できるだけ手のひら全体を使って頭部を支えることでしょう。指先だけでは患者は不快に感じるため、避けたほうがよいでしょう（**図4－9**）。

④治療指の選択

仰臥位で後頚部を治療する際、治療手の理想的な接触部位は母指の指腹です。母指の指腹が患者の頚部にあたるまで頚部の下に手と他の指を滑りこませます（**図4－10**）。

このとき、母指の先ではなく母指の指腹が患者に触れるこ

施術者への助言

接触する治療指を変える

マッサージする際は、力学的には完璧であっても、すべての身体的なストレスを排除できません。理想的な身体の動きはストレスを最小限にしているにすぎません。最も身体的ストレスを感じている場所は、治療手です。そのため、マッサージをする際は、治療中に治療する手を変えることが賢明です。母指が何らかの理由で使用できないのであれば、身体の他の部分を使って治療することと、仰臥位で頚部を治療する際には母指の使用を抑えることを強く推奨します。もちろん、単に母指を使用できないのであれば、代わりの方法を選択しましょう。

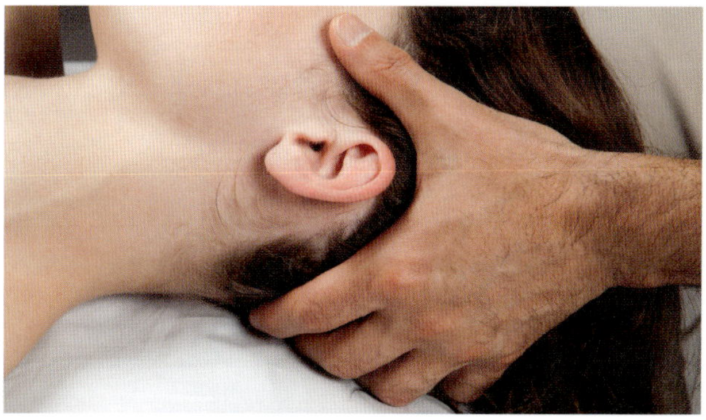

図４－９　手を固定する位置
施術者の固定する手で患者の頭部を心地よく安全に保持する。

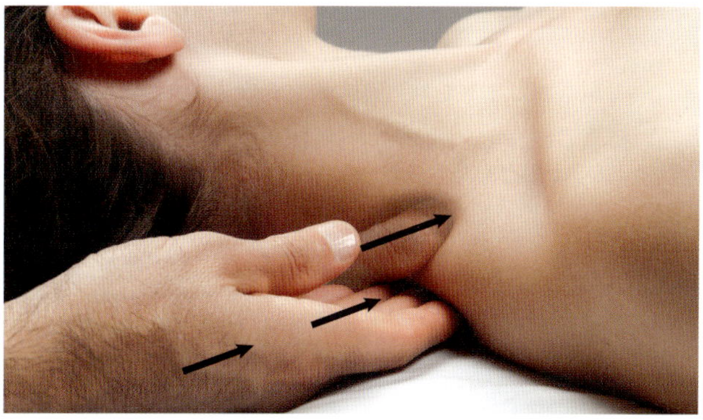

図４－１０　理想的な治療の接触する指
仰臥位で患者の後頚部を治療するとき、母指指腹が患者の首の筋組織に接触できるよう、指を患者の頚部の下に入れる。

とが重要です。母指の先での圧迫は、特に深部を治療する際には、患者にとって不快な可能性があります。母指を患者の筋組織に接触させる際には、指腹が自然と患者の頚部に合うように、少し母指を伸ばしましょう。しかし、母指を伸ばしすぎないことが重要であり、もし母指の関節が緩められず、過剰な圧が母指の関節にかかると障害を生じる可能性があります。

すべての指が患者の頚部の治療に使えますが、母指は頚部の領域を治療するには理想的な指です。しかし、施術者の一部で、母指の指節間関節が過剰に伸展していることがあります。（図４－11A）。ただし、母指が多少過伸展する程度であれば、母指を使って治療することが可能です。また、母指の指節間関節が過伸展しすぎないように母指を覆うことができる器具がありますので、使用することをお勧めします。（図４－11B）。しかし、母指は極端に過伸展するようであれば、頚部の深部組織を治療する際は、他の方法を行う必要があります（図４－４）。

⑤上肢の関節どうしの機能的つながり

関節はいくつか積み重なり、つながっているように真っ直ぐなラインで整列しています。つまり、関節は機能的につながっています。この形は、体幹からの力が失われることが少なく、上肢を通って患者に伝わります。仰臥位で患者の頚部を治療する際は、治療する手関節も機能的につながらなくてはなりませんし、母指で患者を治療するのであれば、それも同様です。また、指腹を治療に使うのであれば、指の関節も機能的につながらなければなければなりません。

施術者が座った状態から治療する際には、患者から離れて座らなければならないため、肘関節から力を伝えることは不可能です。

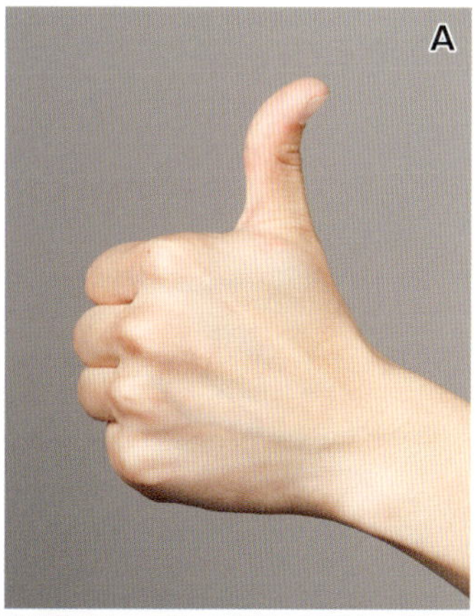

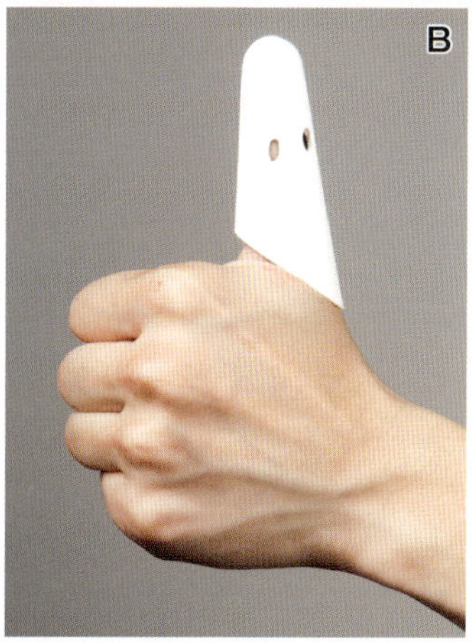

図４－１１　母指指節間関節
A：母指の指節間関節の過伸展。
B：母指の指節間関節過伸展の予防器具。

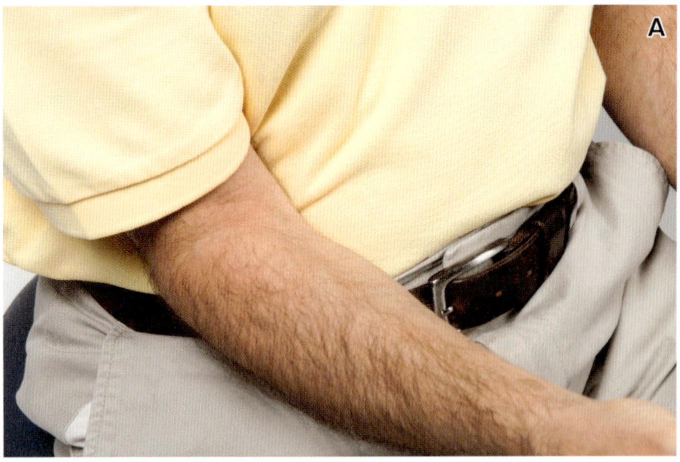

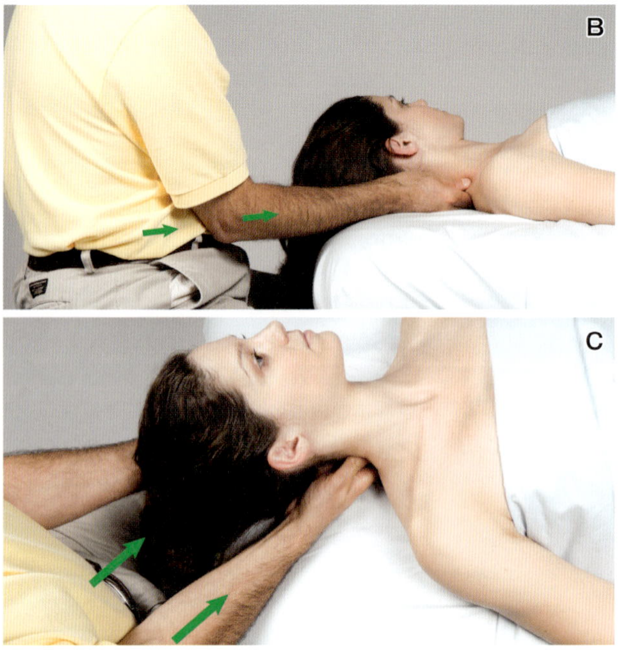

図4－12　肘を曲げて体幹と力の方向を一直線にする
A：施術者は、肘を上前腸骨棘の前でやや内側で曲げて、体幹の前で固定する。
B：どんな動きでも、前腕を体幹の前に固定することで力を前腕に伝えるようにする。
C：体幹と力を入れる方向が一直線になるようにするために、施術者の臍部から引いた垂直のラインと前腕のラインが水平になるように確認する。

施術者への助言

固定手の位置を変更する

患者の頭部と頚部を支持・固定する際は、患者の顎関節に触れたり、圧をかけないように注意しなければなりません。また、患者を心地よくするためには、耳を覆わないように気を配りましょう。座る場所を変えるように、施術者が治療しやすいように患者頭部の固定手の位置を変えることが重要です。座っている状態でベッドの前方にいる患者を治療するのであれば、頭部の高い部位を触れるため、患者の頭部の周りに固定手を滑り込ませる必要があります。そうしなければ、手関節が過度に曲げられ、時に傷めてしまうことになります。

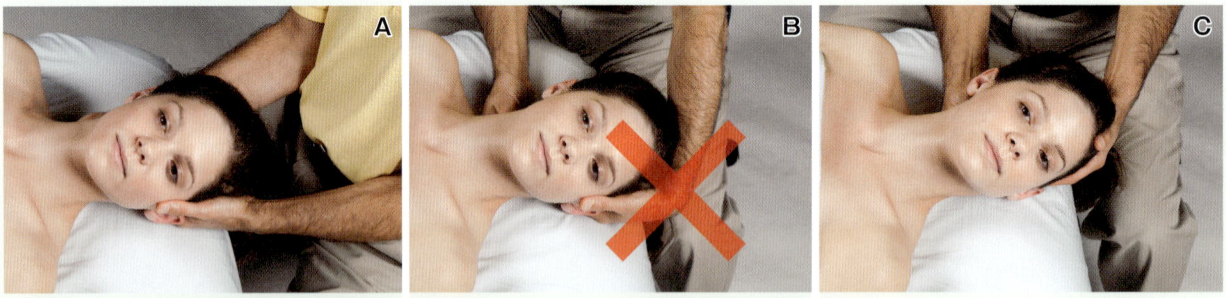

施術者は患者の頚部の違う部分を治療する際には座る位置を変えるように、施術者の固定手の位置も変える。
A：施術者がベッドの上方に座る際の固定手の位置。
B：施術者が固定手を別の場所に移すのではなく、ベッドの端に移動した際の固定手と手関節の位置（身体力学的に間違った姿勢）。
C：施術者が手関節での圧迫を和らげるために固定手を別の場所に移した位置。

⑥体幹と圧迫を一直線にする

患者をベッドに寝かせ、座る位置を調整する際には、体幹と力を入れる方向を一直線にすることが重要です。体幹の前に肘を置き、肩関節を外旋します。肘を体幹、ちょうど上前腸骨棘の内側（もしくは、少し上）に固定します（図4－12A）。

骨盤がどの方向にあっても直接前腕に力を伝えることができることを確認しましょう。

この方法では、体幹と前腕は1つの固定された単位となり、骨盤が数ミリメートル動けば、前腕も同じだけ動き、手で患者を圧迫することができます（図4－12B）。体幹と力を入れる方向が一直線であることを確認するために、臍部の方向に垂線を引き、それと前腕のライン（力を入れる方向）を比較します（図4－12C）。体幹と力を入れる方向を一直線にすれば、母指、手、前腕、肩の小さな筋肉の代わりに、体重と大きな体幹の筋肉を使うことによって、一定方向の力を産み出すことが可能となります。

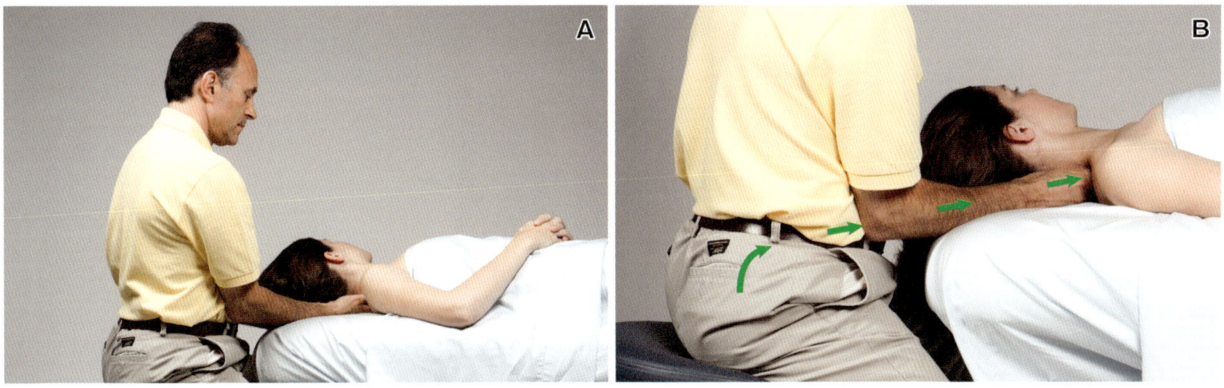

図4－13　圧迫するために骨盤を動かす
A：スタートポジション。
B：施術者は骨盤を前方に動かして（骨盤を前傾させて）、もたれかかるように患者に圧をかける。

施術者への助言

フェンシングにおける剣の突き

身体の動きに関する共通の間違いとして、施術者が患者にもたれかかるために骨盤を前傾させる際、前のめりになることがあります。通常、肘を曲げる必要がないときでも、治療手の肘関節は曲がった状態です。適切な骨盤の前方移動を身につけるために、フェンシングで前方に突く動きが参考になるでしょう。

前方に突く際、骨盤が前方に動くときには骨盤はほぼ水平のままとなります（図4－14）。はじめは立ったまま練習してみましょう。自然にできるようになったら座って行い、実際に治療してみましょう。

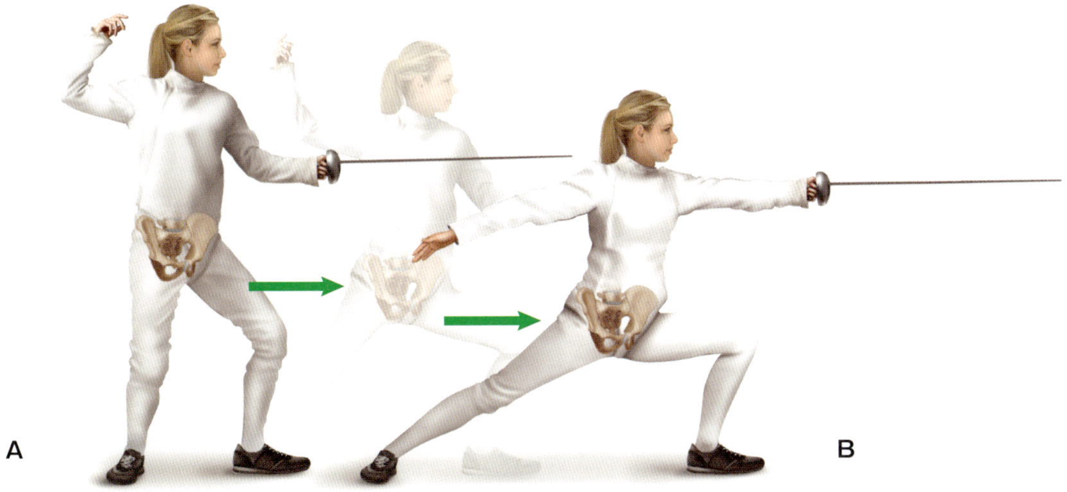

図4－14　座位で体幹を使ってもたれかかる動作とフェンシングの突く動作との類似点
座位で体幹を使ってもたれかかる動作には、フェンシング動作が参考になる。骨盤を前方に突くイメージを練習するとよいでしょう。注目すべき点は、骨盤はAからBへの動きでもほぼ同じ高さにあることである。

⑦体幹で力を加える

骨盤をわずかに前傾させ、少し背筋を伸ばした状態で、体幹の中心から力を真っ直ぐ加えるようなイメージで患者にもたれかかると深い圧をかけることができます（図4－13）。これは、仰臥位での頚部の治療の際に、体幹を患者にあずけるテクニックです。傾きは、座る際に前方に水平に、そしてごくわずかに下向きにします。股関節で骨盤を前方に動かして（前傾させて）、体幹前面を前方に向けたまま背筋をわずかに伸ばします。重要なことは、前腕と同じラインで前方に動かすことです。この動きはフェンシングで剣を前に突くようなイメージです（図4－14、89頁「施術者への助言」）。

患者によりかかるために骨盤を前傾させる際は、肘関節を曲げ過ぎないことが非常に重要です（図4－15）。前傾になるにつれて肘関節を曲げ過ぎれば、体幹から発生した力は、肘関節で減弱・消失し、患者に深い圧をかけることができないでしょう。

施術者への助言

肘関節の使い方

仰臥位で頸部を治療する際、施術側の肘関節は、理想的には上腕は体幹に沿っていて、体幹に固定されています。この位置は肘関節は曲がっているので、力が積み重なっていません。そのため、頸部へ圧迫するために体幹を使ってもたれかかる際は、肘関節を固定し、それ以上曲げないようにすることが重要です（**図4－15**）。

体幹を使ってもたれかかる目的は、体重の力を前腕、治療手、最後に患者に伝えることです。もし肘関節をさらに曲げた場合、たとえ角度が小さくても、体幹から生じる力は少なからず失われてしまいます。

これが仰臥位での頸部治療においての誤った身体の使い方です。施術者は、なぜ体幹を使ってもたれかかるのかわからずにいると、なぜ患者に十分な圧をかけられないのかが理解できないので、イライラするでしょう。

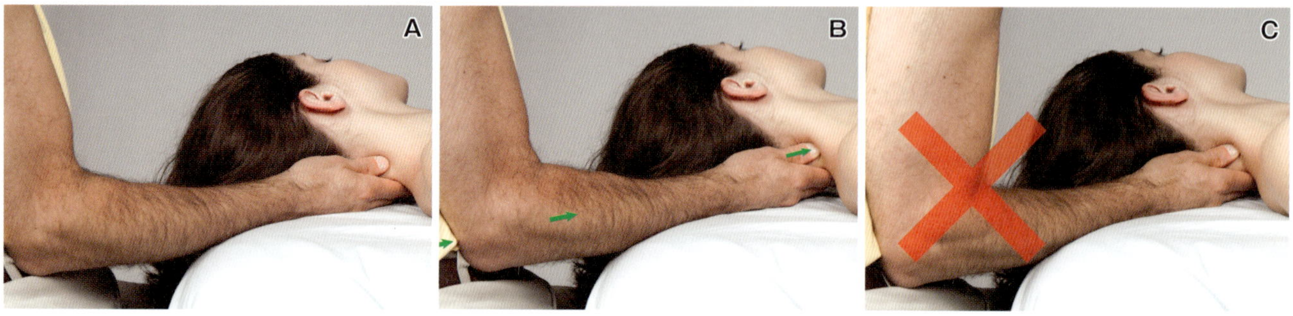

図4－15　肘関節を曲げたままにしない
A：スタートポジション。
B：体幹を使ってもたれかかった後に肘関節を曲げた姿勢。
C：体幹を使ってもたれかかった際に肘関節を曲げ過ぎた姿勢（身体力学的に間違った姿勢）。

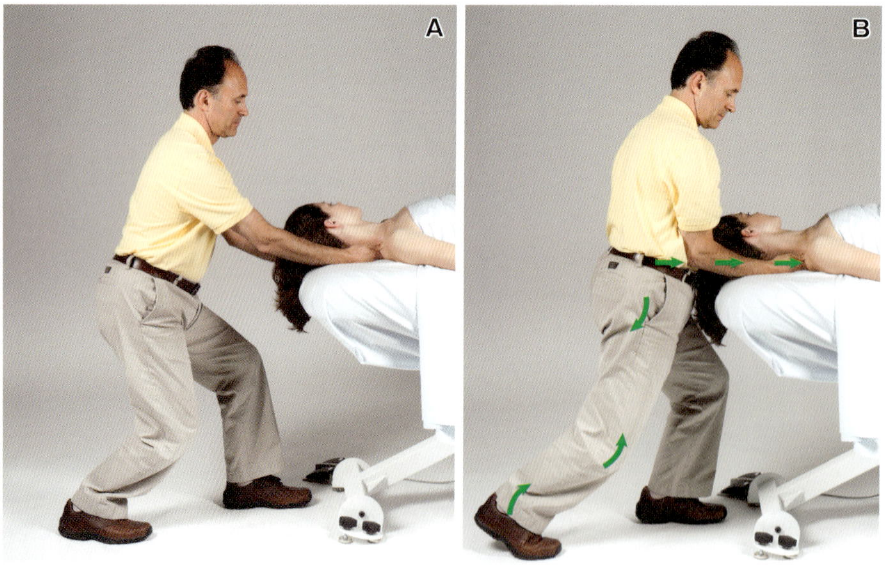

図4－16　大きな筋肉を使って圧をかける
下肢の足関節屈筋群、膝関節伸筋群、股関節伸筋群を使って床を蹴り上げることで、体幹からの力を増やす。
A：スタートポジション。　B：下肢の蹴り上げ。

⑧大きな筋肉を使う

施術者の筋肉を収縮させ、体重移動をさせることで、身体の力を効果的にかけることができます。その際、遠い小さな筋肉を使うよりも、近くの大きな力を発揮する強い筋肉を使う方が施術者の筋肉を収縮させる力は少なくて済みます。使用できる筋肉は、筋肉の大きさや強さを考慮に入れると、指・手関節・肘関節・橈尺関節・肩甲上腕関節・肩甲帯の筋肉、体幹の筋群（骨盤の含む）の順に大きく、強くなります。体幹周囲の大きな筋肉を選択することは、施術者の疲労や損傷の可能性を減らすことにつながります

下肢の筋群も、患者の頸部を治療する際には、大きく、強く、

施術者への助言

治療手のように両手を使用する

固定手の役割は、治療手が頚部を圧迫する際に患者の頭部と頚部を動かさないようにすることです。しかしながら、治療手が患者の組織を圧迫するにつれて、実際、固定手は、頭部を固定しているだけではなく、治療手が圧迫しやすいように患者の頭部や頚部を動かす役割もあります（図参照）。このように、治療手と固定手を、お互いに協力して、移動させ、治療することで、圧迫の強さや治療効果を増加させています。興味深いことに、固定手を患者の頭部と頚部の治療に加えることにより、深部組織の治療は頚部の関節モビライゼーションテクニックと類似した動きとなります（第10章参照）。

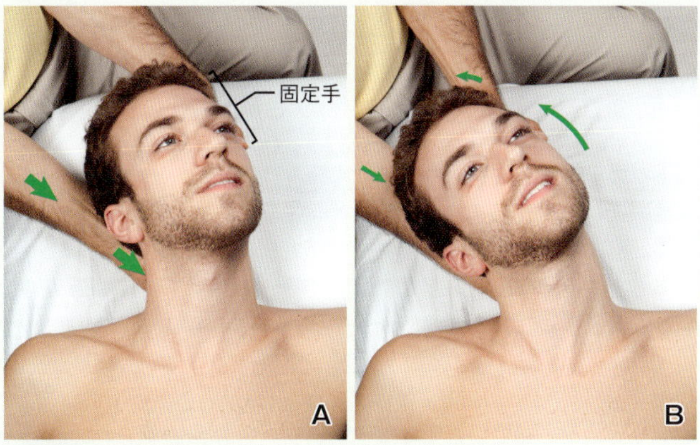

固定手は圧迫の深さを調節するために使う
A：固定手は、治療手が触れる上のポイントで頚部を固定する。
B：固定手は、患者の頚部を外側に曲げ、治療側に動かすことで、圧迫の深さを変化させる。

施術者への助言

治療（圧迫）の深さ

深部組織の治療の深さ（圧迫）は、患者がどれくらい痛みに耐えられるかによって決まります。しかし、患者に深い圧迫刺激を強制したり、患者の我慢を超えて治療したりすることは有用ではありません。もしこれを行えば、患者は痛みを予知して、治療している頚部の筋組織を無意識に緊張させてしまう可能性があります。

マッサージの根本的な目的の1つが筋肉のトーヌスを下げること（筋緊張緩和）だとすれば、患者が筋肉を緊張させてしまった瞬間、深部組織の圧迫の意味がなくなってしまいます。さらに深部への圧迫は、突然あるいは急に行ってはなりません。深部を圧迫する前に軽く表面をマッサージすることで、最初は慣れさせるとよいでしょう。

また、患者の筋組織に対して、ゆっくりと滑らかに深い圧迫をかけることが重要です。患者がリラックスした上で深部の適切な治療が行われた場合、患者は強い圧迫でさえ心地よいと感じることもあります。

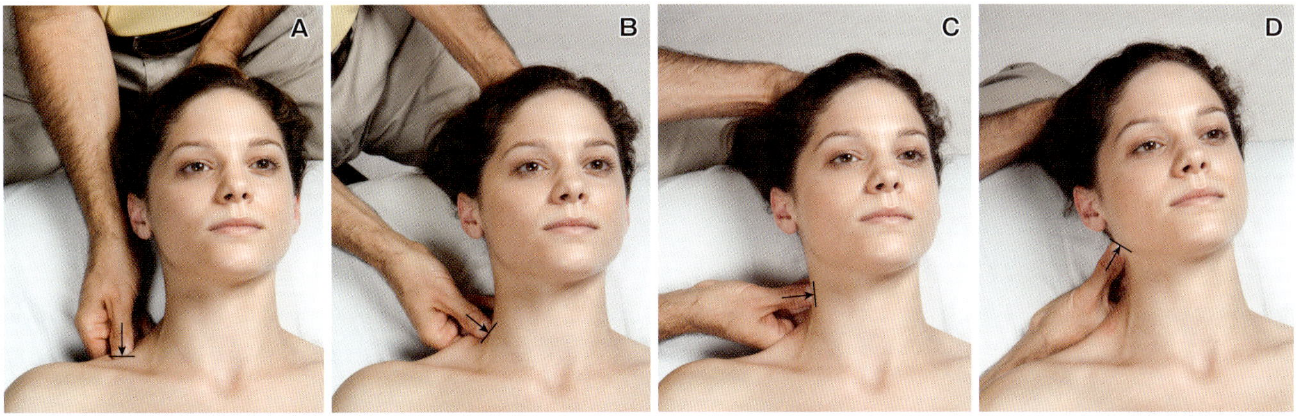

図4－17　垂直に圧迫する
線は頚部の曲線を示す。注目すべき点は、施術者の前腕と治療側の手は、曲線に対してほぼ垂直の角度となっていることである。
A：頚部基部と体幹上部の治療　B：頚部下部の治療　C：頚部上部の治療　D：後頭下部周囲の治療

効果的な筋肉の1つです。足関節屈筋群、膝関節伸筋群、股関節伸筋群を使って床を蹴ることで、患者に圧をかけることができます（図4－16）。

⑨垂直に圧をかける

前述したように、最大の圧をかけるには、圧迫する角度が治療する頚部の曲線に垂直であるかによって決まります。座位で行う際に重要なことは、すでに記述しました。垂直方向に治療する考え方を身につけるためには、頚部を4つ、頚部の基部、頚部の下部、頚部の上部、後頭下部に分割して考えることです（図4－17）。それぞれの部分の曲線は図に示しており、曲線に対する垂直方向は矢印で示しています。この

実用的な方法

筋筋膜性トリガーポイントの治療

トリガーポイントは離れた部位に痛みや他の症状を引き起こす小さな病巣部位です。筋組織にトリガーポイントが発生すると、痛みや関連痛を起こす索状硬結が存在します。これを「筋筋膜トリガーポイント」、あるいは「筋節」と呼んでいます。

トリガーポイントに対するマッサージ治療は、虚血性圧迫と持続圧迫として知られているテクニックが以前から用いられています。虚血性圧迫や持続圧迫は、直接トリガーポイントに対して行われ、通常10秒ほど圧迫を継続します（一般的には持続圧迫よりも虚血性圧迫による圧迫の方が強い）。

しかし、最近では、トリガーポイントに関する書籍を出版している多くの著書で、持続圧迫の代わりにディープストローキングマッサージが紹介されています（Simons Travell, and Simons in Myofacial Pain and Dysfunction: The Trigger Point Manual [Williams&Williams 1999] and Davies in The Trigger Point Therapy Workbook: Your Self-treatment Guide for Pain Relief [New Harbinger Publications, 2004]）。

ディープストローキングマッサージは、患者に心地よく、施術者の母指にも優しいだけではなく、局所の血液循環を促し、トリガーポイントを治療する効果的なマッサージです。

圧迫は、約3～5cmの長さで、通常1分間に30～60回繰り返します。圧迫は深く行われるべきですが、持続圧迫と異なり、指が上下することでトリガーポイントを常に取らえているわけではないため、患者にとってもほどよい我慢で済みます。それでもトリガーポイント治療にディープストローキングマッサージが疑わしいと思うのであれば、持続圧迫テクニックの結果と比較すればよくわかるでしょう。

矢印は、最も効果的に患者の頚部を治療する際の向きを示しています。

⑩患者の固定

深部組織を治療する際の固定手の使い方は、治療手の使い方と同じくらい重要です。治療する部位より上の頭部や頚部が十分に固定されていなければ、患者の頭部や頚部は動いてしまい、頚部をどれほど圧迫しても効果がなくなってしまいます。固定手は完全に安定させ、治療手が患者の頭部と頚部を動かすようなことになってはいけません。

⑪組織を意識する

深部組織の治療では、施術者が患者の組織を意識することが重要です。これは圧迫したときに感じた抵抗が、どのような意味があるかを想像することを意味しています。抵抗を感じられたら、さらなる深部組織を意識しながら圧迫する必要があります。患者の様子を観察しながらゆっくりと圧迫を強めていくことが重要です。

深部組織の治療が成功するためには、圧迫の力が深部組織層に十分伝わることが必要です。

⑫患者の呼吸に注目する

治療を受けているときに患者の呼吸に着目することは、治療にとても役立ちます。まず、患者に深呼吸してもらいましょう。患者がリラックスし、息を吐き出すにつれ、患者の組織にゆっくりと指を沈めましょう。深部治療が必要な場合は、圧迫が十分な深さに達するまで、この方法を2～3回繰り返します。

⑬持続的な圧迫からディープストローキングマッサージへの移行

患者の後頚部のあらゆる部位に持続的な圧迫を行うためには、今までに記載した身体の使い方を完全にマスターする必要があります。これは、深部に対する持続的な圧迫をすすめているわけではありません。患者の治療を行う頚部レベルに応じて、身体の動きを最大限に利用する方法を学ぶ必要があります。同じ場所での持続的な圧迫から、また別のポイントへ移動することでディープストローキングマッサージに移行することができ、この手技を行う間は身体の使い方を工夫しながら、最初の治療ポイントから次のポイントへ滑らかに重心移動することが必要です。

この動きは母指（あるいは他の指）の関節を動かすだけで行えるようなものではありません。骨盤を固定し、背骨を前方へ伸ばすことで体幹全体から力を発揮しなければなりません。関節によっては、頚部に沿った骨盤を動かさなければならないこともあります。しかし、最初の治療ポイントから離れれば離れるほど身体全体の力を使うことは難しくなるため、力を入れる時間を短くすることが重要です。頚部へ短く深い圧迫（3～5cmの間の長さ）を行うためには、最適な身体の動きを保つことが必要です。

深部組織の治療における一般的な方法

頚部を治療する方法は数多くあります。患者の要望に応じた局所マッサージを選択するか、あるいは全身の治療の一部として頚部全体に深いマッサージを選択することができま

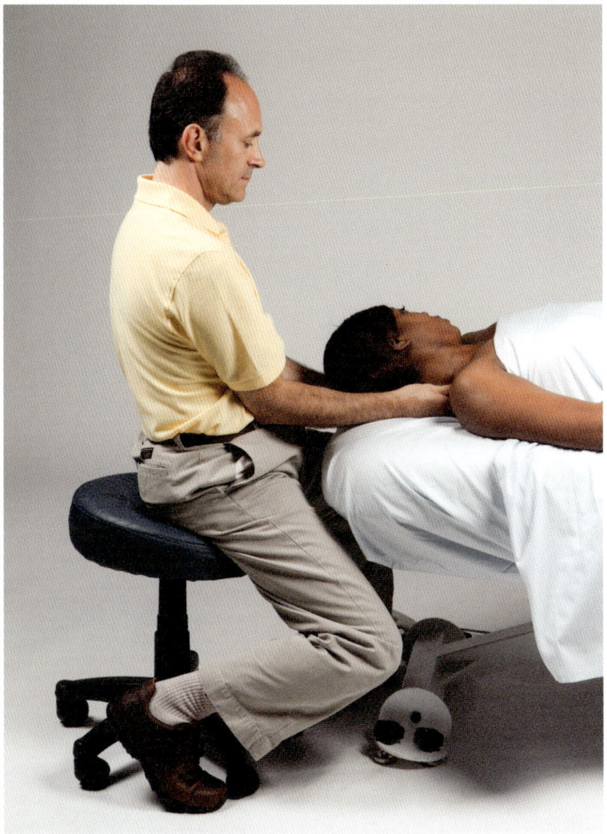

図4－18A　スタートポジション

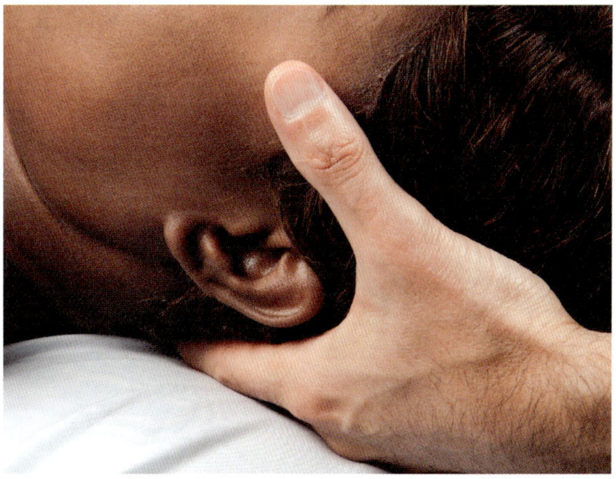

図4－18B　施術者の固定手の位置

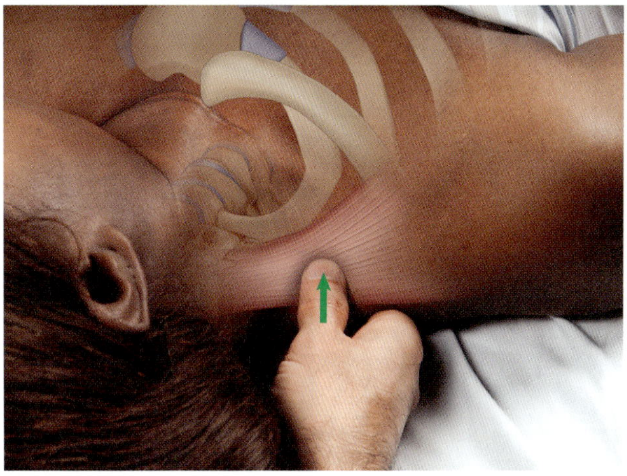

図4－18C　施術者の母指と前腕のラインの位置

す。どちらの場合でも、患者が深部の圧迫を受け入れやすくするための準備段階として、最初は軽く穏やかに行うことが必要であり、それを守れば必ず深部組織に無理なく滑らかに移行できます。深部治療を行う際には、患者の筋組織にゆっくりと指を沈めることを忘れないでください。

頚部への深部組織マッサージのための身体力学の動きを応用した、4つの決められた方法があります。頚部を治療する際に、最初に行う部位に決まりはありませんが、一般的には頚部の基部（肩の上部／体幹上部）で、大きな筋肉の筋組織の下の付着部付近から始めます。4つの決められた方法は、頚部の右側への治療、頚部の基部、さらには低い所から後頭下部へと順番に行います。左側も同様な手順で行います。

ROUTINES① 頚部の基部

⑴スタートポジション

・患者は仰臥位で、頭をベッドの上部右側に置きます。
・施術者は患者に対して少し右側の、ベッドの上部に座ります（図4－18A）。

⑵患者の頭部と頚部を回旋させ、固定する

・患者の頭部と頚部を左に回旋させ、左（固定側）の手に頭部を乗せます。施術者の固定手は患者の耳のまわりでカップ状にします（図4－18B）。

⑶治療手の触れ方

・右の手が治療手となります。右肘を曲げ、母指の指腹が頚部の基部に触れるまで、脊柱の溝の後方から上背部に指を滑り込ませます。
・施術者の母指と前腕のラインが、患者の頚部の曲線に対して垂直かどうか確認しましょう（図4－18C）。
・力を入れる方向と体幹が平行かを確認しましょう。臍部が前腕のラインと同じラインにあるとよいでしょう。

⑷患者の頚部と頭部の固定

・左の手（固定手）が、患者の頭部と頚部を固定しているか確認しましょう。

⑸圧迫する

・骨盤を前方に動かすことによって、頚部の基部に存在する層状の筋組織（棘突起周囲）を右手の母指でゆっくりと圧迫することができます。
・左の固定手を使って、患者の頚部を右母指の指腹に寄せる

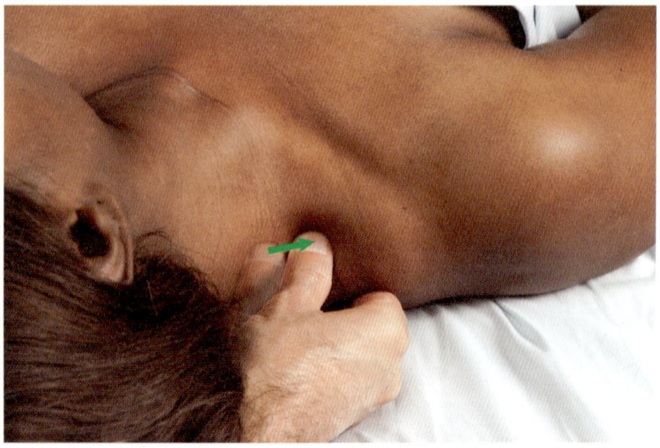

図4－19A　深部圧迫への移行

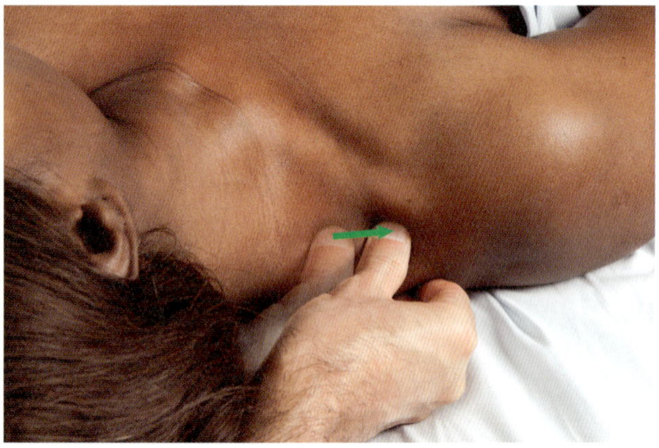

図4－19B　3～4回圧迫を繰り返す

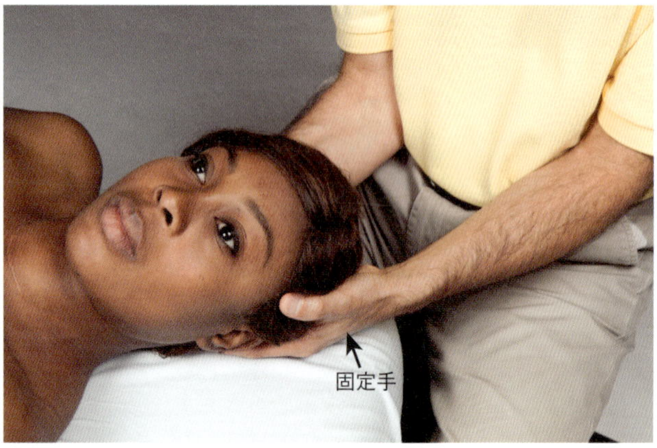

図4－20A　スタートポジション

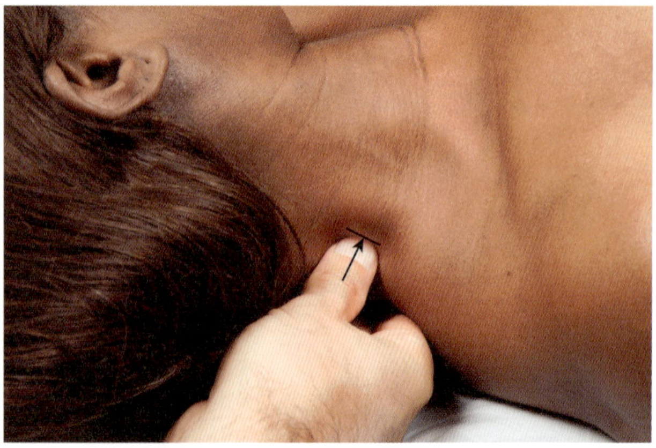

図4－20B　施術者の母指と前腕のラインの位置

ことで、圧迫を増加させることができます。
・前方に動かし続けることで、患者の筋組織に沿って中央から外側へ、約3～8cmの幅で指を動かし、深部圧迫に移行します（図4－19A）。

(6)さらにセットを繰り返す
・2～3回、同じ場所でこの方法を繰り返します。
・患者の肩の上部で少し外側へ動かし、同じ方法で、3～4回の深部圧迫を行います。
・患者の頚部基部で少し外側に動かしながら、施術者の指が上部僧帽筋の前方に到達するまで、3～4回の圧迫を繰り返します（図4－19B）。
・もう1度、背中から始め、圧迫の深さを増加させながらこの全体のプロトコールを繰り返します。

ROUTINES② 頚部の下部

(1)スタートポジション
・頚部下部に関する治療のスタートポジションは、原則的に頚部の基部治療と同じ位置から始めます。患者は仰臥位で、頭をベッドの上部右側に置きます。
・唯一の違いは、患者の頚部の下部を垂直に触れられるように、施術者はベッドの端、またはその周囲に座ります。この状態は固定手で患者の頭部を動かしやすくなり、手関節が過度に曲がったり、不快感を感じさせることがありません（図4－20A）。

(2)患者の頭部と頚部を回旋させ、固定する
・患者の頭部と頚部を左に回旋させ、左の手に頭部を乗せます。施術者の固定手は、患者の耳のまわりでカップ状にします。

(3)治療手の触れ方
・右手が治療手となります。右肘を曲げた状態で、母指の指腹が頚部下部の層状筋組織、患者の頚部の下に指を滑り込ませます。
・施術者の母指と前腕のラインが、患者の頚部の曲線に対して垂直かどうか確認しましょう（図4－20B）。
・力を入れる方向と体幹が平行かを確認しましょう。臍部が前腕のラインと同じラインにあるとよいでしょう。

(4)患者の頚部と頭部の固定
・左手（固定手）が十分に患者の頭部と頚部を固定できているかを確認しましょう。

(5)圧迫する
・骨盤を前方に動かすことによって、患者の頚部下部に存在

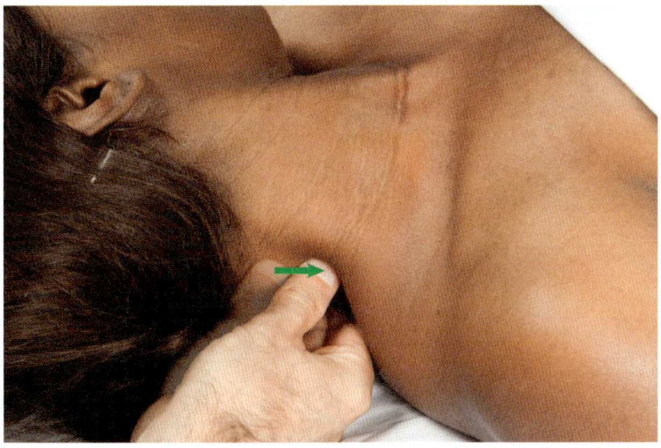

図4－21A　深部圧迫への移行

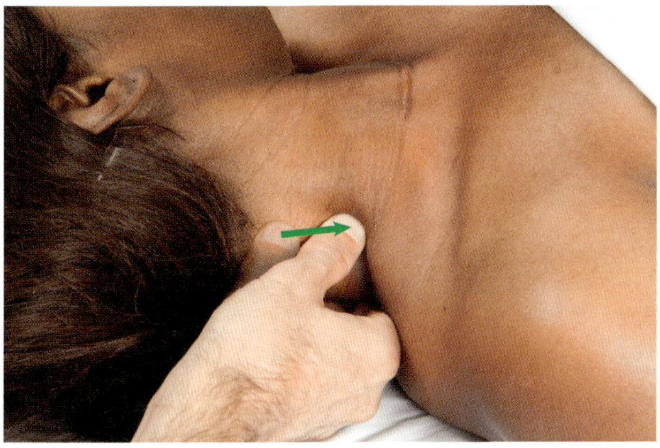

図4－21B　圧迫を繰り返す

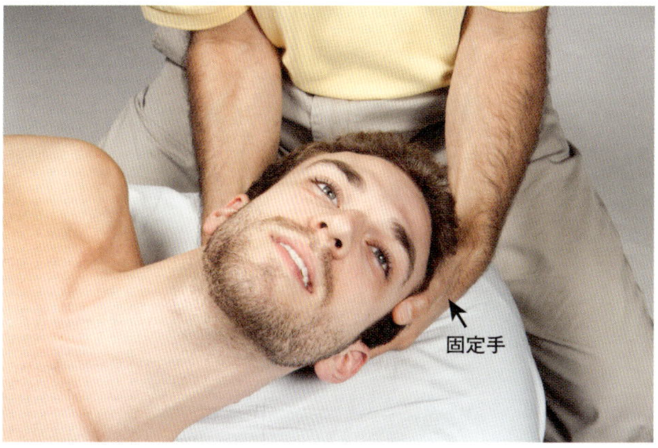

図4－22A　スタートポジション

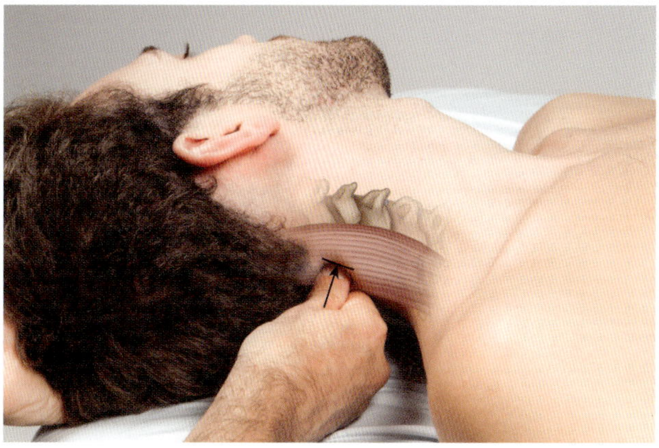

図4－22B　施術者の母指と前腕のラインの位置

する層状筋組織（棘突起周囲）を右手の母指でゆっくりと圧迫することができます。

・左の固定手を使って、患者の頸部を右母指指腹に寄せることで圧迫を増加させることができます。

・前方に動かし続けることで、患者の筋組織に沿って中央から外側へ、約3～8cmの幅で指を動かす深部圧迫に移行します（図4－21A）。

⑹さらにセットを繰り返す

・同じ方法で、横突起に到達するまで、頸部上方で少し前方に動かしながら、3～4回の圧迫を繰り返します（図4－21B）。

・横突起の位置までできたら、触れる圧を弱めましょう。

・圧迫をもう少し加えたい場合は、この方法をもう2～3回繰り返しましょう。

ROUTINES③ 頚部の上部

⑴スタートポジション

・頚部の上部治療のスタートポジションは、原則的に頚部の基部と下部の治療と同じ位置から始めます。患者は仰臥位で、頭をベッドの上部右側に置きます。

・しかし頚部上部の曲線を考えると、垂直に患者の頚部に触れるためには、施術者はベッドの端に座るべきでしょう。こうすることで、固定手が滑らかに動くようになることで、患者の頭部と頚部を支持・固定する際に、手関節にかかる負担を減らすことができます（図4－22A）。

⑵患者の頭部と頚部を回旋させ、固定する

・患者の頭部と頚部を左回旋させ、左手に患者の頭部を乗せます。施術者の固定手は、患者の耳のまわりでカップ状にします。

⑶治療手の触れ方

・右手が治療手となります。右肘を曲げ、母指の指腹が頚部上部の筋組織に触れるまで、患者の頭部と頚部の下に指を滑り込ませます。

・施術者の母指と前腕のラインが、患者の頚部の曲線に対して垂直かどうか確認しましょう（図4－22B）。

・力を入れる方向と体幹が平行かを確認しましょう。臍部が前腕のラインと同じラインにあるとよいでしょう。

⑷患者の頚部と頭部の固定

・左手（固定手）が十分に患者の頭部と頚部の上部を固定しているか確認しましょう。

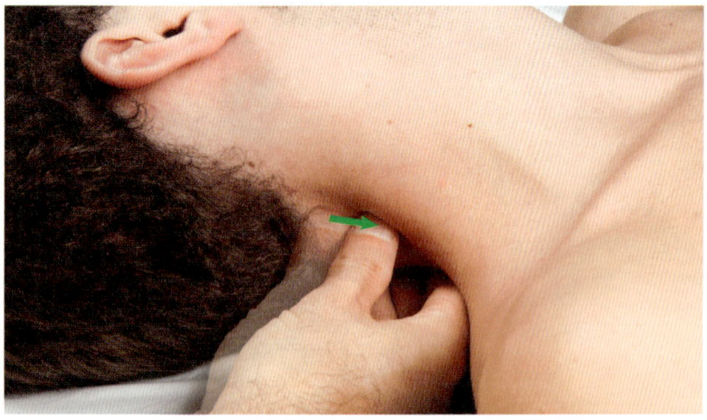

図4－23A　深部圧迫に移行

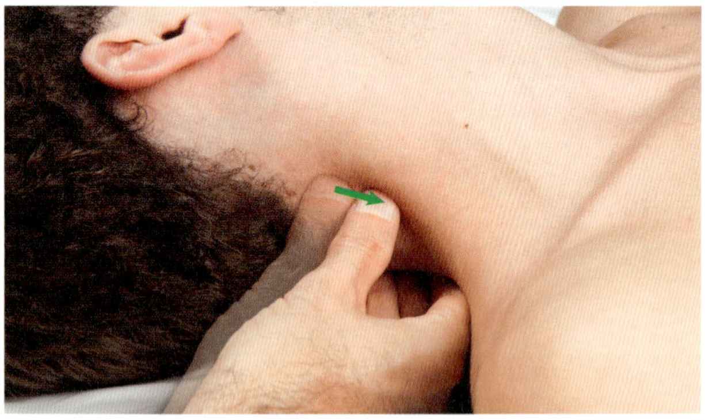

図4－23B　圧迫を繰り返す

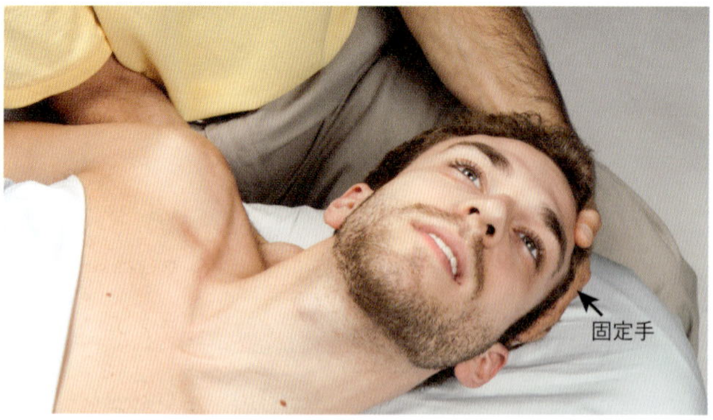

図4－24A　スタートポジション

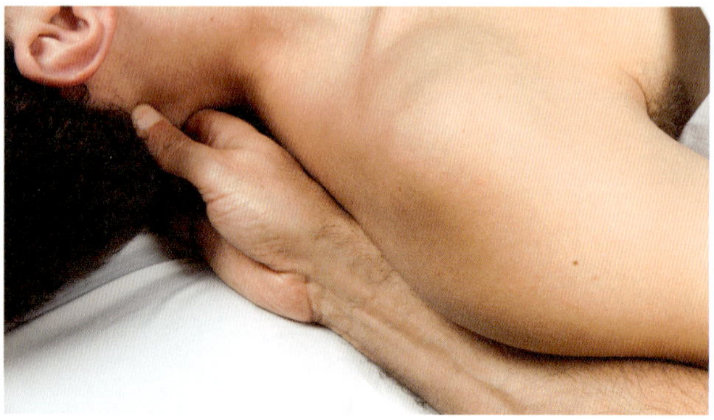

図4－24B　患者の肩の下に前腕を置く

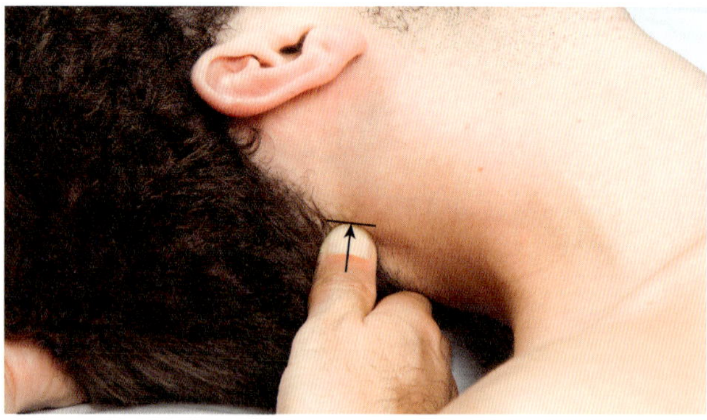

図4－24C　施術者の母指と前腕のラインの位置

(5)圧迫する

・骨盤を前方に動かすことによって、患者の頚部上部の筋組織（棘突起周囲）を右手の母指でゆっくりと圧迫します。

・左の固定手を使って、患者の頚部を右母指指腹に寄せることで圧迫を増加させることができます。

・前方に動かし続けることで、患者の筋組織に沿って中央から外側へ、約3～5cmの幅で指を動かし深部圧迫に移行します（図4－23A）。

(6)さらにセットを繰り返す

・同じ方法で、横突起に到達するまで、頚部上方で少し前方に動かしながら、3～4回の圧迫を繰り返します（図4－23B）。

・横突起の位置まできたら、触れる圧を弱めましょう。

・圧迫をさらに加えたければ、この方法をもう2～3回繰り返しましょう。

ROUTINES④ 後頭下部

(1)スタートポジション

・頚部上部の治療におけるスタートポジションは、最初の3つの方法と同じ位置から始めます。患者は仰臥位で、頭をベッドの上部右側に置きます。

・患者の頚部上部で後頭骨の下、ちょうど正中の横を触るために、施術者はベッドの端に座ります（図4－24A）。

・頚部の後頭下に垂直に触れるために、患者の肩の下に前腕を置く必要があります（図4－24B）。

(2)患者の頭部と頚部を回旋させ、固定する

・患者の頭部と頚部を左回旋させ、左手に頭部を乗せます。施術者の固定手は、患者の耳のまわりでカップ状にします。

(3)治療手の触れ方

・右手が治療手となります。右肘を曲げ、母指の指腹が後頭部下の筋組織に触れるまで、指を滑り込ませます。施術者の母指と前腕のラインが、患者の頚部の曲線に対して垂直かどうか確認しましょう（図4－24C）。

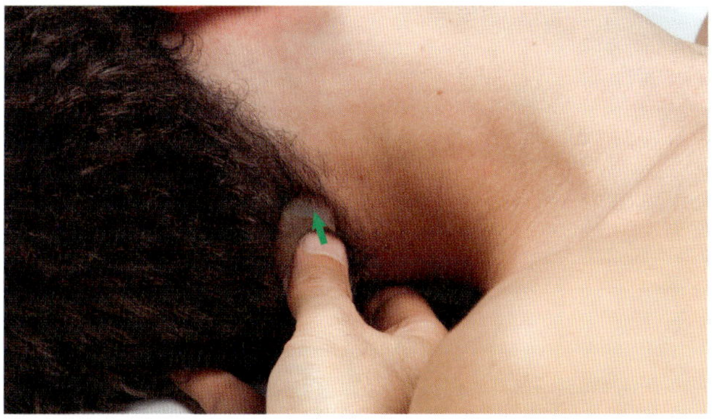

図４－25A　中央から外側へ向けて圧迫

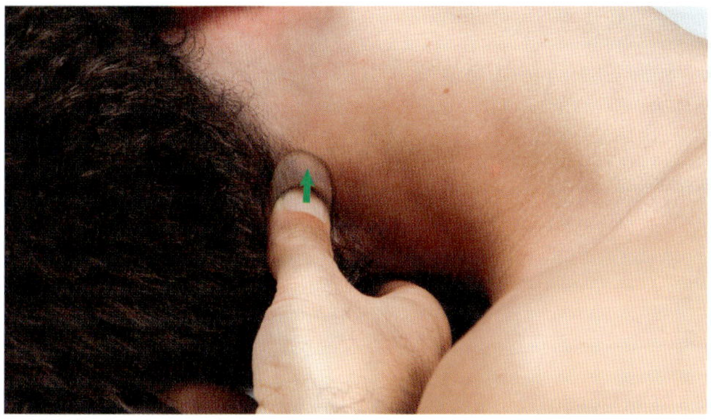

図４－25B　後頭骨縁の中央から外側へ圧迫していく

・力を入れる方向と体幹が平行かを確認しましょう。臍部が前腕のラインと同じラインにあるとよいでしょう。

⑷患者の頭部の固定

・左手（固定手）が十分に患者の頭部を固定しているかを確認しましょう。

⑸圧迫する

・骨盤を前方に固定することによって、患者の後頭下の筋組織、後頭部直下と環椎周囲の筋組織をゆっくりと圧迫します。
・後頭骨際の直下で平行に中央から外側へ向けて圧迫を行います（図４－25A）。
・固定手で患者の頚部を右母指の指腹に近づけることで、圧迫を増加させます。
・前方に動かしながら、この動きを患者の筋組織に沿って中央から外側へと深い圧迫に変えていきます。

⑹さらにセットを繰り返す

・この圧迫を２～３回繰り返しましょう。

実用的な方法

ストレッチを深部組織治療に加える

本章では、頚部の深部組織に対する治療を紹介していますが、深部圧迫をするために患者の頚部を外側に曲げることは、治療している筋組織を縮めたり伸ばしたりすることにつながっています。ここにストレッチを加えることも重要な治療です。そのため、患者の頚部を反対側に曲げています。

筋肉を伸ばす利点は、表層の筋組織の治療を強めることができるところにあります。筋肉を縮める利点は、表層の筋組織を緩め、深部の筋組織に触れやすくすることができるところにあります。

・後頭骨縁の中央から外側へと、後頭下領域全体に行いましょう（図４－25B）。複数回の短い圧迫（3～5cm）か、数回の長い圧迫のどちらかで行いましょう。
・毎回圧迫の圧を増加させながら、もう２回繰り返しましょう。

⚠ 頚部の後頭下領域を治療する際は、後頭下神経、大後頭神経、椎骨動脈がこの領域にあるので、圧迫には注意が必要です。この領域の解剖の詳細は、第１章を参照してください。固定手を使って患者の頭部を母指指腹に押し当てる際には、患者の頚部を過度に伸ばさないようにすることも重要です。

要約

本章では、できるだけ少ない力で患者の頚部の深部組織治療を行うために必要な身体の動きを紹介してきました。深部治療を行う際、適切な身体の動きは患者に効果的な治療を与えるだけでなく、施術者の身体への負担を軽減することにもつながります。

深部治療では体幹を圧迫の方向と同じラインにすることが必要です。肘を上前腸骨棘付近で曲げ、手関節と母指の関節を平行にした状態で、骨盤で前方に動かすことで、前腕を通じて患者の頚部に力を伝えることができます。患者の頚部と頭部が施術者の手で十分に固定されていれば、深部治療にはほとんど力は必要ありません。実際に、施術者は疲れる治療ではなく、要領よく治療できます。

症例検討

患者：Christian Froehlich、40歳（新患）

□病歴と評価所見

頚部の痛みを訴えて来院。数週間、頚部にだるい痛みがあり、改善傾向は認めらない。頚部の可動域の制限はないが、緊張は感じている。軽度の外傷は聴取できたが、頚部の痛みの原因ははっきりとしない。彼は不快感を頚部の右側中央に認め、時に頭部の右側に後頭部からこめかみに広がる痛みを出すこともあると訴えた。

何年間も一過性の頚部痛があり、この痛みの変化は会社での仕事量と関係している。彼はパソコンの業務で、１日の大半は電話をしている。２～３年前、痛みが強いときに整形外科でＭＲＩを撮り、左側Ｃ５－６間に軽度の椎間板ヘルニアがあると診断された。症状の再発は、１年に２～３回起こる。整形外科医に、抗炎症薬と筋弛緩薬を処方されたが、薬を飲んでも仕事に集中することが難しいため、頚部の筋肉の緊張と痛みを改善し、薬がなくても生活できるようになることを望んでいる。

評価では、頚部の可動域制限はない。バルサルバテストと咳反射テストは陰性、椎間孔圧迫テストは陽性だった。痛みは１つの場所に限局せずに頭部に関連痛を感じており、さらに左示指へのチクチクする痛みを感じている（評価手順の概要は第３章参照）。触察では、左右対称に頚部全体の筋緊張はあるが、左側よりも右側の緊張がやや強い。頚部右側の中央にトリガーポイントが存在しており、トリガーポイントは僧帽筋よりも深い筋組織に感じられた。このトリガーポイントを圧迫すると、普段感じている頚部の痛みの再現だけでなく、頭部への特有の関連痛も生じた。

□演習問題

質問の答えと患者への治療戦略を答えよ。

４－１　Christianの治療プランでは、深部組織のマッサージを行うべきか。その理由とともに考察せよ。

４－２　深部組織マッサージが有用であるならば、安全に行うことができるか。その可否と理由について考察せよ。

４－３　深部組織マッサージを行うのであれば、どの手順のストレッチを行うべきか。その手順とその治療法を選択した理由を述べよ。

４－４　本症例の患者への治療戦略を答えよ。

※解答・解説は254頁に記載しています。

章末問題

選択問題

1．患者を仰臥位にして、層状筋組織を治療する際の患者の頚部の位置は以下のどれか。

A. 同側回旋
B. 同じ側の外側に屈曲
C. 対側回旋
D. 反対側の外側に屈曲

2．患者を仰臥位にして、後頚部への深部組織治療を行う際に、体幹から圧迫の力を伝えるための協調運動はどれか。

A. 骨盤の前傾
B. 脊椎の回旋
C. 脊椎の屈曲
D. 骨盤の後傾

3．仰臥位で後頚部を治療する際には、施術者がベッドに対して座る位置を下記から選べ。

A. 患者の頚部基部を治療する際は、施術者はベッドの端に座る。
B. 患者の後頭下部を治療する際は、施術者はベッドの上部に座る。
C. 患者の後頭下部を治療する際は、施術者はベッドの端に座る。
D. 施術者はいつもベッドの端に向かって座る。

4．筋筋膜トリガーポイントを治療する際に、最も効果的なテクニックとして推奨されるテクニックはどれか。

A. 虚血性圧迫
B. 動かない軽い接触
C. 深部圧迫マッサージ（ディープストローキングマッサージ）
D. 持続的圧迫

5．患者の頚部に深部組織治療をする際に、固定手の役割はどれか。

A. 患者の耳をカップ状に覆う。
B. 患者の頚部を治療側に押すことによって圧迫の力を増やすために使う。
C. 患者の頭部を治療側の圧迫方向に動かす。
D. 同側回旋で患者の頭部を支持するために使う。

○×問題

1．力を発生させるためには、力学的に小さく遠い筋肉と比較して大きく近い筋肉を使う方がよい。
2．体幹は圧迫の力方向と垂直に向けるべきである。
3．患者の頚部を治療する際はベッドにむかって上部中央に座るべきである。
4．仰臥位で後頚部の右側に深部組織治療をする際は、右の手が治療手となる。
5．患者を治療する際、施術者の肘は使いやすいように曲げてよい。

記述問題

1．治療する頚部に対して力の方向はどの角度がよいか。
2．深部圧迫治療（ディープストローキングマッサージ）をする際に体幹を効率的に使うためには、肘をどこに置けばよいか。
3．体幹と力を入れる方向が一直線になるようにするためにはどうすればいいか。
4．施術者が患者にマッサージの具合について問いかける場合、「マッサージの圧はどうか？」というよりもよい問いかけは何か。

組み合わせ問題

1～6の用語と関連する言葉をつなげなさい。

1. 筋収縮	・施術者はベッドの上部に座る
2. 解剖学的位置の手関節	・上前腸骨棘の内側に固定
3. 肘を曲げる	・施術者はベッドの端に座る
4. 後頭下部の治療	・（関節の）つながり
5. 重力	・力の内部発生
6. 頚部の基部治療	・力の外部発生

※解答・解説は254頁に記載しています。

第5章

前頚部へのマッサージ

基本指針

本章では以下の内容を身につけることができます。

1. 前頚部のマッサージと触り方の重要性
2. 前頚部のマッサージの手順
3. 前頚部をマッサージする際の治療手と固定手の役割
4. 前頚部をマッサージする際の患者の呼吸方法
5. 前頚部を治療する際に患者の横になる位置
6. 前頚部を治療する際の注意点
7. 前頚部の特別な注意点と禁忌
8. 頚動脈洞反射
9. 前頚部の筋肉の指標となる胸鎖乳突筋
10. 本章で重要となる用語と、前頚部マッサージとの関連性
11. 本章の4つの筋肉／筋群のための前頚部へのマッサージ方法

重要語句

- 胸郭出口症候群
- 胸骨鎖骨症候群
- 頚動脈洞反射
- 頚部
- 後頚三角
- 鎖骨下動脈
- 斜角筋症候群
- 咳反射
- 総頚動脈
- むちうち（頚部捻挫）
- 腕神経叢

序論

施術者の多くが前頚部のマッサージの必要性を感じていないため、本書では独立した章としてまとめることにしました。

後頚部のマッサージに注目が集まる一方、これまで前頚部の治療は簡単にしか触れられていませんでした。これには3つの理由が考えられます。まず、前頚部は後頚部ほど重なる筋組織が少なく、他の部位に比べて単純であることです。次に、前頚部の筋肉は後頚部の筋肉よりも頚部の姿勢支持の役割が少なく、あまり多くの症状を出さないことです。最後に、前頚部は過敏で損傷しやすい構造であるため、施術者にしてみれば、この領域に危険を冒してまで治療する必要はないと考えることが挙げられます。そのため、前頚部を治療したとしても、治療としては不十分か、刺激が弱いものとなってしまいます。前頚部は後頚部ほど、深部まで治療をする必要はありませんが、組織を適切に治療するための圧迫や治療方法はとても重要です。

前頚部がきちんと治療されていないのは残念なことです。なぜなら、前頚部は突然後ろに引っ張られるような事故でみられるむちうちやその他の外傷によって損傷されやすいからです。また、最近注目されている体幹ストレッチでは、前腹壁のエクササイズの際に頚部が固定された姿勢となるため、前頚部の緊張が増加傾向にあります。そのため、本書に記載されている病態では、前頚部の筋組織治療を行うべきです。

なお、第4章から第12章において、写真および図の中にある緑色の矢印は動き、赤色の矢印は拮抗、黒色の矢印は固定を示しています。

Box 5 - 1

前頚部のマッサージ方法

本章で紹介する前頚部でマッサージする筋肉は以下の通りです。

1．胸鎖乳突筋
2．斜角筋群
3．頚長筋と頭長筋
4．舌骨筋群

施術者への助言

患者とのコミュニケーション

前頚部の領域はとても敏感な部位です。そのため、治療する際は、患者とのコミュニケーションに細心の注意を払うことが重要です。身体面では、前頚部には治療する際に注意を必要とする弱い部位が存在します。また感情面では、この領域は、過去に首を絞められるなどの精神的虐待を受けた人に見られるように、患者の特別な脆弱性が関与する部位です。前頚部の治療を始める前に、これから行うことを説明し、不快に感じるのであれば治療を続ける必要がないことを施術者は患者に説明しましょう。その後、ゆっくりと注意深く治療をはじめ、数分ごとに患者が心地よいかどうか確認しましょう。

テクニックの概要

前頚部の治療では、治療する筋肉を簡単に見つけることができるため、その周囲に敏感な構造があることを事前にわかっていれば、それ程難しくないでしょう。安全で効果的な治療を行うために必要なことは、施術者がこの領域の解剖に精通することです。そのため、前頚部を治療する前に、第1章に載っている前頚部領域の解剖を復習することをおすすめします。

前頚部の筋肉は次の4つの筋、筋群に分類することができます。

1．胸鎖乳突筋
2．斜角筋群
3．頚長筋と頭長筋
4．舌骨筋群

本章で前頚部のマッサージの説明は、以下の（1）スタートポジション、（2）目的の筋組織の触知、（3）テクニックの実行の3つのステップになっています。下記は右胸鎖乳突筋のマッサージの概要です（図5－1）。

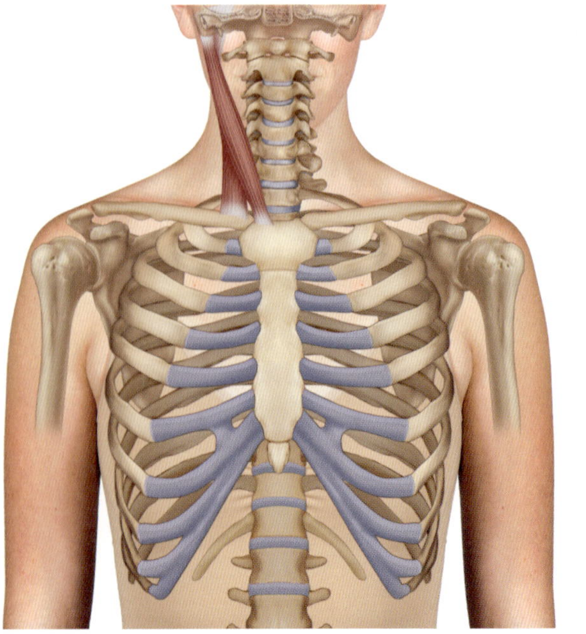

図5－1　右胸鎖乳突筋の前面

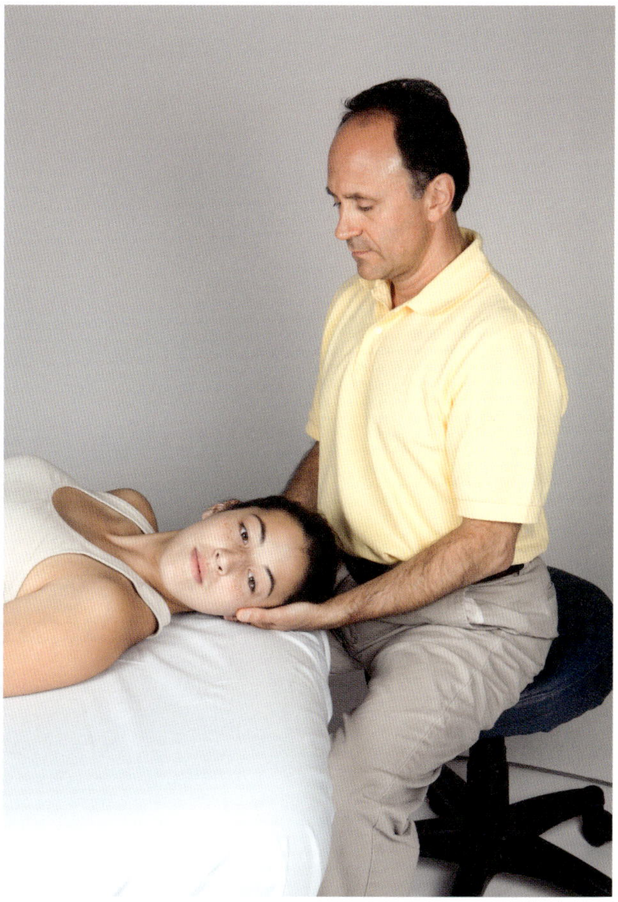

図5－2　スタートポジション

Box 5 - 2

頸椎捻挫（むちうち）

頸椎捻挫は、頭部が一方向に移動した後、反対方向へ投げられることによって起こる損傷です。頸椎捻挫で強く伸ばされた筋肉は、2つの意味で損傷されます。伸張が過度になれば、関節の対側の筋肉が過剰伸展されて断裂する可能性があります（肉離れなど）。しかしながら、たとえ伸張が可動域範囲内であったとしても、伸張が急で強いものならば筋紡錘反射を引き起こし、筋組織は痙攣を起こすかもしれません（筋紡錘反射：第2章参照）。

伸張後に生じた頸部の捻挫は、前頸部を筋緊張させ、痙攣させる可能性が高いでしょう。

⑴スタートポジション

・患者を仰臥位にします。

・患者の頭をベッドの右上方にし、施術者はベッドの右上方に座ります。

・施術者の左手が固定手で、患者の頭部と頸部を固定・支持します（**図5－2**）。

⑵目的の筋組織の触知

・右胸鎖乳突筋を探すために、患者の頸部を左側に回旋し、その後、頭部と頸部を持ち上げて屈曲するように患者に指示します。

・胸鎖乳突筋が収縮し浮き出てきます。胸骨頭は鎖骨頭よりも浮き出てきます。鎖骨頭は、頸部下部の胸骨頭外側で触知できます（**図5－3**）。

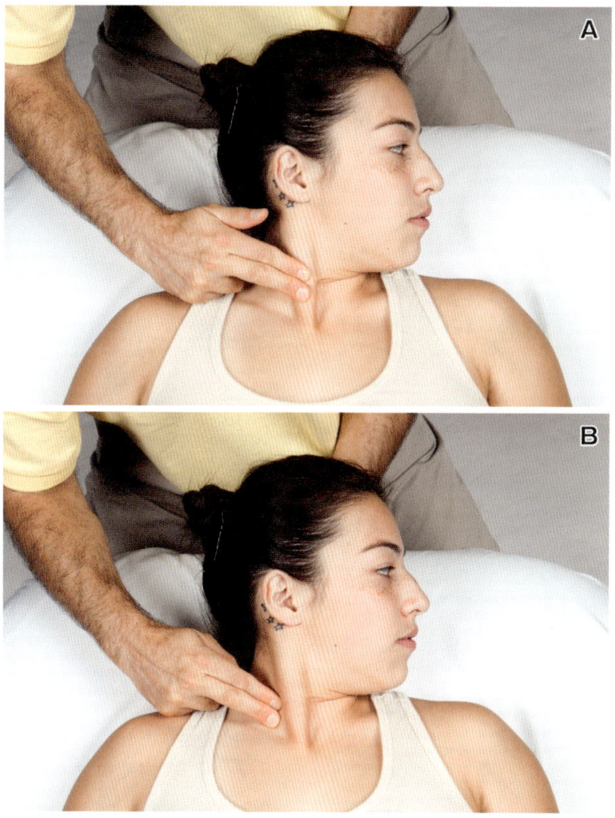

図5－3　目的の筋組織の触知
A：胸鎖乳突筋の胸骨頭　B：胸鎖乳突筋の鎖骨頭

⑶テクニックの実践

・右胸鎖乳突筋の位置が確認できたら、患者の頭部と頸部をリラックスさせます。

・施術者の右手が治療手で、胸鎖乳突筋を治療します。指腹を右胸鎖乳突筋に置きます。

・右胸鎖乳突筋をマッサージします。治療する筋組織によって、圧迫の方法が変わります。

・胸鎖乳突筋の典型的な治療方法は、胸鎖乳突筋を指の間に挟んで頸部から持ち上げて、マッサージすることです。

・様々な圧迫（ディープストローキングマッサージ、ディープトランスバースフリクション、持続圧迫）を胸鎖乳突筋に行う際には、胸鎖乳突筋の深部に位置する総頸動脈と横突起があるため、注意して治療しなければなりません（**図5－4B**）。

・胸鎖乳突筋の鎖骨／胸骨付着部から側頭部／後頭部付着部に治療しましょう。

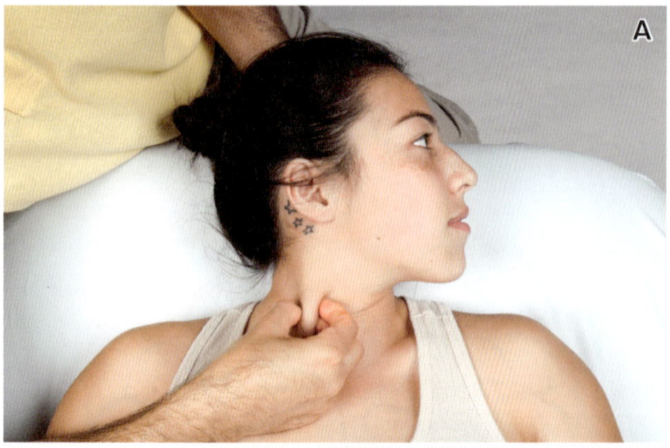

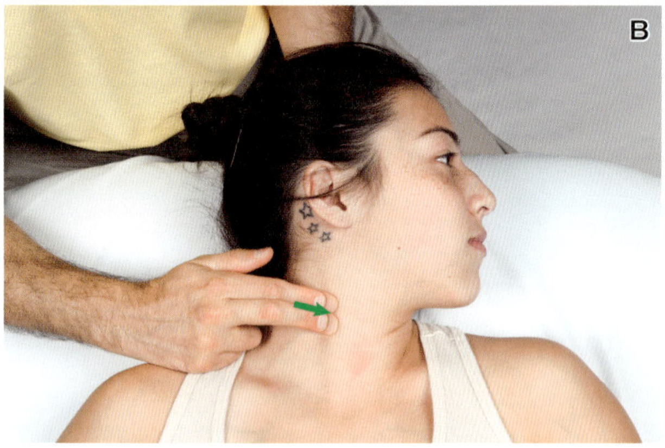

図5－4　テクニックの実践
A：胸鎖乳突筋を挟む（ピンサーグリップ）。
B：胸鎖乳突筋を横切る圧迫（ストローキング）。

筋組織に適した圧迫の力で治療すべきです。胸鎖乳突筋を治療する場合、下層にある尖った横突起や頚動脈洞反射によって血圧低下を引き起こす伸張受容器がある総頚動脈が近くにあるため、注意しなければなりません。胸鎖乳突筋を安全に圧迫しても、頚動脈洞反射（詳細は第1章参照）が起きて血圧低下を招くかもしれません。両方の胸鎖乳突筋を同時に治療する場合は、この反射は2倍の強さになる場合があることを意識しておきましょう。そのため、胸鎖乳突筋を頚部から持ち上げ、触れた指の間で圧迫するピンサーグリップを行いましょう（**図5－4**）。

実際のテクニック

前頚部を治療する際は、下記のガイドラインを覚えておくことが重要です。それぞれの要点は、この領域をマッサージするための注意点が含まれています。このガイドラインを理解し、実行することが、前頚部を安全で効果的に治療する助けとなるでしょう。

①頭部を支持する

患者を仰臥位にする際は、頭部をベッドの上に載せることで、しっかり固定します。しかしながら、施術者の左手（固定手）で患者の頭部を固定することが必要なこともあるでしょう。患者の頭部をしっかり固定することで、頚部の筋肉がリラックスしていることを患者に感じさせることができますが、できるだけ施術者の手と広く接触することで、施術者の手の圧迫は均等に分散されます。そのため、指先で患者を圧迫しないようにしましょう。さらに、患者にとって不快なため、患者の耳を覆わないように、また患者の顎関節を圧迫しないようにしましょう（**図5－5**）。

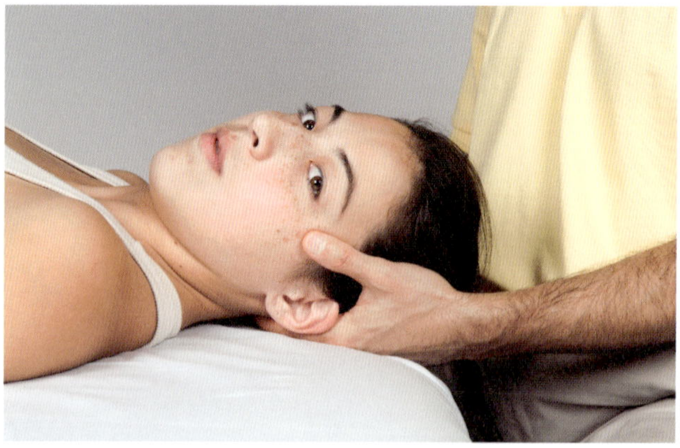

図5－5　固定手の接触
施術者は、患者の頭部を支持・固定するために、固定手で心地よくしっかりと触れる。圧迫は手掌と指の手掌側を使って広く行う。

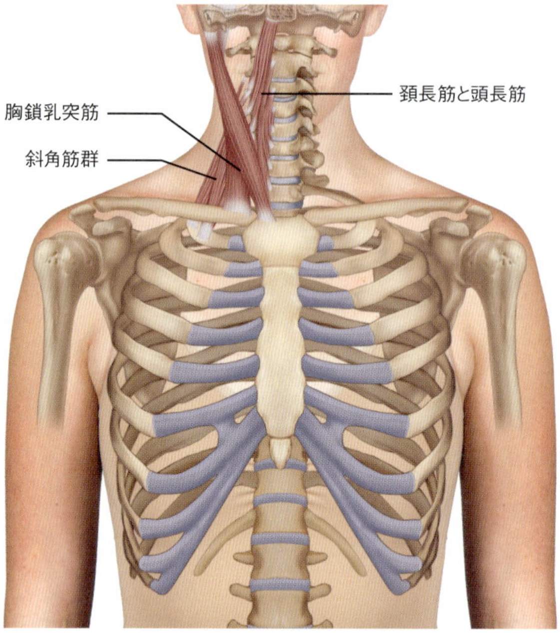

図5－6　ランドマークとしての胸鎖乳突筋（前面）
胸鎖乳突筋は、斜角筋群、頚長筋、頭長筋を探すためのランドマークとして使用する。斜角筋群は胸鎖乳突筋の外側、頚長筋や頭長筋は、胸鎖乳突筋の内側となる。

②ランドマークとしての胸鎖乳突筋

過敏な部位の周囲であるため、マッサージする筋肉の正確な位置を理解することが大切です。そのため、特別な触診技術が必要となります。本章はそれぞれの筋肉に対する特別な接触手順を説明していますが、斜角筋群、頚長筋、頭長筋を

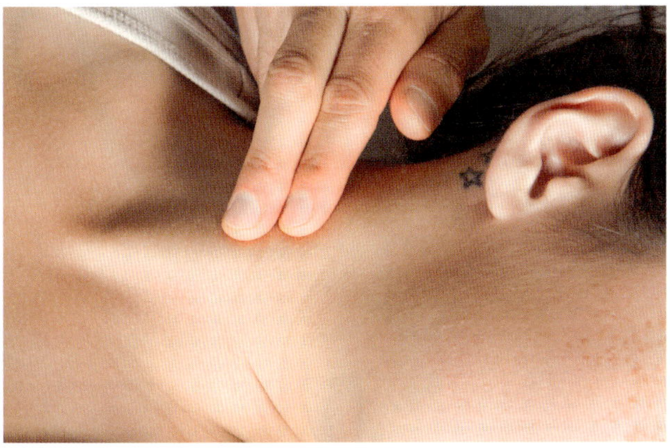

図５－７　治療手の接触
治療手の示指と中指の指腹を使って、繊細で効果的な接触を行う。

施術者への助言

適切な身体力学

前頚部の筋組織に深く圧迫することはまれであるため、力学的な視点はそれ程重要ではありません。しかしながら、適切な身体の動きは治療効果を最大にし、身体への肉体的なストレスや傷害リスクを軽減するでしょう。力を入れる方向のライン上に施術者の体幹がくるように臍部からまっすぐなラインを引いて、前腕から伝わった力の方向とラインが平行であることを１度確認しましょう。体幹の使い方や適切な身体力学については、第４章を参照ください。

実用的な方法

側臥位と座位での治療

本章では、前頚部の筋肉を治療しやすい仰臥位の方法を紹介しています。しかし、患者は側臥位で治療することもあります。側臥位で治療する際は、仰臥位同様、ベッドに頭部と頚部を固定・支持します。他には座位での治療があり、斜角筋群・頚長筋・頭長筋を治療する際には、座位が最もよいでしょう。座位では、頭部や頚部の固定・支持は施術者が行います。そのため、施術者の固定手（右図参照）で、頭部と頚部を固定・支持することが特に重要となります。

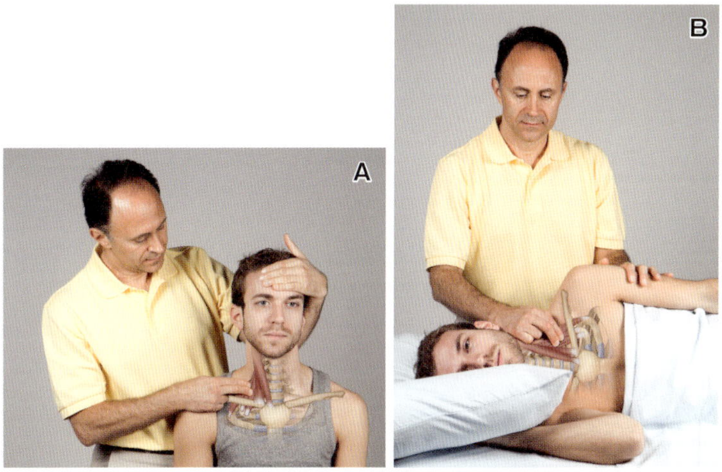

前頚部のマッサージを行うための患者の肢位　Ａ：座位　Ｂ：側臥位

探し治療するためには、まず胸鎖乳突筋を探すことが重要です（図５－６）。

③指腹の使用

前頚部は最も敏感であるため、指腹は最も治療に適した部位です。一般的に、示指と中指の指腹を使用します（図５－７）。

④ストロークの方向と回数

前頚部の筋肉治療の際の力を入れる方向（ストローク）には、正しい方向というものはありませんが、縦あるいは横方向に行うことが多いでしょう。縦方向は筋筋膜トリガーポイントを治療する際に行われ、横方向は筋膜付着部の治療に用いられる傾向にあります。そのため、何を目的かを考えて治療することが推奨されます。しかしながら、どの方向がよいかは患者の要望に合わせることがよいでしょう。

特に胸鎖乳突筋を治療する際には、筋肉を圧迫するような方向は避け、その代わりに胸鎖乳突筋を指の間に挟んで持ち上げ、つまみながら治療することをおすすめします。これは、前頚部の中央で胸鎖乳突筋の深部を走る総頚動脈を圧迫しないためです。圧迫の回数としては、目的とする筋肉に3～10回行います。方向についても同様で、患者の要望に応じて決めるのが最もよいでしょう。

⑤呼吸方法

前頚部を治療する際に行わなければならない呼吸法があるわけではありません。しかしながら、この領域は敏感な場所であるため、施術者が組織に指を沈め治療する際に、患者に息を吸い込んで吐くように指示することが望ましいです。この手順は、患者をリラックスさせる最もよい方法で、前頚部の筋肉により深く指を沈めることができます。

前頚部のマッサージ方法

下記の方法は、前頚部の筋組織に対する軟部組織マッサージを説明しています。

まずは胸鎖乳突筋から始めます。胸鎖乳突筋をランドマークとし、最初に斜角筋群、それから頸長筋、頭長筋を探し、最後に舌骨筋群を治療します。それぞれ右側のマッサージを示しています。左側をマッサージするためには、ベッドの上部の左側に座り、治療手と固定手は逆になります。個々の筋肉の図、正確な付着部、働きについては、第1章を参照してください。

ROUTINES① 胸鎖乳突筋

前頚部のすべての筋肉の中で、胸鎖乳突筋が最も治療されます。胸鎖乳突筋は、鎖骨と胸骨からはじまり、側頭骨の乳様突起と後頭骨の浅層に付着します。右胸鎖乳突筋のマッサージは、本章の冒頭（図5－1から図5－4参照）に説明しています。左胸鎖乳突筋を治療する際は、ベッドは左側にし、固定手と治療手が逆になります。

施術者への助言

胸郭出口症候群

胸郭出口症候群は、頚部や体幹上部の神経や血管を圧迫した状態です。緊張した斜角筋群は、胸郭出口症候群の2つのタイプ（斜角筋症候群と肋鎖症候群）に関係しています。斜角筋症候群は、前斜角筋と中斜角筋が間を通る神経や血管を圧迫することで起こります。肋鎖症候群は、前斜角筋、中斜角筋、後斜角筋が緊張することで第1肋骨を引き上げ、鎖骨と第1肋骨の間を通る神経や血管を圧迫して起こります。胸郭出口症候群は上肢に感覚異常（痛みやうづき）を引き起こすことがあるので、上肢に感覚異常がある患者では、注意深く触診する必要があります。胸郭出口症候群の詳細は第2章を参照してください。

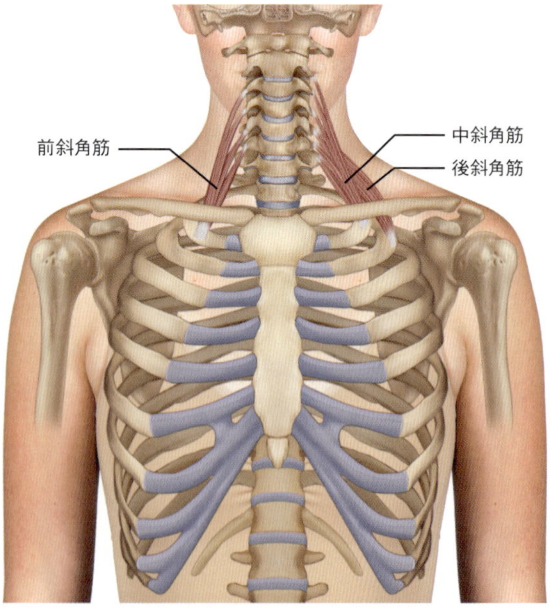

図5－8　斜角筋群の前面
前斜角筋は右側に、中斜角筋、後斜角筋は左側に示している。

ROUTINES② 斜角筋群

斜角筋群は、前斜角筋、中斜角筋、後斜角筋の3つからなり、後頚三角と呼ばれる領域に位置します。後頚三角は、前側／中央側は胸鎖乳突筋、後側／外側は上部僧帽筋、下方は鎖骨に囲まれます（図1－12参照）。斜角筋群は、頚椎横突起の前結節あるいは後結節から始まり、第1、第2肋骨に付着しています（**図5－8**）。

(1)スタートポジション

・患者を仰臥位にします。
・施術者は、治療側のベッドの上部に座ります。
・左手は、患者の頭部を固定・支持する固定手となります。

(2)目的の筋組織を探す

・斜角筋群は胸鎖乳突筋を指標に探します。
・テクニックの概要で説明したように（図5－1から図5－4参照）、最初に胸鎖乳突筋を探して、胸鎖乳突筋の鎖骨頭の外側縁を確認します（**図5－9A**）。鎖骨頭は胸骨頭よりも見えづらいので、触って確認することを忘れないで

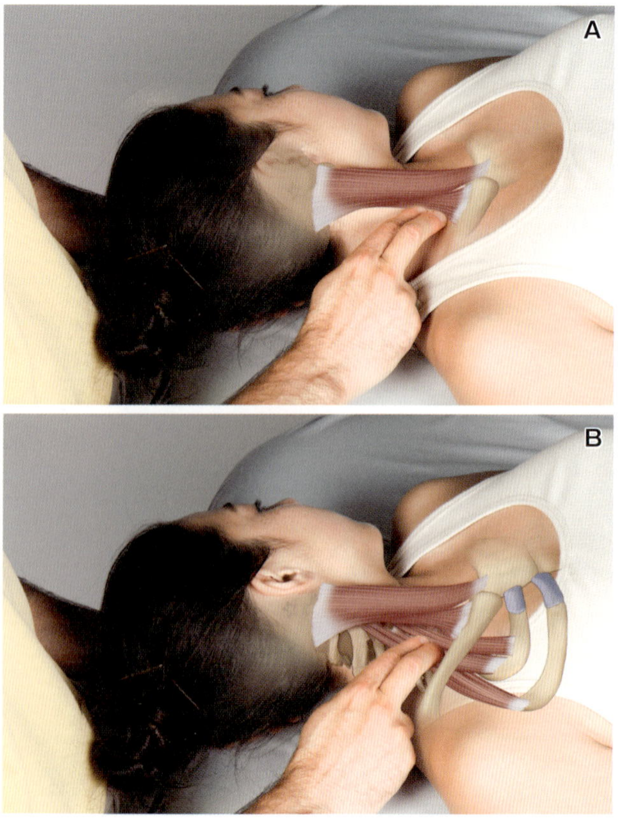

図5－9A・B　胸鎖乳突筋の鎖骨頭の外側縁の確認と、斜角筋群の位置
胸鎖乳突筋の鎖骨頭（外側）から真下に降りると、斜角筋群を見つけることができる。

ください。
・胸鎖乳突筋の鎖骨頭（外側）から真下に降りると、斜角筋群があります（図5－9B）。

⑶テクニックの実践

・患者に不快感を与える可能性がある指先は避け、指腹を使うことが重要です。
・適度な圧で胸鎖乳突筋の外側から、上内側・下外側へ斜角筋線維に沿って治療を行います（図5－10A）。
・後頸三角に存在するすべての斜角筋群が刺激されるように、このストロークを繰り返します。
・この作業が終わった後は、次に横切るようにストロークします（図5－10B）。
・胸鎖乳突筋深部：中斜角筋と後斜角筋はもちろんのこと、前斜角筋の付着部は横突起だけでなく胸鎖乳突筋の深部にある場合があります。胸鎖乳突筋深部の斜角筋線維に触れ

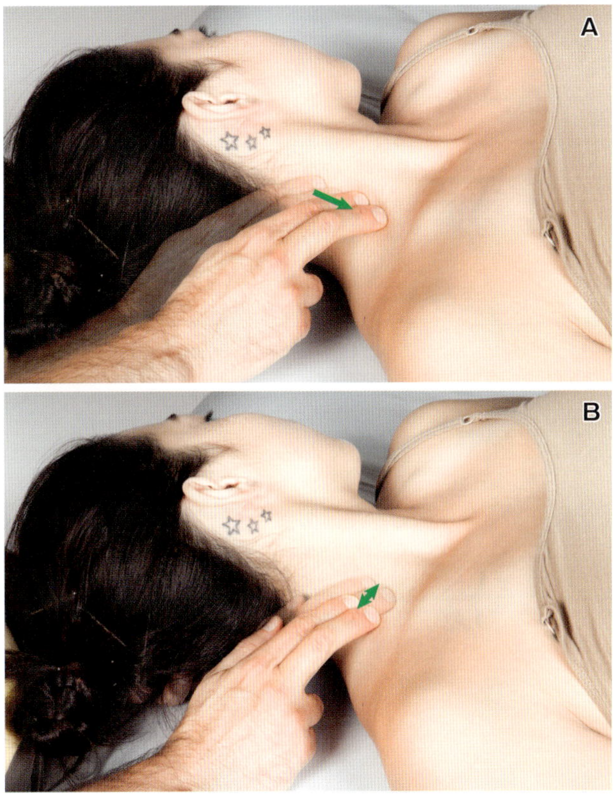

図5－10A・B　テクニックの実践
A：胸鎖乳突筋の外側から上内側・下外側へ、斜角筋線維に沿って治療する。
B：筋線維を横切るようにストロークする。

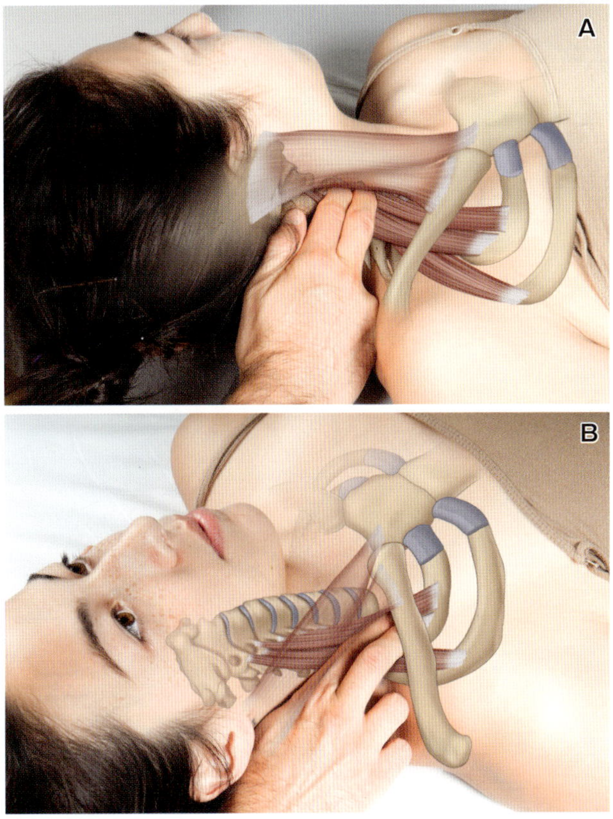

図5－11A・B　深部へのアプローチ
A：胸鎖乳突筋深部の斜角筋線維に触れるために、胸鎖乳突筋は患者の頭部と頸部を側屈させると、弛緩できる。
B：第１肋骨と第２肋骨へ向かう斜角筋線維は鎖骨の深部を通り、多くを触れることは難しい。鎖骨深部を治療するときは、患者の頸部を他動的に曲げて支えるか、患者の頸部を同じ側の外側に他動的に曲げることによって触れやすくなる。

施術者への助言

各組織の構造

下図は各組織を示しています。腕神経叢と鎖骨下動脈は前斜角筋と中斜角筋の間に位置し、後頸三角を通り、そして鎖骨と第１肋骨の間を通過します。血管や神経を直接圧迫したり、損傷させないないように注意しましょう。これらは小さい靴ひもほどの大きさで、下外側を走行しているため触れることも可能です。動脈に触れれば、指の下に拍動を感じるでしょう。また、神経に触れれば、患者は痛みや痺れが同じ側の上肢に走ったと訴えることでしょう。施術者は、神経や血管に触れているとわかれば、指をわずかに動かしてそこから離れるようにします。

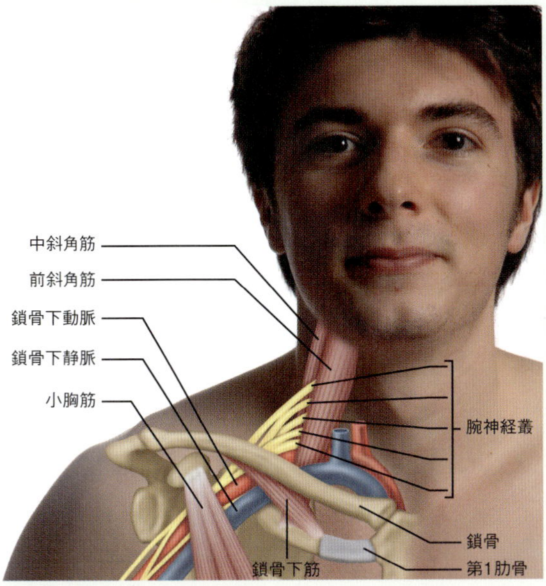

前頸部の腕神経叢と鎖骨下動脈

るために、胸鎖乳突筋は患者の頭部と頚部を外側に屈曲させると、弛緩します（**図5－11A**）。もし必要なら、胸鎖乳突筋をより緩めるために、頭部と頚部をわずかに屈曲させ反対側に回旋してもよいでしょう。

・鎖骨深部：第１肋骨と第２肋骨へ向かう斜角筋線維は鎖骨の深部を通っているため、多くを触れることは難しいでしょう。指腹を筋組織に対して後方に向けることで鎖骨の後方に届きます。できるだけ深部の線維を治療しましょう。患者の頚部を他動的に曲げて支えるか、患者の頚部を同じ側の外側に他動的に曲げることによって、この線維に触れやすくなります（**図5－11B**）。

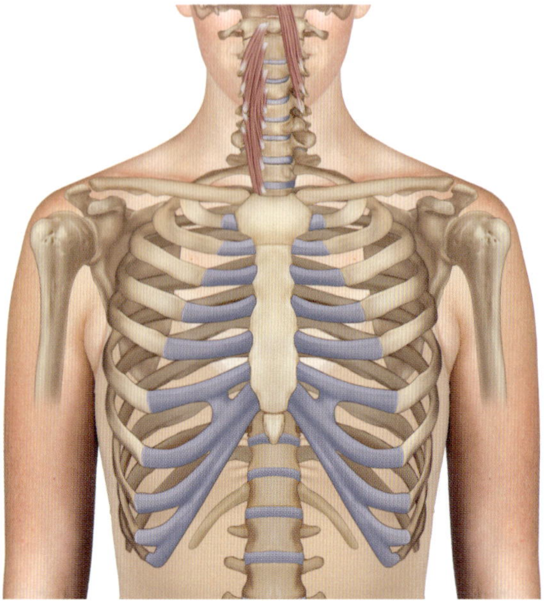

図5－12　頚長筋と頭長筋の前面
頚長筋は右側に示す。頭長筋は左側に示す。

ROUTINE③ 頚長筋と頭長筋

頚長筋と頭長筋は触れたり、治療することはほとんどありません。しかし、これらの筋肉は頚椎の後方支持組織として機能的に重要であり、頚部に後ろ向きの力がかかるようなむちうち事故で緊張することも多いでしょう。頚長筋はT3-C2と環椎（C1）の前弓からその椎体と横突起の前結節に付着し、頭長筋はC3-C5の横突起前結節と後頭骨に付着しています（**図5－12**）。

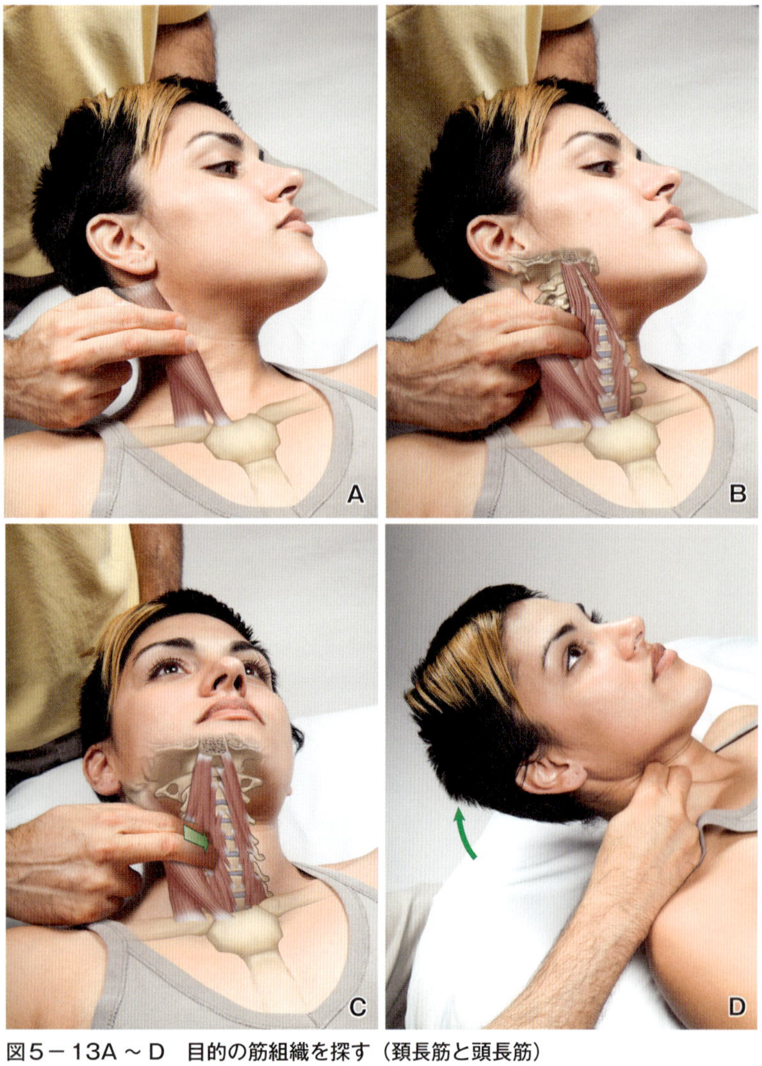

図5－13A～D　目的の筋組織を探す（頚長筋と頭長筋）
A：胸鎖乳突筋の胸骨頭中央の縁を確認。
B：Aからすぐ下（内側に）に下りると、頚長筋と頭長筋に触れられる。
C：患者に息を吸うように指示し、患者が息を吐くにつれて、後内側方向へ対して前頚部に圧を加え、ゆっくりと脊椎の方に沈めていく。
D：頚長筋と頭長筋に触れているかを確認するため、患者に重力に抗して頚部を曲げるよう指示する。

⑴スタートポジション

・患者を仰臥位にします。
・施術者は、治療側のベッドの上部に座ります。
・施術者の左手は患者の頭部を固定・支持する固定手となります。

⑵目的の筋組織を探す

・頚長筋と頭長筋を探す際は、指標として胸鎖乳突筋を探します（図５－１から図５－４参照）。
・胸鎖乳突筋の胸骨頭中央の縁を確認した後（**図5－13A**）、そこからすぐ下（内側に）に下りると、頚長筋と頭長筋に触れます（**図5－13B**）。
・頚長筋と頭長筋に直接触れるために、患者に息を吸うように指示しましょう。患者が息を吐くにつれて、後内側方向へ対して前頚部に圧を加え、ゆっくりと脊椎の方に沈めていきましょう（**図5－13C**）。
・頚長筋と頭長筋が横突起と頚椎の前面に位置していますが、特に深部というわけではありません。しかし、この領域は過敏な部位のため、治療することはまれであり、患者自身も敏感で弱いと感じているため、圧迫はゆっくりと段階的に行うべきでしょう。

・頚長筋と頭長筋は直接頚椎に付着しているため、頚椎前面深部での触知は難しくはありません。

・頚長筋と頭長筋に触れているか確認するために、患者に重力に抗して頚部を曲げてもらいましょう（**図5－13D**）。この動きで頚長筋と頭長筋を働き、収縮を感じ取れるでしょう。

⑶テクニックの実践

・頚長筋と頭長筋の構造を確認できれば、柔らかく圧迫を加減しながら、筋組織に沿って垂直縦方向の圧迫治療をしましょう（**図5－14**）。筋組織全体を弾くように治療してもよいでしょう。

・頚長筋と頭長筋は頚椎全体に付着しているため、1つの頚椎の高さを治療した後は、同じ方法で上下方向の筋組織にも治療を続けましょう。

・胸椎の上部と後頭部や上位頚椎の最上部で、組織に触れることは不可能です。

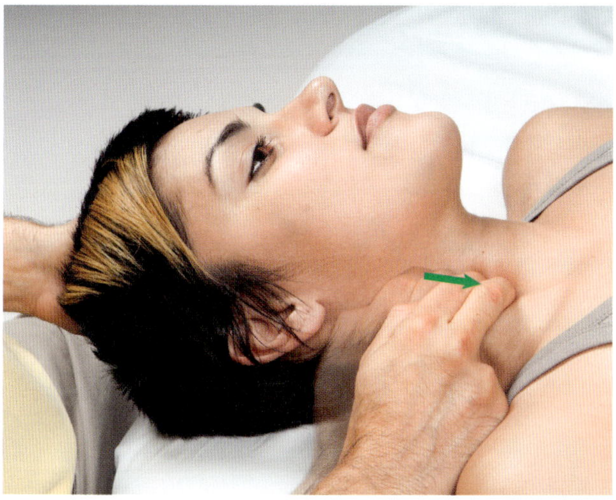

図5－14　筋組織に沿った垂直縦方向への圧迫治療

頚長筋と頭長筋の近くには、多くの繊細で過敏な部位があります。１つは総頚動脈で、この筋肉の外側に位置します。頚長筋と頭長筋に触れたり、治療するために患者の頚部の筋肉に指を沈める際、総頚動脈の拍動を感じたら、触れる指の位置や方向をわずかに調整するか指の方向から動脈を少し動かしましょう。

気管も頚長筋と頭長筋の中央周囲に存在します。施術者の中には頚椎の頚長筋に触れるために、ランドマークとして最初に反対側の気管を触れる人もいます。一方で、気管への圧迫をさけて、頚長筋と頭長筋を直接治療する人もいます。いずれにしても、気管に触れたり、圧迫することで、無意識に咳反射を引き起こすことがあることを意識しなければなりません。

最後に、頚長筋と頭長筋が付着している横突起は尖っているため、筋組織が横突起に圧迫されることで痛みを感じることもあります。中程度の深い圧迫は頚長筋と頭長筋に対して垂直面に行ないますが、横突起周囲では圧迫の深さは調整すべきでしょう。

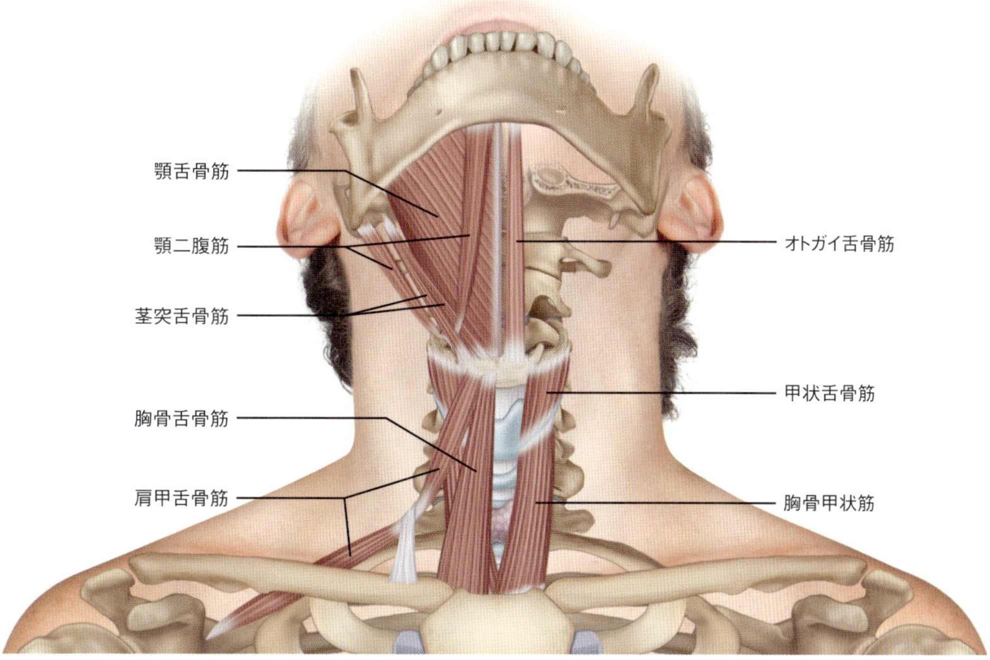

図5－15　頭部を伸展時の舌骨筋群の前面
全部で8つの舌骨筋が存在する。顎舌骨筋の深部にあるオトガイ舌骨筋を除いては、右側に描かれている。左側は、胸骨甲状筋、甲状舌骨筋、オトガイ舌骨筋を示している。

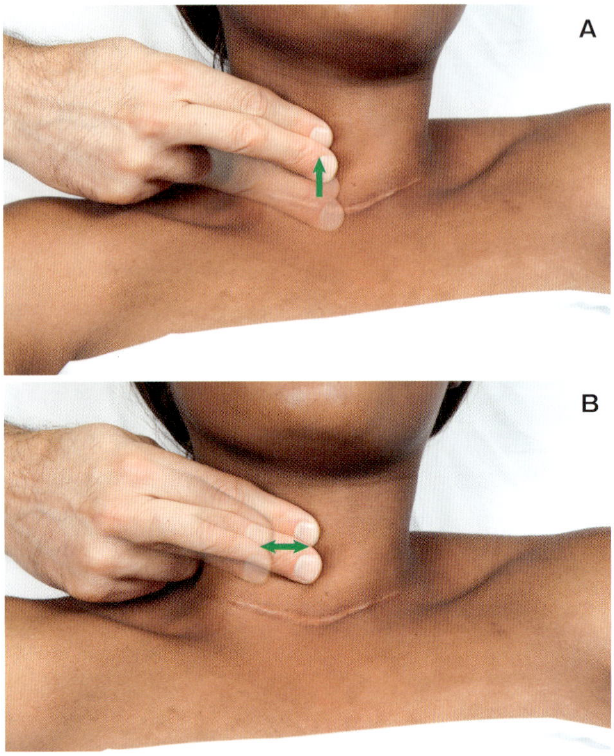

図5－16A、B　舌骨下筋への治療

ROUTINES④ 舌骨筋群

前頚部に小さく薄い8つの舌骨筋があります。4つの舌骨下筋は舌骨の下に存在し、4つの舌骨上筋は舌骨の上に存在します（図5－15）。この筋肉群は、舌の動き、嚥下、下顎の下制、頚部の屈曲、固定する役割があります。この筋群は、通常障害されにくいですが、使い過ぎによって緊張や痛みを伴うこともあります。特に歌手や金管楽器・木管楽器の演奏者に傷害が起こることが多いです。

舌骨下筋は表層に存在する小さな筋肉で、多くの過敏な部位が周りに存在するため、治療で深く圧迫するのは避けましょう。少し深めの圧迫は舌骨上筋に使用しますが、もし表層で小さい筋肉であれば、通常深い圧迫は必要ありません。垂直な圧迫も有効ですが、横へのマッサージが最も効果的です。

⑴スタートポジション

・患者を仰臥位にします。
・施術者は治療側のベッドの上部に座ります。

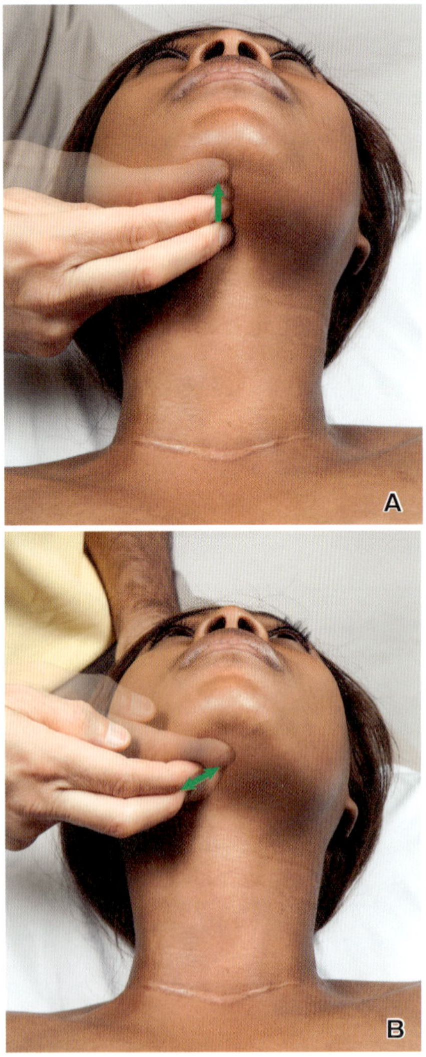

図5－17A、B　舌骨上筋への治療

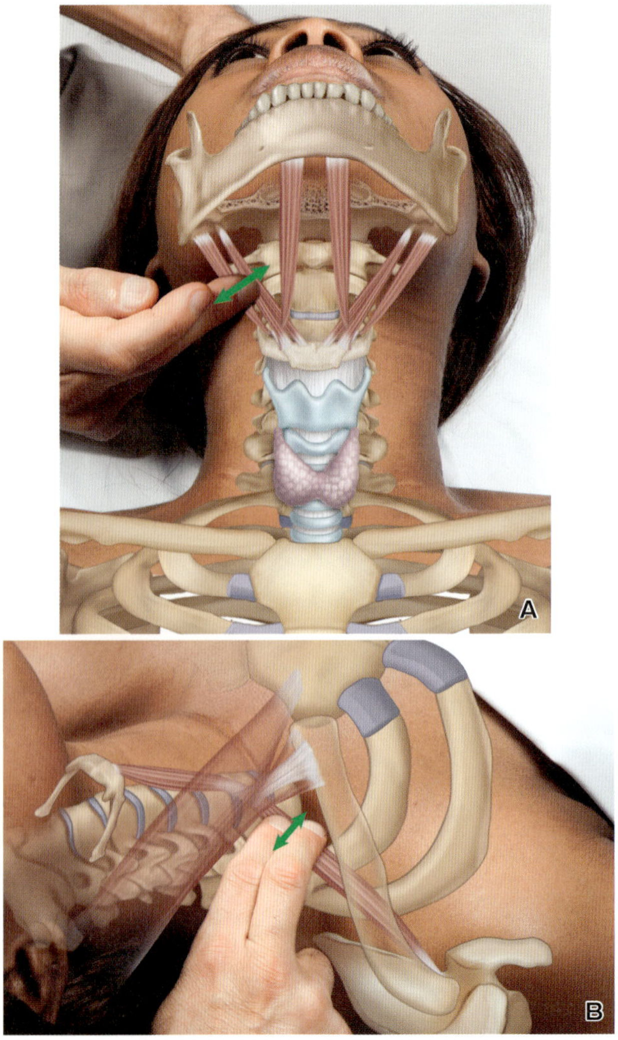

図5－18A　茎突舌骨筋、顎二腹筋の後腹への治療
　　　B　肩甲舌骨筋の下腹への治療

・左手が患者の頭部を固定・支持する固定手となります。

(2)目的の筋組織を探す

・すべての舌骨筋群は、下顎の下制に抵抗すると筋肉が収縮するため、触りやすくなります。

・舌骨下筋は舌骨と胸骨の間で触れることができます。また、舌骨上筋は舌骨と下顎の間で触れることができます。

・茎突舌骨筋と顎二腹筋の後腹は、舌骨と側頭骨の乳様突起の間に触れられます。肩甲舌骨筋の下腹は、斜角筋群の表層を横切り、後頚三角で触れることができます。

(3)テクニックの実践

・舌骨下筋から治療し、胸骨から舌骨に対して弱い力で垂直に力を数回加えます（図5－16A）。

・舌骨下筋に対して横方向に優しく短い力を加えます。これは胸骨から始め、舌骨まで行います（図5－16B）。

・この手技を3回繰り返します。

・同じ方法で舌骨上筋を治療します。舌骨から下顎まで垂直方向に治療します（図5－17A）。

・舌骨上筋全体に横方向のマッサージを行います。舌骨から下顎に向かって治療します（図5－17B）。

・必要であれば、深い圧迫を舌骨上筋に行ってもよいでしょう。

・茎突舌骨筋、顎二腹筋の後腹（舌骨と側頭骨の乳様突起間の外側に位置する：図5－18A）、肩甲舌骨筋の下腹（後頚三角に位置する：図5－18B）の治療に関しても、他の舌骨筋群と同様な方法で治療しましょう。

・使用する圧迫の深さや必要とされるストロークの数は治療する筋肉により異なります。

多くの繊細で過敏な構造物が深部や周囲に存在するため、舌骨筋群、特に舌骨下筋を治療する際には注意をしましょう。甲状軟骨、輪状軟骨、気管、甲状腺、総頚動脈と頚静脈、舌骨、側頭骨の乳様突起などがあります（第1章頚部の解剖参照）。さらに、腕神経叢と鎖骨下動脈は、肩甲舌骨筋の下腹の深部や周囲に存在します。この周囲の構造を考えると、優しい圧迫で、患者が心地よいかを確認しながら行うことが重要です。

要約

前頚部の筋組織の損傷と使い過ぎは、患者の痛みや不快感の原因となるため、治療すべきでしょう。それゆえ、前頚部へのマッサージは患者にとって有益でしょう。頚部の診察は、前頚部の筋組織評価が行われない限り、完全とは言えません。前頚部のマッサージは、後頚部のマッサージよりも注意が必要ですが、施術者がこの領域の解剖を理解していれば、安全で有効な治療を行うことができるでしょう。極端な深部への圧迫は不適切であるため、注意深く安全にしっかりとした圧迫を心がけましょう。前頚部の治療経験を持たない施術者にとって、本章の情報は、治療の選択肢を増やすこととなるでしょう。

症例検討

患者：Mike Freid、28歳

□病歴と評価所見

頚部の前面右側に慢性的な重だるい痛みがあり、喉の痛みのように感じていると訴えて来院した。この状況は3カ月以上続いていて、整形外科と耳鼻科だけでなく、内科も受診した。頚椎のX線とMRI、血液検査、咽頭培養検査は陰性だった。検査に異常はなく、不安は解消されたが、症状は続いている。様々な治療を受けたが、症状の改善が認められず最終的にこの治療院にやってきた。

痛みは徐々に始まり、時間をかけて痛みの強さや頻度は増してきた。最初は、痛みは強くなく、ときどき感じる程度だった。しかし、現在は常に強い痛みを感じている。何かを飲み込むときに鋭い痛みを感じる。随伴症状はない。頚部に関する既往歴はなく、10代のときに交通事故を経験しているが特に問題はなかった。現在の症状に思い当たる原因は特にないが、唯一あるとすれば、数年間運動不足であったので、ジムで運動し始めたくらいだった。ジムでは、アブドミナル・クランチ（腹筋運動の一種）を含め体幹中心のトレーニングを行っている。

施術者の評価では、可動域は正常で痛みもない。椎間板やその他の画像所見にも異常はなく、胸郭出口症候群に対するテスト、椎骨動脈検定試験も陰性だった（評価手順の概要、第3章参照）。右後頚部の筋組織がやや緊張しているが、この部分を圧迫することで痛みや症状の再現は認められない。前頚部の胸鎖乳突筋、斜角筋群、舌骨筋群にも異常はなく、右頚長筋には緊張と圧痛が認められる。さらに、この筋肉を圧迫するとこれまで感じていた痛みが再現する。

□演習問題

質問の答えと患者への治療戦略を答えよ。

5－1　治療プランとして前頚部のマッサージを行うべきか。その理由とともに考察せよ。

5－2　前頚部マッサージが有用であるならば、安全に行うことができるか。その可否と理由について考察せよ。

5－3　前頚部マッサージを行うのであれば、どの手順のストレッチを行うべきか。その手順とその治療法を選択した理由を述べよ。

5－4　本症例の患者への治療戦略を答えよ。

※解答・解説は254頁に記載しています。

章末問題

選択問題

1．つまんで挟むマッサージは、通常、次に示す筋肉のうちどの筋肉に行うか。

A. 斜角筋群
B. 舌骨下筋群
C. 胸鎖乳突筋
D. 頚長筋と頭長筋

2．頚部前面の筋肉に指を沈める際に好ましい患者への呼吸指導を選べ。

A. 息を吐く
B. 息を吸う
C. 息を止める
D. 上記のどれでもない（好ましい呼吸指導はない）

3．後頚三角にある筋肉を選べ。

A. 中斜角筋
B. 胸鎖乳突筋
C. 頚長筋と頭長筋
D. 胸骨舌骨筋

4．頚長筋と頭長筋の治療に最もよい位置はどこか。

A. 胸鎖乳突筋胸骨頭の中央外側に倒す
B. 胸鎖乳突筋鎖骨頭の中央外側に倒す
C. 胸鎖乳突筋胸骨頭の中央内側に倒す
D. 胸鎖乳突筋鎖骨頭の中央内側に倒す

5．舌骨筋群を触る際に最も使われる関節の動きは何か。

A. 舌骨の下制
B. 下顎の下制
C. 舌骨の拳上
D. 頚部の伸展

○×問題

1．前斜角筋の一部は胸鎖乳突筋の深部にある。
2．示指と中指の指先は斜角筋群をマッサージする際に適切な治療手段となる。
3．腕神経叢は中斜角筋と後斜角筋の間を通る。
4．頚長筋と頭長筋のすべての筋組織は、触ることができる。
5．総頚動脈は胸鎖乳突筋の深部にある。

記述問題

1．胸鎖乳突筋の鎖骨頭のすぐ外側にある筋群は何か。
2．前頚部の筋組織を傷害する、最も多いむちうち症のタイプは何か。
3．胸鎖乳突筋の胸骨頭のすぐ内側にある筋肉は何か。
4．頚椎の後方支持組織として機能的に重要な筋肉は何か。

組み合わせ問題

1～6の用語と関連する言葉をつなげなさい。

1. 腕神経叢の圧迫	・頚動脈洞反射
2. 総頚動脈の圧迫	・胸鎖乳突筋
3. 後頚三角の後縁	・咳反射
4. 気管の圧迫	・僧帽筋
5. 後頚三角の前縁	・胸郭出口症候群
6. 横突起への接触	・斜角筋群

※解答・解説は254頁に記載しています。

第6章

多面的（MultiPlane）ストレッチ

基本指針

本章では以下の内容を身につけることができます。

1．多面的ストレッチと呼ぶ理由
2．多面的ストレッチが効果的な理由
3．静的ストレッチと動的ストレッチの比較と対比
4．多面的ストレッチを記憶するより理解する方法
5．患者の頸部をストレッチする際の体幹の使い方
6．ステップごとの多面的ストレッチに関するメカニズム
7．急なストレッチや過度なストレッチを行ってはいけない理由
8．治療手と固定手の役割
9．多面的ストレッチを行う際の患者の呼吸方法
10．ターゲットとなる筋肉のストレッチをより効果的に行うために、反対の筋肉を緩める理由
11．重要となる用語の定義と多面的ストレッチとの関係性
12．本章で紹介した筋肉に対する多面的ストレッチテクニックの実践

重要語句

・多くの基本面で行うストレッチ
・回旋による事前調整
・機能的グループ
・緊張のライン
・筋紡錘反射
・固定手
・伸張反射
・ストレッチ
・ストレッチ手
・静的ストレッチ
・ターゲットとなる筋肉
・ターゲットとなる組織
・多面的ストレッチ
・治療手
・伝統的なストレッチ
・動的ストレッチ
・補助しないストレッチ
・補助的なストレッチ

序論

関節が一方向に動くためには、関節の反対側にある軟部組織が伸張しなければなりません。軟部組織が硬く伸張しなければ、適切な関節可動域が制限され、関節の可動性を失うこととなります。この軟部組織は、筋肉、靱帯、関節包、他の組織を覆う膜や、皮膚などのことを指します。硬い組織を伸ばすストレッチこそが、この硬い軟部組織を効果的な治療方法です。

Box 6 - 1

多面的ストレッチを行う筋肉

この章で紹介する筋肉は以下の通りです。

1. 上部僧帽筋
2. 頭板状筋と頚板状筋
3. 肩甲挙筋
4. 後頭下筋群
5. 胸鎖乳突筋
6. 斜角筋群
7. 頚長筋と頭長筋

Box 6 - 2

伝統的な静的（スタティック）ストレッチVS動的（ダイナミック）ストレッチ

補助の有無にかかわらず、伝統的なストレッチは、目的の組織が伸びる位置まで伸張させ、身体の一部を動かすストレッチのことをいいます。目的とする位置に筋肉を動かし、身体を一定の時間静止させます。10～30秒維持し、３回繰り返すことが推奨されています。ストレッチした位置で静止するため、このストレッチは静的ストレッチと呼ばれています。

最近、静的ストレッチより動的ストレッチを推奨する人が多くなっています。動的ストレッチとは、患者が自分の筋肉を使って身体をストレッチできる位置まで動かします。持続的に静止する代わりに、患者は身体の一部をすぐにスタートポジションに戻すか、あるいは多くても１～３秒間静止状態を持続させます。数秒だけストレッチを繰り返すことによって、通常８～10回繰り返し行います。

動的ストレッチの利点は、目的とした組織を効果的にストレッチできるだけでなく、組織の温度を高め、局所の血液循環を増加させ、関節運動を滑らかにし、神経伝達の改善、さらには身体をストレッチポジションまで筋肉を伸ばすなど、様々な効果があります。動的ストレッチは、多くの本で最初に選択するストレッチ方法として推奨されてきています。そして、利点が多いため、あらゆるストレッチを行う前に実施するストレッチ方法として推奨する人もいます。しかし、軟部組織の緊張度を変化させるには、持続的なストレッチ、いわゆる静的ストレッチが必要だと主張する人もいます。

頚部のストレッチは、１つの基本面あるいは多様な基本面（面の概要は第１章参照）内を動くことによって行われます。例えば、患者の頚部を屈曲させる動きでは、ストレッチは１つの基本面（矢状面）で行われます。また、患者の頚部が屈曲と左右どちらかに側屈するような動きとなれば、ストレッチは２つの基本面（矢状面と前額面）を通る斜面で行われます。ストレッチが２つあるいは複数の基本面で起こる場合は、多面的ストレッチと呼ばれます。多面的ストレッチには、ターゲットとなる筋肉をより特異的にストレッチできるという利点があります。

なお、第４～12章において、写真および図中の緑色の矢印は動き、赤色の矢印は拮抗、黒色の矢印は固定を示しています。

機序

ストレッチの基本的なメカニズムはとても簡単です。身体のある部分が1つの方向に動かされた際には、関節の反対側にある筋肉（またその他の軟部組織）を伸ばす力が生まれます。例えば、頚部を前方に動かした際には、頚部後面の組織が伸ばされます。そのため、ストレッチの方向は、どの筋肉を伸ばしたいかによって決まることになります。このことがわかれば、筋肉を簡単にストレッチできるようになり、原則的には筋肉の動きと反対の動きを行えばよいことになります。例えば、頚部の屈筋の場合は、頚部を伸展すればストレッチできますし、頚部の右回旋筋の場合は、左に回旋すればストレッチできます。そのため、筋肉のストレッチ方法を覚える必要はありません。むしろ、ストレッチを行いたい筋肉の作用を知っていれば、簡単にストレッチを考えることができます。

機能的グループによるストレッチ

ほとんどの施術者は、矢状面での屈曲・伸展、前額面での左右への側屈、水平面での左右への回旋など、１つの基本面だけで患者の頚部を動かしています。これまで説明してきたように、筋肉をストレッチするためには、その筋肉の作用と拮抗する動きを知ることが重要です。

しかし、患者を基本面だけで動かすことは、目的となる筋肉だけをストレッチしているわけではありません。実際は、同じ作用を持つ筋肉の機能的グループをすべてストレッチしています。

筋肉の機能的グループとは、同じ関節の動きを持つすべての筋肉のことです。例えば、患者の頚部を矢状面で後屈させる場合、頚部の伸展に関する機能的グループ（伸筋群）がすべてストレッチされます。同じように、右に側屈すれば、左

Box 6 - 3

ストレッチに関する用語

患者は、軟部組織をストレッチする際、ストレッチを自分で行うか、施術者に行ってもらいます。自分で行うストレッチでは、患者が自分でストレッチする位置に動かします（図A）。一方、施術者に行ってもらうストレッチでは、施術者が患者の行うストレッチの補助をします（図B）。また、患者をストレッチに動かす側の手を治療手あるいはストレッチ手と呼び、もう一方の手は、患者の身体を固定するために使われ、固定手と呼びます。

ストレッチされる組織を、ここでは「ターゲットとなる組織」と呼ぶことにします。よって筋肉をストレッチする際には「ターゲットとなる筋肉」と呼びます。緊張した軟部組織をすべてストレッチすることが重要なため、本章では筋肉のストレッチ方法について紹介していきます。

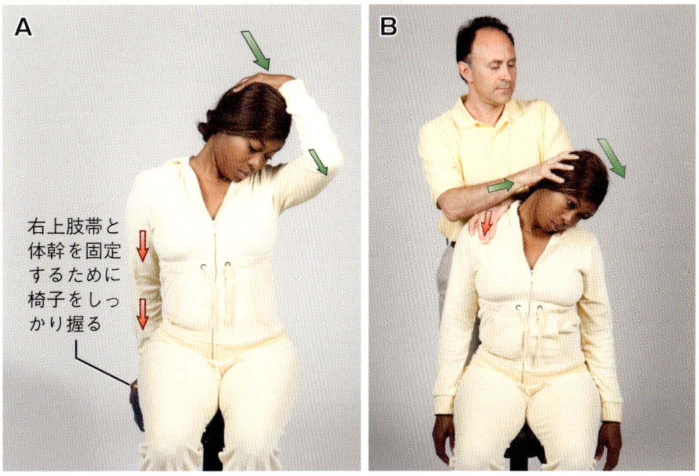
A
B
右上肢帯と体幹を固定するために椅子をしっかり握る

自分で行うストレッチと施術者によるストレッチ
A：患者による自分で行うストレッチ。
B：施術者によるストレッチ。

Box 6 - 4

多面的ストレッチ

患者の頚部を2つ（あるいは3つすべて）の基本面でストレッチする場合でも、実際は1つの面としての動きであることに注目すべきです。つまり、1つの斜めの面（多くの基本面の構成される面）での動きということになります。ストレッチが多面的ストレッチであるというときは、実際は多くの基本面でストレッチされるということになります。本章で紹介するすべての多面的ストレッチは、多くの基本面に渡る動きを含んでいますが、言い換えれば1つの斜めの面での動きです。そのため、多面的ストレッチは、多くの基本面で構成された斜面のストレッチと呼ぶ方がよいでしょう。

側屈筋の機能的グループがストレッチされます。そのため、1つの基本面でストレッチすることは、機能的グループ単位でストレッチする場合にはとても効果的です。しかしながら、機能的グループの中で特にターゲットとなる筋肉があり、個別にストレッチしたい場合には必ずしも効果的ではありません。そのため、多面的ストレッチが必要となります。

施術者への助言

第3の基本面運動

ターゲットとなる筋肉が1つの面で効果的にストレッチされたときでも、その他の面での運動が考慮されないなら、ストレッチの効果が損なわれる可能性があります。右上部僧帽筋で考えてみると、上部僧帽筋は矢状面と前額面の構成要素を考慮し、屈曲と左側屈にストレッチすることではとんどの場合弛緩するでしょう。その場合、横断面のストレッチを加える必要はないのでしょうか。

そんなことはありません。右上部僧帽筋が横断面運動であるという事実を意識していないなら、患者の頚部の回旋を見逃し、ストレッチの効果を失う可能性があります。例えば、頚部を屈曲、左側屈のストレッチをしている間に、左回旋させれば、右上部僧帽筋は左回旋することで緊張し（左回旋筋の作用があるため）、ストレッチの効果を失うこともあるでしょう。そのため、3つの面でターゲットとなる筋肉をストレッチする意図がなくても、1つの方向に緊張させないようにするために、ターゲットとなる筋肉の作用とストレッチの3つの基本面の構成要素を考慮することは非常に重要です。

多面的ストレッチ

多面的ストレッチは、1つの基本面だけでターゲットとなる筋肉をストレッチするだけでなく、2つあるいは3つの基本面を使って行われます。ターゲットとなる筋肉を1つの基本面以上に動かすことで、ターゲットとなる筋肉が最大に伸ばされ、より特別で効果的なストレッチを行うことができます。例えば、ターゲットとなる筋肉が右上部僧帽筋の場合、1つの面でのストレッチは、右上部僧帽筋は伸筋なので、患者の頭頚部を矢状面で屈曲することになります。あるいは、右上部僧帽筋は右側屈筋なので、患者の頭頚部を前額面で左側屈します。基本面の1つに対するストレッチである程度、右上部僧帽筋を緩めることができれば、患者の頭頚部を矢状面で屈曲と前額面で左側屈の2つの動きを合わせることで、上部僧帽筋は2つの面に渡ってストレッチされるため、より効果的なストレッチを行うことができます。

矢状面と前額面の2つの構成運動である多面的ストレッチを上部僧帽筋に行うことは、屈曲や左側屈のような1面だけの単独ストレッチよりも効果的です。しかし、より効果的なストレッチは右上部僧帽筋の水平面の構成運動も考慮する必要があるでしょう。右上部僧帽筋は、対側回旋の動き、つまり水平面では頭頚部の左回旋の作用があります。そのため、ストレッチの効果を最大限にするために、患者の頭頚部は、屈曲、左側屈、右回旋を合わせた動きを行うことです。右上部僧帽筋の構成基本面の３つの面に対して、反対に動かすことが最大のストレッチとなるでしょう。

テクニックの概要

多面的ストレッチテクニックの概要はそれほど複雑ではありません。ストレッチしたいターゲットとなる筋肉が決まれば、患者の頭頚部をターゲットとなる筋肉の関節運動と反対に動かせばよいのです。つまり、拮抗作用に動かします。

次に右上部僧帽筋を例にして、多面的ストレッチの概要を説明します。ここでは、患者が施術者の補助によってストレッチする多面的ストレッチを紹介しています。しかし、施術者の補助なしでも患者は多面的ストレッチを行うこともできます。１人で行う多面的ストレッチの詳細は、第11章を参照してください。

施術者への助言

身体の中心で行う

身体の中心から肘で押し込むことは、最初は施術者にとって苦痛に感じるかもしれません。しかし少し練習をすれば、このポジションで無理なく行うことができるでしょう。このポジションのメリットは、患者の収縮に抵抗したり、患者の体幹あるいは肩甲帯を固定する際にかかる肩の筋組織への負荷に対して、施術者の体幹の力を利用することで負担を軽減できることです。

太り過ぎあるいは胸の大きい施術者で、どうしても身体の前で肘を押し込むことが難しい場合は、体重をかけるために肘を患者の近くに持っていくと良いでしょう。身体の前面で両肘を使うことが難しい場合は、片側の体幹前面に力を集中させましょう。患者によっては、この場合は治療手となるかもしれませんし、固定手となるかもしれません。意識的に、施術者の肩関節を外旋することは、肘をキープするのに助けとなるでしょう。

なお、しばらくの間このポジションを練習すれば、容易に行うことができるはずです。

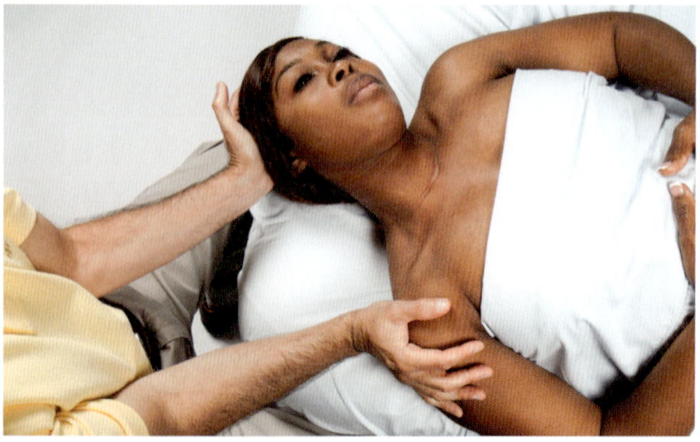

図６－１　右上部僧帽筋ストレッチのスタートポジション
施術者は肘を曲げて、前腕と体幹が一直線になるよう注意する。

右上部僧帽筋の多面的ストレッチ

⑴スタートポジション

・患者は仰臥位で、ベッドの右側に寝かせます。
・施術者はベッドの右上方に座ります。
・施術者の左側の手が治療手となり、患者の頭部の右側に置きます。
・施術者の右側の手が固定手となり、患者の右肩甲帯に置きます。
・治療手で患者を押す際は、身体の前で肘を曲げることで、体幹の重さを手にかけることが可能になります（**図６－１**）。
・別法として２つのスタートポジションがあります。1つは、前腕を交差させ、右手で患者の頭部に触れ、左手で肩甲帯を固定します（**図６－２Ａ**）。この位置では、肘を曲げているため体幹の体重をかけることが難しいことから、施術者の肩を酷使することとなります。もう１つは、前腕を交差させ、前腕で患者に触れます（**図６－２Ｂ**）。この位置では、手を自然な形で患者の肩に置くことができ、肩と体

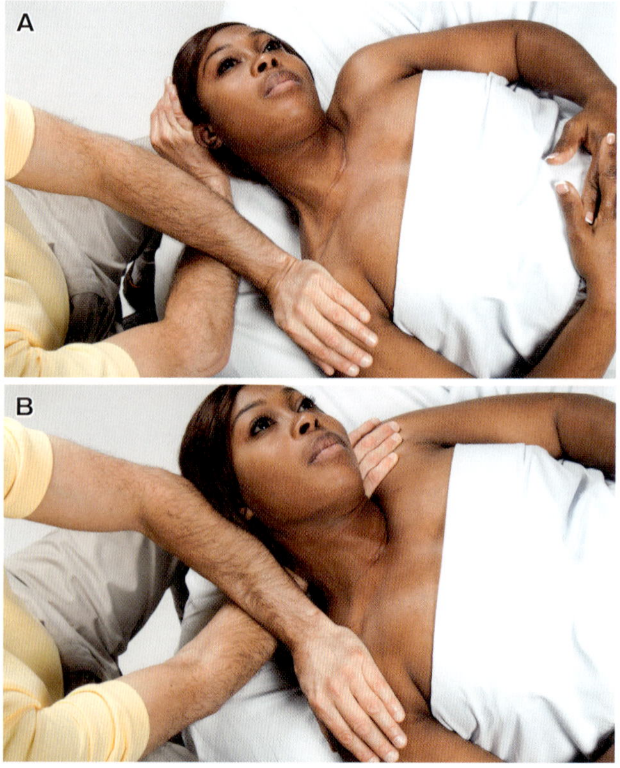

図６－２　右上部僧帽筋をストレッチするための別法のスタートポジション
Ａ：交差した前腕、手での接触
Ｂ：交差した前腕、前腕での接触

幹を固定できることが利点となります。しかし一方で、施術者の体幹を使って患者を動かしたりストレッチさせることが難しく、力のほとんどは、肩甲帯の筋肉から生じることになります。

⑵患者をストレッチする

- 最初に、患者の頭頚部を右に同側回旋することで、回旋を調整します（**図6－3A**）。
- 患者をベッドから離すように、屈曲させると同時に身体の反対方向に左側屈させることでストレッチさせます（この動きは右上部僧帽筋の作用と反対の動きとなります）。
- 少しずつ圧をかけ､ストレッチの力を増加させていきます。
- ストレッチの間は、患者の右肩甲帯を右手で固定しましょう（**図6－3B**）。
- 3～30秒間、ストレッチした位置を持続します。
- このストレッチを繰り返した後、患者をスタート位置に戻し、数秒間リラックスさせます。

⑶さらにセットを繰り返す

- 行う回数は、通常、患者やストレッチできる持続時間によって決定します。
- 長い時間（10～20秒以上）で行われていれば、3回程度行います。
- 短い時間（2～3秒）で行われていれば、10回以上行うことが一般的です。
- 他の治療と同じように、ストレッチの回数は患者の組織反応が最終的な決定要因となります。
- 連続的な反復ストレッチが患者の筋肉の伸長の程度を増加させるでしょう（**図6－4**）。
- 反対側も繰り返しましょう。**図6－5**は左上部僧帽筋のストレッチを示しています。

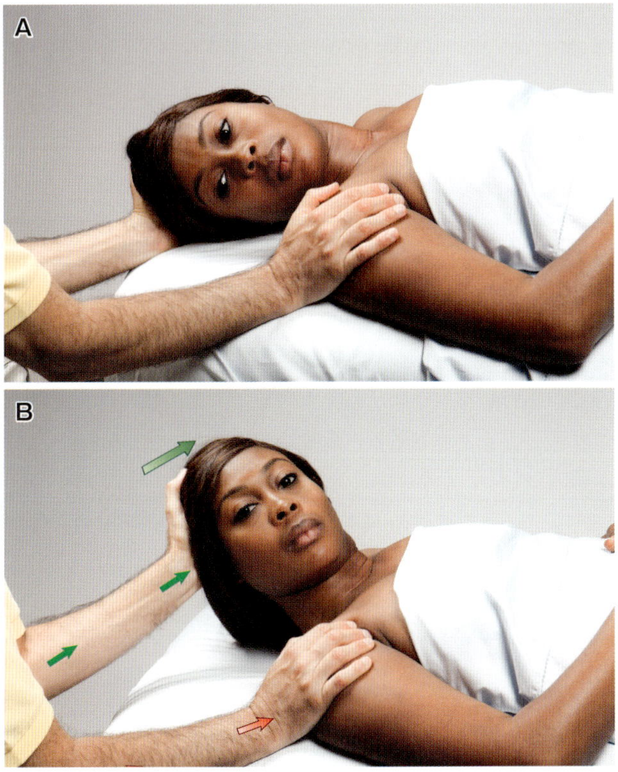

図6－3　右上部僧帽筋に対する屈曲、左側屈、右回旋ストレッチ
A：事前の回旋
B：右肩甲帯を固定したストレッチ

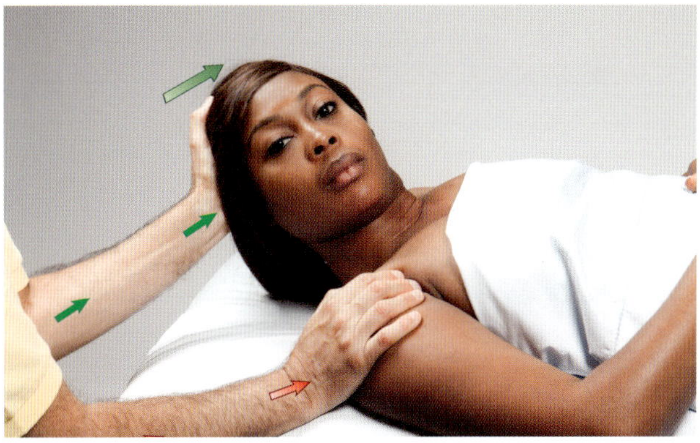
図6－4　連続的な反復

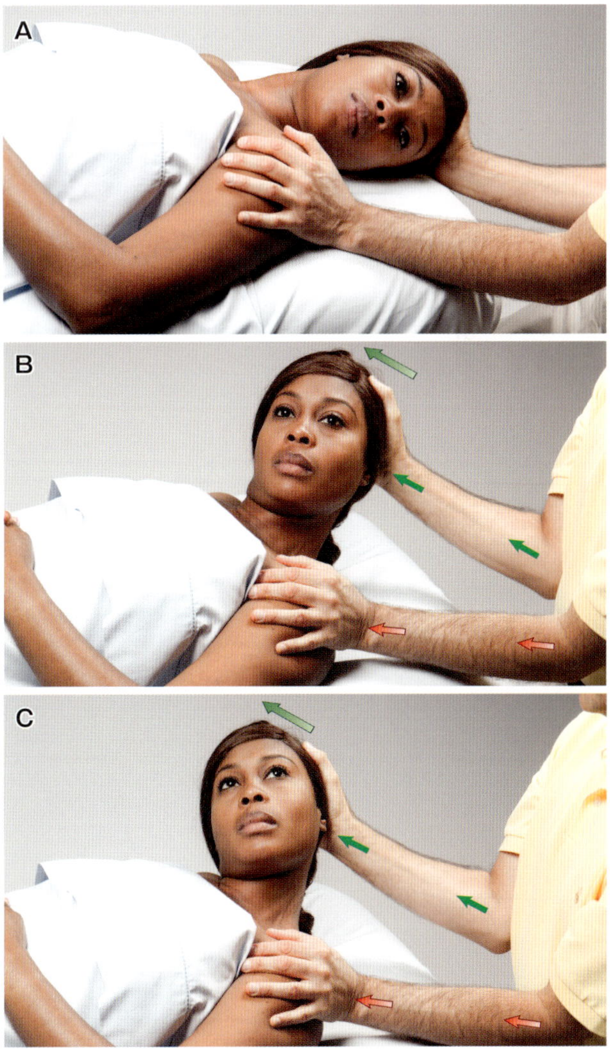

図6－5　左上部僧帽筋のストレッチ
A：スタートポジション　B：最初のストレッチ
C：連続的な反復ストレッチ

施術者への助言

事前の回旋

横断面での回旋を含めた多面的ストレッチを行う場合、事前に回旋することでストレッチの回旋要素を組み込むことはとても簡単に多面的ストレッチとなります。事前の回旋とは、ストレッチする前に患者の頚部を回旋させることを意味します。右上部僧帽筋を使って説明します。

実際にストレッチを始める前、患者がスタートポジションにいる間に、患者の頭頚部を右回旋の状態にして、それから屈曲、左側屈にストレッチします。ストレッチを行う際は、患者の頭頚部を右回旋することを心にとどめておきましょう。

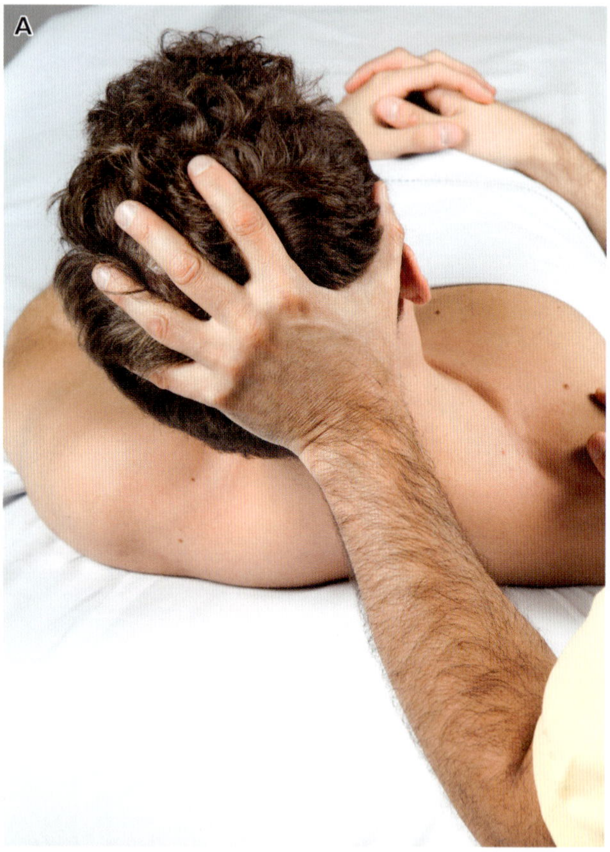

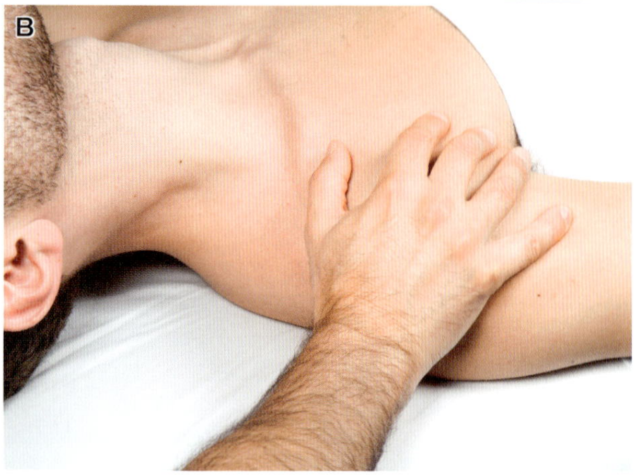

図6－6　治療手と固定手の位置
A：治療手　B：固定手

テクニックの実践

多面的ストレッチを行う際には、これから紹介する指針を覚えておくことが重要です。それぞれのポイントで、多面的ストレッチのテクニックについて、特別なポイントを紹介しています。この指針を理解し、患者に適応することがより効果的な多面的ストレッチを行う助けとなるでしょう。

①ストレッチ：ゆっくりと柔らかく

患者のターゲットとなる筋組織をストレッチする際には、最初から最後まで、ゆっくりと力をかけないでストレッチを行うことが重要です。ターゲットとなる筋肉を早く強くストレッチすれば、筋紡錘反射が起こってしまいます。

筋紡錘反射は、防御的な神経反射です。筋肉が早く強く引き伸ばされれば、過剰に引き伸ばされることを防ぐために、収縮します。これではターゲットとなる筋肉のスパズムを引き起こし、ストレッチの目的を失ってしまいます。そのため、ストレッチはゆっくりと患者が心地よく感じる範囲内で行われるべきです。

患者のターゲットとなる組織がストレッチに抵抗し始めたと感じたときに、少しだけストレッチに圧を加えてみましょう。何度か反復することで少しずつ組織が伸長する量が増え、最終的にはより効果的なストレッチができるようになるでしょう。

②手の位置：治療手と固定手

患者にとって心地よい位置に治療手を置くことは、頚部のストレッチテクニックにおいても同様に重要です。そのため、できるだけ手を広く使うことによって、患者の頭部に対する手の圧を可能なかぎり均等に分散します（図6－6A）。

固定手の位置も重要です。手を適切な位置に置かないかぎり、患者の肩甲帯や体幹は動き、ターゲットとなる筋肉が緩まり、ストレッチの効果が失われます。固定手の位置も患者にとっての心地よさを左右するため、できる限り広く触れるようにしましょう（図6－6B）。

患者にとっても不快なため、治療手を患者の頭部に置く際は耳を覆わないように心がけましょう。また、顎関節に対しても過剰な圧をかけないようにすることも大切です。

さらに治療手と固定手の位置によっては、手関節を伸ばす必要があります。手関節を保護するためにも、患者に圧を伝える部位は手の付け根であるべきです。手のひらや指で圧迫することになれば、手関節を過伸展し、痛めることになるかもしれません。

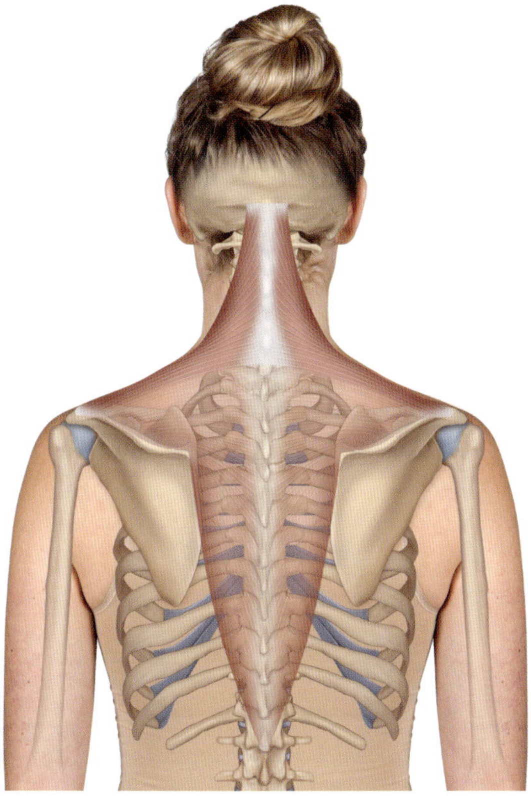

図６－７　左右の僧帽筋の後面（中部僧帽筋と下部僧帽筋は取り除いている）

実用的な方法

固定したポジションにストレッチを加える

患者の肩甲帯を固定し、患者の頭頸部のみを動かしたときに上部僧帽筋はストレッチされます。しかし、患者の肩甲帯を固定するだけでなく、実際は肩甲帯を押し下げることで、ストレッチが増加します。上部僧帽筋は肩甲帯を挙上させるため、肩甲帯を下制することで筋肉のストレッチが増加します（下の図参照）。これは肩甲挙筋にも当てはまります。

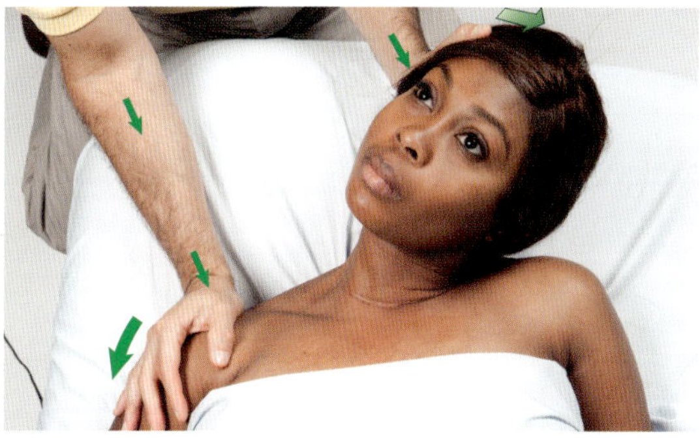

右の肩甲帯を押し下げることで右上部僧帽筋のストレッチが増加する。

③呼吸方法

多面的ストレッチをする際、患者はストレッチをする前に息を吸い、ストレッチで動かしているときはゆっくりと吐きます。

④ストレッチを行う方向

多面的ストレッチを行う方向は、効果と非常に深く関わっています。実際、多面的ストレッチによって３つの面に渡ってターゲットとなる筋肉をストレッチするためには、患者の頭頸部を動かす理想的な方向を決めることが重要です。多面的ストレッチは目的の筋肉の反対の運動をすることであるため、多面的ストレッチを理解し、行えるようになるには、目的の筋肉に対するすべての作用を知っていなければなりません。

⑤時間と反復回数

ストレッチの持続時間には議論がなされています。静的ストレッチは10秒から２分以上、３回程度の反復が推奨されています。最近の動的ストレッチは１～３秒の短い時間ですが、回数の多い（８～10回以上）ストレッチが推奨されています。１人の患者にとって最もよい方法が他の人にとって良い方法とは限りません。２つのストレッチを試すことで、それぞれの患者にとって、どの方法が最も効果的なものかがわかります。多くの施術者は、短い持続時間で繰り返し、最後に持続時間を長くするというように２つの方法を組み合わせて行っているようです。

多面的ストレッチの方法

これからは、頸部の主要な筋肉と筋群の多面的ストレッチを説明します。指示がない限り、すべてのストレッチは仰臥位で行います。

ROUTINES① 上部僧帽筋

図６－７は両側の上部僧帽筋を示しています。

多面ストレッチは同時に、患者の頭頸部を屈曲、対側への側屈、同側への回旋することで行われます。右上部僧帽筋は屈曲、左側屈、右回旋で多面的ストレッチとなります。左上部僧帽筋は屈曲、右側屈、左回旋で多面的ストレッチとなります。左右の上部僧帽筋の多面ストレッチについては図６－１から６－５で紹介しています。

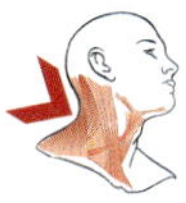

上部僧帽筋は頭頸部を伸展、側屈、対側回旋します。また、肩甲帯を挙上、内転させる作用があります。

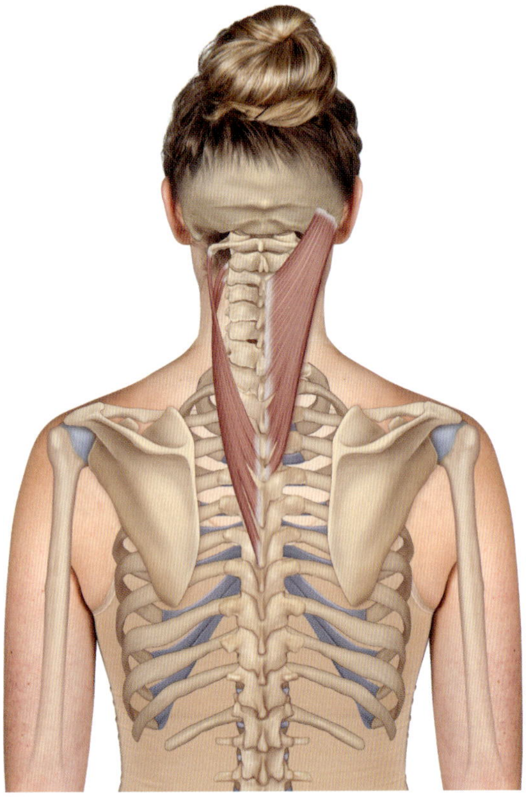

図6－8　右頭板状筋と左頸板状筋の後面

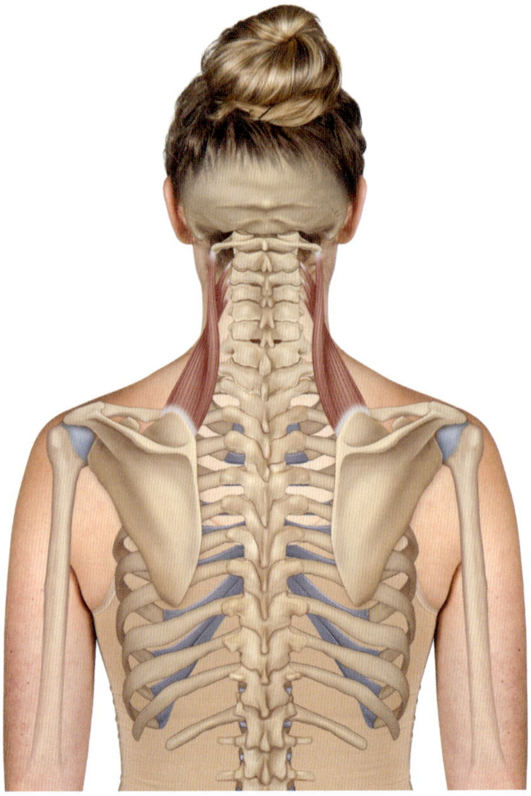

図6－10　左右の肩甲挙筋の後面

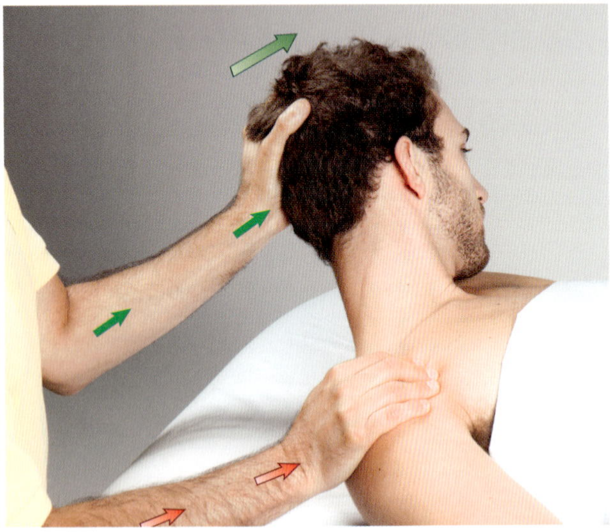

図6－9　右板状筋のストレッチ

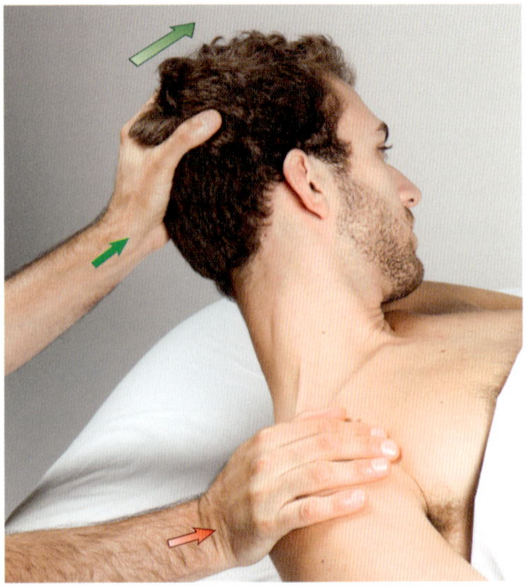

図6－11　右肩甲挙筋のストレッチ

ROUTINES② 頭板状筋、頸板状筋

図6－8は右頭板状筋と左頸板状筋を示しています。

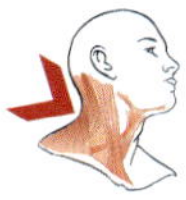

板状筋は頭頸部を伸展、側屈、同側回旋します。

右板状筋の多面的ストレッチ

・最初、患者の頭頸部を左へ対側回旋させることで事前の回旋を行います。

・頭頸部を屈曲、左側屈することでストレッチします。

・患者の体幹は右手で固定します。

・右板状筋は屈曲、左側屈、左回旋することで多面的ストレッチとなります（図6－9）。

・左板状筋は屈曲、右側屈、右回旋することで多面的ストレッチとなります。

ROUTINES③ 肩甲挙筋

図6－10は、両側の肩甲挙筋を示しています。

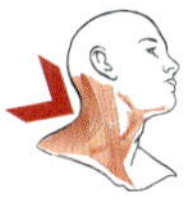

肩甲挙筋は、頸部を伸展、側屈、同側回旋します。また、肩甲帯を拳上します。

右肩甲挙筋の多面に行うストレッチ

・最初、患者の頸部を左へ対側回旋させることで事前の回旋を行います。

・頸部を屈曲、左側屈することでストレッチします。

・患者の体幹は右手で固定します。

・右肩甲挙筋は屈曲、左側屈、左回旋することで多面的ストレッチとなります（図6－11）。

・左肩甲挙筋は屈曲、右側屈、右回旋することで多面的ストレッチとなります。

ROUTINES④ 頭半棘筋

図6－12は両側の頭半棘筋を示しています。頭半棘筋は僧帽筋の深部にあり、僧帽筋ほど知られていません。しかし、後頸部の最も大きな筋肉で、その機能はとても重要です。患者が後頸部の緊張を訴えるときは、まず頭半棘筋を治療してみましょう。

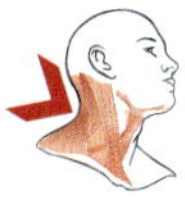

頭半棘筋は頭頸部を伸展、側屈します。

右頭半棘筋の多面的ストレッチ

・頭頸部を屈曲、左側屈することでストレッチします。

・患者の体幹は右手で固定します。

・右頭半棘筋は屈曲、左側屈することで多面的ストレッチとなります（図6－13）。

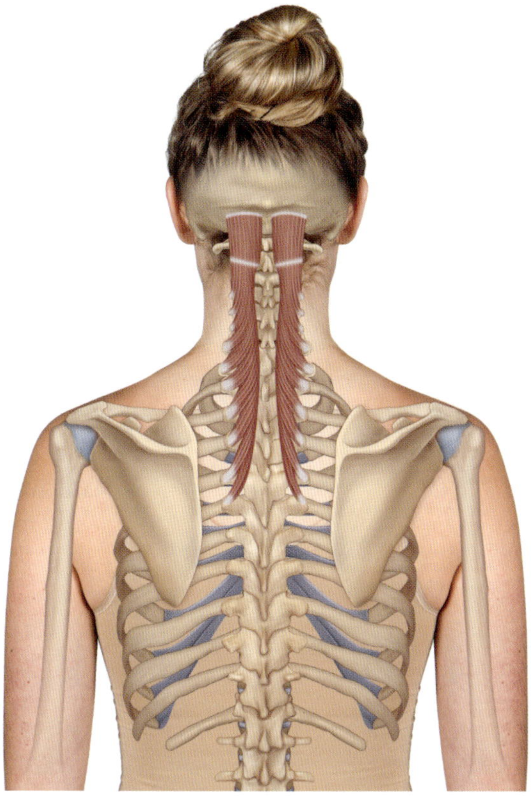

図6－12　左右頭半棘筋の後面

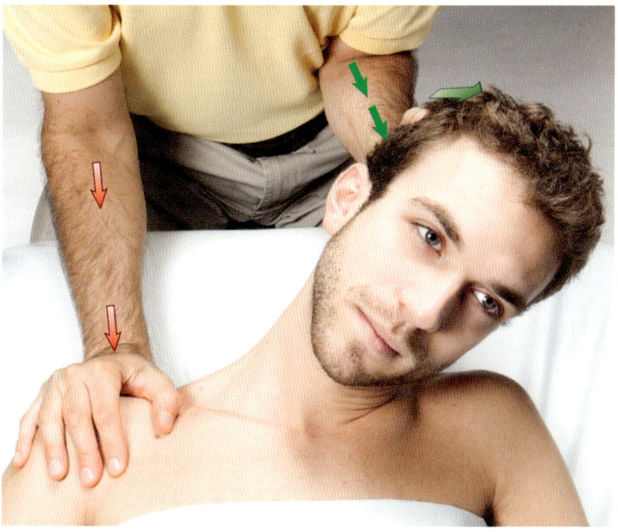

図6－13　右頭半棘筋のストレッチ

実用的な方法

板状筋と肩甲挙筋の見極め

頚板状筋、頭板状筋、肩甲挙筋は頚部を伸展、側屈、同側回旋する同じ作用を持っているため、頚部を動かす多面的ストレッチでは同じ動きとなります。つまり、患者の筋肉を屈曲、対側に側屈、対側回旋させます。板状筋か肩甲挙筋のどちらかを単独でストレッチするためには、付着部の位置を知ることが大切です。肩甲挙筋は肩甲骨に付着し、肩甲骨を動かします。板状筋は脊椎に付着し、脊椎を動かします。そのため、肩甲挙筋を意識したストレッチには、2つのテクニックがあります。

最初のテクニックは、患者の肩甲帯の固定です（**A**）。もう1つは、肩甲帯を押し下げると最初のテクニックよりもさらに効果的です（**B**）。板状筋を意識したストレッチでは、肩甲挙筋を緩める必要があります。そのため、ストレッチしている間は、患者の肩甲帯を挙上します（**C**）。しかし、肩甲帯を動かしたとしても、脊椎を動かさないことが重要です。動いてしまえば、板状筋も緩んでしまい、効果的なストレッチができなくなります。

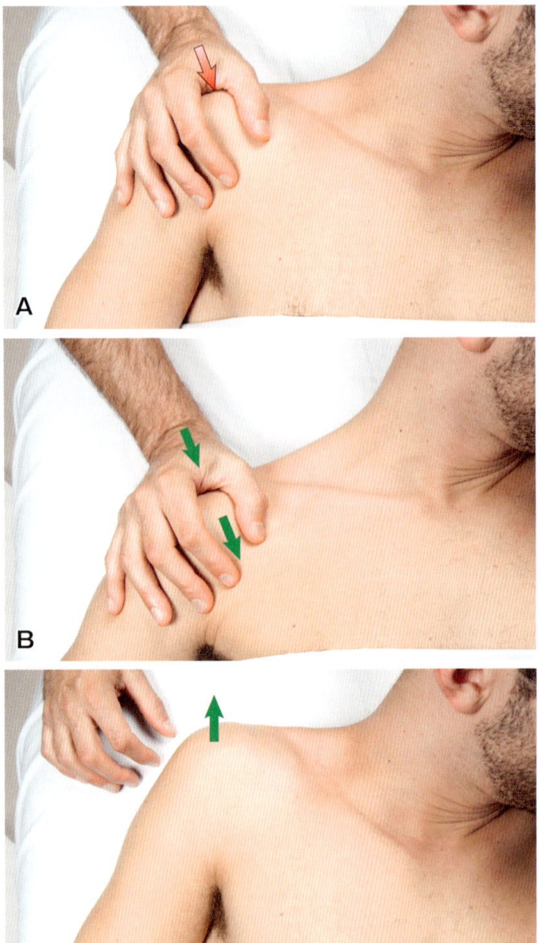

板状筋と肩甲挙筋の見極め
A：肩甲挙筋に焦点を当てたストレッチでは肩甲帯を固定する。
B：肩甲挙筋により焦点を当てたストレッチでは肩甲帯を押し下げる。
C：板状筋への個別のストレッチは肩甲帯を上げて肩甲挙筋を緩めて行う。

・左の頭半棘筋は屈曲、右側屈することで多面的トレッチとなります。

ROUTINES⑤ 後頭下筋群

図6－14は後頭下筋群を示しています。大後頭直筋と小後頭直筋は右側に、下頭斜筋と上頭斜筋は左側に示されています。この筋群は環椎後頭関節と環軸関節に渡って後頭下に位置しています。後頭下筋群の4つの筋肉は、個別に働いているわけではありません。そのため、筋群の中の1つの筋肉をストレッチするためには、その筋肉を多面的ストレッチすることが必要です。

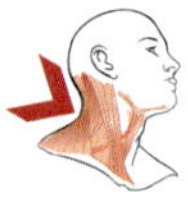

・大後頭直筋は環椎後頭関節と環軸関節で頭部と環椎を伸展、側屈、同側回旋します。
・小後頭直筋は環椎後頭関節で頭部を伸展、側屈します。
・下頭斜筋は環軸関節で環椎を同側回旋します。
・上頭斜筋は環椎後頭関節で頭部を伸展、側屈、対側回旋します。

右大後頭直筋の多面的ストレッチ

・最初、患者の頭部（と環椎）を左へ対側回旋させることで事前の回旋を行います。
・頭部（と環椎）を屈曲、左側屈することで、ストレッチします。

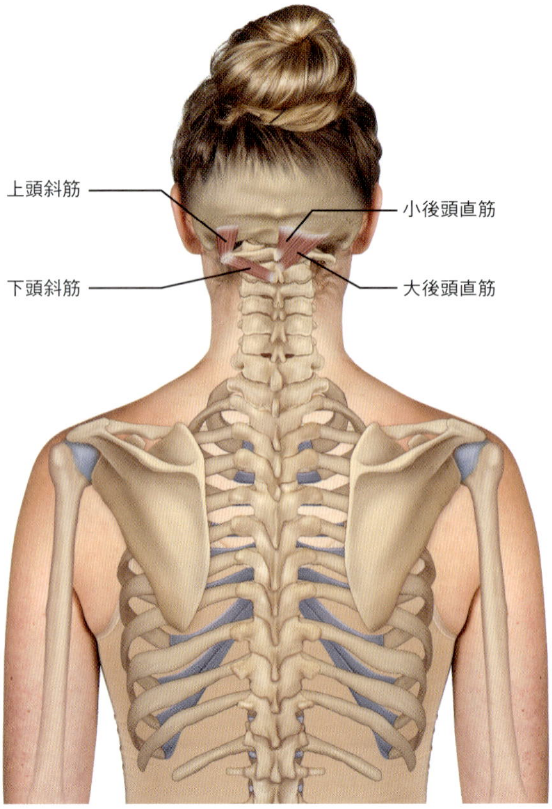

図6－14　後頭下筋群の後面

・両手で頭部と頚部のストレッチを行う必要があります。そのため、体幹を固定する手は必要ありません。
・右大後頭直筋は屈曲、左側屈、左回旋することで多面的ストレッチとなります（図6－15）。
・左大後頭直筋は屈曲、右側屈、右回旋することで多面的ストレッチとなります。

右小後頭直筋の多面的ストレッチ

・最初、患者に顎を引くように指示し、頭部を事前に引き上げます。
・頭部を屈曲、左側屈することでストレッチします。
・両手で環椎後頭関節のストレッチを行う必要があります。そのため、体幹を固定する手は必要ありません。
・右小後頭直筋は引き上げながら屈曲、左側屈することで多面的ストレッチとなります（図6－16）。
・左小後頭直筋は引き上げながら屈曲、右側屈することで多面的ストレッチとなります。

実用的な方法

頭半棘筋と回旋運動

頭半棘筋の作用は伸展と側屈のみで、横断面での回旋運動に関与しないため、頭半棘筋を治療する際には、回旋させてもストレッチ効果を高めません。しかし、回旋が役に立つこともあります。伸展と側屈する他の筋肉が緊張していれば、頭半棘筋へのストレッチを制限することになります。そのため、他の筋肉を緩める必要があります。これはこの筋肉の回旋運動と同じ方向に患者の頭頚部を回旋することで可能となります。

例えば、右上部僧帽筋が緊張し、右頭半棘筋のストレッチが妨げられている場合は、ストレッチ中に患者の頭頚部を左へ回旋させることで、右上部僧帽筋を部分的に緩めることができるでしょう（上部僧帽筋は対側回旋の作用があるため）。右上部僧帽筋が緩めば、頭半棘筋のストレッチを邪魔するものはなくなるでしょう。

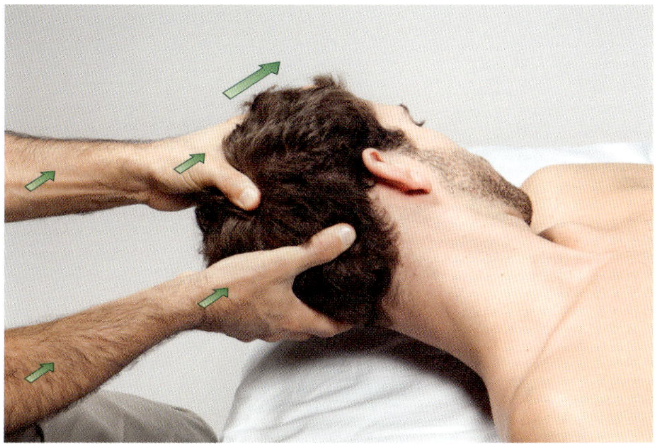

図6－15　右大後頭直筋のストレッチ

右下頭斜筋の多面的ストレッチ

・患者の頭部（と環椎）を両手で左に対側回旋させます。
・手で固定する必要はありません。
・右下頭斜筋は左に回旋することで多面的ストレッチとなります（図6－17）。
・左下頭斜筋は右に回旋することで多面的ストレッチとなります。

下頭斜筋は1つの面で環椎を動かすため、多面に渡ってストレッチする必要はありません。横断面の動きだけで最適なストレッチとなるため、技術的には多面で行うストレッチではありません。

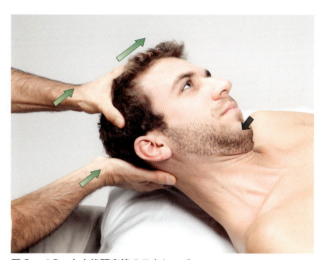

図6－16　右小後頭直筋のストレッチ

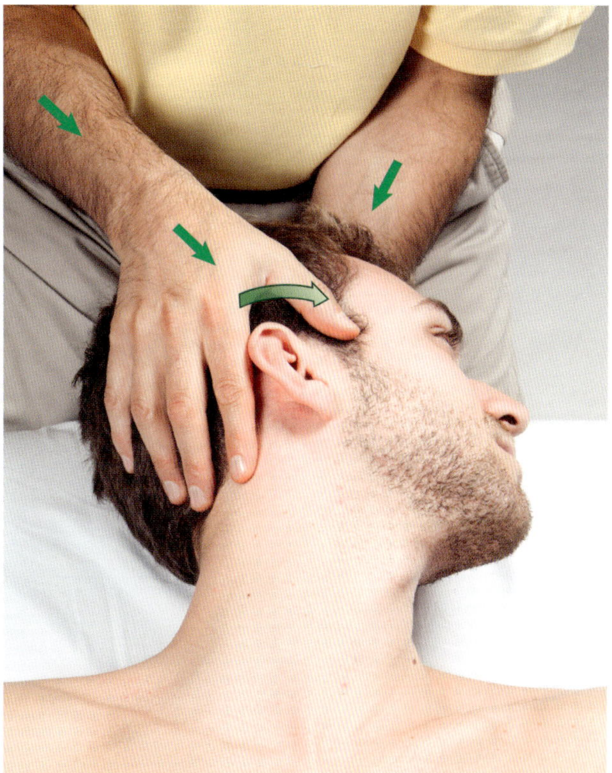

図6－17　右下頭斜筋のストレッチ

右上頭斜筋の多面的ストレッチ

・最初、患者に顎を引くように指示し、頭部を事前に収縮します。
・患者の頭部を右へ同側回旋させることで事前の回旋を行います。
・最後に頭部を屈曲、左側屈にストレッチします。
・両手で頭部を動かしストレッチを行うため、固定手は必要ありません。
・右上頭斜筋は引き上げながら屈曲、左側屈、右回旋することで多面的ストレッチとなります（**図6－18**）。
・左上頭斜筋は引き上げながら屈曲、右側屈、左回旋することで多面的ストレッチとなります。

ROUTINES⑥ 胸鎖乳突筋

図6－19は両側の胸鎖乳突筋を示しています。

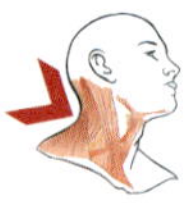

胸鎖乳突筋は頭部と頚部（上部）を伸展、頚部（下部）を屈曲、頭部と頚部（全部）を側屈、対側回旋します。

施術者への助言

後頭下筋群のための頚部（上部）ストレッチ

後頭下筋群は唯一、上部頚椎の関節（環椎後頭関節と環軸関節）に存在します。そのため、この筋肉をストレッチする際は、環椎後頭関節と環軸関節で頚部の動きを分離することが重要です。

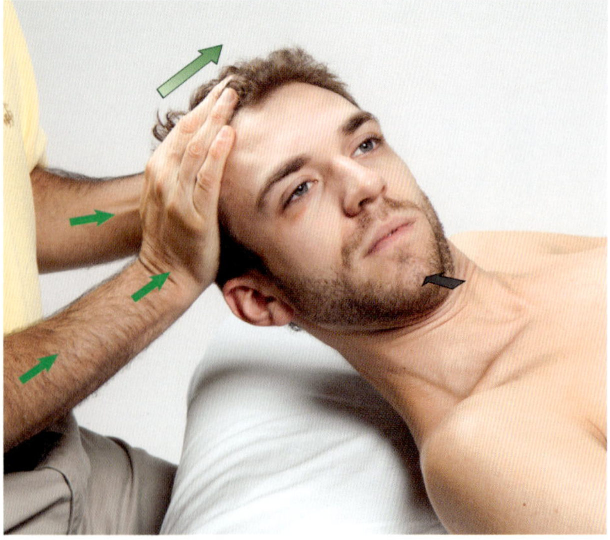

図6－18　右上頭斜筋のストレッチ

右胸鎖乳突筋の多面的ストレッチ

・患者は仰臥位で頭部をベッドの端に寄せます。
・患者の頭部を両手でしっかりと支え、患者に顎を引いて頭部と頚部（上部）を曲げるように指示することから始めていきます。
・患者の頭頚部をベッドの下方へ注意深くゆっくりと動かすことで、患者の頚部（下部）を伸展します。
・次に患者の頭頚部を右に同側回旋します。
・患者の頭頚部を左側屈します。
・体幹はベッドで固定されているため、手での固定は必要ありません（**図6－20**）。
・右胸鎖乳突筋は、顎を引くことで頚部（上部）の屈曲のストレッチとなり、頚椎（下部）の伸展、さらには頭部と頚部（全体）のストレッチをするには、右回旋、左側屈させます。

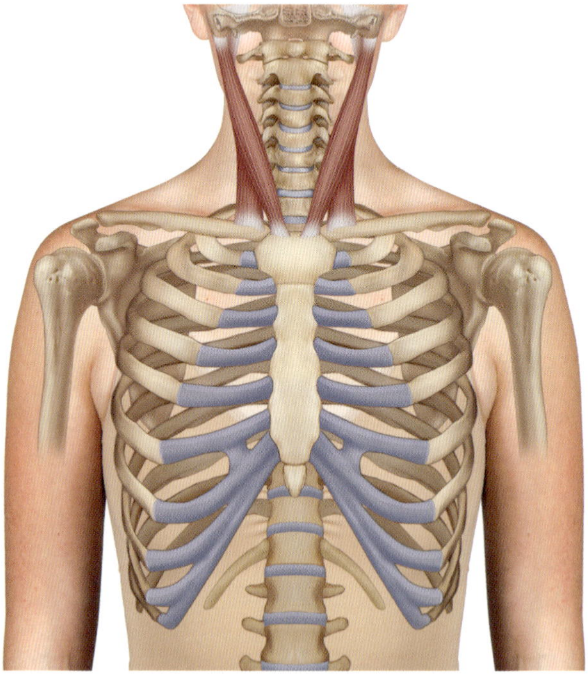

図6－19　左右胸鎖乳突筋の前面

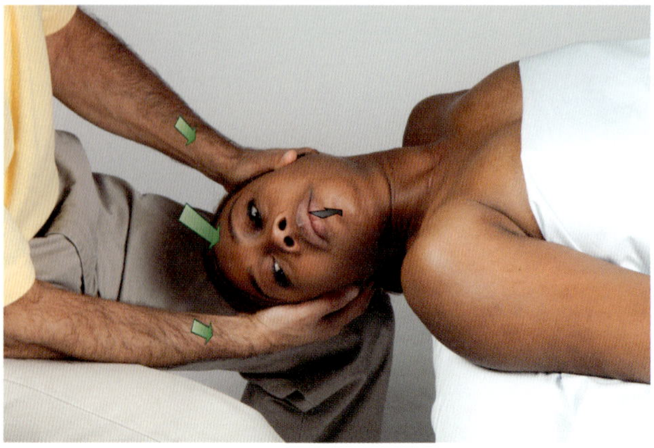

図6－20　右胸鎖乳突筋のストレッチ

多くの患者は、頭頸部を伸展するストレッチを受ける際に不安を感じるため、事前の説明が重要となります。また、この位置は、特に高齢者ではめまいを感じることもあります。そのため、患者の頭を後ろに倒すようなストレッチでは特に注意が必要です。

回旋に合わせた伸展を行う前には、椎骨動脈検定試験を最初に行うことが必要不可欠です（第３章参照）。

ROUTINES⑦ 斜角筋群

図６－21は斜角筋群を示しています。

前斜角筋は患者の右側に示しています。中斜角筋と後斜角筋は患者の左側に示しています。

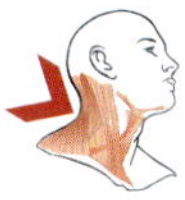

・前斜角筋は頸部を屈曲、側屈、対側回旋します。第１肋骨を挙上します。

・中斜角筋は頸部を屈曲、側屈し、第１肋骨を挙上します。

・後斜角筋は頸部を側屈し、第２肋骨を挙上します。

斜角筋群の３つの筋肉における異なる作用

・前斜角筋は３つの基本面すべてで頸部を動かします。頸部を屈曲、側屈、対側回旋します。

・中斜角筋は矢状面と前額面で頸部を動かします。頸部を屈曲、側屈します。

・後斜角筋は前額面のみで頸部を動かします。頸部（下部）を側屈します。

そのため、どの筋肉に焦点を当てるかで、その筋肉に特異的なストレッチが必要となります。前斜角筋と中斜角筋のストレッチは、患者を仰臥位で頭部をベッドの端から出して行います。後斜角筋のストレッチは、患者を仰臥位で頭部をベッドに置いて行います。

施術者への助言

胸鎖乳突筋は他の筋肉と違って頸部(全体)と頭部を屈曲あるいは伸展させる作用があり、上部は伸展するが、下部は屈曲するため、それらを考慮したストレッチが必要です。それは胸鎖乳突筋が上部では脊椎関節の後方にあり、下部では脊椎関節の前方にあるためです(第１章、図1-22参照)。患者の頚椎の弯曲が、胸鎖乳突筋が伸筋から屈筋にどこで変化するかを決めるので、この関節運動の推移は患者によって異なります。最適なストレッチを行うためには、上部の屈曲と下部の伸展を連動させることが必要でしょう。

回旋に関して、ストレッチに回旋を加えれば加えるほど、胸鎖乳突筋の胸骨頭は横断面の方向に動かされるため、選択的にストレッチされるでしょう。ストレッチに側屈を加えれば加えるほど、胸鎖乳突筋の鎖骨頭は前額面に動かされるため、選択的にストレッチされます。

右の前斜角筋の多面的ストレッチ

・仰臥位で患者の頭部をベッドの端から出します。

・患者の頭頸部を右へ同側回旋することで事前の回旋を行います。

・次に頸部を下へ伸展し、左側屈することでストレッチします。

・患者の頭部を両手で支えるため、患者の体幹を固定する手は必要ありません。しかし、ベッドで体幹の位置は固定されています（図６－22）。

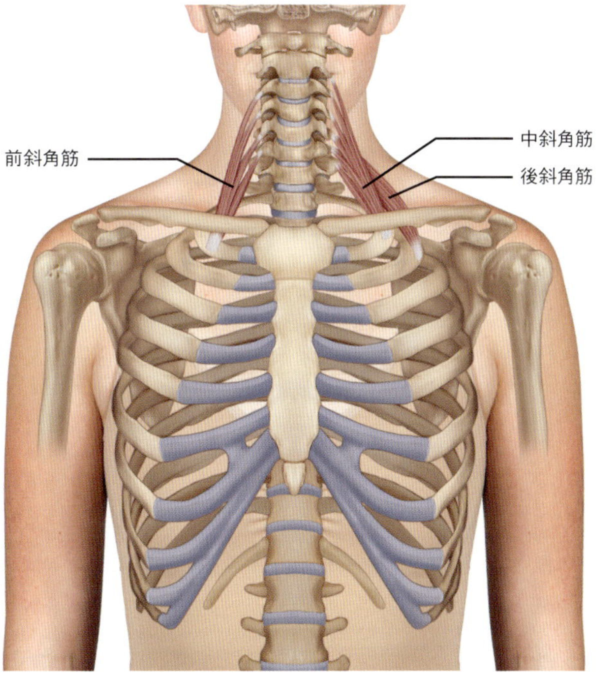

図６－21　斜角筋群の前面

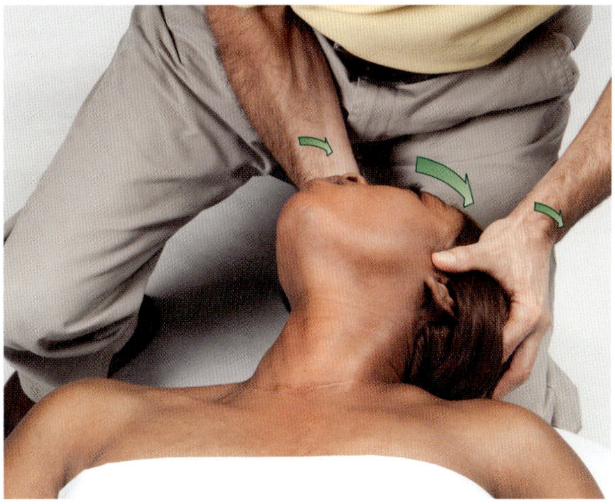

図６－22　体幹の固定

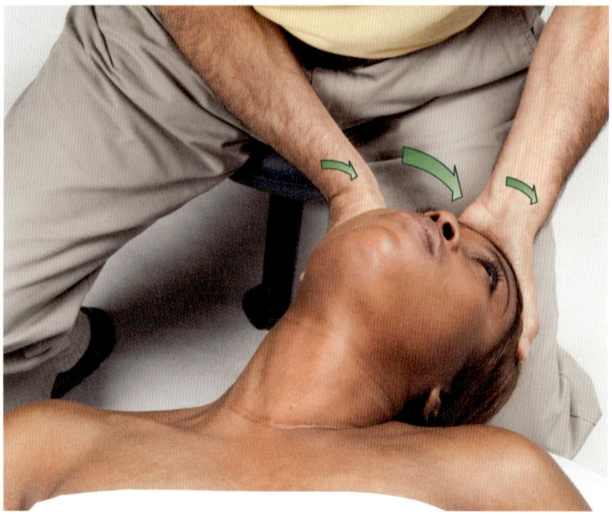

図6－23　右中斜角筋のストレッチ

・右前斜角筋は右回旋しながら、伸展、左側屈する多面的ストレッチとなります。
・左前斜角筋は左回旋しながら、伸展、右側屈する多面的ストレッチとなります。

右中斜角筋の多面的ストレッチ

・仰臥位で患者の頭部をベッドの端から出します。
・患者の頭部を両手で支えながら、注意して患者の頭頚部を下へ伸展し、左側屈します。
・前斜角筋と同様に、患者の体幹はベッドの上で固定されています。
・右中斜角筋は伸展、左側屈することで多面的ストレッチとなります（図6－23）。
・左中斜角筋は、伸展、右側屈することで多面的ストレッチとなります。

回旋は行われないので、患者の鼻は天井を向いたままとなります。

右後斜角筋の多面的ストレッチ

・伸展のストレッチは必要ないので、仰臥位で患者の頭部をベッドの上に置きます。
・患者の頚部を左側屈することでストレッチします。
このとき、後斜角筋のみ頚部（下部）にあるため、頭部と頚部（上部）より下で触れることができ、この部位で患者の頚部（下部）に焦点を当てたストレッチとなります。
・ストレッチを頚部（下部）に焦点を当てているので、右手で患者の体幹を固定することが重要です。
・回旋は行われないので、患者の鼻は天井を向いたままとなります。
・右後斜角筋は左側屈することでストレッチとなります（図6－24）。
・左後斜角筋は右側屈することでストレッチとなります。

後斜角筋は前額面のみでの運動となります。そのため、1つの面でのストレッチとなり、多面で行うストレッチではありません。

ROUTINES⑧ 頚長筋と頭長筋

図6－25は頚長筋と頭長筋を示しています。後頚部の深部にあります。頚長筋は患者の右側に、頭長筋は左側に示しています。斜角筋群のストレッチと同様に、仰臥位でテーブルの端に頭を出してストレッチするのが最もよいでしょう。

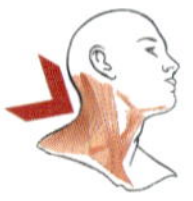

頚長筋と頭長筋は頭頚部を屈曲、対側回旋、側屈します。

右頚長筋と右頭長筋の多面的ストレッチ

・仰臥位で患者の頭部をベッドの端から出します。

施術者への助言

斜角筋群のストレッチ

中斜角筋は横断面の頚部回旋に関与しないので、どちらかに回旋を加えてもストレッチの効果には問題がないでしょう。しかし、右中斜角筋をストレッチ（頚部を反対側へ側屈と伸展）した上に、頚部右回旋を加えれば右前斜角筋のストレッチを増加することになります。もし、右前斜角筋が緊張した状態でストレッチすれば、右中斜角筋が十分にストレッチできなくなります。もし、右前斜角筋が非常に緊張しているようなら、右回旋を加えなければ前斜角筋は中斜角筋のストレッチを妨げることになるでしょう。そのため、前斜角筋が緊張している状態で中斜角筋をストレッチする際は、ストレッチに左回旋を加えることが有効でしょう。右前斜角筋を緩めることで、ストレッチを行いやすくします。そうすれば伸展と左側屈できるようになり、中斜角筋がストレッチされるでしょう。

この考えは、目的となる筋肉がある面で動かないときに非常に有効で、ターゲットとなる筋肉のストレッチを妨げるほど緊張した筋肉を緩めるために、1つの動きをストレッチに加えることはとても意味があります。

同じように、後斜角筋は矢状面と水平面で頚部の動きに関与しないので、後斜角筋のストレッチには必要ないように思えます。しかし、患者の頚部を矢状面と水平面で動かすことで、前斜角筋と中斜角筋（あるいは他の筋肉）を緩めリラックスさせることができ、後斜角筋のストレッチが行いやすくなるでしょう。

さらに斜角筋群は呼吸の際に、第1肋骨と第2肋骨の挙上も行います。そのため、斜角筋群のストレッチを最大限に行うには、ストレッチする際に患者に息を吐かせる（肋骨を下げる）ことが重要です。

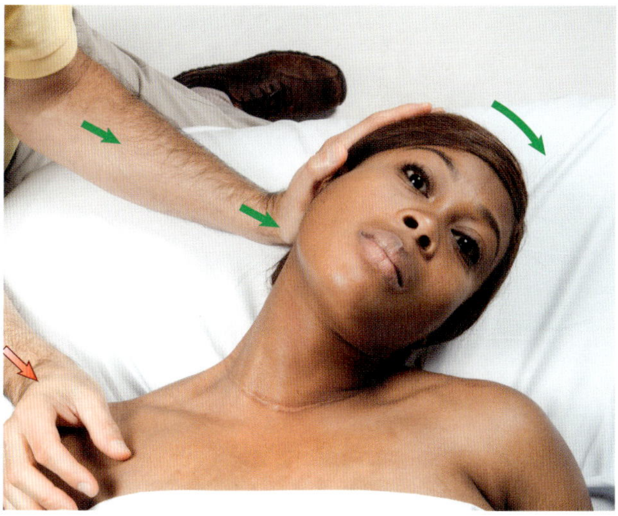

図6－24　右後斜角筋のストレッチ

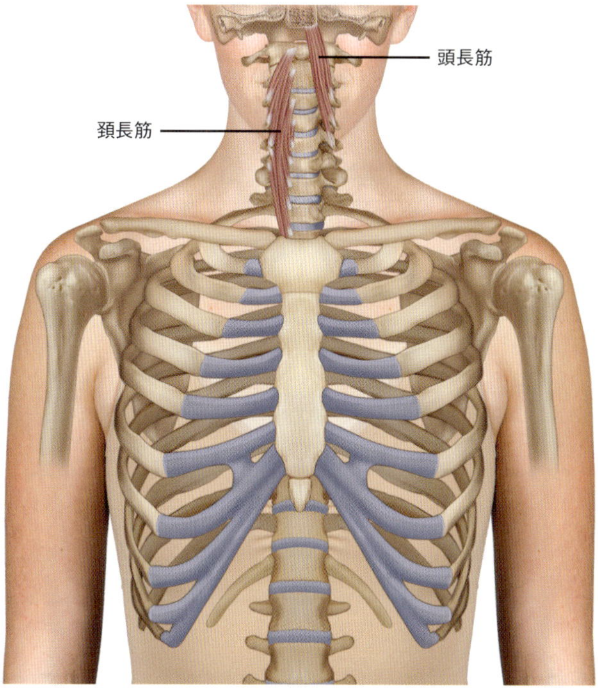

図6－25　右頸長筋と左頭長筋の後面

実用的な方法

頸部の伸展ストレッチ

　これまで紹介した写真には、患者を仰向けにして頭部をベッドの端から出した状態でストレッチする頸部（前部）屈筋群を紹介してきました。また、屈筋は座位や腹臥位でもベッドやベッドの端で伸展することでストレッチできます（腹臥位での頸部の屈筋のストレッチ例：第8章、図8－20－21、図8－23－26参照）。

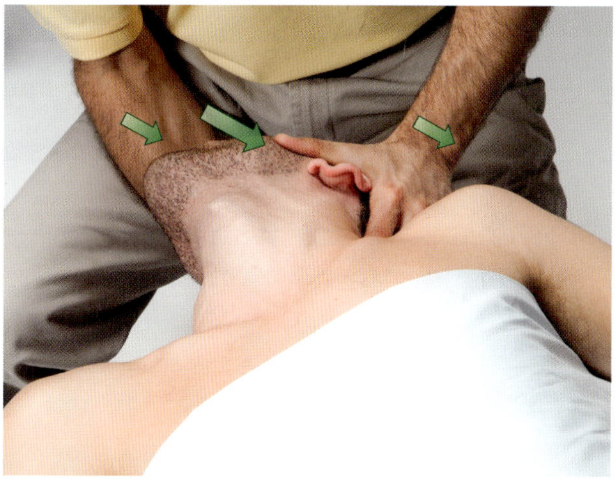

図6－26　右頸長筋と頭長筋

・両手で患者の頭部を支えます。
・患者の頭頸部を右へ同側回旋させることで事前の回旋を行います。
・頸部を床に向かって伸展・左側屈することでストレッチします。
・患者の体幹はベッドで固定されています。
・右頸長筋と右頭長筋は右回旋しながら、伸展、左側屈することで多面的ストレッチします（図6－26）。
・左頸長筋と頭長筋は左回旋しながら、伸展、右側屈することで多面的ストレッチします。

要約

ストレッチは緊張した筋肉や他の軟部組織がある患者の重要な治療手段です。しかし、従来の多くのストレッチは、筋肉の機能的グループ全体に行う方法でした。

　多面的ストレッチは施術者がターゲットとなる筋肉に焦点を当てたテクニックです。動くすべての面に渡りストレッチすることで、ターゲットとなる筋肉に対して、選択的にストレッチ効果を高めます。多面的ストレッチは、患者の頸部を筋肉の作用と反対の方向へストレッチするだけなので、簡単でわかりやすいストレッチです。

症例検討

患者：Sam、24歳

□病歴と評価所見

頚部の右側に痛みとこわばりを訴えて来院した。痛みとこわばりは3カ月間続いている。仕事はパソコン作業が中心であり、頚部の痛みで仕事をすることが難しい。頚部疾患の治療とストレッチを行ってもらえると聞き、2時間かけてやって来た。

患者の病歴を聞くと、10年ほど前に交通事故で頚部に痛みとこわばりが生じたことがわかった。最初の症状が治まってからも、仕事が忙しくストレスを感じる時は頚部の痛みがあるとのことだった。このときは1～2週間痛みが続いて治まったが、現在は痛みが強く、治まることはない。

Samの母がマッサージ師であるため、彼は痛みを和らげるために母のマッサージをできる限り受けたが、痛みが治まるのはそのときだけだった。母は彼に右上部僧帽筋の緊張が痛みやこわばりを起こしているため、その筋肉をマッサージすることに加え、家では右上部僧帽筋のストレッチとして、左手で頭頚部を左前下方に倒すストレッチを行うよう指導した。彼は1カ月以上に渡り1日3回定期的にストレッチを行ったが、家では楽になるものの効果は続かないとのことだった。痛みが改善しないため、不安を感じている。

関節可動域の評価は、左側屈15°減少、右回旋15°減少、屈曲10°減少、左回旋5°減少であった。左側屈、右回旋、屈曲時に、彼が普段感じているような痛みが再現する。左回旋は、頚部の右側につっぱり感はあるものの、他の運動で生じる痛みよりも異なった場所で感じる。伸展、右側屈は正常範囲である。スパーリングテスト、咳反射テスト、バルサルバテストを行ったが、どれも陰性であった（評価方法の概要は第3章参照）。触察検査では、右上部僧帽筋に緊張があり、圧痛が認められた。また、右の隣接した肩甲挙筋と深部の頭半棘筋にわずかな緊張が認められた。

検査の最後に、これまで右上部僧帽筋にしていたストレッチを見せてほしいと頼んだところ、頭頚部を左回旋させながら、左下に倒すようなストレッチを行った。ストレッチするときに、右肩甲帯が上がっていることが確認できた。

□演習問題

質問の答えと患者への治療戦略を答えよ。

6－1　Samの治療に多面的ストレッチを行うべきか。その理由とともに考察せよ。

6－2　多面的ストレッチが有用であるならば、安全に行うことができるか。その可否と理由を考察せよ。

6－3　多面的ストレッチを行うのであれば、どの手順のストレッチを行うべきか。その手順とその治療法を選択した理由を述べよ。

6－4　本症例の患者への治療戦略を答えよ。

※解答・解説は254頁に記載しています。

章末問題

選択問題

1．患者にとって通常最も不快な頚部の位置は下記のどれか。
  A．屈曲
  B．伸展
  C．右回旋
  D．左側屈

2．ターゲットとなる筋肉の作用が伸展、右側屈、右回旋の場合、最も効果的な多面的ストレッチは下記のうちどれか。
  A．屈曲
  B．屈曲、左側屈、左回旋
  C．伸展、左側屈、左回旋
  D．右側屈、伸展

3．胸鎖乳突筋にストレッチ行う場合、患者に顎を引くように指示するのはなぜか。
  A．頚部（下部）を伸展するため
  B．前額面で胸鎖乳突筋のストレッチを増加させるため
  C．胸鎖乳突筋を緩めるため
  D．頭部と頚部(上部)を屈曲するため

4．右の頭板状筋の多面的ストレッチを行う場合、頭頚部を動かすのはどの方向か。
  A．左回旋、屈曲、左側屈
  B．右回旋、伸展、左側屈
  C．左回旋、屈曲、右側屈
  D．右回旋、屈曲、左側屈

5．筋紡錘反射(伸張反射)を起こすストレッチはどれか。
  A．静的ストレッチ
  B．ターゲットとなる筋肉を素早くストレッチ
  C．多面的ストレッチ
  D．ＣＲストレッチ

○×問題

1．左上部僧帽筋への多面的ストレッチは、患者の頭頚部を屈曲、右側屈、左回旋する。
2．患者の頚部を右側屈するストレッチは、筋肉の機能的グループのストレッチである。
3．右前斜角筋の多面的ストレッチは、患者の頚部を屈曲、左側屈、右回旋する。
4．一般的に、ストレッチされているときの正しい呼吸方法は、患者が息を吸うことである。
5．ストレッチは関節の反対側、作用の反対方向に軟部組織を伸ばす力を生む。

記述問題

1．なぜ多面的ストレッチは、正確には、多くの基本面でのストレッチと呼ばれるのか答えよ。
2．ストレッチを始める前に患者の頚部を回旋するために使われた言葉は何か答えよ。
3．頭半棘筋は回旋しないと考えると、なぜ頭半棘筋の多面的ストレッチに回旋を加える必要があるのか答えよ。
4．肩甲挙筋のストレッチで固定手をどのように使うか答えよ。

組み合わせ問題

1～6の用語と関連する言葉をつなげなさい。

1．機能的グループ	・補助のあるストレッチ
2．施術者による患者へのストレッチ	・短時間で行うストレッチ
3．静的ストレッチ	・ストレッチ位置を長く維持する
4．患者が自分で行うストレッチ	・補助のないストレッチ
5．ターゲットとなる筋肉	・同じ作用のある複数の筋群
6．動的ストレッチ	・ストレッチされる筋肉

解答・解説は254頁に記載しています。

第7章

Contract Relax（収縮─弛緩）ストレッチ

基本指針

本章では以下の内容を身につけることができます。

1. CR（収縮-弛緩）ストレッチとPNF（固有受容性神経促通法）ストレッチ、あるいは等尺性弛緩ストレッチの関係
2. CRストレッチのメカニズム
3. CRストレッチを実施するための一般的な方法
4. 治療手と固定手の役割
5. CRストレッチ中に等尺性（アイソメトリック）あるいは求心性（コンセントリック）収縮を行わなければならない理由
6. CRストレッチ中に行うべき呼吸法
7. とてもすばやい極端なストレッチを行うべきではない理由
8. 本章における重要用語の説明とCRストレッチとの関係
9. 本章で記載されている10種類のCRストレッチ

重要語句

- 筋紡錘反射
- 固定手
- 事前の回旋
- ストレッチ手
- ストレッチ反射
- 長期活性型機能不全
- 治療手
- 抵抗手
- 補助ありCRストレッチ
- 補助なしCR（収縮─弛緩）ストレッチ
- CRストレッチ
- GTO（ゴルジ腱紡錘）反射
- PIR（アイソメトリック収縮後の筋伸張）ストレッチ
- PNF（固有受容性神経促通法）ストレッチ

序論

CR（Contract Relax、収縮—弛緩）ストレッチは、治療のターゲットとなる筋肉を最初に収縮させてから弛緩するストレッチ法であることから、このような名前が付けられました。CRストレッチは、治療のターゲットとする筋肉のストレッチを促進させるため、GTO（ゴルジ腱紡錘）反射（第9章でも取り上げている）としても知られている固有受容性神経反射を利用しています。このため、CRストレッチはPNF（固有受容性神経促通法）ストレッチとしても知られるとともに、PIR（アイソメトリック収縮後の筋伸張）ストレッチとしても知られています。なぜなら、一般的にこのストレッチは治療のターゲットとなる筋肉を等尺性（アイソメトリック）収縮させてから弛緩させるからです。

CRストレッチは従来のストレッチを高める神経学的反射に影響を与えるため、ストレッチの進化型として考えられています。また、普通の機械的なストレッチのみよりも、効果的なストレッチであると考えられています。CRストレッチの利点は、施術者がその基礎となるメカニズムを理解できれば簡単に実施が可能であり、ほとんどすべてのストレッチがCRストレッチに変更できることです。CRストレッチは慢性的で治りにくく、通常のストレッチでは全く反応しない患者に特に有効です。

なお、第4～12章において、緑色の矢印は動き、赤色の矢印は拮抗、黒色の矢印は固定を示しています。

機序

CRストレッチの根底となっている生理学的メカニズムは、筋肉の腱が引き裂かれるのを予防する防御反射であるGTO

Box 7 - 1

CRの手順

本章で紹介するCRストレッチの手順は以下の通りです。

- 右側屈筋群
- 左側屈筋群
- 伸筋群（後屈）
- 伸筋群（後屈）/右側屈群
- 伸筋群（後屈）/左側屈群
- 右回旋筋群
- 左回旋筋群
- 屈筋群（前屈）
- 屈筋群（前屈）/右側屈群
- 屈筋群（前屈）/左側屈群

施術者への助言

患者とのコミュニケーション

CRストレッチは、多くのステップと特別な呼吸パターンが必要となるため、患者の治療を行う前に以下を説明するとよいでしょう。これまでに1度もCRストレッチを行ったこともない患者にはじめてストレッチ行う場合、患者にCRストレッチをどのように行うか概要を伝えることが大切です。患者には、加えた抵抗に対して拮抗してもらい、ストレッチを行う際はリラックスしてもらうよう説明しましょう。

なお、おおよそどのくらいの抵抗に対して力を出すか、何回ぐらい行うかも患者に伝えておくべきです。さらに呼吸法についても説明しておきましょう。

この点に関しては、あなたがこの治療を行う前に患者に口頭でインフォームドコンセントを取ることで、治療を始める時点でCRストレッチが行いやすくなります。

Box 7 - 2

GTO（ゴルジ腱紡錘）反射

GTO反射は、断裂から筋腱を守る固有受容性神経筋反射です。筋腹での収縮は、その腱が牽引されることで骨付着部に伝わります。この収縮が強ければ、その牽引力によってその腱が断裂するかもしれません。GTO反射は、腱内の緊張を調整（伸ばす）することで、この断裂を防止する作用があります。

筋肉が強く引き伸ばされると、GTO反射は筋肉をコントロールするα系運動ニューロン（LMNs）を抑制する介在ニューロンシナプスに感覚神経を介して脊髄にシグナルが送られます。筋肉の下位運動ニューロンの抑制は筋肉を弛緩させるので、その腱の力も軽減するでしょう（図参照）。

施術者は患者にターゲットとなる筋肉をはじめに収縮してもらうことで、CRストレッチを通じてGTO反射を上手く利用することができます。その収縮が十分強ければ、ターゲットとなる筋肉が抑制・弛緩するようなGTO反射が起こるでしょう。そのため、ターゲットとなる筋肉のストレッチには、他の方法を行うよりも効果的と考えられます。

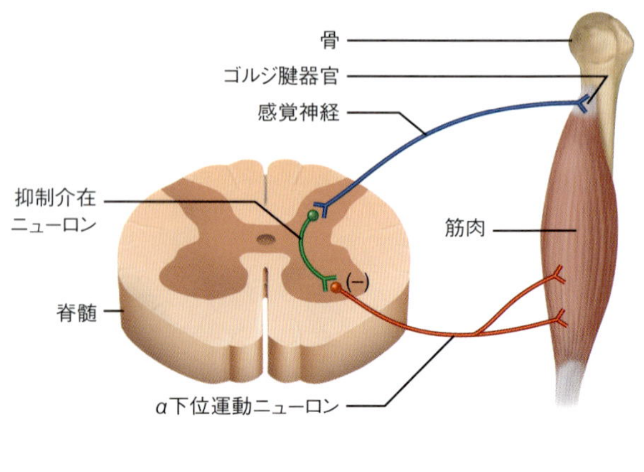

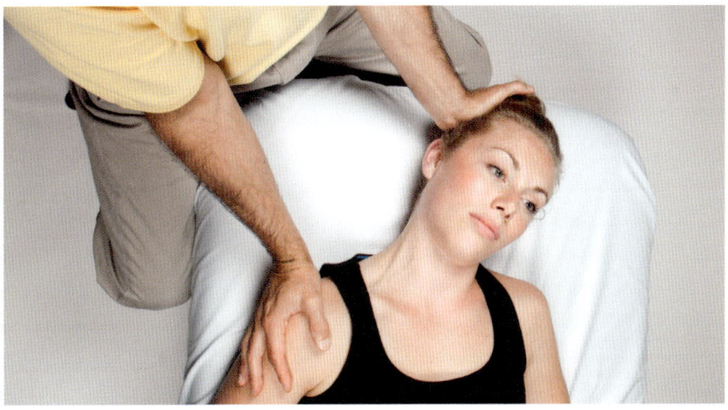

図7−1　右側屈筋群に対するCRストレッチのスタートポジション
肘で押し込むようにする。

（ゴルジ腱紡錘）反射と考えられています。CRストレッチは、患者のストレッチ効果を高めるために施術者がこの反射を利用して行う方法です。

筋肉が収縮する際、GTO反射は筋肉に抑制シグナルを送り、筋肉を弛緩させます。そのため、CRストレッチを行う最初のステップは、施術者の抵抗に対してターゲットとなる筋肉を等尺性（アイソメトリック）収縮してもらうことから始まります。一般的に、患者は施術者の抵抗に対して約5～8秒間、等尺性（アイソメトリック）収縮を行います。患者のターゲットとなる筋肉が弛緩する際、GTO反射でターゲットとなる筋肉はさらに抑制されるので、施術者は身体の一部を他動で動かすことができます。そのため、この方法はターゲットとなる筋肉を他の手法よりストレッチされます。なお、この方法は、通常3～4回繰り返し行われます。

CRストレッチでは、通常、ターゲットとなる筋肉を等尺性（アイソメトリック）収縮してもらいます。患者のターゲットとなる筋肉を求心性（コンセントリック）収縮することもありますが、いずれにせよ効果的です。等尺性（アイソメトリック）あるいは求心性（コンセントリック）収縮を行うかどうかの選択に関しては、患者の心地よさを1番の基準に考えるのがよいでしょう（本書は最後まで等尺性収縮の方法について説明しています）。なお、患者の収縮に抵抗をかけたり、ストレッチを行う手を「**治療手**」、または「**ストレッチ手**」や「**抵抗手**」といいます。一方、患者の肩甲帯あるいは体幹を固定する手は「**固定手**」といいます。

施術者への助言

身体の中心で行う

施術者の身体の中心から肘で押し込むのは、最初は苦痛に感じるかもしれません。しかし少し練習をすれば、このポジションでも無理なく行えるようになります。このポジションのメリットは、患者の収縮に抵抗したり、患者の体幹あるいは肩甲帯を固定する際にかかる肩の筋組織への負荷に対して、施術者側の体幹の力を利用できることです。

太り過ぎあるいは胸の大きい施術者で、どうしても身体の前で肘を押し込むことが難しい場合は、体重をかけるために肘を患者の近くに持っていくことが良いでしょう。身体の前面で両肘を使うことが難しい場合は、片側の体幹前面に力を集中させましょう。患者によっては、この場合は治療手となるかもしれませんし、固定手となるかもしれません。意識的に施術者の肩関節を外旋することは、肘をキープする助けとなるでしょう。なお、しばらくの間このポジションを練習すれば、容易に行うことができるはずです。

CRストレッチの概要

GTO反射がCRストレッチの根底となる科学的理論であるならば、そのときにどのような施術を行えばよいのでしょうか。下記はターゲットとなる筋肉が右側屈筋群の場合の、CRストレッチの概要を説明しています。また、以下のCRストレッチは、施術者の協力が必要な補助ありのCRストレッチの説明となっています。ただし、この方法は施術者の協力を必要としない補助なしCR（収縮—弛緩）ストレッチとして行うこともできます。補助なしCRストレッチに関する詳細な情報は、第11章を参照してください。

⑴スタートポジション

・患者には仰向けで寝てもらい、施術者はベッドの右上方に座りましょう。
・施術者の左手を治療手とした場合、患者の右側頭部に手を置きましょう。
・施術者の右手は固定手とし、患者の右肩に置きましょう。
・ここで注意すべきは、治療手で患者に圧をかけ、固定手で患者の動きを止めるとき、身体の中心から肘で押し込むことができれば、施術者の体重を前腕と手にかけることできます（**図7−1**）。

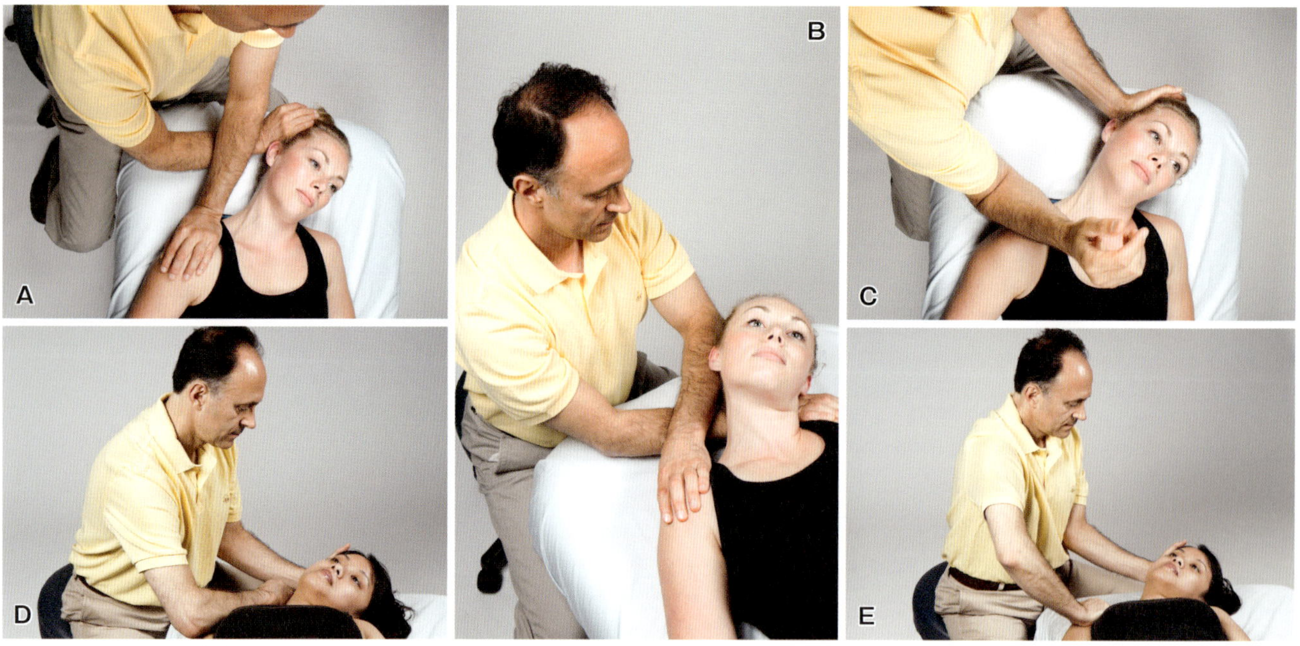

図７－２　スタートポジションの別法

⑵別法

以下は、前述の方法以外で一般的に行われる５つの手法を示します。

・前腕を交差して、右手で患者の頭部、左手で患者の右肩を固定して行う方法です（**図７－２Ａ**）。このポジションのデメリットは、施術者が自分の体重を使って押し込みにくいことです。

・前腕を交差して、患者の頭と接する前腕を使用する方法です（**図７－２Ｂ**）。この方法のメリットは、施術者の手は患者の肩甲帯と体幹を固定するため、自然に患者の肩に手を置けることです。デメリットは、患者を動かしてストレッチするため、施術者の中心部で行うことが難しく、力のほとんどを肩の筋肉による力で補わなければなりません。

・ベッドに肘を置き前腕で患者の肩甲帯を固定する方法です（**図７－２Ｃ**）。メリットはベッドに施術者が寄りかかることで、患者の固定手の手関節にかかる物理的ストレスを軽減することができます。

・前腕前面で患者の肩甲帯を固定する方法です（**図７－２Ｄ**）。3つ目の方法と似ていて、施術者が寄りかかることで、患者の固定手の手関節にかかる物理的ストレスを軽減することができます。

・肩関節を内旋し、肘を屈曲させて行う方法です（**図７－２Ｅ**）。肘を押し込むことによって得られる体幹の力を使用できなくなりますが、この方法のメリットは患者の肩甲帯と上半身に施術者の体重をかけることができることです。

⑴最初のストレッチ

・施術者は組織の抵抗を感じるまで、ターゲットとなる筋組織（右側屈筋群）を徐々にストレッチするため、頭頚部を左側に側屈します。

・これにより、ターゲットとする右側屈筋群をストレッチすることになります（**図７－３**）

・注意すべき点は、このストレッチを行う間、片方の固定手は、患者の身体が持ち上がらないように、患者の右肩甲帯を固定することです。

⑵１セット目①：患者自身が等尺性収縮運動を行う

・ターゲットとなる筋肉をストレッチするポジションにおいて、患者に息を吸い込んでもらってから、徐々に施術者の治療手に抵抗するように約５～８秒間、ターゲットとなる筋肉を等尺性（アイソメトリック）収縮してもらいましょう。

・抑制を促すＧＴＯ反射が起こり、ターゲットとなる筋肉がリラックスします。

・この場合、患者の右側屈筋群を等尺性（アイソメトリック）収縮してもらうことで、解剖学的肢位に首が戻ろうとするでしょう（**図７－４Ａ**）。

・呼吸方法に関しては、抵抗に対して収縮する際、患者には息を止めてもらうか、吐き出してもらうようにしましょう。

⑶１セット目②：収縮後にストレッチをする

・患者をリッラクスさせ、施術者は筋組織の抵抗を感じるまでターゲットとなる筋肉を他動でストレッチしましょう。

・約１～３秒、ストレッチを行ったポジションのままでいましょう。

・ＧＴＯ反射により、ターゲットとなる筋群は別の方法より

施術者への助言

カウントダウン

患者が5〜8秒間等尺性収縮運動をする間、施術者によっては徐々に抵抗をかけたり、収縮を繰り返し促すなどの方法を行います。また、別の施術者は患者自身が等尺性収縮運動を行うと同時に数をカウントダウンする方法を行います。この方法は、患者に収縮するよう指示してから、施術者が患者に収縮してもらいたい秒数を声に出して数えます。

例えば、「収縮、7、6、5、4、3、2、1、リラックス」というような感じで患者に声をかけます。あるいは、患者の収縮を促す言葉から始め、それから残り時間をカウントするように、「抵抗…そして…収縮…3、2、1、リッラクスしましょう」と声をかけるのもよいでしょう。カウントダウンするメリットは、患者がどのくらいの時間、等尺性収縮運動を続けなければならないか知ることができることです。

もストレッチされるでしょう。

・この場合、患者の首はさらに左側に側屈することができます（**図7－4B**）。

⑷2セット目

・1セット目でストレッチを終えた位置から、繰り返し1セット目の①・②を行うことが2セット目に行うことです（**図7－5**）。

・このとき、患者の等尺性（アイソメトリック）収縮（再度5〜8秒間）は、中程度の強さで行いましょう。

・患者がリラックスしたら、施術者が組織抵抗を感じるまでさらに頭頸部を左側に側屈させてください。徐々にターゲットとなる筋組織が伸びるでしょう。

⑸3セット目

・2セット目でストレッチを終えた位置から始まり、繰り返し①、②を行いましょう（**図7－6**）。

・このとき、患者の等尺性（アイソメトリック）収縮（再度5〜8秒間）は、苦痛がない強さで行うべきです。

・患者がリラックスしたら、施術者が組織抵抗を感じるまでさらに頭頸部を左側に側屈させることで、徐々にターゲットとなる筋組織が伸ばされます。

・必要に応じて、4セット目を行うことも可能です。

・最終的なストレッチのポジションまで可動するようになったら、施術者はこのポジションで10〜20秒間、あるいはそれ以上の長い時間、そのままの位置で患者をキープさせましょう。

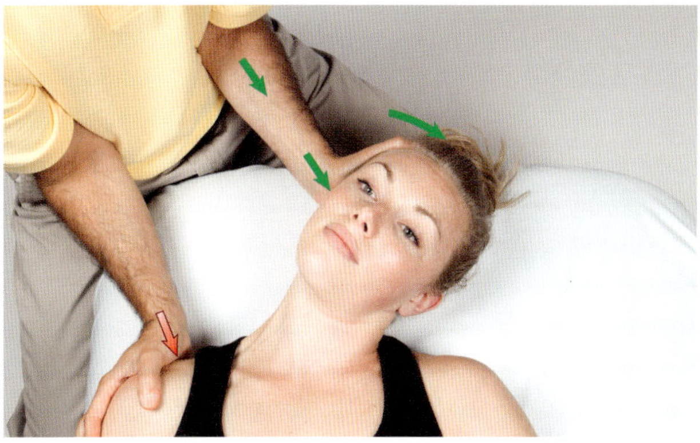

図7－3　患者に行う最初のストレッチ
施術者は、最初に左側に側屈するストレッチを加える。

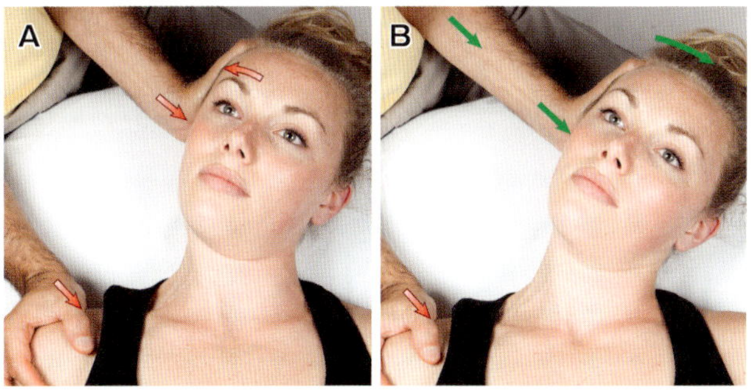

図7－4　1セット目の動き
A：「1セット目①」にあるように、施術者の抵抗に対して、患者は右側に側屈する（筋群を等尺性収縮する）。
B：「1セット目②」にあるように、収縮後、患者をリラックスさせ、施術者はさらに患者の左側に首を倒し右側をストレッチする。

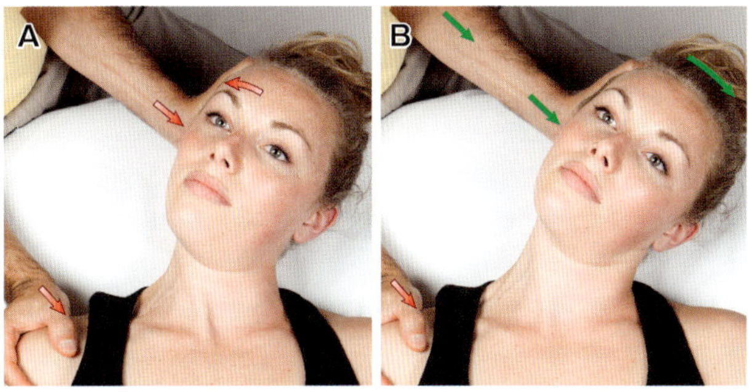

図7－5　2セット目
1セット目の動きを繰り返す。
A：患者は右側に側屈する（筋群を等尺性収縮する）。
B：施術者はさらに患者の左側に首を倒し右側をストレッチする。

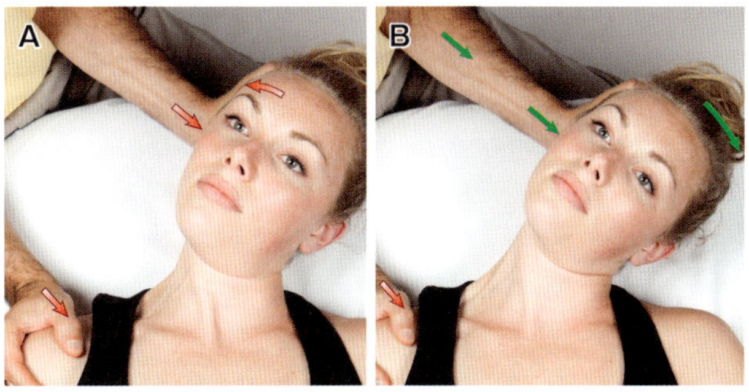

図7－6　3セット目
A：患者は右側に側屈する（筋群を等尺性収縮する）。
B：施術者はさらに患者の左側に首を倒し右側をストレッチする。関節可動域が、1、2セット目と比較して広がっているのを感じられる。

CRストレッチの方法

CRストレッチを行う際、次の事項に注意することが重要です。各ポイントでそれぞれ対処しましょう。以下のガイドラインを理解すれば、さらに効果的なCRストレッチを行うことができます。

①収縮する力：徐々に増やしてもらう

CRストレッチを行う際、各セットで指示する収縮力を一定ではなく変化させる方法があります。これは、徐々に患者の収縮力を上げてもらうことで達成することが可能です。もし患者に３セット行うのであれば、以下の方法で行ってみてください。

- １セット目：施術者の軽い抵抗に対して、徐々に収縮してもらうよう患者に指示します。
- ２セット目：施術者の中程度の抵抗に対して、徐々に収縮してもらうよう患者に指示します。
- ３セット目（場合によっては４セット目）：苦痛がない程度で強くターゲットとなる筋肉を収縮してもらうよう患者に指示します。

患者が非常に強く、急に収縮すると、筋肉が無理に引き伸ばされて痛めたり、引き裂かれることがあります。そのため、患者には「怪我をしないためにも、力強くですがゆっくり力を入れていきましょう。ただし、無理をし過ぎないようにしてください」と伝えるのがよいかもしれません。

②抵抗をかける力：施術者の役割

施術者が抵抗を加えて患者が等尺性（アイソメトリック）収縮を行う際、施術者と患者間で力を競い合わないようにしてください。

施術者は患者の力（抵抗）を感じるまで力を加えても構いませんが、それ以上の力を加えてはなりません。そのため、施術者は患者のターゲットとなる筋肉の収縮が等尺性（アイソメトリック）になるように、患者がどんなに力を出しても釣り合うようにしなければなりません。また、施術者がリラックスするよう患者に伝えるとき、施術者は患者の身体を伸ばしている力を緩め、力を抜くことが重要です。

施術者への助言

施術者の中心で支えましょう

施術者よりも患者が大きいために、施術者の力を超えるほど患者が力強く収縮してくるときは、施術者は身体の中心に肘を持っていくべきです。このポジションで力を集中させれば、力負けすることはないでしょう。なぜならこのポジションは、施術者の前腕と手を身体でカバーすることができるからです。

このポジションでもまだ不十分である場合は、施術者の体幹を固定するために、下肢の筋肉と連動できるポジションをとりましょう。

③ポジション：患者を監視する

どの部位の施術においても１セット目のストレッチ終了後、次のセットを行う際には、必ずしも抵抗をかける必要はありません。患者のターゲットとなる筋肉がストレッチされすぎて伸ばされすぎるならば、そのポジションからターゲットとなる筋肉を収縮させることはとても難しく、苦痛に感じるかもしれません。この根拠に関しては、「長期活性型機能不全」という言葉を理解することが大切でしょう。

長期活性型機能不全は、アクチン—ミオシンのクロスブリッジが引き伸ばされ、筋線維の筋節が形成できないため弱くなっている状態です。この状況下で施術者の抵抗に対して収縮するように患者に指示しても、GTO反射の有効性は低下し、ストレッチのメリットはほとんどありません。その状況下では、次のセットのことを考慮して、自然な（解剖学的により近い）ポジションに患者の頚部後面を持ってくる方がよいでしょう。

施術者がその前に行われたストレッチのポジションより再度ストレッチをはじめるときは、施術者が等尺性（アイソメトリック）収縮の代わりに求心性（コンセントリック）収縮を行った場合、その前のセットで獲得されたストレッチポジションは減少したり、失われることがあります。この現象は、効果がないと思われがちですがそうとも限りません。CRストレッチのテクニックポイントは、患者がターゲットとなる筋肉を収縮することで、結果的に、効果的なストレッチができるようにターゲットとなる筋肉が抑制・弛緩するGTO反射を引き起こすことです。ポジションが容易になり、患者がターゲットとなる筋肉を楽に収縮できれば、CRストレッチにとって有効となるでしょう。

一貫性を持たせるために、本書で説明している各CRストレッチは、前のセットのストレッチの終了ポジションから、次の一連のセットが始まるようにしています。治療でこのテクニックを使用するとき、患者にとってこのストレッチが最も快適なポジションから始めることが大切でしょう。

④ストレッチ：ゆっくり、そしてやさしく

患者のターゲットとなる筋肉がストレッチされるとき、どのような場合でもストレッチはゆっくり、同じ力で行うこと

が非常に重要です。

ターゲットとなる筋肉が素早くあるいは極端にストレッチされれば、**伸張反射**としても知られている**筋紡錘反射**が生じ、ターゲットとなる筋肉にスパズムを引き起こすことになるため、ストレッチの効果がなくなってしまうでしょう（筋紡錘反射に関する情報は、第２章参照）。それゆえに、ストレッチを行う際は、いつもゆっくり患者の苦痛のない範囲で行うべきです。

なお、施術者がストレッチにおいて、ターゲットとなる組織に対して何かを感じ始めたら、ストレッチをやめる判断をすることも大切です。３～４セット行うのであれば、各セットで徐々にストレッチの強度が増加しているため、CRストレッチの終わりでちょうど良いストレッチの角度になっているでしょう。

施術者への助言

呼吸方法を選択しましょう

CRストレッチを行うに当たって、患者の呼吸方法は2つの方法から選択することができます。どちらを行うかは患者自身に行ってもらいましょう。

ほとんどの場合、施術者の抵抗に対して圧を加えるとき、患者が息を吐き出すことが最もよいと考えられます。しかし、その患者にCRACストレッチも行うのであれば、治療セッションあるいはさらに治療を行う間、施術者に抵抗をかけるとき、呼吸を止めるように指示するのがよいかもしれません。そうでないと、患者はCRACストレッチ・CRストレッチのときに再度呼吸を行うこととなります。

⑤手を置く位置：治療する手と固定する手

CRストレッチを行う際、患者にとって苦痛とならない場所に治療手を置くことが重要です。この方法を行うにあたり、患者に触れるとき、できるだけ手は平らなところに置きましょう。そうすれば患者の頭に均等に圧をかけることができます。さらに患者の頭に手を置くとき、絶対に耳を覆ってはいけません。なぜなら、そこに手を置くと患者は極めて不快に感じるからです。

一方、固定手も置く場所が重要となります。患者の肩甲帯と体幹が適切なポジションでなければ、ストレッチを行ったとしても患者が動いてしまうので、ターゲットとなる首の筋肉がストレッチできなくなるでしょう。また、固定手を置く場所も患者にとって不快と感じられないよう、できるだけ身体の平らな広い部分に置きましょう。

⚠ 治療手と固定手の位置は、手関節が伸展されなければなりません。施術者の手首を安全に守るため、手の付け根で圧をかけましょう。施術者が手掌や指を通じて直接圧をかけるのであれば、施術者の手首は過度に伸ばされてしまい、おそらく怪我をすることとなるでしょう。手関節がどのくらい怪我しやすいかに関しては、手／手関節の適切な生体力学的位置調整が極めて重要です。

⑥呼吸する

CRストレッチを行う際、１セット目①等尺性（アイソメトリック）収縮を行う前に患者には深く息を吸い込んでもらうように指示します。等尺性（アイソメトリック）収縮中は、患者は息を止めるか吐き出してもらいます。

患者が等尺性（アイソメトリック）収縮の間、息を止めているのであれば、１セット目②のストレッチを行うときに息を吐き出してもらいましょう。

患者が等尺性（アイソメトリック）収縮の間に息を吐き出してしまったら、そのとき、息を吐き出したまま１セット目②を行いましょう（患者が収縮してからストレッチをする間に十分継続的な呼吸をすることができなければ、収縮後１～２秒間休憩してもらい、もう一度息を吸い込んで、それからストレッチをする際は吐き出すようにしましょう）。

どちらにしても、次のセットの等尺性（アイソメトリック）収縮をはじめる直前に、さらに息を吸い込まなければなりません。

継続的に呼吸をすることは、組織に酸素を豊富に含んだ血液循環を確保することにつながるので、１セット目②で等尺性（アイソメトリック）収縮を行う際、呼吸を止める代わりに吐き出すことは患者にとって一般的に良い事だと考えられています。

なお、CRストレッチは、CRACストレッチを行うためにACストレッチと組み合わせる際には（第９章参照）、等尺性（アイソメトリック）収縮を行っているCRストレッチの間は息を止めなければならないので、注意が必要です。

⑦抵抗をかける方向

施術者は基本面あるいは斜面のどちらかに抵抗をかけることができます。３つの基本面とは、矢状面、前額面、水平面です。斜面は完全に矢状面、前額面、横断面になっていない面です（言い換えれば、２つあるいは３つの基本面の成分がある）。

これは、第１章の図１－７で見直すことができます。患者が斜面に対する収縮を行う際、一般的には前額面の側屈に加え、矢状面での屈曲あるいは伸展を組み合わせることで「斜め」の動きとなります。CRストレッチを行う際、水平面での回旋作用は通常他の面と動きが結びつきません。

矢状面と前額面あるいは斜面での動きを行う間、水平面の回旋運動を患者に指示すると混乱することがあります。回旋運動は施術者の手で抵抗をかけにくいので、水平面の回旋に抵抗をかけることは施術者にとって難しいでしょう。さらに、回旋運動でよく制限があるならば、不快な方法で患者の皮膚を引っ張ることとなるでしょう。

水平面での回旋を加える方法に関しては、本章の実用的な方法を参照してください。施術者が右回旋を加えたければ、右側屈筋群と左回旋筋群を選択的にストレッチするとよいでしょう。また、施術者が左回旋を加えたければ、右側屈筋群を優先的にストレッチし、さらに右回旋筋群もストレッチしましょう。

なお、患者に斜面ストレッチとして横断面の回旋を加えるCRストレッチを行う場合には、練習が必要でしょう。この方法を試みる前に、本章にあるCRストレッチの手順を行うとよいでしょう。

CRストレッチの手順

ここからは、首における10種類の様々なCRストレッチを説明します。

ストレッチは筋肉の作用によりグループ分けしています。(右) 側屈群に対する手順は、すでに「CRストレッチの概要」のセクションで説明していますので、そちらを参照してください。

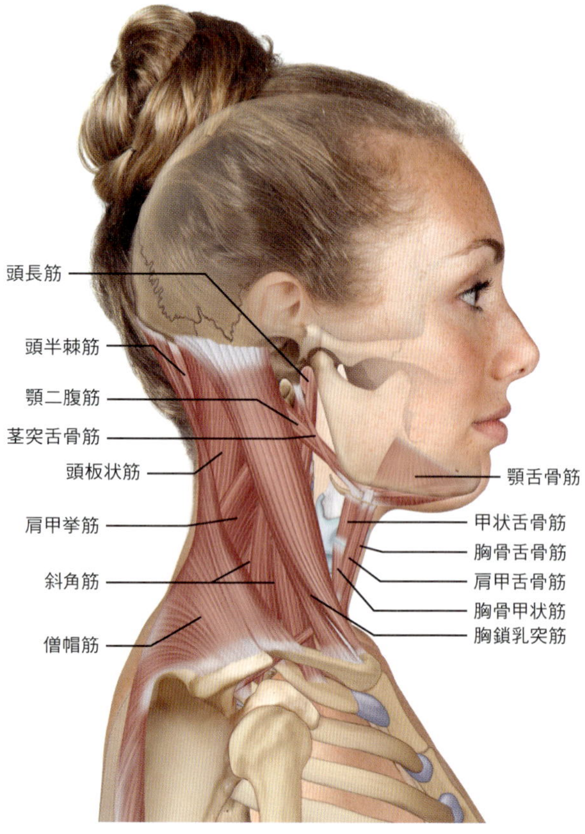

右側屈筋群

僧帽筋	後頭下筋群
頭板状筋	胸鎖乳突筋
頚板状筋	斜角筋群
肩甲挙筋	椎前筋群
脊柱起立筋群	舌骨筋群
横突棘筋群	

図7－7　右頭頚部の側屈筋群
図表中に示されている筋群が、この作用に関係する筋肉となっている。

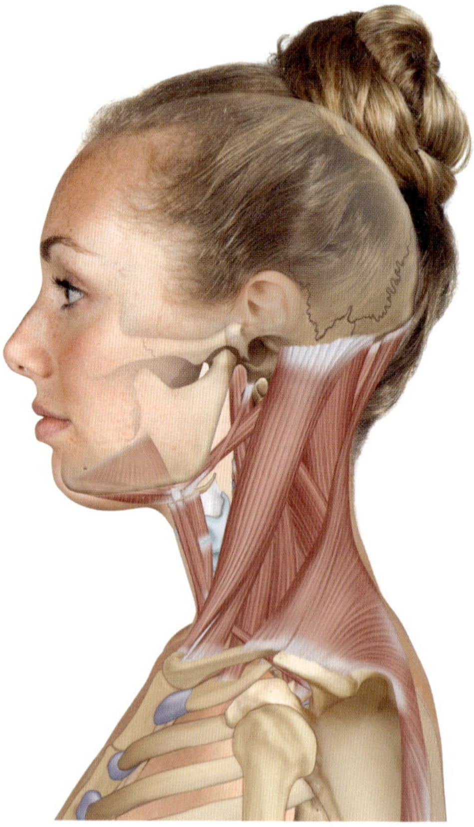

左側屈筋群

僧帽筋	後頭下筋群
頭板状筋	胸鎖乳突筋
頚板状筋	斜角筋群
肩甲挙筋	椎前筋群
脊柱起立筋群	舌骨筋群
横突棘筋群	

図7－8　左頭頚部の側屈筋群
図表中に示されている筋群が、この作用に関係する筋肉となっている。

その他の全手順は、以下の順番で説明・解説しています。スタートポジション、患者に行う最初のストレッチ、１セット目、２セット目、それから３セット目、場合によっては４セット目を行うための方法。

ROUTINES① 右側屈筋群

これらの筋肉は首の右側に付着しています（**図７－７**）。右側屈筋群のＣＲストレッチの手順は、「ＣＲストレッチの概要」と図７－１～６で説明しているのでそちらを参照してください。

ROUTINES② 左側屈筋群

これらの筋肉は首の左側に付着しています（**図７－８**）。左側屈筋群のＣＲストレッチを行うためには、図７－１～６の説明を左側に置き換えて指示しましょう。

ROUTINES③ 伸筋群

これらの筋肉は首の後面に付着しています（**図７－９**）。図７－10～13に関しては、頭頸部の伸筋群に対するＣＲストレッチを説明しています。

⑴スタートポジション

・まず患者を仰臥位にし、施術者はベッドの上方に座ります。

・患者の頭の下（後面）に治療手を置き、患者の体幹上半身に固定手を置きます（**図７－10**）

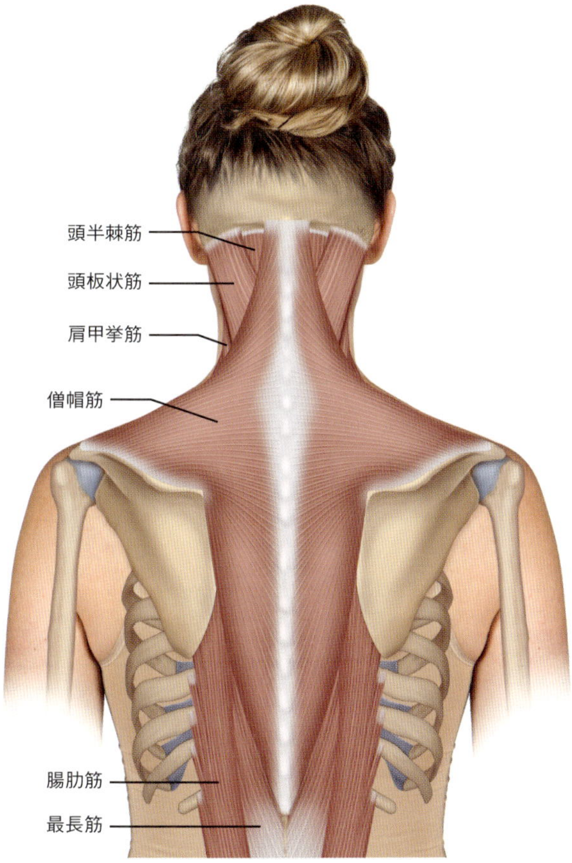

伸筋群

僧帽筋	脊柱起立筋群
頭板状筋	横突棘筋群
頸板状筋	後頭下筋群
肩甲挙筋	

図７－９　頭頸部の伸筋群
図表中に示されている筋群が、この作用に関係する筋肉となっている。

施術者への助言

頚部伸展ストレッチを行う際、施術者はかがんで行うこと

最適な身体力学を保つため、ストレッチしたい部位に施術者の中心を持ってくる必要があります。患者は施術者に対して下方に押し返すことを考えると、頭頚部を伸展することとなります。また、そのとき施術者はさらに伸筋群をストレッチするために患者の頭を押し上げなければなりません。

そのため、このストレッチを行う際は、施術者の重心を低くする必要があります。この方法は、施術者の肩の筋肉を使う代わりに、体重を使って肘を押し込むことができるため、患者の抵抗や動きに拮抗することができます。施術者が電動の昇降ベッドを使用しているのであれば、単純にベッドを高く上げていればよいでしょう。

他に効果を上げる方法としては、ベッドに肘を置くとよいでしょう。この方法は、患者の頭部後面とベッドの間に前腕を入れるスペースができるので、患者の頭頚部を十分に固定することができます。

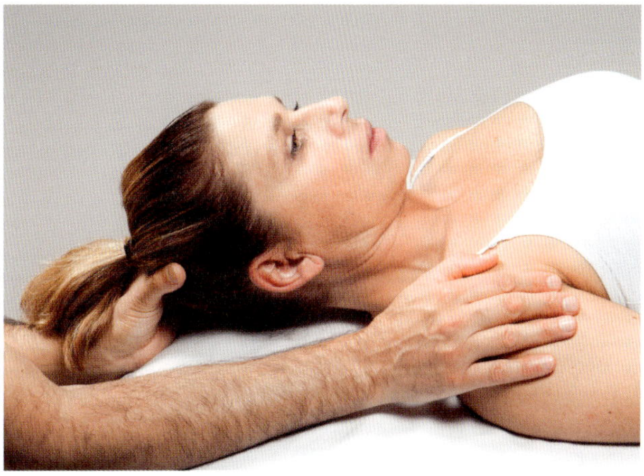

図７－10　伸筋群のストレッチに対するスタートポジション

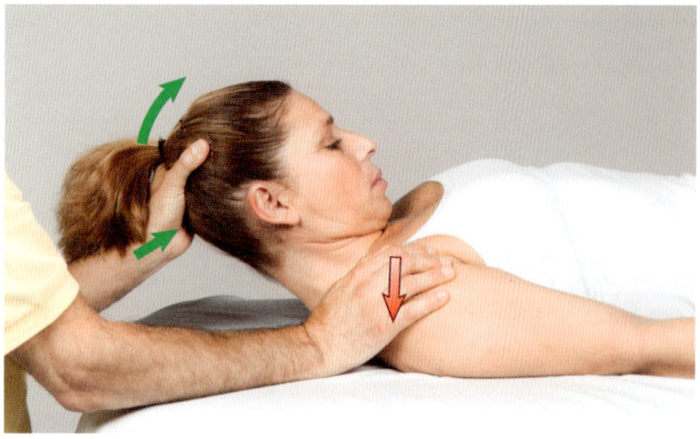

図7－11　最初のストレッチ

(2)最初のストレッチ

・施術者が抵抗を感じるまで患者の頭頚部を屈曲させ、治療のターゲットなる伸筋群をゆっくりとストレッチします（図7－11）。

・施術者は患者の頭を支え続けましょう。このとき、施術者は患者に苦痛がないよう優しく手のひらで頭を支えることが重要です。

・しかし、施術者がしっかり安全に支えることも同様に重要です。患者は、自分の頭が安全に保たれていないと感じる

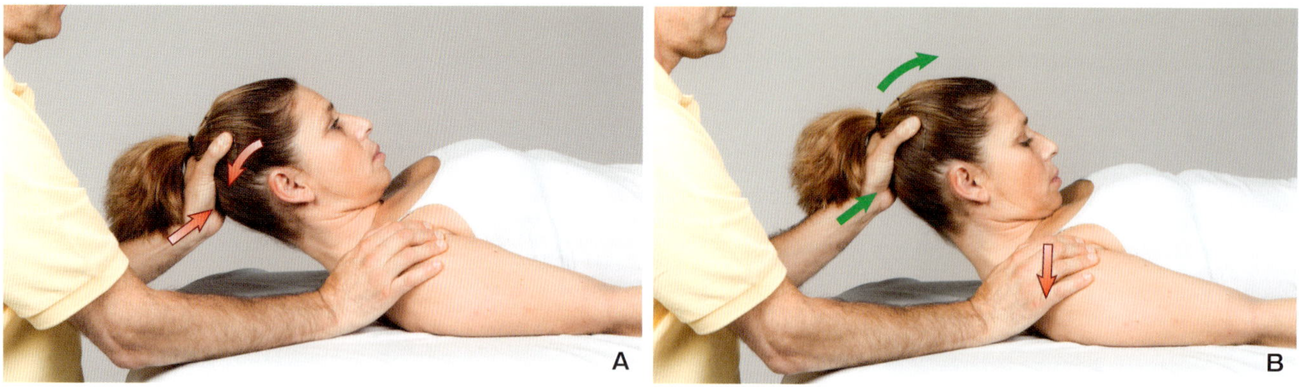

図7－12　1セット目
A：患者自身が等尺性収縮運動を行う。　B：収縮後のストレッチ。

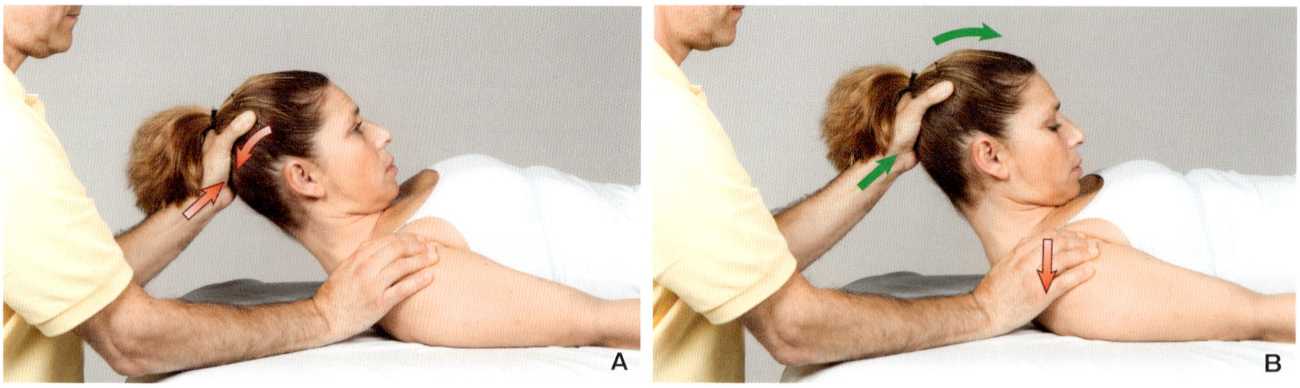

図7－13　2セット目
A：患者自身が等尺性収縮運動を行う。　B：収縮後のストレッチ。

施術者への助言

両側の体幹を固定しましょう

頭頚部の伸展ストレッチを行うとき、患者の体幹がベッドから持ち上がるようであれば、写真で示すような別法を利用する方がよいでしょう。

なぜなら、患者の両側体幹上部を固定することが可能だからです。

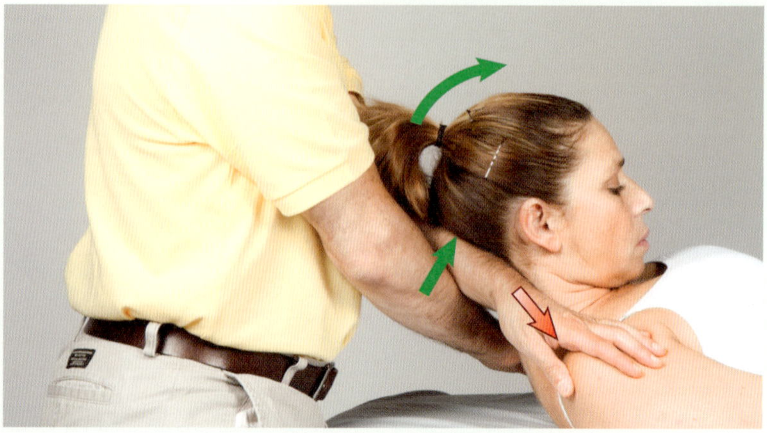

と、頭が落ちないようにと警戒し筋肉が緊張するため、リラックスしないままこのストレッチが行われることになります。

⑶ 1セット目：患者自身が等尺性収縮運動を行う

・最初のストレッチポジションに患者を移動させ、ゆっくりと施術者の抵抗に対して約5～8秒間ターゲットとなる筋肉を等尺性（アイソメトリック）収縮してもらうように患者に指示します（ベッドの方向に頭頚部を下げてもらう、すなわち伸展するように指示します；図7－12A）

・リッラクスするよう患者に指示します。

・このとき、施術者の抵抗に対して患者自身が等尺性収縮運動を行う際、各セットにおける呼吸法は息を止めるか吐き出すかのどちらかにしてください。

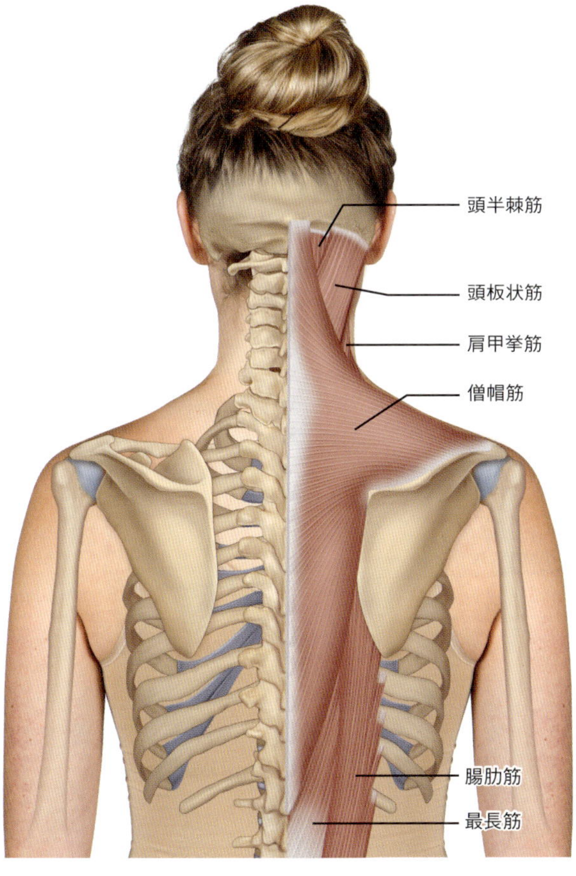

伸筋群／右側屈筋群

僧帽筋	脊柱起立筋群
頭板状筋	横突棘筋群
頚板状筋	後頭下筋群
肩甲挙筋	舌骨筋群

図7－14　頭頚部の伸展と右側屈の作用がある筋群
図表中に示されている筋群が、この作用に関係する筋肉となっている。

⑷ 1セット目：収縮後にストレッチをする

・患者がリッラクスしたのを確認した後、抵抗を感じるまでさらに患者の頭頚部を屈曲させ、ターゲットとなる筋肉を徐々に伸ばしましょう（図7－12B）。

・約1～3秒間、このポジションを維持します。

・このストレッチの間ベッドから体幹が持ち上がらないように、施術者の固定手で患者の上半身を押さえ、固定します。ストレッチを行うためには片手が必要なので、もう片方の手は固定するために使用しましょう。これは、患者の片側の上半身のみを固定することしかできませんが、ほとんどの患者はこれで十分に固定されます。

⑸ 2セット目：患者自身が等尺性収縮運動を行う

・1セット目のストレッチ終了時のポジションから、施術者の抵抗に対して約5～8秒間、ターゲットとなる筋肉を等尺性（アイソメトリック）収縮させましょう（図7－13A）。

・このとき、患者には施術者の抵抗に対して中程度の力で収縮してもらうように指示します。

⑹ 2セット目：収縮後にストレッチする

・患者がリラックスしたのを確認した後、抵抗を感じるまで頭頚部を屈曲させ、ターゲットとなる筋肉を徐々に伸ばしましょう（図7－13B）。

・約1～3秒、ストレッチを行ったままのポジションでいましょう。

⑺ 3セット目

・2セット目のストレッチ最終ポジションから、施術者の抵抗に対して約5～8秒間、ターゲットとなる筋肉を等尺性（アイソメトリック）収縮させましょう。このときの収縮は、患者にとって苦痛がない程度の力で行います。

・患者がリラックスしたことを確認した後、抵抗を感じるまで患者の頭頚部を屈曲させ、ターゲットとなる筋肉を徐々に伸ばしていきます。

・必要に応じて、4セット目を行うことも可能です。

・最終セットのストレッチポジションまでいったら、約10秒間、あるいはそれ以上キープしましょう。

ROUTINES④ 伸展／右側屈筋群

これらの筋肉は首の右後側面に付着しています（図7－14）。図7－15～18は、この筋群に対するCRストレッチを説明しています。

⑴スタートポジション

・患者を仰臥位にし、施術者はベッドの右上方に座ります。

・施術者の左手（治療手）は、患者の頭の右後面（右後側面）

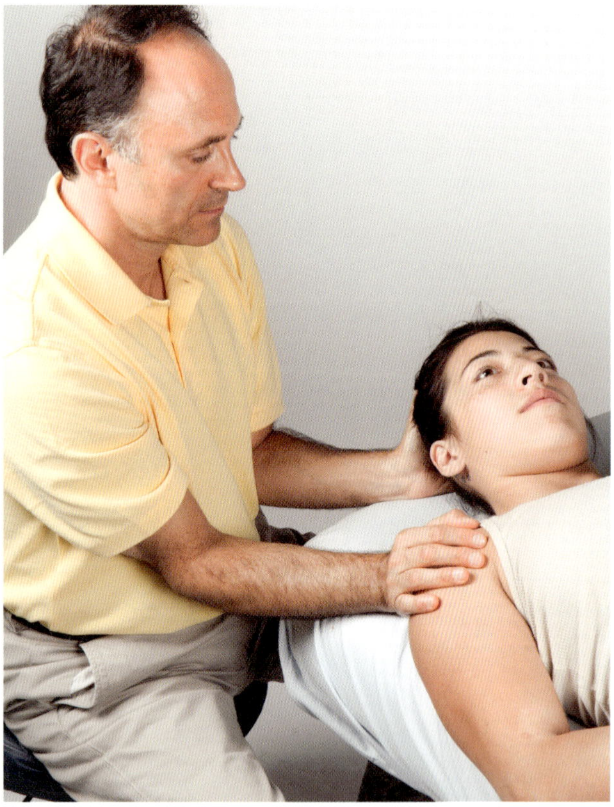

図7－15　スタートポジション

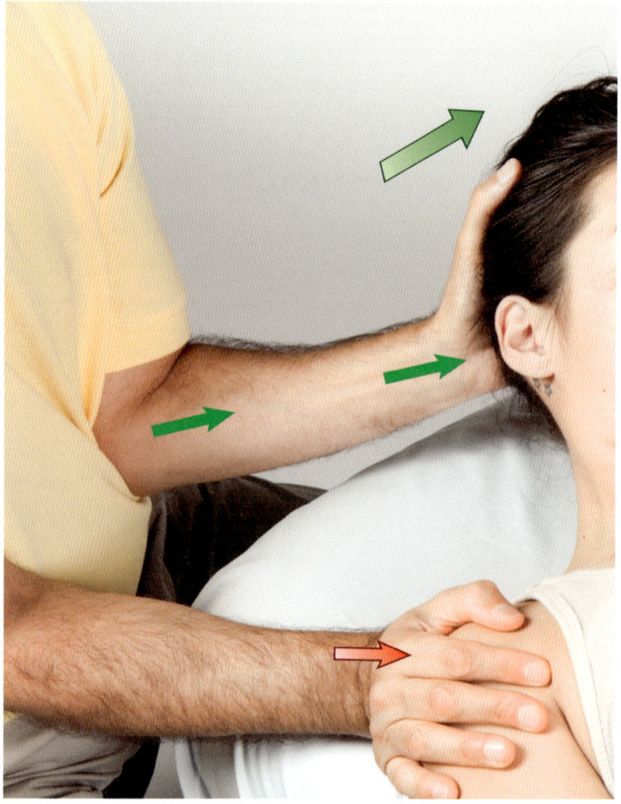

図7－16　最初のストレッチ

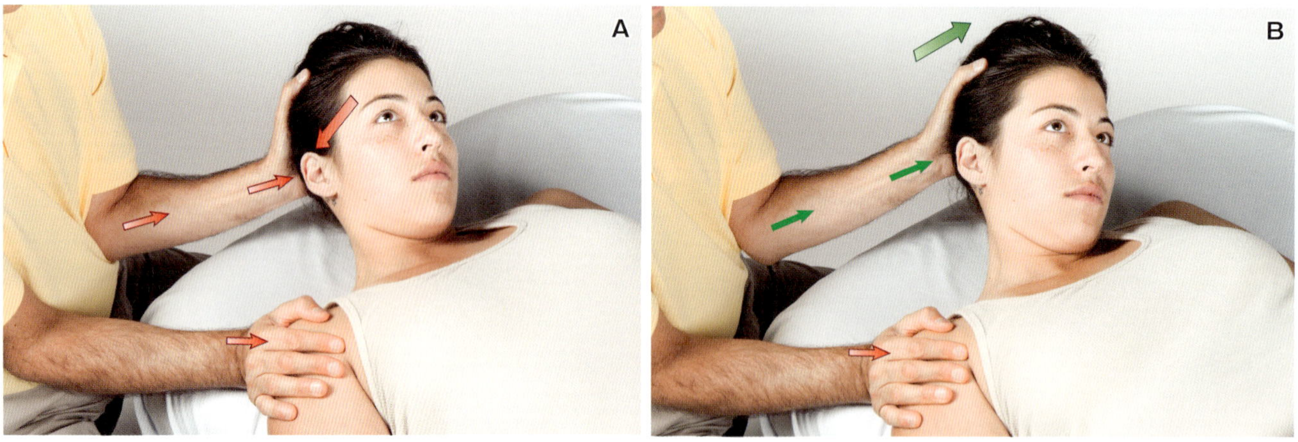

図7－17　１セット目
A：患者自身が等尺性収縮運動を行う。　B：収縮後のストレッチ。

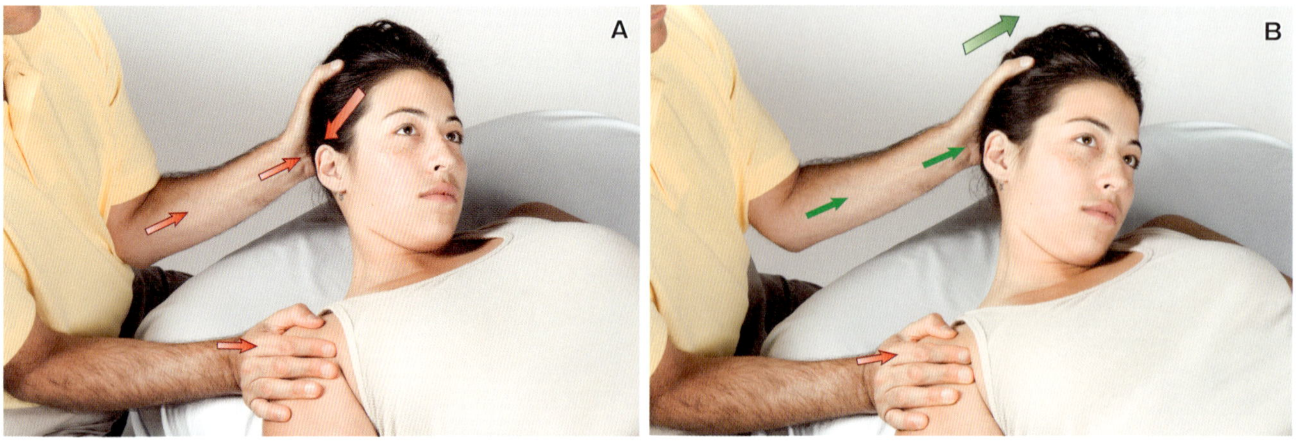

図7－18　２セット目
A：患者自身が等尺性収縮運動を行う。　B：収縮後のストレッチ。

に置きます。

・施術者の右手（固定手）は、患者の右肩に置きます（図７－15）。

⑵最初のストレッチ

・施術者が抵抗を感じるまで頭頚部を屈曲・左側屈させながらベッドから持ち上げ、斜面でターゲットとなる筋組織（伸筋群／右側屈筋群）をストレッチします（図７－16）。

⑶１セット目：患者自身が等尺性収縮運動を行う

・最初のストレッチポジションに患者の頭を持っていき、施術者の抵抗に対して、約５～８秒間ターゲットとなる筋肉を等尺性（アイソメトリック）収縮させながら、頭頚部の伸展と右側屈させ、ベッドの方に倒します。

・このストレッチで、患者の身体が上がらないように、施術者は固定手で右肩と体幹を固定しましょう（図７－17Ａ）。

・リッラクスするよう患者に指示します。

・施術者の抵抗に対して収縮させる際、各セットの呼吸法は息を止めるか吐き出すかのどちらかにしてください。

⑷１セット目：収縮後にストレッチする

・患者がリラックスしたのを確認した後に、抵抗を感じるまでさらに患者の頭頚部を屈曲そして左側屈させ、患者のターゲットとなる筋肉を徐々に伸ばしましょう（図７－17Ｂ）。

・約１～３秒間、ストレッチを行ったままのポジションを維持します。

⑸２セット目：患者自身が等尺性収縮運動を行う

・１セット目のストレッチ最終のポジションから、施術者の抵抗に対して約５～８秒間、ターゲットとなる筋肉を等尺性（アイソメトリック）収縮させましょう（図７－18Ａ）。

・このとき、施術者の抵抗に対して中程度の力で収縮してもらうように指示します。

実用的な方法

伸筋群に水平面の回旋作用を加える

頭頚部伸展と右側屈の両方の作用を持つ作用筋群に斜面CRストレッチを行う際、等尺性（アイソメトリック）収縮に対して、横断面の回旋作用が加わってしまうので、患者は不快な感じを受けることがあります。しかしながら、横断面での回旋作用を完全に無視するとことはできません。スタートポジションの時点で、頭頚部が左右回旋するポジションが取られているため、ストレッチにこの作用が組み込まれてしまいます。これは「事前の回旋作用」としても知られ、この回旋は患者がストレッチを行うまで維持されます。

図Aは、伸展/右側屈筋群のストレッチに患者の頚部が右回旋しているのを示しています。

図Bは、伸展/右側屈筋群のストレッチに患者の頚部が左回旋しているのを示しています。

2つの違いは、等尺性（アイソメトリック）収縮の間、患者自身で回旋してしまわないために、施術者は始めに回旋を加えます。別法としては、はじめに回旋させず、施術者がストレッチをしている間に、徐々に回旋作用を加えます。

ストレッチの最終段階で、右か左かどちらかの回旋が組み込まれていれば、ターゲットとなる特定の筋群は他の筋群よりもストレッチされてしまい、他の特定の筋肉は弱まってしまうため、患者は最適とは感じないでしょう。

例えば、ストレッチを行うときに頭頚部を右回旋させるのであれば、伸筋群/右側屈筋群においては、左回旋筋群が最適なストレッチとなり、右回旋筋群は弱まり、あまり最適とは感じないストレッチとなるでしょう。

この作用原理に関しては、同様に1つの基本面（矢状面あるいは前額面のどちらか）で行われるすべてのストレッチであてはまります。

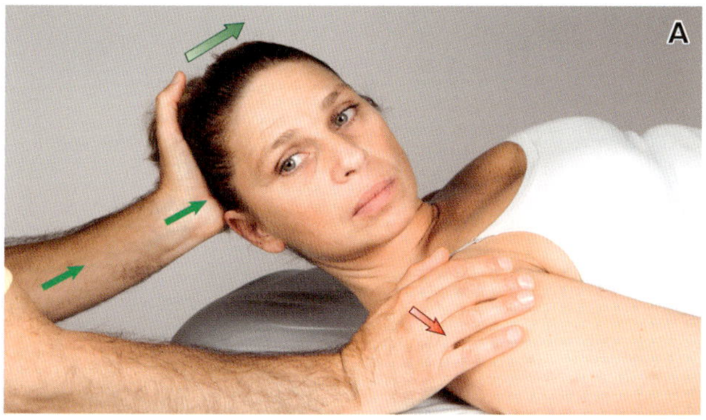

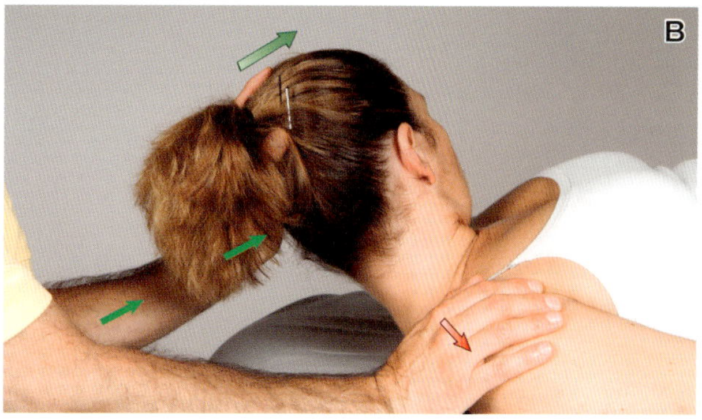

写真は患者の首が伸筋/右側屈筋群のCRストレッチおいて回旋しているのを示す。
A：右回旋。　B：左回旋。

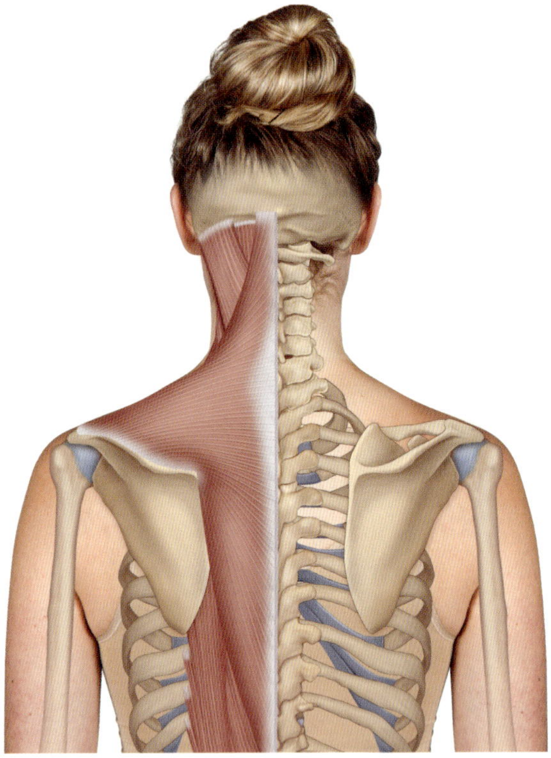

伸筋群／左側屈筋群

僧帽筋	脊柱起立筋群
頭板状筋	横突棘筋群
頚板状筋	後頭下筋群
肩甲挙筋	舌骨筋群

図7－19　頭頚部の伸展と左側屈の作用がある筋群
図表中に示されている筋群が、この作用に関係する筋肉となっている。

⑹2セット目：収縮後にストレッチする

・患者の筋肉が弛緩したことを確認した後、抵抗を感じるまで患者の頭頚部を屈曲し左側屈させ、患者のターゲットとなる筋肉を徐々に伸ばしましょう（**図7－18 B**）。

・約1～3秒、ストレッチを行ったままのポジションでいましょう。

⑺3セット目

・2セット目のストレッチの最終ポジションから、施術者の抵抗に対して約5～8秒間、ターゲットとなる筋肉を等尺性（アイソメトリック）収縮させましょう。このときは患者にとって苦痛がない程度の力で行います。

・患者がリラックスしたのを確認した後、抵抗を感じるまで患者の頭頚部を屈曲と左側屈させ、患者のターゲットとなる筋肉を徐々に伸ばしましょう。

・必要に応じて、4セット目を行うことも可能です。

・最終セットのストレッチポジションまでいったら、約10秒間あるいはそれ以上キープしましょう。

ROUTINES⑤ 伸筋群／左側屈筋群

これらの筋肉は首の左後側面に付着しています（**図7－19**）。**図7－15～18**でこの筋群に対する右側のCRストレ

A

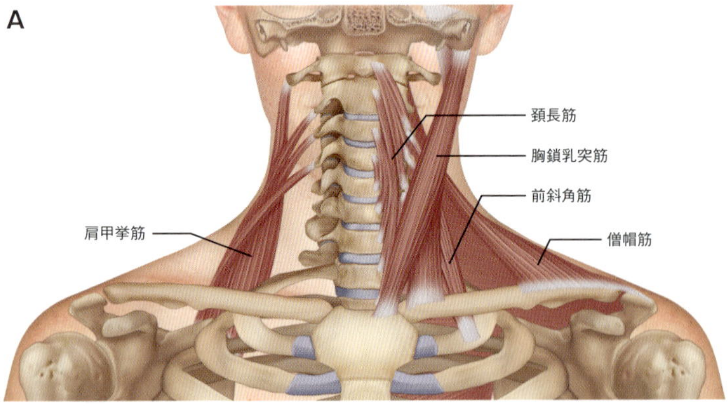

右回旋筋群

左僧帽筋	右下頭斜筋
左横突筋群	右脊柱起立筋群
右頭板状筋	左胸鎖乳突筋
右頚板状筋	左前斜角筋
右肩甲挙筋	左頚長筋

図7－20　右回旋筋群
A：前面図　B：後面図
図表中に示されている筋群が、この作用に関係する筋肉となっている。

B

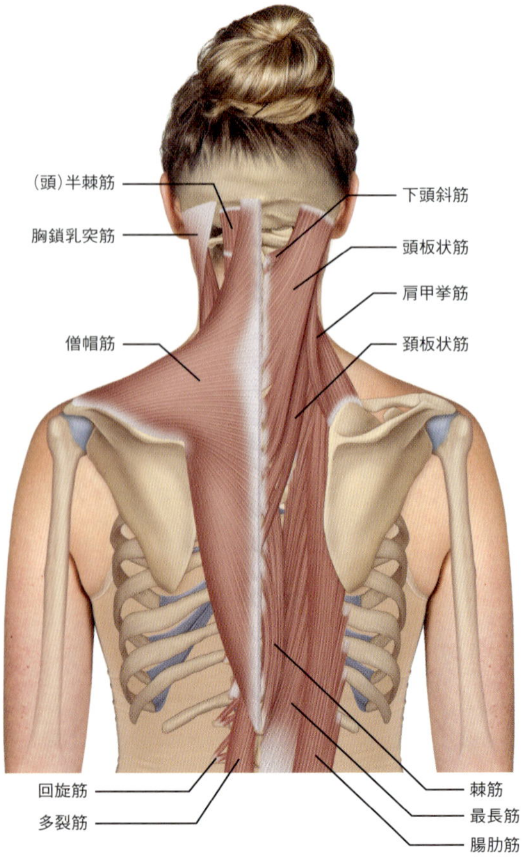

ッチを説明しているので、その説明を左側に置き換えて指示しましょう。

ROUTINES⑥ 右回旋筋群

図7－20は頭頚部の右回旋に作用する筋群を示しています。筋肉は首3／4部位に付着しています（後頚部の左側と右側と同様に前頚部の左側）。**図7－21～24**は、この筋群に対するＣＲストレッチを説明しています。

⑴スタートポジション

- 患者を仰臥位にし、施術者はベッドの上方に座わります。
- 施術者の右手（治療手）は、患者の右側頭部／顔面部に置きます。
- 施術者の左手（固定手）は、患者の左側頭部／顔面部に置きます（**図7－21**）。

患者の顎関節部に過剰な圧をかけすぎないように慎重に行いましょう。

⑵最初のストレッチ

- 施術者が抵抗を感じるまで頭頚部を左に回旋するように動かし、治療のターゲット（右側屈筋群）となる筋組織をゆっくりとストレッチしましょう（**図7－22**）。

⑶1セット目：患者自身が等尺性収縮運動を行う

- このポジションから、ゆっくりと施術者の抵抗に対して約5～8秒間ターゲットとなる筋肉を等尺性（アイソメトリック）収縮するように患者に指示します。
- 固定手は患者の頭を支えるために頭の下に置き、患者の収縮力に対して抵抗をかけやすくします（**図7－23Ａ**）。
- リラックスするよう患者に指示します。
- このとき、施術者の抵抗に対して収縮する際、各セットにおける呼吸法は息を止めるか吐き出すかのどちらかにしてください。

⑷1セット目：収縮後にストレッチする

- 患者がリラックスしたのを確認した後に、抵抗を感じるまで患者の頭頚部を左に回旋することで患者のターゲットとなる筋肉を徐々に伸ばしましょう（**図7－23Ｂ**）。
- 約1～3秒、ストレッチを行ったままのポジションを維持します。

⑸2セット目：患者自身が等尺性収縮運動を行う

- 1セット目のストレッチの最終ポジションから、施術者の抵抗に対して約5～8秒間、ターゲットとなる筋肉を等尺

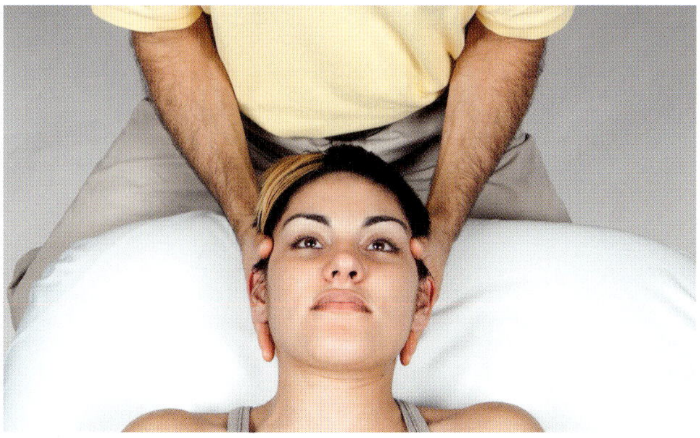

図7－21　スタートポジション

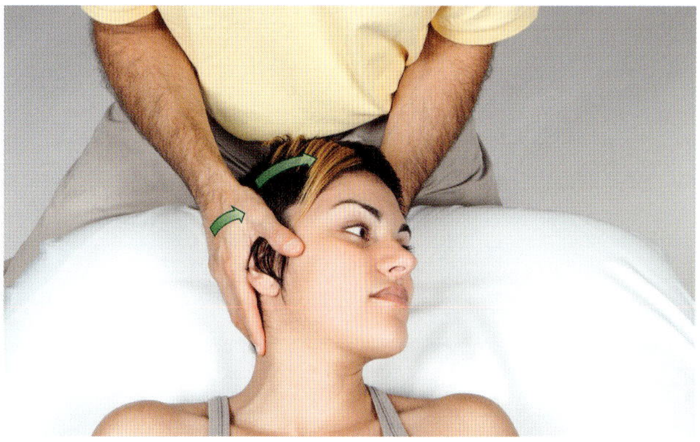

図7－22　最初のストレッチ

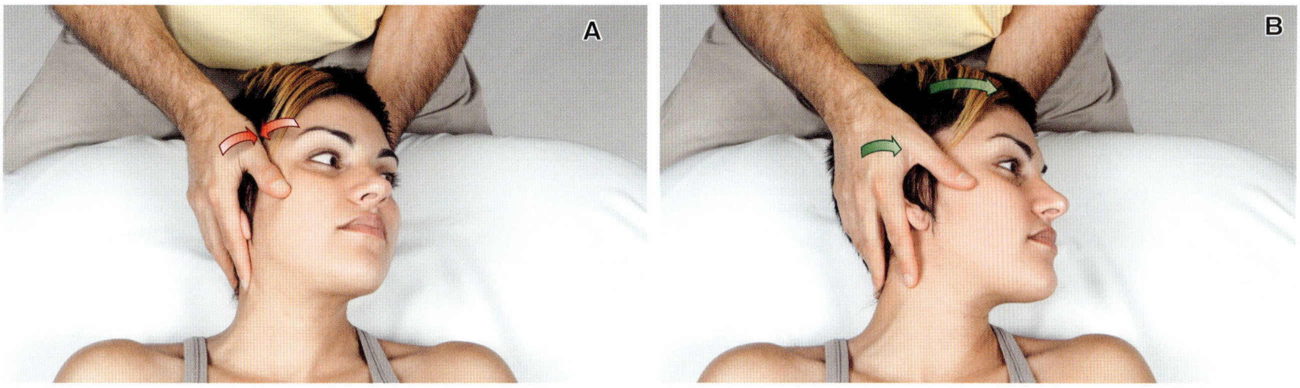

図7－23　1セット目
Ａ：患者自身が等尺性収縮運動を行う。　Ｂ：収縮後のストレッチ。

施術者への助言

回旋に抵抗する

　患者の回旋収縮は、無意識に手を置いた場所から抵抗をかけることはCRの動作で最も困難かもしれません。患者の顔の前正中線に近づくように手を置けば、最適な力を発揮することができるでしょう。もちろん、患者の鼻の上を押しつけてはいけません。抵抗をかけるときの最適な手の位置は、患者の頬骨と前頭骨上に置くことですが、患者の顎関節に圧をかけるのは避けましょう。

　なお、患者の回旋収縮の手助けをするためには、患者の頭部後面に施術者の手を入れるとよいでしょう。手を置く最適な位置は、顔とは反対側の手を置きます。言い換えれば、球として患者の頭を思い浮かべるならば、施術者の手は180°離れて球の反対側に置きましょう。

性（アイソメトリック）収縮させます（図7－24 A）。

・このとき、施術者の抵抗に対して中程度の力で収縮してもらうよう患者に指示します。

・本章で前述したように、1セット目の最終ポジションから2回目を始めたり、2セット目の最終ポジションから3セット目を始めたりするときに強制的に行ってはいけません。特に回旋ストレッチにおいて、ストレッチポジションは後下方にしておくことが理想的です。そしてこのポジションから施術者の抵抗に対して、等尺性（アイソメトリック）収縮を指示しましょう。

⑹2セット目：収縮後にストレッチする

・患者がリラックスしたことを確認した後、抵抗を感じるま

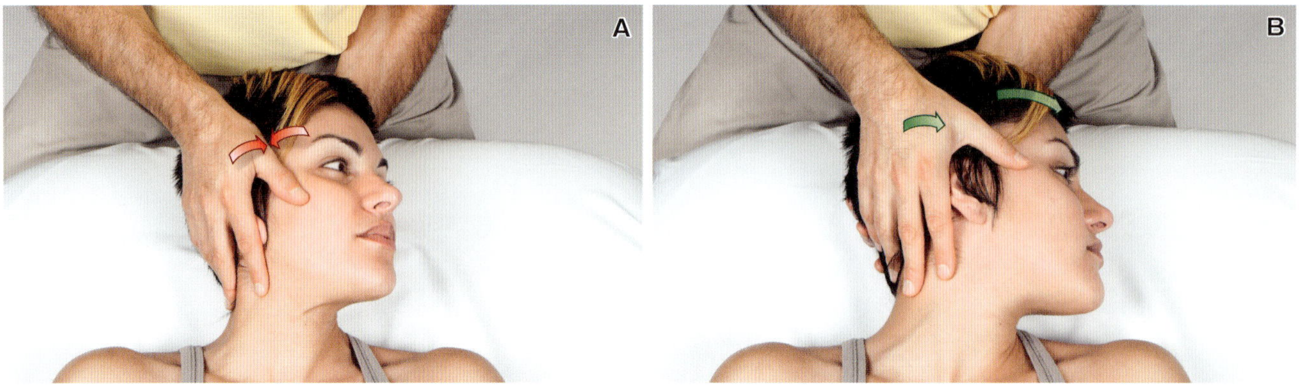

図7－24　2セット目
A：患者自身が等尺性収縮運動を行う。　B：収縮後のストレッチ。

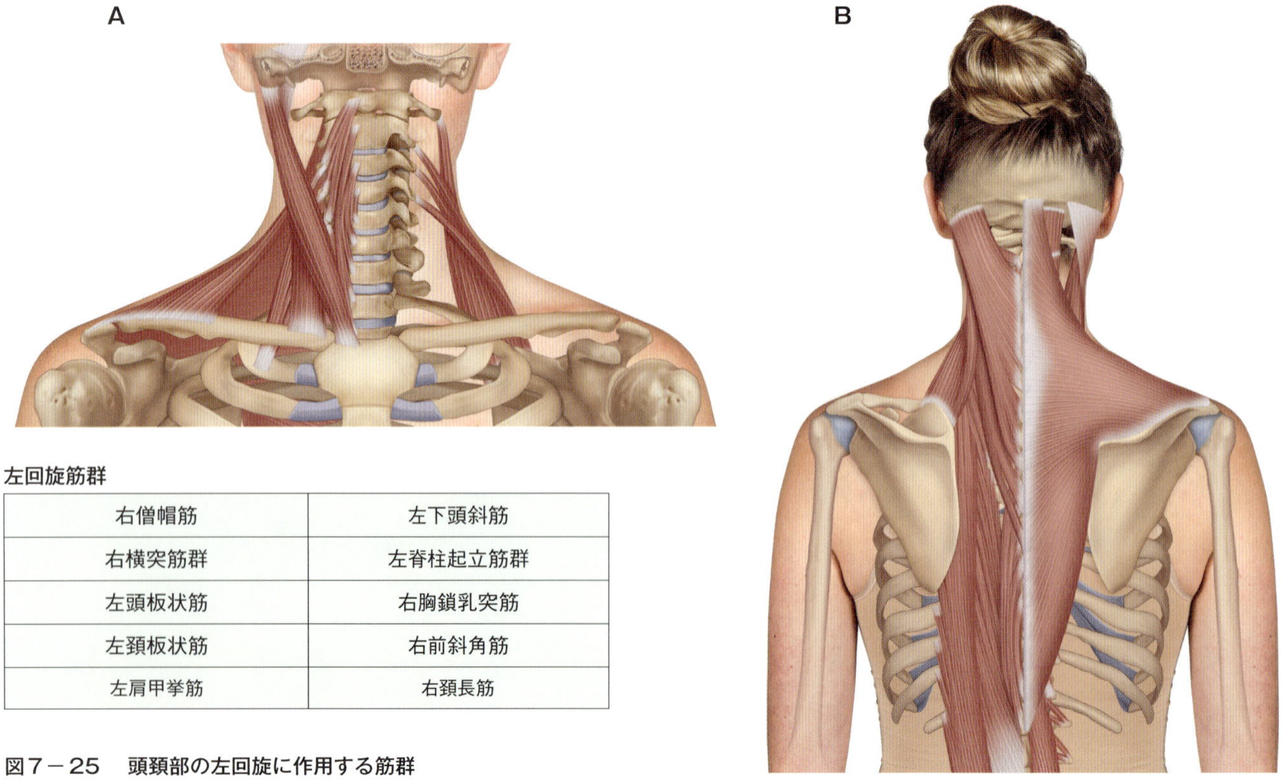

左回旋筋群

右僧帽筋	左下頭斜筋
右横突筋群	左脊柱起立筋群
左頭板状筋	右胸鎖乳突筋
左頚板状筋	右前斜角筋
左肩甲挙筋	右頚長筋

図7－25　頭頚部の左回旋に作用する筋群
図表中に示されている筋群が、この作用に関係する筋肉となっている。

で患者の頭頚部を左回旋させ、ターゲットとなる筋肉を徐々に伸ばしましょう（図７－24Ｂ）。
・約１～３秒、ストレッチを行った頭頚部のポジションを維持にしましょう。

⑺３セット目
・２セット目のストレッチ最終ポジションから、施術者の抵抗に対して約５～８秒間、ターゲットとなる筋肉を等尺性（アイソメトリック）収縮させましょう。このときは患者にとって苦痛がない程度の力で行いましょう。
・患者がリッラクスしたことを確認した後、抵抗を感じるまで患者の頭頚部を左回旋させ、ターゲットとなる筋肉を徐々に伸ばしましょう。
・必要に応じて、４セット目を行うことも可能です。
・最終セットのストレッチポジションまでいったら、約10秒間あるいはそれ以上キープしましょう。

ROUTINES⑦ 左回旋筋群

図７－25は頭頚部の左回旋に作用する筋群を示しています。

首の左回旋筋群は首の３／４部位に付着しています（この場合、後頚部の右側と左側と同様に前頚部の右側にあります）。**図７－21～25**でこの筋群に対する右側のＣＲストレッチを説明しているので、その説明を左側に置き換えて指示しましょう。

ROUTINES⑧ 屈筋群

図７－26は頭頚部の前屈に作用をする筋群を示しています。これらの筋肉は首の前面に付着しています。**図７－27～30**は、この筋群に対するCRストレッチを説明しています。

⑴スタートポジション
・患者をベッドから頭と首が出るように仰臥位にします。

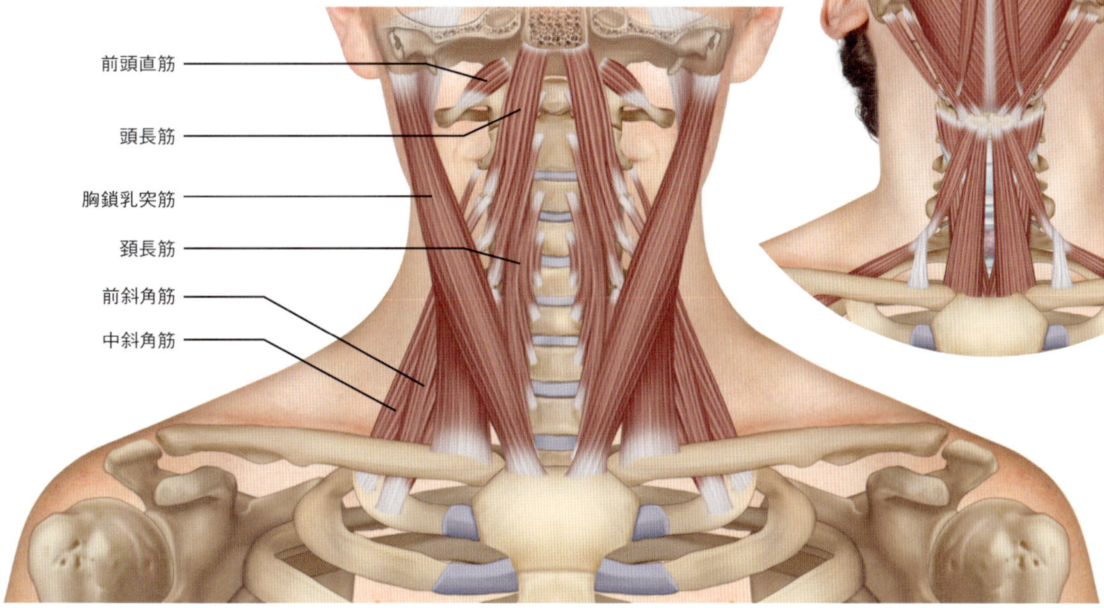

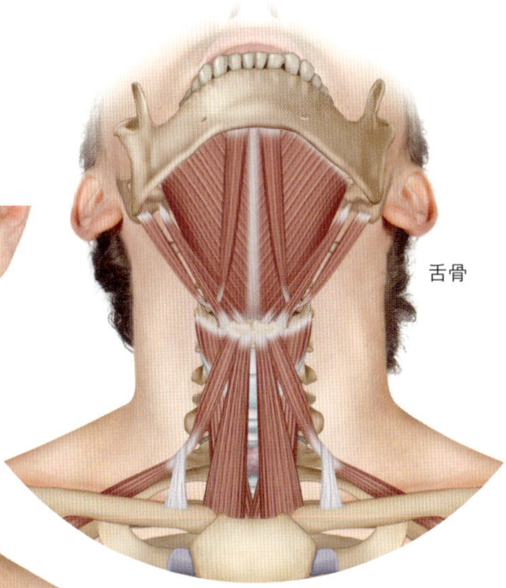

屈筋群

胸鎖乳突筋	頭長筋
前斜角筋	前頭直筋
中斜角筋	舌骨筋群
頚長筋	

図７－26　屈筋群
舌骨は頭部を伸展した挿絵で見ることができる。この作用の筋群は、以下の両側に付着する筋肉からなる。

・この場合、患者のターゲットとなる筋肉は、床の方へ頭が下がることでストレッチされます。

・施術者の治療手は患者の額に置き、固定手は頭の重さを支えるために頭の後面に置きましょう。体幹近くで肘をキープすることが重要です（図７－27）

・患者を仰臥位にした場合は、額に置いた手に抵抗に対して患者が等尺性（アイソメトリック）収縮することは、重力も加わるため難しいでしょう。別法に関しては実用的な方法を参照してください。

・多くの患者はこのポジションをとると頭部に不安定さを感じます。

⑵最初のストレッチ

・施術者が抵抗を感じるまで頭頚部を伸展するように動かし、治療のターゲットとなる屈筋群をゆっくりとストレッチします（図７－28）。

患者の体位が腹臥位か仰臥位かにかかわらず、屈筋群をストレッチする際には、患者の首を伸展する必要があります。特に高齢者を含め多くの人が解剖学的肢位の範囲を超えて頭頚部を伸展すると苦痛を感じることがあるので、この運動を行う際には注意する必要があります。

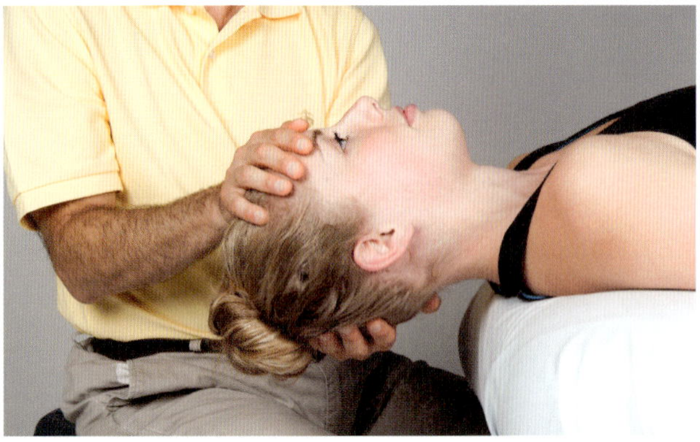

図７－27　スタートポジション

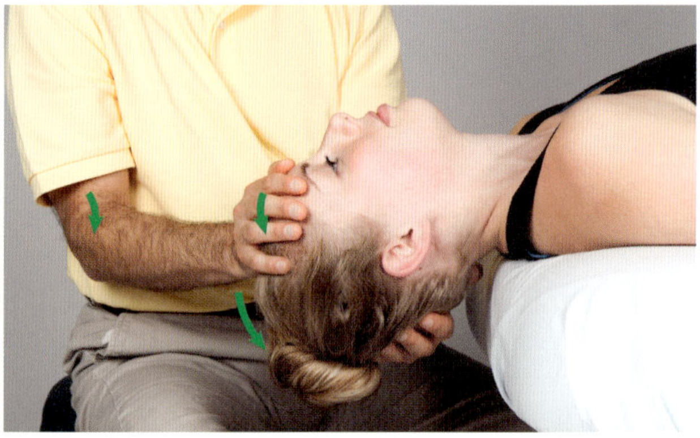

図７－28　最初のストレッチ

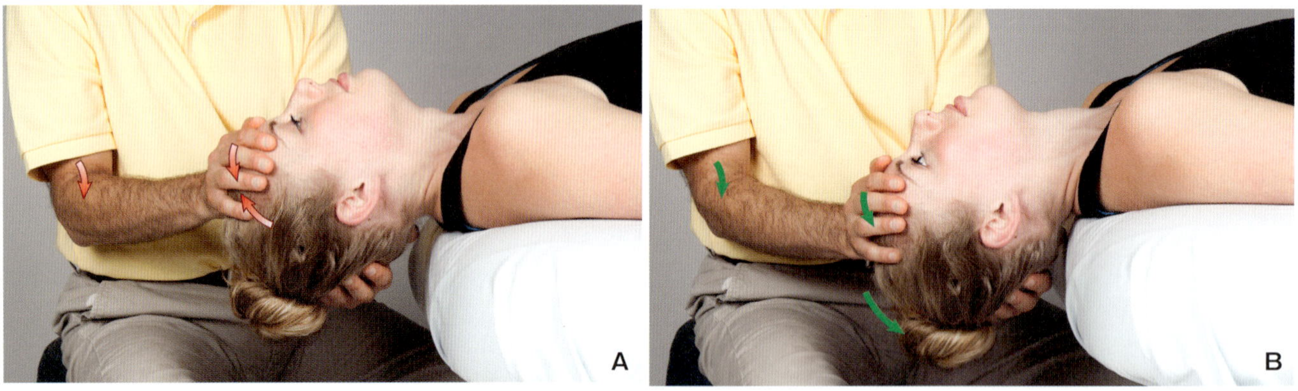

図７－29　１セット目　A：患者自身が等尺性収縮運動を行う。　B：収縮後のストレッチ。

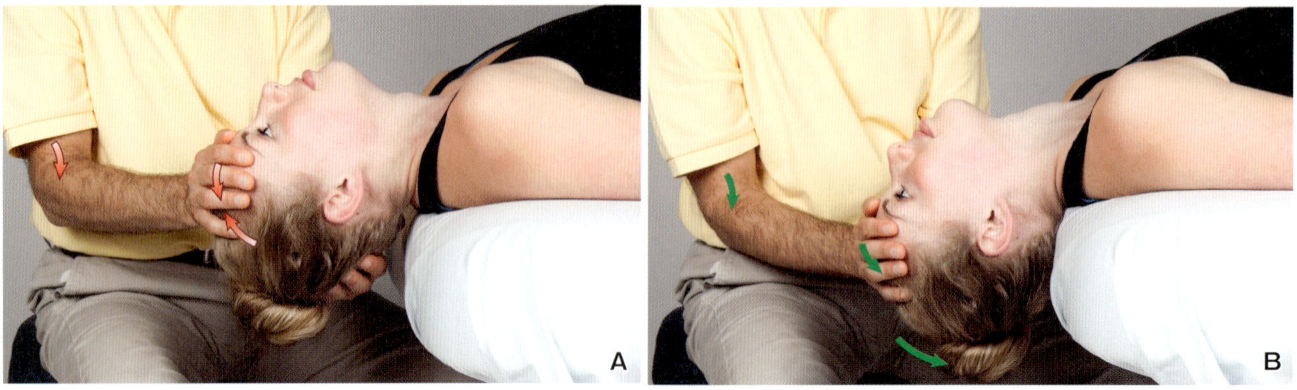

図７－30　２セット目　A：患者自身が等尺性収縮運動を行う。　B：収縮後のストレッチ。

・このとき、頚部後面に過剰な圧がかかるのを避けるよう注意しましょう。患者に快適な施術を味わってもらうため、患者の頭頚部を伸展するストレッチを行うとき、少し牽引しながらストレッチを行います。

(3) 1セット目：患者自身が等尺性収縮運動を行う

・最初のストレッチポジションに患者の頭を持っていき、施術者の抵抗に対して約5～8秒間、ゆっくりと頭頚部を挙げるように屈曲することで等尺性（アイソメトリック）収縮を行わせます（**図7－29A**）。

・リラックスするように患者に指示しましょう。

・施術者は患者の頭部を持つ際、ゆっくりと苦痛がないように持たなければなりません。さらに、患者にとってこのポジションは不安定なため、施術者は患者の頭頚部を安全に固定しなければなりません。

・このとき、施術者の抵抗に対して収縮する際、各セットにおける呼吸法は息を止めるか吐き出すかのどちらかにしてください。

(4) 1セット目：収縮後にストレッチする

・患者がリラックスしたことを確認した後、抵抗を感じるまで患者の頭頚部を伸展させ、患者の筋肉を徐々に伸ばしましょう（**図7－29B**）。

・約1～3秒間、ストレッチを行った頭頚部はポジションを維持しましょう。

(5) 2セット目：患者自身が等尺性収縮運動を行う

・1セット目のストレッチの最終ポジションから、施術者の抵抗に対して約5～8秒間、ターゲットとなる筋肉を等尺性（アイソメトリック）収縮しましょう（**図7－30A**）。

・このとき、施術者の抵抗に対して、中程度の力で収縮してもらうよう患者に指示します。

(6) 2セット目：収縮後にストレッチする

・患者がリラックスしたのを確認した後、抵抗を感じるまで患者の頭頚部をさらに伸展することで、筋肉を伸ばします（**図7－30B**）。

・約1～3秒間、ストレッチを行ったポジションのままにしましょう。

(7) 3セット目

・2セット目のストレッチの最終ポジションから始め、施術者の抵抗に対して約5～8秒間、等尺性（アイソメトリック）収縮しましょう。この際、患者にとって苦痛がない程度の力で行いましょう。

・患者がリラックスしたことを確認した後、抵抗を感じるまで患者の頭頚部をさらに伸展することで筋肉が徐々に伸ばします。

・必要に応じて、4セット目を行うことも可能です。

・最終セットのストレッチポジションまでいったら、約10秒間あるいはそれ以上キープしましょう。

実用的な方法

腹臥位で屈筋群にCRストレッチを行う

患者を腹臥位にし、頭頚部をベッドから出すようにすると頭頚部の屈筋群のCRストレッチを行うことができます。この方法を行う際、施術者はベッドの上方で椅子に座ったり、膝をついて行います。施術者の両手を治療手として使用し、患者の前頭部全体に手を置きます（A）。
もう1つの方法は、施術者が椅子に座り、片方の手は治療手として患者の前面を、またもう片方の手で患者の肩甲帯/体幹を固定します（B）。腹臥位で行うメリットは、患者が重力に抗して収縮する必要がなくなることです。しかし、背臥位と同様、このポジションは患者にとって不安定なので、患者の頭を苦痛がない程度にしっかりと固定しなければなりません。

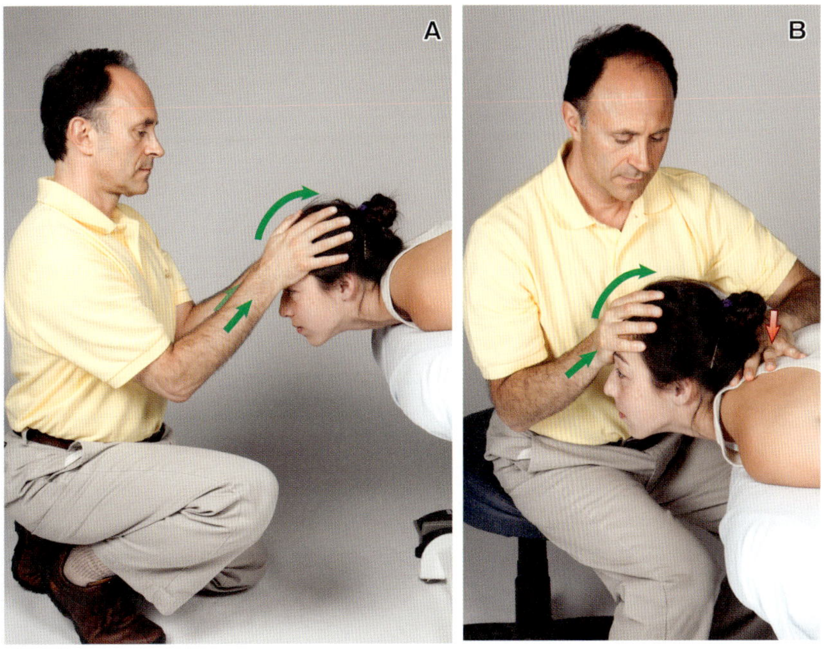

頚部屈筋群のCRストレッチに関する腹臥位での別法
AとBでは、施術者の手の位置が異なる。

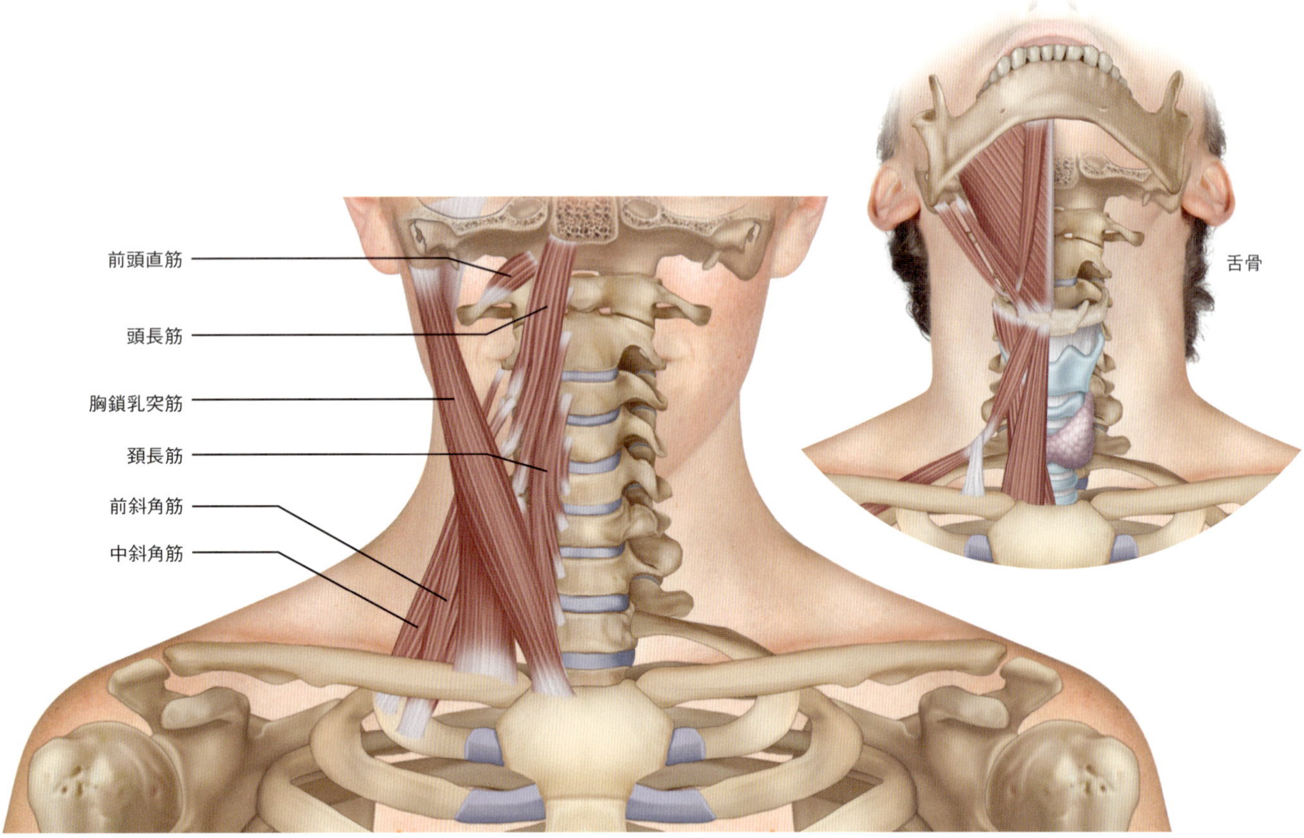

屈筋群／右側屈筋群

胸鎖乳突筋	頭長筋
前斜角筋	前頭直筋
中斜角筋	舌骨筋群
頸長筋	

図7－31　屈筋群／右側屈筋群
舌骨は頭部を伸展した挿絵で見ることができる。図表中に示されている筋群が、この作用に関係する筋肉となっている。

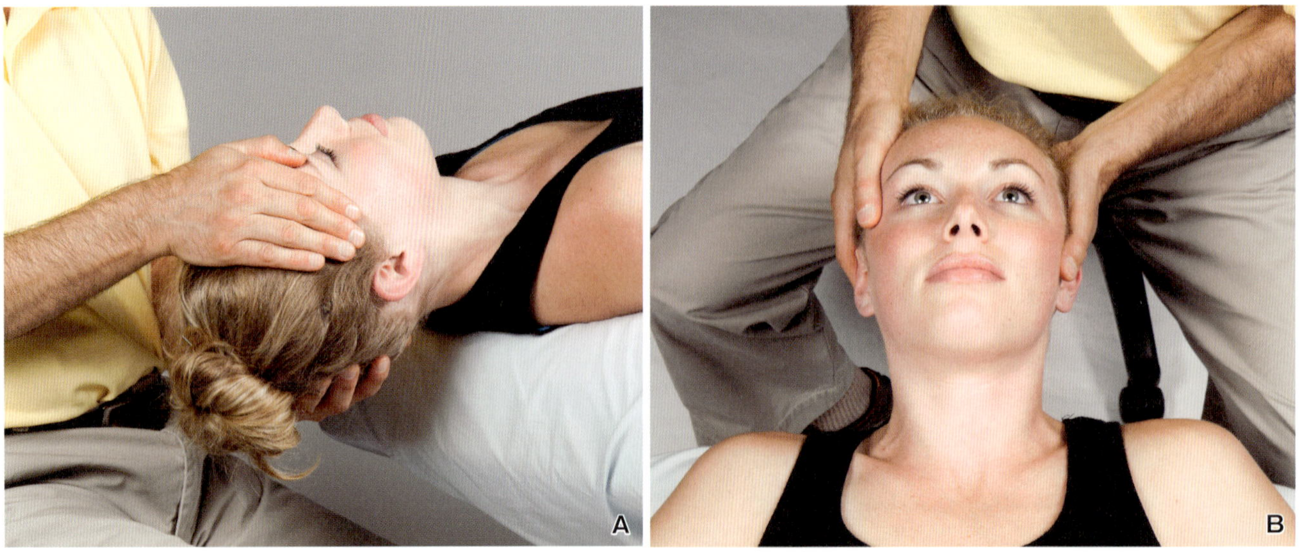

図7－32　スタートポジション
A：頭の後面に固定手を入れる。
B：患者の頭頂／側頭／後頭部に手を置く。

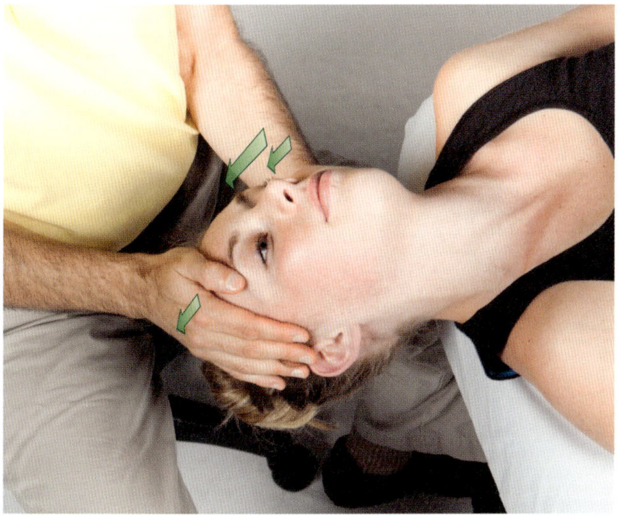

図7－33　最初のストレッチ

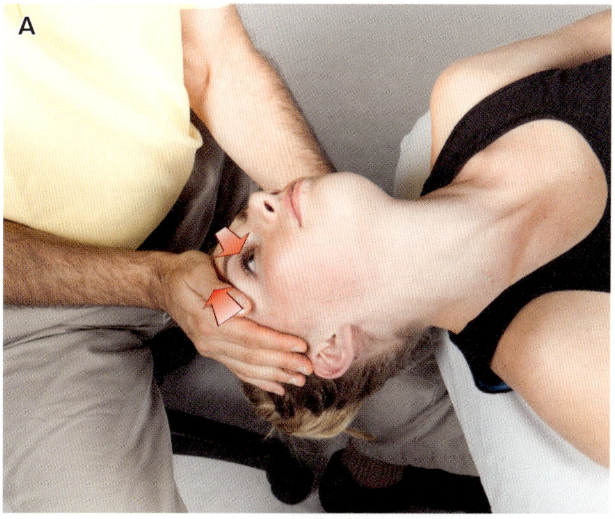

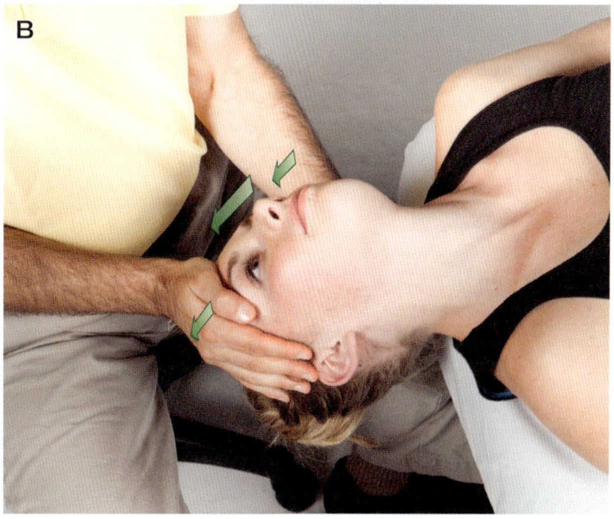

図7－34　1セット目
A：患者自身が等尺性収縮運動を行う。　B：収縮後のストレッチ。

ROUTINES⑨ 屈筋群／右側屈筋群

図7－31は頭頚部の屈筋群と右側屈筋群を示しています。これらの筋肉は首の右前面に付着しています。図7－32～35に関しては、頭頚部の屈筋群／右側屈筋群に対するCR（収縮—弛緩）ストレッチを説明しています。

⑴スタートポジション

・患者を頭がベッドから出るようにして、仰臥位にします。

・施術者の治療手は患者の額に置き、頭の重さを支えるために頭の後面に固定手を入れます（図7－32A）。

・別法の手のポジションは両手とも治療手／固定手とし、患者の頭頂／側頭／後頭部に手を置きます（図7－32B）。

・このとき、患者を腹臥位にして行う別法を用いることもできます（本章、「実用的な方法」参照）。

⑵最初のストレッチ

・施術者が抵抗を感じるまで頭頚部を床の方に伸展・左側屈させ、斜面で治療のターゲットとなる筋群（屈筋群／右側屈筋群）をストレッチしましょう（図7－33）。

・このとき、屈筋群のストレッチについてはすでに解説しているように、少し牽引しながらストレッチを行うとよいでしょう。

ROUTINES⑧での屈筋群のストレッチで説明したように、高齢者を含む多くの人にとって、解剖学的肢位を越えて伸展することは危険です。そのため、これらの患者の頚部屈筋群をストレッチする際は、注意することが必要です。

⑶1セット目：患者自身が等尺性収縮運動を行う

・最初のストレッチポジションに患者の頭を持っていき、施術者の抵抗に対して約5～8秒間、頭頚部を床からゆっくりと上げるように屈曲と右側屈することで等尺性（アイソメトリック）収縮してもらいましょう（図7－34A）。

・リラックスするように患者に指示します。

・施術者は患者の頭を持つ際、ゆっくりと苦痛がないように持たなければなりません。さらに、患者にとってこのポジションは不安定な状態なので、安全に固定しなければなりません。

・このとき、施術者の抵抗に対して収縮する際、各セットにおける呼吸法は息を止めるか吐き出すかのどちらかにしてください。

⑷1セット目：収縮後にストレッチする

・患者がリラックスしたのを確認した後、抵抗を感じるまで頭頚部を伸展と左側屈することで筋肉を徐々に伸ばします（図7－34B）。

・約1～3秒間、ストレッチを行ったポジションのままにしましょう。

実用的な方法

屈筋群に横断面の回旋作用を加える

頭頚部屈筋と右側屈の両方の作用を持つ筋群に対するCRストレッチの説明をする際、スタートポジションの時点で、頭頚部が左あるいは右回旋のポジションを取ることによって、ストレッチにこの作用が組み込まれてしまいます。これは「事前の回旋作用」としても知られ、この回旋には患者がストレッチを行うまで維持されてしまいます。

Aは、屈筋群/右側屈筋群のストレッチとして患者の頚部が右回旋しているのを示しています。Bは、屈筋群/右側屈筋群のストレッチとして患者の頚部が左回旋しているのを示しています。

ストレッチの終わりで、右か左かどちらかに回旋すれば、ターゲットとなる筋群はストレッチされやすくなります。しかし、それ以外の方法では、ストレッチ効果は弱まり、最適なストレッチとは言えないでしょう。例えば、ストレッチを行うときに頭頚部が右回旋しているのであれば、屈筋群/右側屈筋群においては、右回旋は最適なストレッチとはならないでしょう。

なお、この作用原理は1つの基本面（矢状面あるいは前額面のどちらか）で行われるストレッチと同様です。

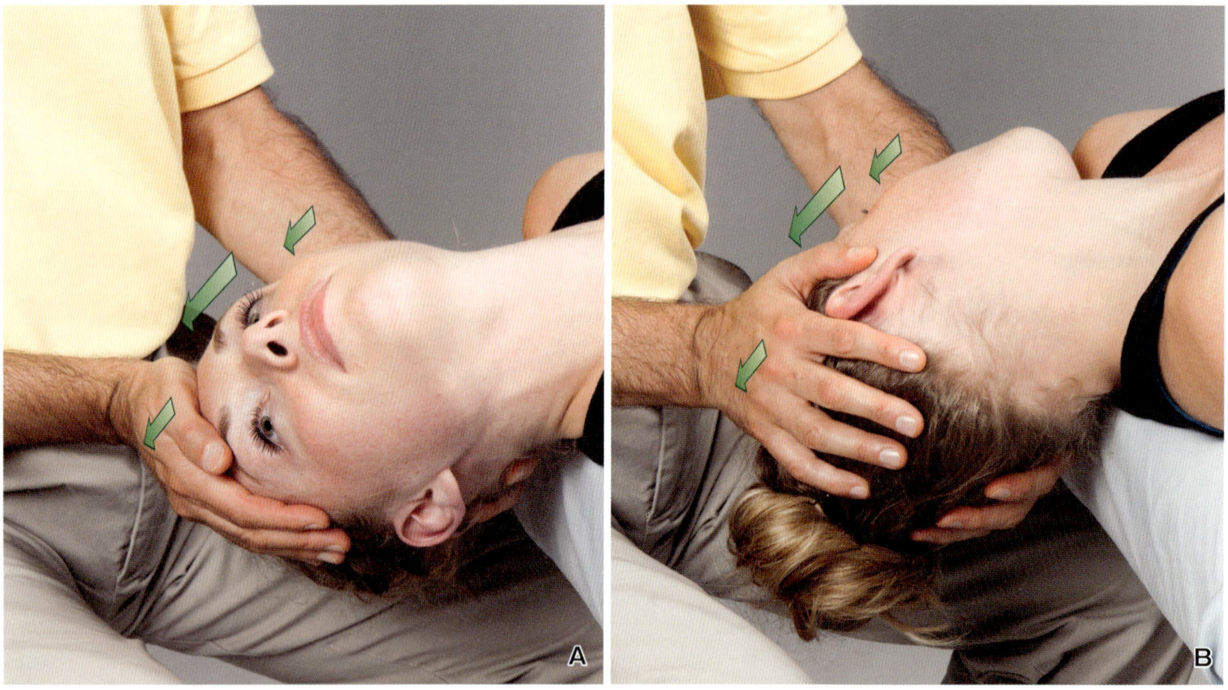

写真は、患者の首の屈筋群/右側屈筋群のCRストレッチおいて回旋しているのを示している。
A：右回旋。　B：左回旋。

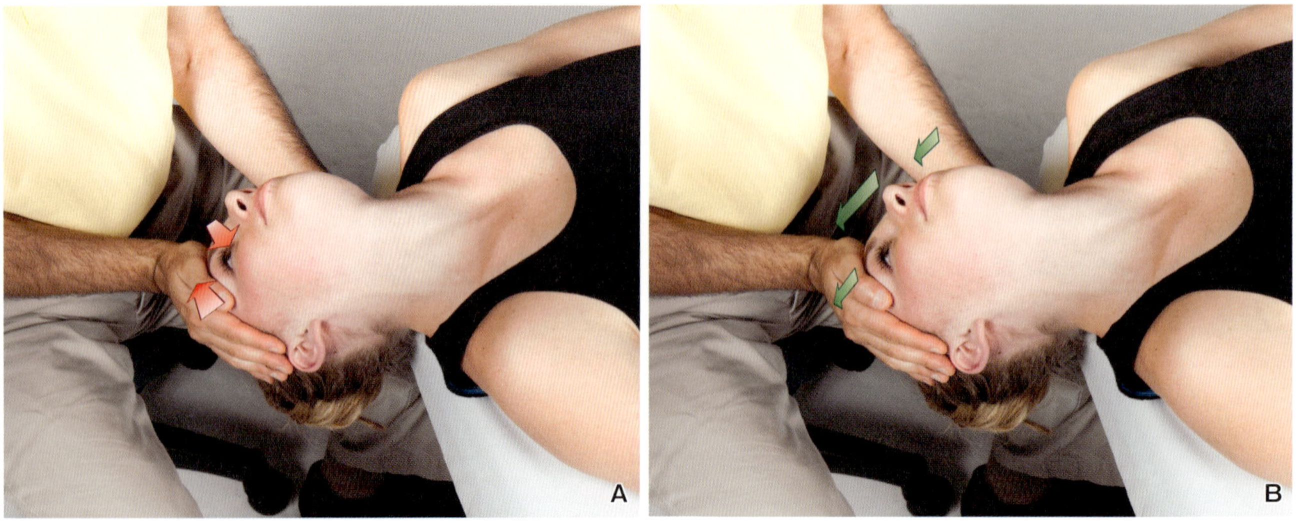

図7－35A　2セット目
A：患者自身が等尺性収縮運動を行う。B：収縮後のストレッチ。

施術者への助言

CRストレッチを行わなければならないときはどのようなときか？

CRストレッチは、「通常の」機械的ストレッチではあまり反応しない患者がいたときに用いられる高度な技術です。もちろん、普通のストレッチを行う前に通常の治療としてCRストレッチを取り入れることも可能です。

しかし、CRストレッチを行うためには多くの時間を必要とします。そのため、施術者はいつ・どんな部位でこのストレッチを用いるかについて選択しておく必要があります。

もう1つ考えるべきことは、CRストレッチは患者の積極的な協力が必要だということです。患者が受け身のままであれば、CRストレッチは適応とはなりませんし、適応するのであれば施術者は患者に自分自身が行うべきことを教育する必要があるかもしれません。

また、CRストレッチあるいはACストレッチどちらの方が良いかということをよく質問されます。各方法を支持する施術者は、自分の支持する治療法が良いと言うかもしれません。しかし、全治療法に当てはまることですが、各治療はそれに関連した特定の患者にしか当てはまりません。

そのため、どちらの治療法がよいか、どちらの治療が特定の筋群に対して効果的かというようなものではありません。どちらかの治療法を選択するかは、それぞれの患者に対していかによい治療を提供するか、患者がいかにストレッチに満足するか、あるいは、どの治療が施術者にとって特定の筋肉/筋群に対して容易に用いることができるなどを基本に決定します。

CRACストレッチ（第9章参照）に関しては、両方のストレッチ効果が得られるため、おそらくCRあるいはACストレッチのみを行うよりも効果的であることが考えられます。しかし、CRACストレッチはCRあるいはACストレッチの2倍の時間がかかり、1つの筋肉をストレッチするのにより多くの時間が費やされることから、身体の他の部位を治療する時間が少なくなります。そのため、最終的には、治療法の選択は1人1人の状況をみて、臨床的に決定します。

動きに対する患者の意識

多くの患者は、首の可動域制限に慣れてしまうと、体幹の動きによってその動きを補おうとします。患者が日常生活で首の動きを回避することを学習すると、マッサージやストレッチを通じて首の可動域が回復したとしても、この補助的な動きはそのままの残ってしまうことが多々あります。

おそらくこれは、患者に「痛みが元の状態に戻るのではないか」という不安があったり、単純にくせになっていたりするからと考えられます。

どちらにしても、患者はマッサージやストレッチを受けて可動域が増加したとしても、首が動かなくなる場合があり、その場合は筋肉が緊張したり、関節の癒合などが認められていることが考えられます。

したがって、たとえどんなに治療で可動域が増加しても、患者自身が首を動かし続けることが非常に重要です。そのため、治療の終わりに、可動域が増加したことを患者に意識させ、自覚させることが極めて有用です。

これに関しては2つのステップからなります。

1つ目は、改善した可動域まで患者の首を他動で持っていき、その増加した範囲を言葉で意識させます。2つ目は、自動で増加した可動域まで首を持ってくるよう患者に指示し、再度、改善を言葉で意識させます。

首の動きが改善したという自覚を持てば、患者はその回復した可動域まで首を動かし続ける可能性が高いでしょう。首を使ったり、動かしたりすることは、その動きを維持するのに役立つことがあります。また、その結果患者の状態が改善する可能性が高まります。

(5)2セット目：患者自身が等尺性収縮運動を行う

・1セット目のストレッチの最終ポジションから、施術者の抵抗に対して約5～8秒間、筋肉を等尺性（アイソメトリック）収縮させます（図7－35A）。
・このとき、施術者の抵抗に対して中程度の力で収縮してもらうよう患者に指示しましょう。

(6)2セット目：収縮後にストレッチする

・患者がリラックスしたのを確認した後、抵抗を感じるまで患者の頭頸部を伸展・左側屈させ筋肉を徐々に伸ばします（図7－35B）。
・約1～3秒間、ストレッチを行ったポジションのままにしましょう。

(7)3セット目

・2セット目のストレッチの最終ポジションから、施術者の抵抗に対して約5～8秒間、筋肉を等尺性（アイソメトリック）収縮します。このときは患者にとって苦痛がない程度の力で行いましょう。
・患者がリラックスしたのを確認した後、抵抗を感じるまで患者の頭頸部を伸展・左側屈させ、筋肉を徐々に伸ばしましょう。
・必要に応じて、4セット目を行うことも可能です。
・最終セットのストレッチポジションまで行ったら、約10

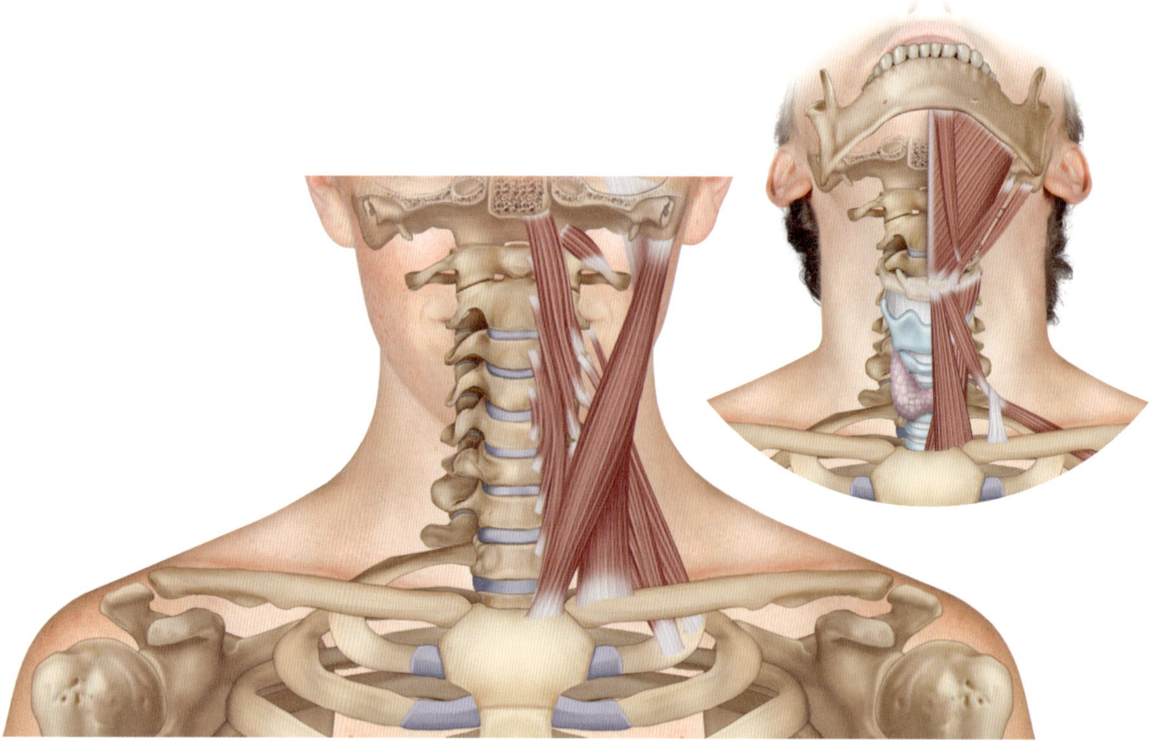

屈筋群/左側屈筋群

胸鎖乳突筋	頭長筋
前斜角筋	前頭直筋
中斜角筋	舌骨筋群
頚長筋	

図7－36　左頭頚部の屈筋群と左側屈筋群
図表中に示されている筋群が、この作用に関係する筋肉となっている。

秒間あるいはそれ以上キープします。

ROUTINES⑩ 屈筋群/左側屈筋群

図7－36が示すこれらの筋肉は首の左側に付着しています。頭頚部の屈筋群/左側屈筋群に対するCRストレッチを行うためには、**図7－32～35**の説明を左側に置き換えて指示しましょう。

要約

CRストレッチは、患者の緊張した筋肉や筋膜の癒着を助ける鍵となる高度なストレッチ方法です。このストレッチを行う正確な方法は色々とありますが、以下の方法が通常最も一般的に行われています。

・患者がストレッチした後、患者はGTO反射を引き起こすためにターゲットとなる筋肉を等尺性に収縮し、その後、施術者がさらにターゲットとなる筋肉をストレッチすることができます。
・患者は通常5～8秒間、等尺性（アイソメトリック）収縮を維持してもらいます。一般的に3～4セット行います。
・等尺性（アイソメトリック）収縮を行う際、患者は息を止めてもらうか、吐き出してもらいましょう。

基本的には、どんなストレッチでもCRストレッチを使って行うことができます。すべてのストレッチは、温めた状態でCRストレッチを行うことが最も効果的でしょう。

症例検討

患者：Lucy Adams、36歳（新患）

□病歴と評価所見

彼女は首のこりを訴え治療所にやってきた。彼女は高速道路で合流するとき、後ろを楽に振り返ることができないとのことです。施術者が詳しく病歴を聴取したところ外傷はなく、思い当たる原因はない。不快な症状は首に集中しており、上肢などへの関連痛はない。これまでに首を中心に1時間の深部組織マッサージを2回受け、首の不快な症状は部分的に軽減したが、首の可動域制限は改善していない。最近、施術者に首をストレッチしてもらい、2週間毎日そのストレッチをしているが、まだ左に頭を回転させることは難しい。

評価では、左回旋運動が20°減少、屈曲動作が10°減少しており、他の首の可動域は正常であった。また、椎間孔圧迫テスト・咳反射テスト・バルサルバ法を行ったが（評価手順に関しては第3章を参照）、いずれも陰性所見であった。

□演習問題

以下の質問とこの患者に対する治療戦略を答えよ。

7－1　Lucyの治療プランに、CRストレッチのような高度なストレッチテクニックを含むべきか。その理由とともに考察せよ。

7－2　CRストレッチが有用であるならば、安全に行うことができるか。その可否と理由について考察せよ。

7－3　CRストレッチを行うのであれば、どの手順のストレッチを行うべきか。その手順とその治療法を選択した理由を述べよ。

7－4．本症例の患者への治療戦略を答えよ。

※解答・解説は254頁に記載しています。

章末問題

選択問題

選択問題

1．CRストレッチの基本にあると考えられているのはどのような反射か。

A．筋紡錘反射
B．GTO反射
C．相反抑制
D．伸張反射

2．CR反射を行うには通常どのくらいの回数が必要か。

A．３～４回
B．５～６回
C．７～９回
D．10回あるいはそれ以上

3． CRストレッチを説明するのに使用される他の単語はどれか。

A．ＡＣ
B．ＰＮＦ
C．痛みと伸張反射
D．アクティブ・アイソレーテッド・ストレッチ

4．CRストレッチで患者が通常行う収縮は次のうちどのタイプか。

A．求心性（コンセントリック）
B．伸張性（エキセントリック）
C．等尺性（アイソメトリック）
D．短縮

5．通常、どのくらいの時間患者には収縮してもらうか。

A．１秒
B．３秒
C．５～８秒
D．12～20秒

○×問題

1．CRストレッチは、特定の筋肉のみストレッチすることが可能だ。
2．CRストレッチにおいて、治療手の別名は抵抗手である。
3．CRストレッチ中、収縮するときに患者は呼吸する。
4．首の右側屈筋群をストレッチするには、患者の首を左側屈するのが最もよい。
5．CRストレッチを行う際、各一連のストレッチは各回の最終ポジションから始めなければならない。

記述問題

1．CRストレッチの間、患者自身が等尺性収縮運動を行うことで筋肉／筋群はどのようになっているか。
2．施術者が患者の左側屈筋群をストレッチする場合、患者の左肩を押し下げる手をどのような言葉で説明するか。
3．肘を身体の前に持ってくることが重要な理由は何か。
4．CRストレッチを行う際、施術者が抵抗をかけるのに最も難しいのはどのようなポジションか。

組み合わせ問題

1．治療手
2．最初のストレッチ
3．患者は息を止めるか吐き出す
4．動きから肩甲帯を抑える
5．CRストレッチに対する反射
6．素早いストレッチで生じる反射

・GTO反射
・筋紡錘反射
・ストレッチを加える手
・収縮するとき行われる
・１セット目の前に行われる
・固定手

※解答・解説は254頁に記載しています。

第8章

Agonist Contract（主動筋ー収縮）ストレッチ

基本指針

本章では以下の内容を身につけることができます。

1. ACストレッチに関するメカニズムの説明
2. ACストレッチに関する一般的な方法
3. 治療手と固定手の役割
4. ACストレッチの呼吸法
5. ダイナミックストレッチの1つとしてのACストレッチについて
6. 本章における重要用語解説とACストレッチとの関係
7. 本章で記載されている10種類のACストレッチ

重要語句

・アクティブ・アイソレーテッド・ストレッチ（AIS）
・筋紡錘反射
・クリープ現象
・固定手
・伸張反射
・ストレッチ手
・相反抑制（RI）
・ダイナミックストレッチ
・治療手
・補助ありACストレッチ
・補助なしACストレッチ
・ACストレッチ

序論

AC（Agonist Contract、主動筋—収縮）ストレッチは、ターゲットとなる筋肉を弛緩させるための神経学的反射を利用したストレッチ方法の１つです。CR（Contract Relax）反射（第７章参照）はGTO（Golgi Tendon Organ）反射として知られる神経学的反射を利用するのに対し、AC反射は相反抑制として知られている神経学的反射を利用します。

Box 8 - 1

ACの手順

本章で紹介するACストレッチの手順は以下の通りです。

- 右側屈筋群
- 左側屈筋群
- 伸筋群（後屈）
- 伸筋群（後屈）／右側屈筋群
- 伸筋群（後屈）／左側屈筋群
- 右回旋筋群
- 左回旋筋群
- 屈筋群（前屈）
- 屈筋群（前屈）／右側屈筋群
- 屈筋群（前屈）／左側屈筋群

Box 8 - 2

相反抑制（RI：Reciprocal Inhibition）反射

RI反射は、収縮で起こる協調運動に拮抗して筋肉が弛緩する固有受容性神経学的反射です。主動筋が収縮や短縮すると協調運動が起こり、自然と拮抗筋は伸ばされます。すなわち、拮抗筋が伸びるためには、筋肉が弛緩する必要があります。そのため、身体に協調運動を起こす指示が出されると、動きをコントロールする運動ニューロンに促進信号が送られると同時に、拮抗筋の運動ニューロンに抑制信号を送られ、拮抗筋が弛緩することになるのです（下図）。

RI反射は施術者が理解しなければならない重要な反射です。なぜなら、他のどの方法よりも患者の深部ストレッチを行うことが可能だからです。施術者が患者に筋肉を自動で収縮するよう指示すると、自動収縮によりその作用の拮抗筋が抑制・弛緩されます。この弛緩した筋群が、ストレッチを行うターゲットとなります。いったん弛緩すると、施術者はストレッチの範囲が広くなるので、RI反射のメリットを感じることができるでしょう。

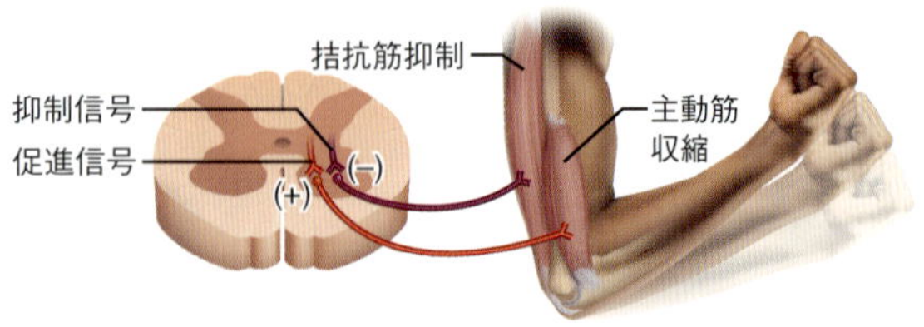

なお、第４～12章において、緑色の矢印は動き、赤色の矢印は拮抗、黒色の矢印は固定を示しています。

機序

ACストレッチは、患者の主動筋を自動収縮させて行うことから、このような名前が付けられています。主動筋を収縮した際、協調運動として**相反抑制（RI）**として知られる神経学的反射を引き起こし拮抗筋が弛緩します。この相反抑制は、拮抗筋により効果的なストレッチを行うことが可能です。

ACストレッチにおいて、ストレッチのターゲットとなる筋肉は、患者が自動収縮することで協調運動を起こした筋肉の拮抗筋です。患者が同一方向に身体の一部を自動で動かすことによってACストレッチを行うと、この関節運動は関節の反対側にある筋肉を伸ばすことから、ストレッチはすでに始まっていることになります。

同時に、ターゲットとなる筋肉は相反抑制反射によって弛緩するので、施術者によってさらにストレッチすることができるでしょう。この場合、患者が動かした方向に対して、さらに他動的に動かすことによりストレッチは可能となります。１～２秒間、このストレッチポジションをキープし、それから約８～10回同様の手順を繰り返します。

ACストレッチは、Aaron Matterによって考えられた**アクティブ・アイソレーテッド・ストレッチ（AIS）**を基本としています。ここで注意すべきことは、これまでの章で説明したように、患者のストレッチを行う手は**治療手**あるいは**ストレッチ手**とし、もう片方の手は患者の肩甲帯あるいは体幹を固定するので**固定手**としています。

施術者への助言

患者とコミュニケーションを取る

CRストレッチと同様に、ACストレッチにはいくつかのステップと特定の呼吸法があります。したがって、患者に施術する前に練習するとよいでしょう。

なお、これまでACストレッチを１度も行ったことがない患者には、このストレッチを行う前に概要を説明しましょう。患者には最初に、治療を行うときに身体の一部を自動で動かしてもらう必要があり、その後、施術者が他動で身体を動かしストレッチした後に、スタートポジションに戻すというストレッチの一連の流れを説明します。また、そのときの呼吸法と、これから行うストレッチのおおよそのセット数も伝えておくべきでしょう。

施術者が患者に事前にインフォームドコンセントを取ることで、ACストレッチが行いやすくなります。

ACストレッチの概要

RIの神経学的反射がACストレッチの方法であるならば、ACストレッチはどのように行われているでしょうか。以下は、ターゲットとなる筋肉が右側屈筋群であるときのACストレッチの概要を示します。

なお、この概要は施術者に協力してもらいながら行う、**補助ありACストレッチ**の説明をしています。しかし、施術者の協力が必要ない**補助なしACストレッチ**を患者はよく実践しています。補助なしACストレッチに関する詳細は、第11章を参照してください。

(1)スタートポジション

・患者を仰臥位で寝かせ、施術者はベッドの右上方に座ります。

・施術者の左手（治療手）は、患者の頭の右側に置きます。

・施術者の右手（固定手）は、患者の右の肩に置きます。

・ここで注意すべきは、肩甲帯を固定して、患者の頭に圧をかけるとき身体の中心から肘で押し込むように全体重をかけることです（**図8－1**）。

・**図8－1**で注意すべきことは、患者の頭頸部のスタートポジションは中立な解剖学的肢位とします。しかし、ACストレッチを行う際、患者はこのポジションではスタートすることはできません。右側屈筋群のACストレッチを行うためには、患者にとって苦痛がない程度、頭頸部を右側屈した状態から始めます。この状態では、RI反射の関与がより大きくなり、最初の段階で左側屈の可動域がより大きくなるという効果があります。

(2)別法

スタートポジションは別法が使用されることもあります。何人かの施術者は手をクロスして右手を患者の頭、左手で患者の右肩を固定する方法を行います（**図8－2**）このポジションのデメリットは、ストレッチを行う際、施術者の体重をかけるのが難しいということです。そのため、施術者の肩の筋肉に負担がかかることになります。

(3)患者は自動収縮しストレッチする

・苦痛のない範囲でできるだけ左側屈し、自動収縮（コンセントリック）してもらいます（**図8－3**）。

・この状態でターゲットとなる筋組織（右側屈筋群）はストレッチされ、この協調運動の拮抗筋はRI反射により弛緩します。

・このステップでは、首を自動収縮している間、息を吐いて

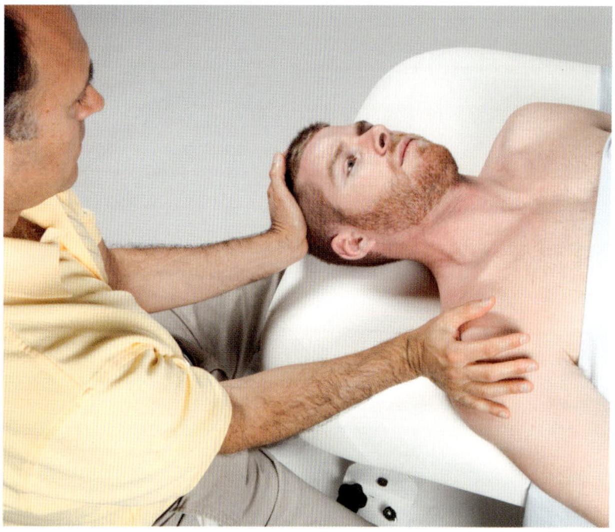

図8－1　右側屈筋群のACストレッチのスタートポジション
身体の中心から肘で押し込む。

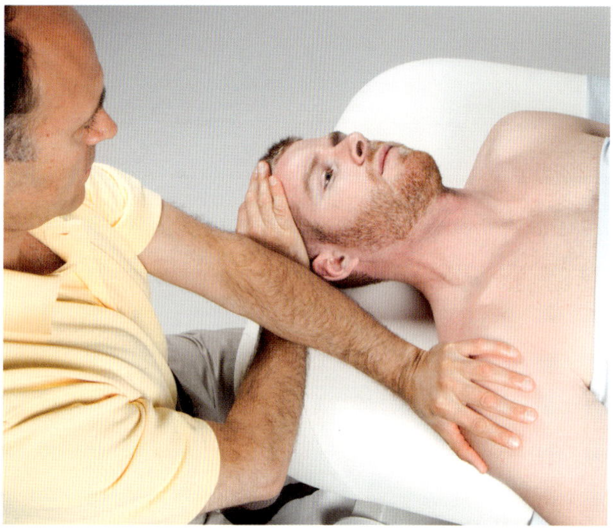

図8－2　別法のスタートポジション

施術者への助言

身体の中心を使用する

身体の中心から肘で押し込むメリットは、第4、6、7章で述べてきました。慣れないうちは、このポジションに苦痛を感じるかもしれませんが、固定手と治療手の両方の力を最大限に発揮できるため、この方法に取り組む価値はあります。

なお、太り過ぎあるいは胸の大きい施術者で、どうしても身体の前で肘を押し込むことが難しい場合は、身体に体重をかけるために肘を患者の近くに持っていくことが良いでしょう。身体の前で両肘を置くことが難しければ、そのときは、最も力が出せるよう片方に重心を置き、身体を前のめりにしましょう。患者によって、この手は治療手となるかもしれませんし、固定手になるかもしれません。また、意識して肩関節を外旋させることは、施術者の肘の位置をキープするのに役立ちます。施術者がしばらくこのポジションで練習すれば慣れてくるでしょう。

施術者への助言

ベッドの上で頭を動かす

患者がベッドの上で頭を動かすとき、ベッドにシーツ（特にフランネルシーツ）がかかっていると動かすときに摩擦がかかってしまうため、ベッドから頭を上げる必要があります。これは、特に患者がベッドで側屈する場合に当てはまります。

したがって、ACストレッチを行うときはベッドにシーツがない状態が最適です。もし、すでにシーツを敷いているのであれば、患者が頭を動かすとき、シーツを完全に取り外すか、邪魔にならないように少し下にしておくとよいでしょう。

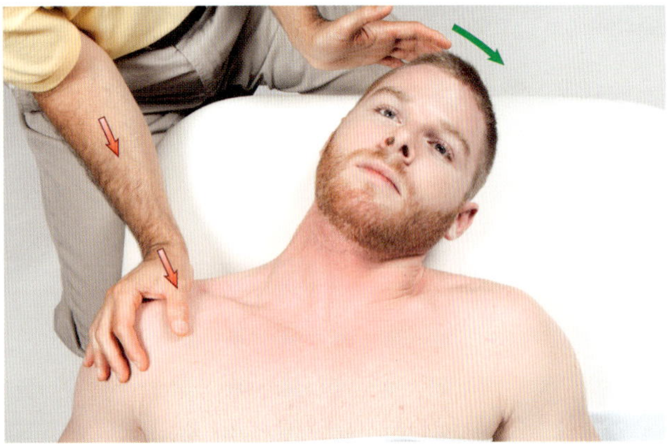

図8－3　患者の自動収縮とストレッチ

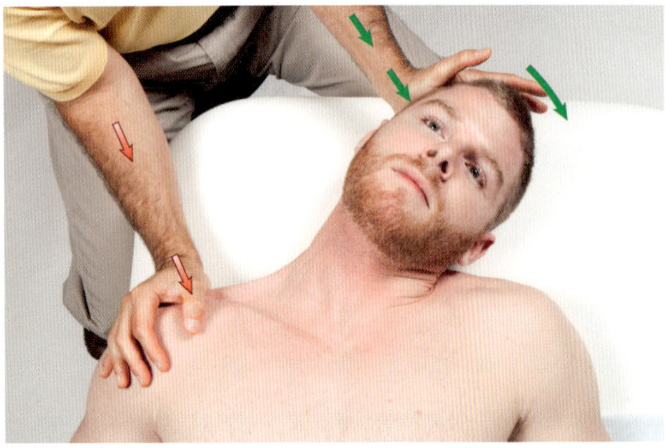

図8－4　患者をさらにストレッチする

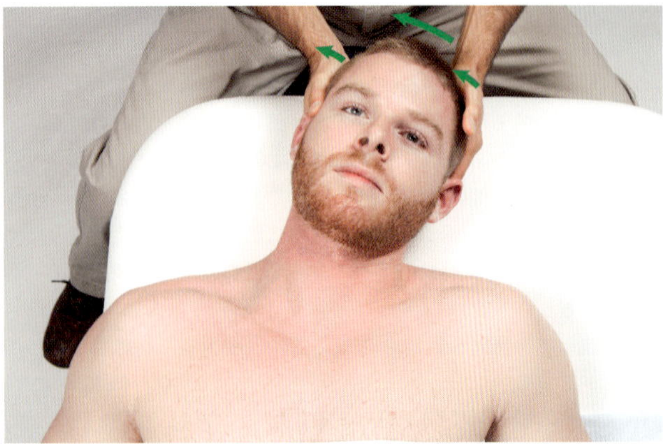

図8－5　他動でスタートポジションに患者を戻す

もらいます。注意すべき点は、このストレッチで患者の肩が上がらないようにしっかり手で固定することです。

⑷さらに患者をストレッチする

・⑶の最終ポジションから、さらに左側屈するよう首を他動的に動かすと弛緩し、さらに右側屈筋群（ターゲットとなる筋肉）がストレッチされるでしょう（図8－4）。

・その後1～2秒、このストレッチを行ったポジションのまま保ちます。

・固定手は、ストレッチの間、右肩が上がらないように押さえておきましょう。

・ここでは、ストレッチ中に息を吐ききりましょう。

⑸患者をスタートポジションに他動で戻す

・患者がリラックスしたのを確認した後、患者の頭頚部を持ち、他動でスタートポジションに戻します（図8－5）。

・スタートポジションに患者を戻すためには両手を使わなければならないので、施術者は患者の右肩から固定手を取り除き、患者の頭頚部をスタートポジションに戻す補助をしましょう。

・それから、次のセットに備え、施術者は固定手を患者の右肩に戻しましょう。

・このステップでは、次に備えて息を吸い込むようにします。

ACストレッチの方法

ACストレッチを行う際、以下のガイドラインを念頭に入れておくことが重要です。それぞれのポイントはACストレッチの技術を高めてくれます。そのため、これらのガイドラインを理解することは、さらに効果的なACストレッチを行うことができます。

①スタートポジション：解剖学的肢位にスタートポジションを戻す

ACストレッチを右側屈筋群に対して行うとき、各セットのスタートポジションは完全に右側屈のポジションで、解剖学的肢位とは少し異なります。重要なことは、左側屈の可動域です。この作用は全ACストレッチにあてはまります。

②患者の自動収縮：求心性（コンセントリック）、そして自動で行う

ACストレッチを行う際、患者自身が自動で求心性（コンセントリック）収縮することが重要です。そのため、患者の運動する方向を示すのに、施術者の手は非常に役に立つでしょう。しかし、施術者が患者の自動運動した最終部位から、

さらに他動的な力をかけてはいけません。他動で動かされることで主動筋が自動的に収縮しなければ、RI反射は生じないでしょう。

③方法：動的に行う

ACストレッチはとても動的な方法で、静的な状態は各セットたった1～2秒のみです。患者の自動的な動きが終わるまで、全体で3～5秒以上かからないでしょう。さらにストレッチが行われれば、頭頚部はスタートポジションに戻されます。そのため、各セットの不足を補うためには、より多くの回数を行う必要があります。

④ダイナミックストレッチ：メリット

ACストレッチは他の他動ストレッチ以上のメリットがあり、ダイナミックストレッチの特性があります。**ダイナミックストレッチ**は、静的ポジションで費やす時間が少なく、可動域を通じて、筋肉を求心性（コンセントリック）収縮させることで、関節の自動運動に影響を与えます。その結果、その領域における局所血液循環は増大し、その部位の老廃物を含んだ代謝物を流し出すのと同時に、必要な栄養素を運んでくるメリットがあります。

関節運動は、関節周囲組織の筋膜面の癒着形成を減少させると同時に、より多くの分泌物と滑膜関節分泌物の移動を促進させるので、関節を円滑に動かし、栄養分を与える作用があります。さらに、主動筋の自動求心性（コンセントリック）収縮はこれらの筋肉を強化します。

⑤ストレッチの強度：徐々に強くする

1セット目から2セット目、2セット目から3セット目とストレッチの強度を徐々に強くすることが重要です。各セット、ほんのわずかな圧を加えていき、その前に行われた位置よりもターゲットとなる筋肉をさらに移動させましょう。ターゲットとなる筋肉を素早くストレッチすると、防御効果である**ストレッチ反射**として知られている**筋紡錘反射**が引き起こされることとなるでしょう。

これは、筋肉が素早く、極端にストレッチされたとき、筋肉は身を守るため、筋紡錘が収縮するよう筋肉に指示することで、緊張を引き起こします。このとき、ターゲットとなる筋肉にはスパズム（筋緊張異常）が起こり、そのストレッチの意味がなくなるでしょう。そのため、ストレッチを行う際には、患者ができるだけ苦痛のない範囲でゆっくり行うべきです。

施術者がストレッチを行うとき、ターゲットとなる筋肉に抵抗を感じ始めたら、ストレッチを行うのをやめることも重要です。非常にたくさんのセット（8～10回）を行うので、ACストレッチの累積効果はターゲットとなる筋肉に素晴らしい効果をもたらすでしょう。

⑥手を置く場所：治療手

ACストレッチを行う際、治療手は患者が苦痛を感じないところに置くことが重要です。そのため、できるだけ手のひらの広い部分を使って、均等に頭に圧をかけるようにしましょう。さらに、施術者が患者の頭に治療手を置くとき、耳を防がないようにしましょう。これは患者にとても不快感を与えます。

⑦手を置く場所：固定手

固定手の場所も極めて重要です。その手がなければ、患者の体幹や肩甲帯が動くこととなり、ターゲットとなる筋肉のストレッチ効果が弱まるでしょう。治療手と同様に、固定手に関しても患者が不快に思わないように、できるだけ平らな部分で接触しなければなりません。

また、次のセットを行うために、患者の頭頚部をスタートポジションに戻す際、治療手を補助する必要があり、固定している場所から固定手を離さなければならないことがあることも覚えておきましょう。

治療手と固定手は、関節をよく伸展しなければなりません。施術者の手首の安全を守るため、施術者の圧を加える接触点は、手の付け根（手根部）とすべきでしょう。手掌あるいは指で圧を加えると、手関節が過伸展して痛めることがあります。どのくらい手関節に負担がかかるかは、手や手首の力学的ポジションが重要となります。

施術者への助言

ACストレッチのスタートポジション

CRストレッチとは違い（第7章参照）、ACストレッチの一連の流れは、前のセットで得られたストレッチのポジションからスタートしません。その代わり、患者は毎回、ほぼ同じスタートポジションからはじめます。

最終セットは持ちこたえる

ストレッチする時間を長く継続すれば、さらに今以上に筋肉がストレッチされる「クリープ現象」と呼ばれる現象が起こります。患者にストレッチを行う際には、このメリットを利用してください。ACストレッチの最終セットで、おおよそ5～20秒あるいはそれ以上、そのストレッチポジションを維持してもらいましょう。

⑧呼吸法

ACストレッチに用いられる呼吸法は、通常身体を自動で動かす際に息を吐き出してもらいます。この呼吸法は、両方とも「e」で文字が始まるため、「動作（労作：exercise）時に息を吐き出す（exhale on exertion）」と覚えていれば、簡単に思い出すことができます。

ACストレッチとCRストレッチを組み合わせてCRACストレッチを行う際、息を吐くことで協調運動を起こす主動筋が自動収縮するので、理論上とてもよいとされています。その結果、患者のターゲットとなる筋肉が弛緩し、ストレッチする際に息が吐き出されるのを抑えます。

そして、次のセットのためにスタートポジションへ患者の頭を戻すときは息を吸い込みましょう。患者がすでに収縮時や動作時に息が吐き終わっているのであれば、弛緩あるいはストレッチしている際に息を吸い、息を吸い終わったら、次のセットのためにスタートポジションに戻すようにします。このとき、次のセットの動作時に息を吸う用意をしてもらうため、スタートポジションに患者を戻した時点で患者に息を吐ききってもらうことが重要です。

患者が1セット終わったときに完全に息が吐き出せていないのがわかれば、その原因は患者が息を深く吸い込んでいるためだと予想されます。各セットの始まりの吸気はあまり深くなってはいけません。患者がACストレッチに関する呼吸法を身に付けるには少し時間がかかりますが、患者が一度その呼吸法に慣れれば、順調にストレッチを行うことができるでしょう。

⑨治療の流れ

これまでにも述べてきましたが、全セット、患者の自動収縮、ストレッチ、そして次のセットの準備のためにスタートポジションに戻すという流れで、3～5秒しか時間はかかりません。このことは、10セットを1分もしないうちに終了することを意味します。正確に治療を行うためには、ACストレッチ1セットを3～5秒以内にし、前のセットの終わりから次のセットへの移行は、一連の流れとして行うことが重要です。

セット間でよく時間を無駄にしてしまいがちですが、1セット終了後に患者をスタートポジションに戻すことで、患者に連続で行うことを認識させるべきです。そうすれば、施術者が1セットの終わりに患者をスタートポジションに戻すことで、患者は自然に指示がなくても次のセットを自分で始めるという認識が生まれるでしょう。

施術者への助言

自分自身で調節する

3～5秒内でACストレッチを行うことは、このテクニックを学んだばかりで、練習中の施術者あるいは患者には難しいでしょう。そのため、ACストレッチは通常何気なく行われることが多くなっていますが、ACストレッチを治療に取り入れる際は、施術者と患者の気持ちを合わせることが重要です。

切迫感があると、患者が不安に陥り、結果として身体が緊張し、効果的なストレッチを行うことができなくなります。初心者がこの技術を習得したいのであれば、少し時間はかかりますが、施術が上達するまで、必要に応じて各セットを意識しながら治療を進めなくてはなりません。

⑩ストレッチの方向

首に対してACストレッチを行う際、患者の動きは基本面あるいは斜面で行うことができるでしょう。基本面は、矢状面、前額面、水平面の3つからなります。斜面は完全な矢状面、前額面、水平面ではない面です。言い換えれば、2つあるいは3つの基本面で構成されています（各面に関しては第1章の図1－7を参照）。

ACストレッチの手順

以下に、首に対する10種類のACストレッチを説明しています。

ストレッチを行う筋群によってまとめています。右側屈筋群に関する手順は、すでに「ACストレッチの概要」（161頁）のセクションで説明しました。その他の手順は「患者の自動運動（収縮）とストレッチ、ストレッチ、スタートポジションに他動で戻す」の手順で説明・解説しています。さらにセットを重ねるときの方法に関しても説明しています。

ROUTINES① 右側屈筋群

図8－6は、頭頚部右側屈筋群に該当する筋肉を示します。これらの筋肉は、首の右側に付着しています。右側屈筋群のACストレッチに関しては、「テクニックの概要」の**図8－1～5**で説明しています。

ROUTINES② 左側屈筋群

図8－7は、頭頚部左側屈筋群に該当する筋肉を示します。これらの筋肉は首の左側に付着しています。頭頚部左側屈筋群のACストレッチを行うためには、**図8－1～5**の説明を左側に置き換えて指示しましょう。

ROUTINES③ 伸筋群

図8－8は、頭頚部の伸筋群を示しています。

これらの筋肉は、頚部後面左右両側に付着しています。ま

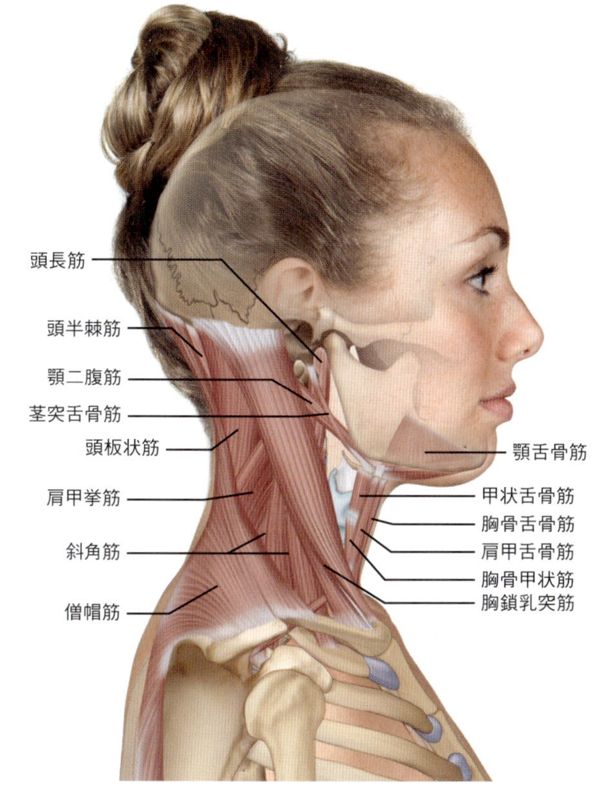

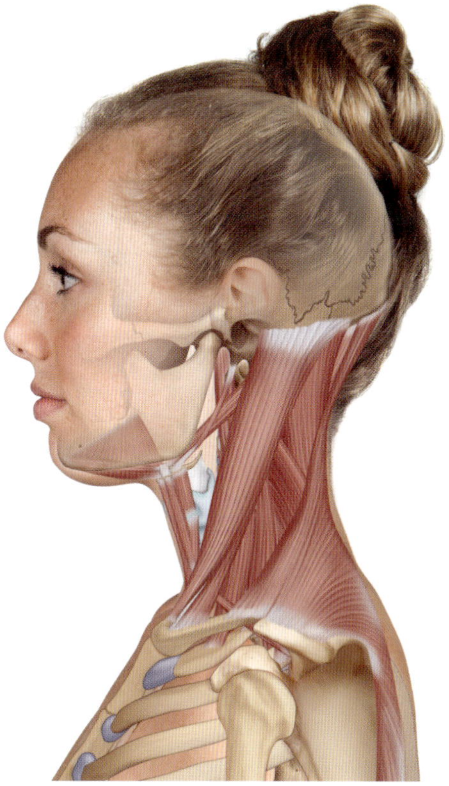

右側屈筋群

僧帽筋	後頭下筋群
頭板状筋	胸鎖乳突筋
頚板状筋	斜角筋群
肩甲挙筋	椎前筋群
脊柱起立筋群	舌骨筋群
横突棘筋群	

図８－６　頭頚部右側屈筋群に該当する筋肉
図表中に示されている筋群が、この作用に関係する筋肉となっている。

左側屈筋群

僧帽筋	後頭下筋群
頭板状筋	胸鎖乳突筋
頚板状筋	斜角筋群
肩甲挙筋	椎前筋群
脊柱起立筋群	舌骨筋群
横突棘筋群	

図８－７　頭頚部右側屈筋群に該当する筋肉
図表中に示されている筋群が、この作用に関係する筋肉となっている。

1つの方法で水平面内にある筋群のACストレッチを行う

片側ずつROMに関与する筋群に対してACストレッチを行う必要はありません。実際、両ROM間のACストレッチを行うことは、効率的で有効である可能性があります。すなわち、水平面内にある筋群に対して、同じ手順で2つのターゲットとなる筋肉をストレッチすることができます。

例えば、首の左側屈群と右側屈群は、同じ方法でストレッチを行うことができます。左側屈方向へ患者の首を伸ばすとき、右側屈筋群がストレッチされます（最初にターゲットとなる筋肉）。右側屈方向に患者の首を伸ばすとき、左側側屈筋群がストレッチされます（２番目にターゲットとなる筋肉）。治療は、どちらから始めてもよいので、簡単に行えます。

以下の例は右側屈筋群に対するストレッチの基本を示しています。両側屈筋群に対して行ったステップを利用すれば、両回旋筋群に対しても同様に行うことができるでしょう。

⑴スタートポジション

- 患者を仰臥位に寝させ、施術者はベッドの上方に座ります。
- 患者の頭の右側に施術者の治療手（左手）を置き、患者の右肩に固定手（右手）を置きます（A）。

⑵１セット目：患者のターゲットとなる筋群を収縮することでストレッチする（右側屈筋群のストレッチ）

- まず、はじめに苦痛を感じないところまで、頭頸部を左側に自動側屈するよう患者に指示します。
- これでターゲットとなる右側屈筋群（ターゲットとなる筋群）はストレッチされます（B）。

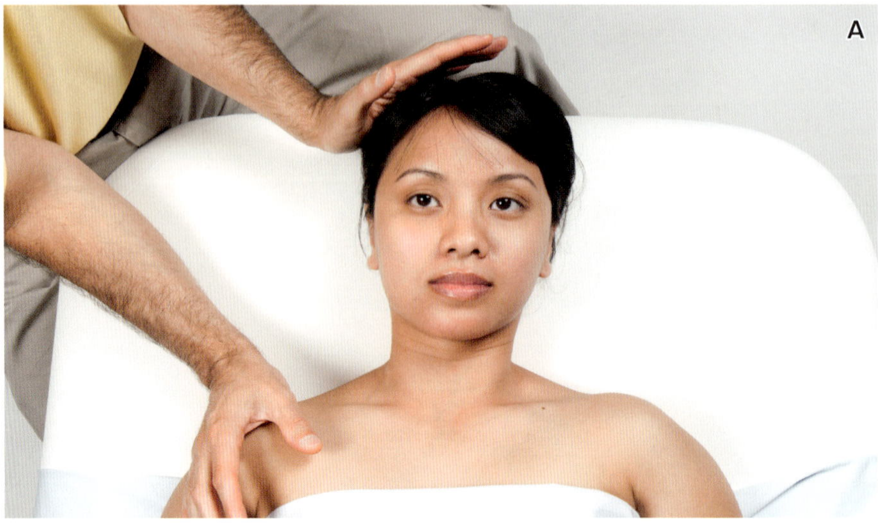

A：スタートポジション

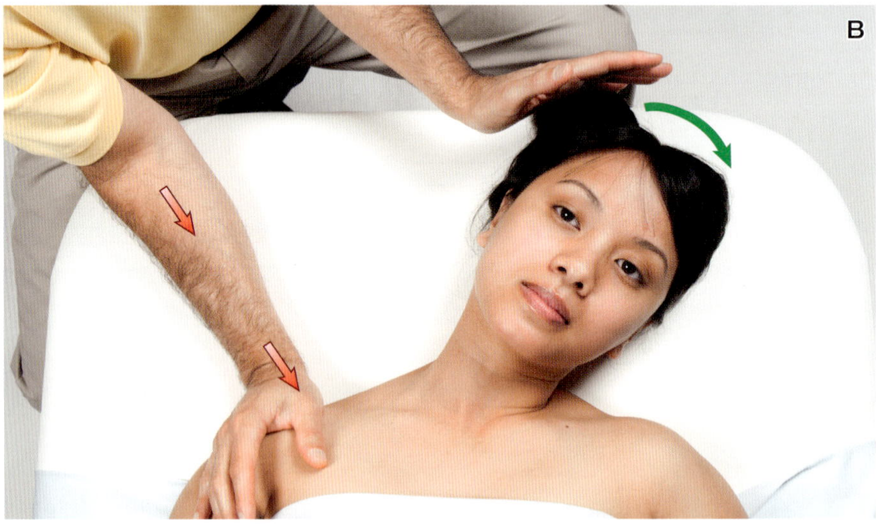

B：右側屈筋群のストレッチ

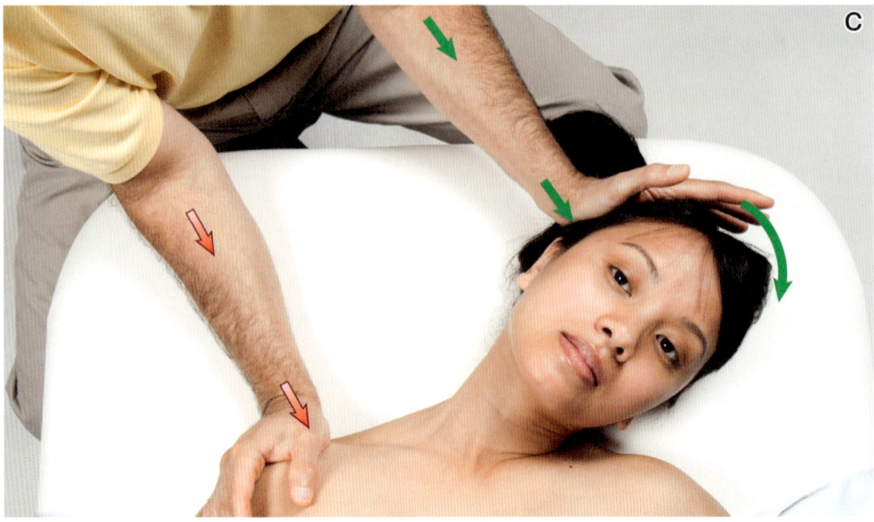

C：固定手を患者の右肩に置き固定

⑶ターゲットとなる患者の筋肉をさらにストレッチする

・ターゲットとなるストレッチのポジションが1セット目の終わりに到達したとき、患者に力を抜かせる（弛緩させる）ことで、施術者は組織の抵抗を感じなくなるまで徐々に患者の頭頚部を左側に側屈させ、さらにターゲットとなる右側屈筋群をストレッチします。
・その後1～2秒、ストレッチを行ったままのポジションを維持しましょう。
・このストレッチを行っている間、身体が浮かないように、固定手を患者の右肩に置き、固定します（C）。

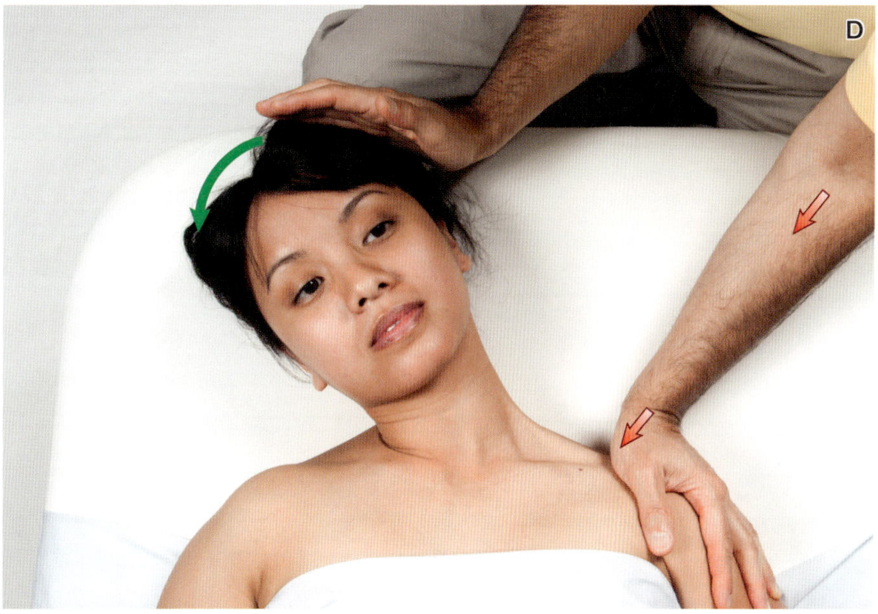

D：左側屈筋群のストレッチ

⑷患者は自動収縮を行い、ターゲットとなる筋群をストレッチ（左側屈筋群のストレッチ）

・次のセットのスターティングポジションに患者を戻す前に、苦痛を感じないところまで、頭頚部を右側に自動側屈するように患者に指示します。その際、ターゲットとなる左側屈筋群（ターゲット筋群）のストレッチが始まるでしょう（D）。

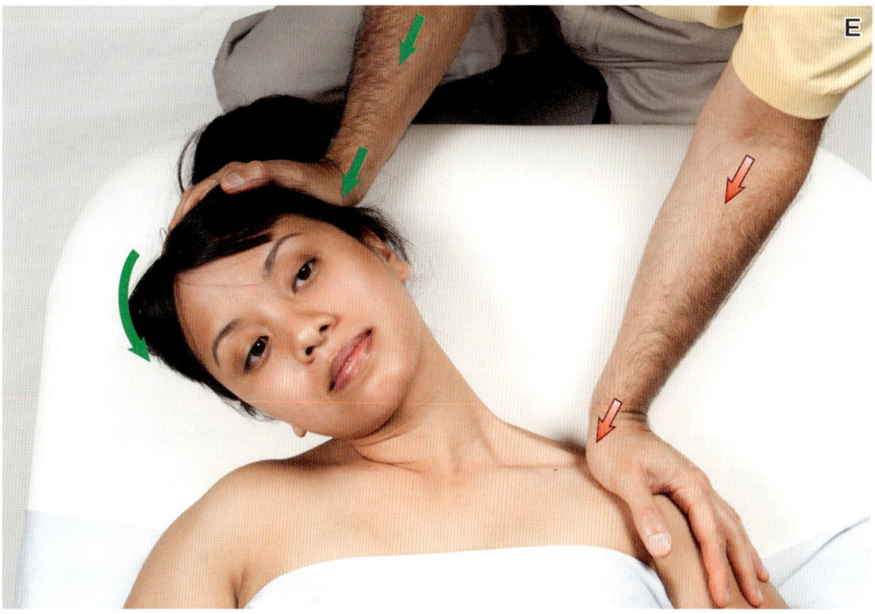

E：両側の側屈筋群がストレッチ（1セット目終了）

⑸ターゲットとなる患者の筋肉をさらにストレッチする

・ストレッチポジションに達したら、患者をリラックスさせ、施術者は組織の抵抗を感じるまで徐々に患者の頭頚部を右側に側屈させ、さらにターゲットとなる左側屈筋群をストレッチします。
・その後、1～2秒間、ストレッチを行ったポジションのままでいましょう。
・このストレッチを行っている間、身体が浮かないように、固定手を患者の左肩に置き、固定します。
・これで両側の側屈筋群がストレッチされるので、1セット目が終了します（E）。

⑹さらにセットを重ねる

・さらにセットを重ねたい場合は、スタートポジションが異なること以外、最初のセットとほぼ同じ方法です。最初のセットでのスタートポジションは、中立的な解剖学的肢位です。しかし、2セット目以降の全セットのスタートポジションは、右側屈したところからストレッチが始まります。したがって、2セット目と以降の全セットは、患者が右側屈したところから左側屈方向へ頚部を動かすことから始まります。ここで注意すべきことは、筋肉を収縮させるとき、患者には息を吐き出してもらいましょう。
・患者はターゲットとなる筋肉を弛緩させ、施術者によりストレッチされるときには、息を吐き切りましょう。なお、スタートポジションに戻る前に、患者は息を吸い込まなければなりませんが、吸気は深すぎてはなりません。

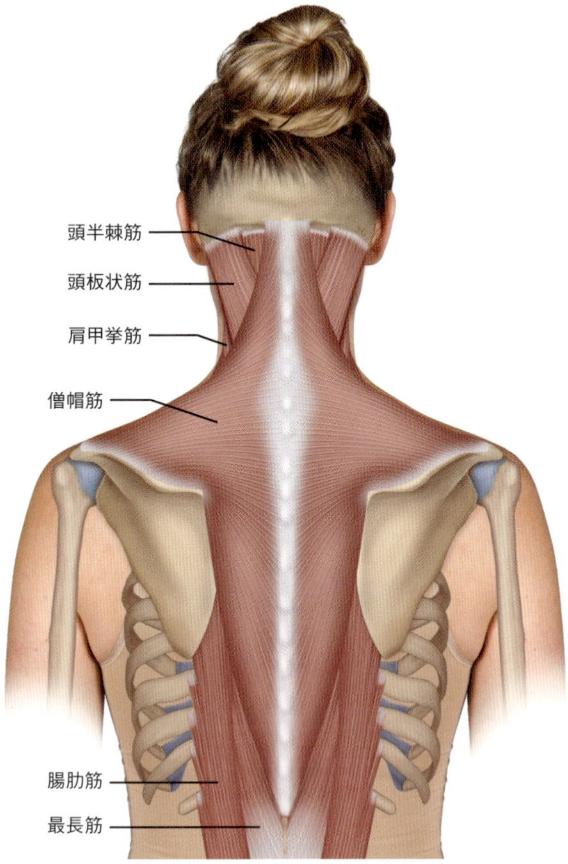

伸筋群

僧帽筋	脊柱起立筋群
頭板状筋	横突棘筋群
頸板状筋	後頭下筋群
肩甲挙筋	

図8－8　頭頸部の伸筋群
図表中に示されている筋群が、この作用に関係する筋肉となっている。

施術者への助言

伸筋群をストレッチするために かがんで施術する

CRストレッチと同様に、患者の伸筋群をACストレッチする際、施術者の体幹がストレッチするラインの後方にくるように低い姿勢を保つことが大切です。もちろん、電動ベッドで治療を行うのであれば、ベッドを上げてもよいでしょう（第7章141頁：「施術者への助言」参照）

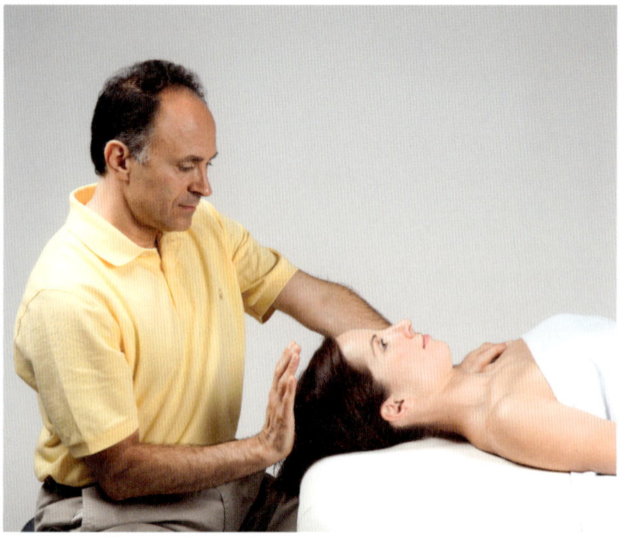

図8－9　スタートポジション

た、図8－9～13に関しては、頭頸部伸筋群のACストレッチの説明をしています。

⑴スタートポジション

・患者を仰臥位で寝かせ、施術者はベッドの上方に座ります。
・治療手は患者の頭近くに、固定手は患者の体幹上肢に置きます（図8－9）。

⑵患者は自動収縮を行い、ターゲットとなる筋肉をストレッチする

・ターゲットとなる伸筋群をストレッチするために、はじめに顎を引いて苦痛のない範囲で頭頸部がベッドから上がるように自動屈曲させます。
・顎を引くということは、頭を上げるときにかかる首の負担から患者を守ることになります。
・注意すべきことは、このストレッチで身体が持ち上がらないように固定手でしっかり左上半身を固定することです（図8－10 A）。

⑶さらにターゲットとなる患者の筋肉をストレッチする

・⑵の最終ポジションに達したら、患者をリラックスさせたまま、施術者が抵抗を感じるまで患者の頭頸部を徐々に動かすことで、ターゲットとなる伸筋群をさらにストレッチします。
・その後1～2秒、ストレッチを行ったポジションのままで行いましょう。
・固定手はストレッチの際に、体幹が上がらないようにしっかり押さえつけておきます（図8－10 B）。

⑷患者をスタートポジションに他動で戻す

・⑶を終えたら、患者をリラックスさせたまま、頭頸部を支えながらスタートポジションに戻すように他動的に動かし、ベッドの上に患者の頭を置きましょう。
・施術者がベッドに頭頸部を持ってくる際、患者の頭を安定に支えながらも快適に動かすことが重要です。こうするこ

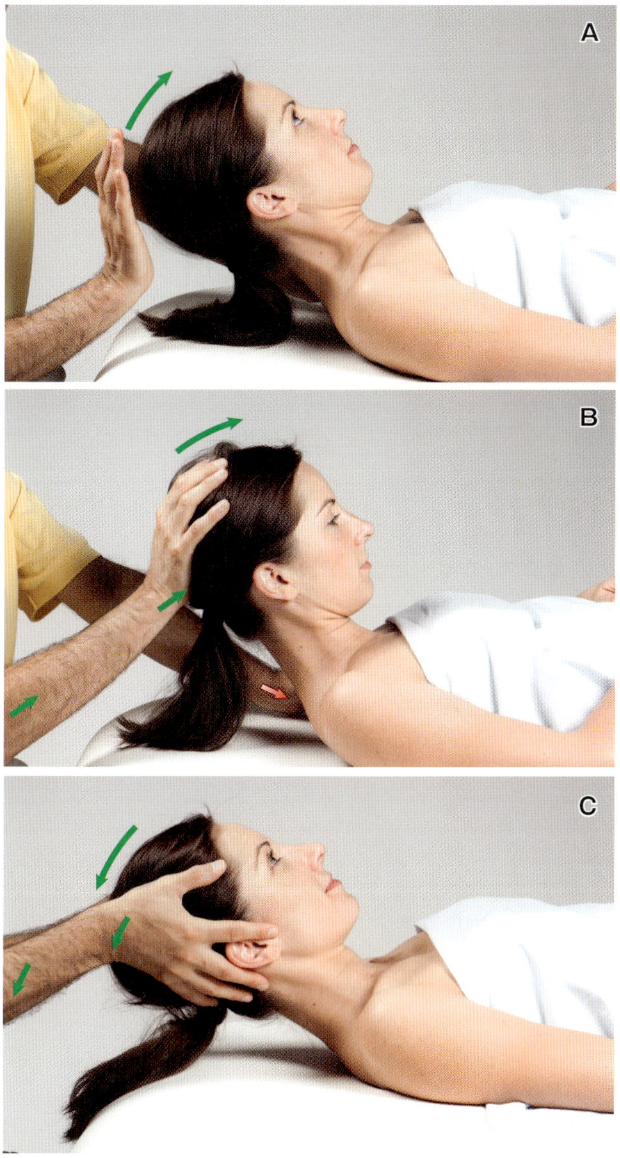

図8－10　伸筋群のストレッチ
A：固定手で左上半身を固定する。
B：体幹が上がらないように抑える。
C：スタートポジションに他動で戻す。

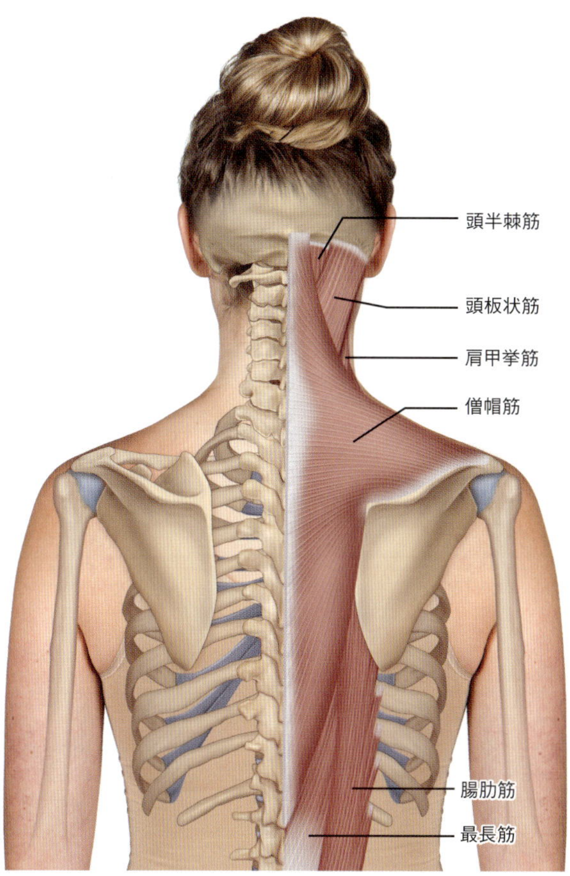

伸筋群と右側屈筋群

僧帽筋	脊柱起立筋群
頭板状筋	横突棘筋群
頸板状筋	後頭下筋群
肩甲挙筋	舌骨筋群

図8－11　頭頸部の伸筋群と右側屈筋群
図表中に示されている筋群が、この作用に関係する筋肉となっている。

とで、患者は安全に感じ、頭を施術者の手にゆだねることができ、施術者は患者を他動的に自由に動かすことができます（図8－10C）。

⑸さらにセットを重ねる
・各セットの手順を繰り返し行います。
・一連のセットを行うに当たり、ストレッチをするために若干圧を加えることがあります。
・最終セットで、頭部をストレッチポジションまで戻したら（通常、8～10セット行われた後）、5～20秒間あるいはそれ以上その状態をキープしてもらいましょう。
・注意すべきことは、患者が求心性（コンセントリック）収縮している際に、息を吐いてもらうことです。
・ターゲットとなる筋肉をリラックスさせる際やストレッチする際には、患者は息を吐き続けましょう。それから、次のセットのスタートポジションに患者を戻す際には、息を吸いましょう。

ROUTINES④ 伸筋群／右側屈筋群

図8－11は頭頸部の伸筋群と右側屈筋群を示しています。これらの筋肉は、右後面に付着しています。また、図8－12～13に関しては、頭頸部伸筋群と右側屈筋群のACストレッチの説明をしています。

⑴スタートポジション
・患者を仰臥位で寝かし、施術者はベッドの右上方に座ります。
・次に、患者の頭の右側に施術者の左手（治療手）を置きます。

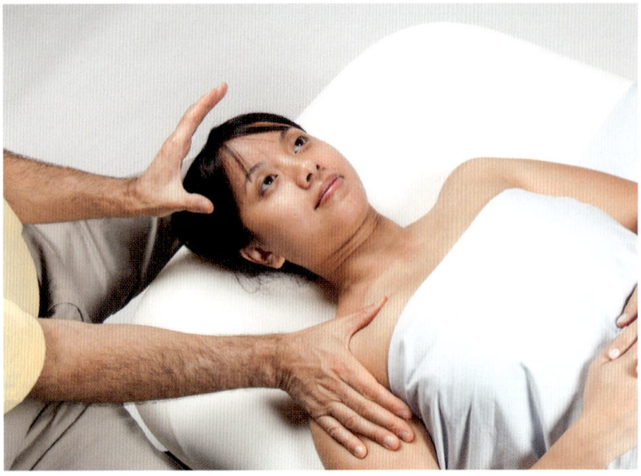

図8－12　スタートポジション

・患者の右肩に施術者の右手（固定手）を置きましょう（図8－12）。

(2)患者は自動収縮を行い、ターゲットとなる筋肉をストレッチする

・苦痛がない範囲で、屈曲・左側屈させ、頭頚部を自動で斜めに上げるよう患者に指示します。

・これで、ターゲットとなる伸筋群と右側屈筋群がストレッチされます。

・注意すべきことは、このストレッチで身体が持ち上らないように固定手でしっかり右肩と上肢を固定することです（図8－13 A）。

(3)さらにターゲットとなる患者の筋肉をストレッチする

・(2)の最終ポジションに達したら、患者をリラックスさせ、

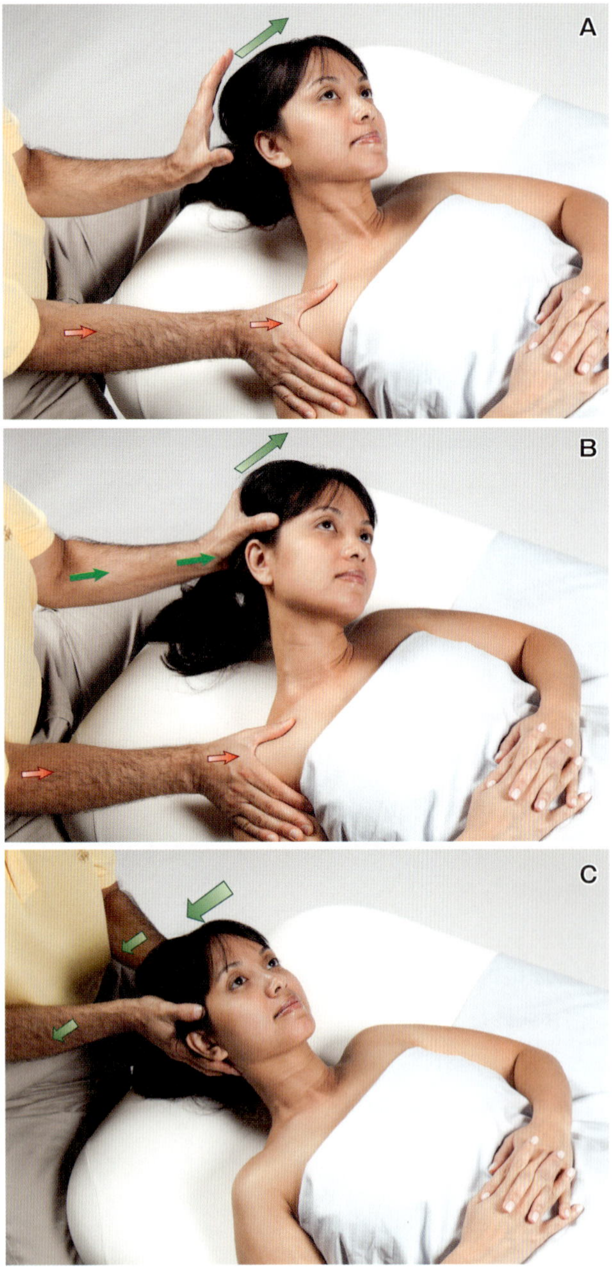

図8－13　伸筋群／右側屈筋群
A：収縮しストレッチする。
B：身体が上がらないよう抑える。
C：スタートポジションに他動で戻す。

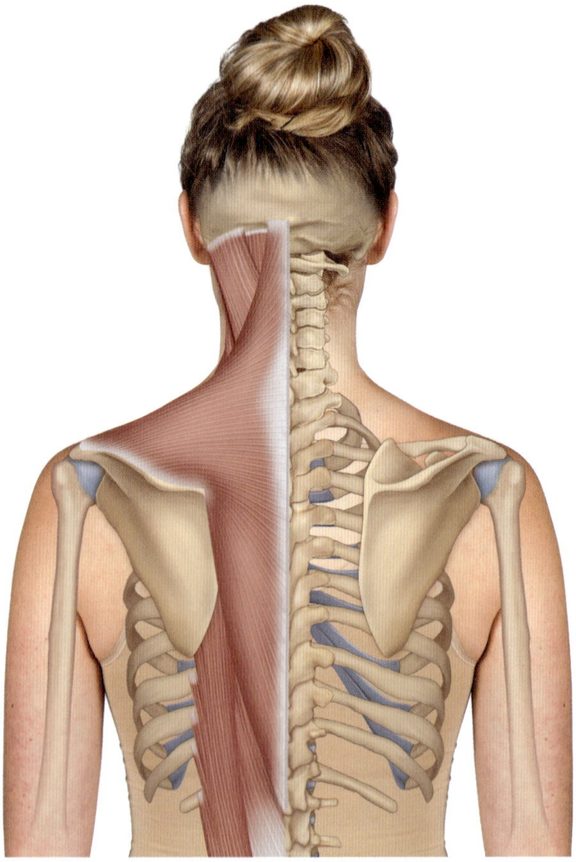

伸筋群と左側屈筋群

僧帽筋	脊柱起立筋群
頭板状筋	横突棘筋群
頚板状筋	後頭下筋群
肩甲挙筋	舌骨筋群

図8－14　頭頚部の伸筋群と左側屈筋群
図表中に示されている筋群が、この作用に関係する筋肉となっている。

施術者が抵抗を感じるまで患者の頭頚部を徐々に動かすことで、さらにターゲットとなる筋群（伸展群と右側屈筋群）をストレッチします。
・その後1～2秒、ストレッチを行ったポジションのままでいましょう。
・固定手は、ストレッチの際に、身体が上がらないようにしっかり押さえておきます（**図8－13 B**）。

(4)患者をスタートポジションに他動で戻す
・(3)を終えたら、患者はリラックスさせたまま、患者の頭頚部を支えながら他動的にスタートポジションに戻し、ベッドの上に患者の頭を置きましょう。
・施術者がベッドに患者の頭頚部を置く際、施術者は患者の頭を安定に支持しながら、置くことが重要です。このことで患者は安全に感じ、頭を施術者の手にゆだねることができ、施術者は患者を他動的に自由に動かすことができます（**図8－13 C**）。

(5)さらにセットを重ねる
・各セットの手順を繰り返し行います。
・一連のセットを行うに当たり、ストレッチをするために若干圧を加えることがあります。
・最終セットで、頭部をストレッチポジションまで戻したら（通常、8～10セット行われた後）、5～20秒間あるいはそれ以上その状態をキープしてもらいましょう。
・注意すべきことは、患者が求心性（コンセントリック）収縮している際に、息を吐いてもらうことです。
・ターゲットとなる筋肉をリラックスさせる際やストレッチする際には、患者は息を吐き続けましょう。それから、次のセットのスタートポジションに患者を戻す際には、息を吸ってもらいましょう。

ROUTINES⑤ 伸筋群／左側屈筋群

図8－14は頭頚部の伸筋群と左側屈筋群を示しています（筋肉の名称に関しては**図8－11**を参照）。これらの筋肉は、首の左後面に付着しています。また、伸筋群／左側屈筋群のACストレッチを行うためには、**図8－12～13**の説明を左側に置き換えて患者に指示しましょう。

ROUTINES⑥ 右回旋筋群

図8－15は右頭頚部の回旋筋群を示します。

他の筋群と違って、頭頚部の右回旋筋群は首のある領域を

A

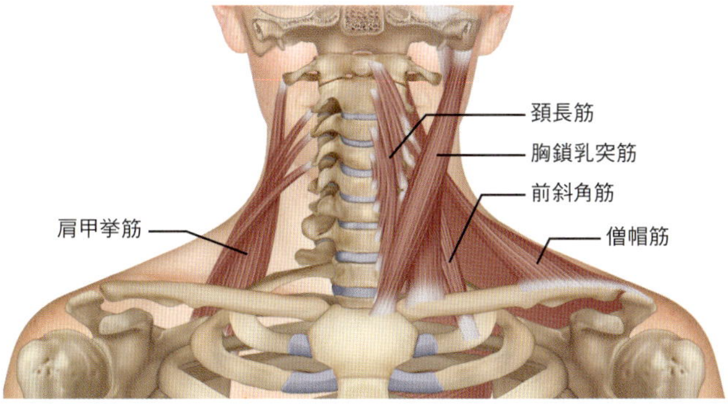

右回旋筋群

左僧帽筋	右下頭斜筋
左横突棘筋群	右脊柱起立筋群
右頭板状筋	左胸鎖乳突筋
右頚板状筋	左前斜角筋
右肩甲挙筋	左頚長筋

B

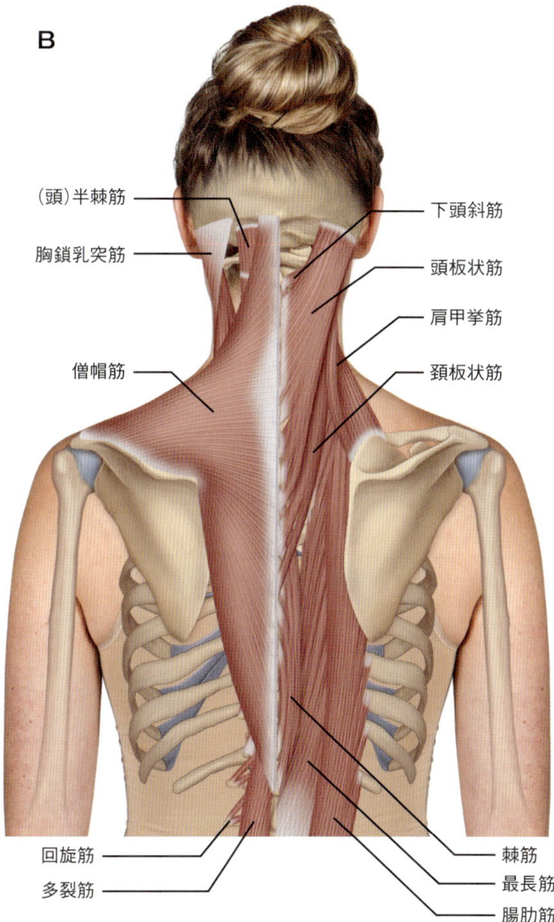

図8－15　右頭頚部の回旋筋群
A：頚部。　B：背面。
図表中に示されている筋群が、この作用に関係する筋肉となっている。

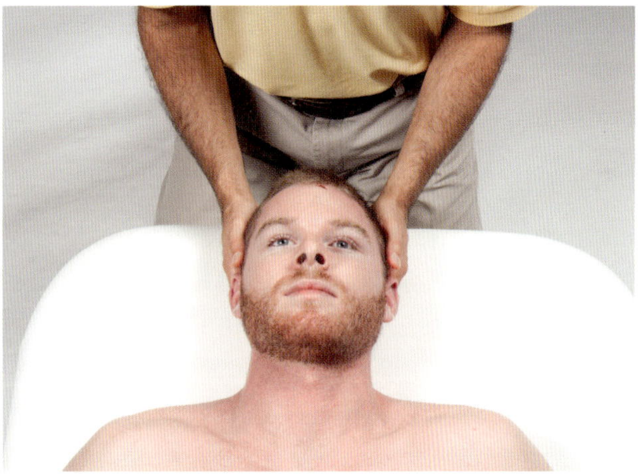

図8－16　スタートポジション

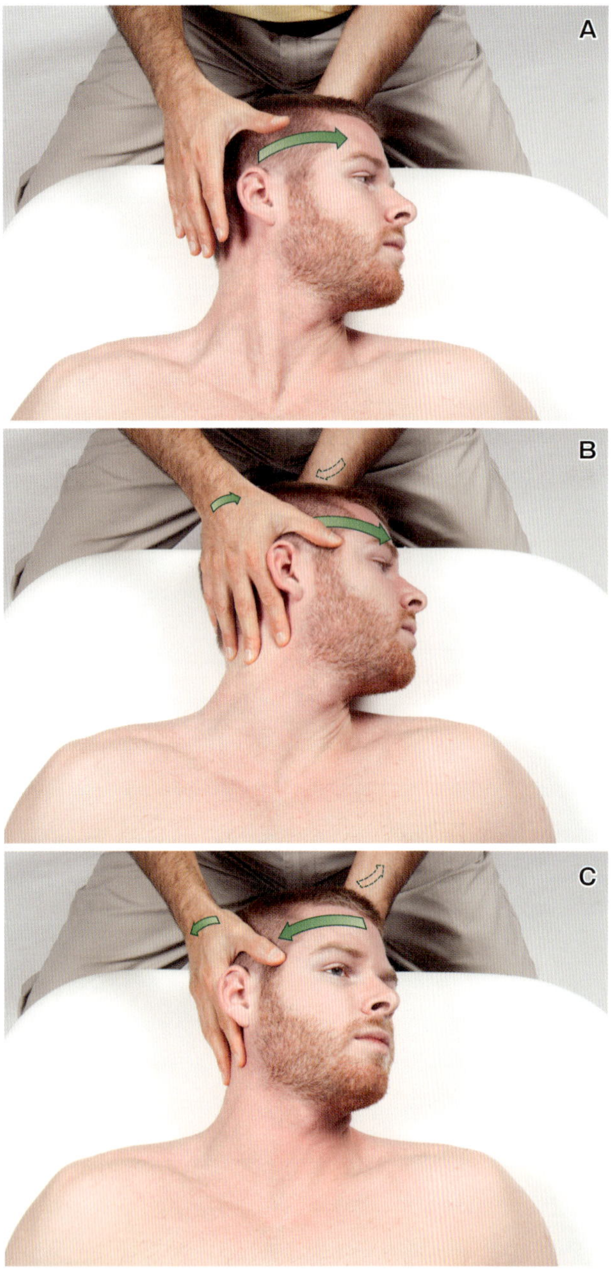

図8－17　右回旋筋群のストレッチ
A：患者の頭は常にベットにつけてストレッチする。
B：さらに患者の目的とする筋肉をストレッチする。
C：スタートポジションに他動で戻す。

制限するということはありません。むしろ、両後面、右前面に付着しており、頚部の3／4を占めています。また、図8－16～17に関しては、頭頚部右回旋筋群のACストレッチの説明をしています。

(1)スタートポジション

・患者を仰臥位で寝かせ、施術者はベッドの上方に座ります。
・患者の頭の右側に施術者の右手（治療手）を置きましょう。
・患者の頭の左側に施術者の左手を置き、頭を支えましょう（図8－16）。

患者の顎関節に手で圧をかけすぎないように注意しましょう。

(2)患者は自動収縮を行いターゲットとなる筋肉をストレッチする

・苦痛がない範囲で頭頚部を左に自動回旋してもらうよう患者に指示しましょう。患者を回旋するときはベッドから頭を持ち上げるべきではありません。この方法では、患者の頭は常にベッドにつけたままで行いましょう。
・これで、ターゲットとなる右回旋筋群がストレッチされます（図8－17A）。

(3)さらに患者をストレッチする

・(2)の最終ポジションに達したら、患者をリラックスさせ、施術者が抵抗を感じるまで患者の頭頚部を徐々に左回旋することで、ターゲットとなる右回旋筋群をさらにストレッチします。
・患者をストレッチするため、ここでは両手を治療手とします。
・その後1～2秒、ストレッチを行ったポジションのままでいましょう（図8－17B）。

(4)患者をスタートポジションに他動で戻す

・患者をリラックスさせたまま、施術者は両手でサポートしながら解剖学的肢位であるスタートポジションに、患者の頭頚部を他動的に持っていきましょう（図8－17C）。
・施術者が患者の頭を安定で快適に支えることが重要です。こうすると、患者は安全に感じ、頭を施術者の手にゆだねることができます。

(5)さらにセットを重ねる

・各セットの手順を繰り返し行います。
・一連のセットを行うに当たり、ストレッチをする圧を若干加えることがあります。

施術者への助言

回旋ストレッチをするに当たり、肩甲帯／体幹を固定する

図８－16での右回旋筋群をストレッチする方法では、患者を左回旋するために両手が治療手となり、固定手がなくなります。通常、回旋ストレッチでは、肩甲帯と体幹が動くということはあまりないので、この方法でも問題はありません。しかし、中には体幹の固定を必要とする患者がいます。そのときは、施術者の手の場所を変えて行うとよいでしょう。

患者が「⑵患者は収縮しストレッチする」の終わりまで左回旋した時点で、「⑶さらに患者をストレッチする」でストレッチを加えるために右側の頭に左手を置き、右手は患者の右肩甲帯を固定するために、右肩に手を置きます（図参照）。このとき、左手で患者の下顎骨を押し過ぎないように気をつけてください。この姿勢は患者の肩甲帯／体幹を固定するだけでなく、右手でストレッチの強さを調節することができます。調節は、ベッドの方向に体幹を押し（体幹の右回旋）、右肩甲帯を下げることによって行えます。

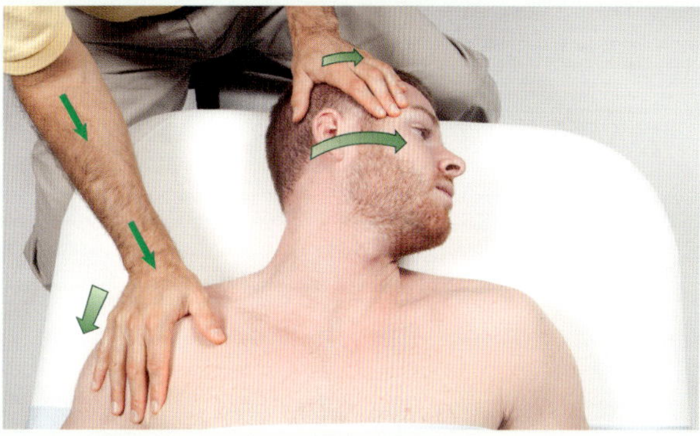

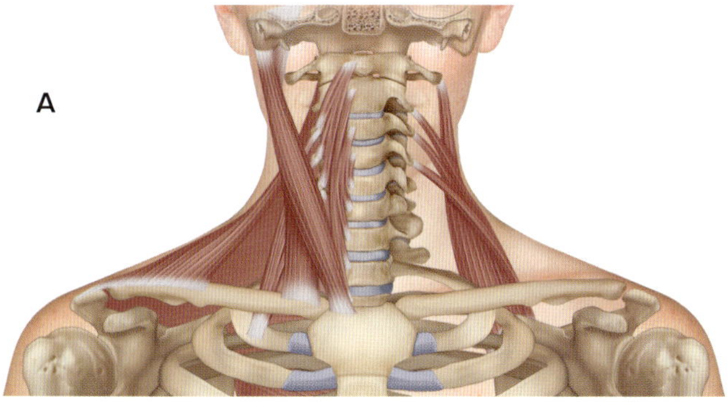

左回旋筋群

右僧帽筋	左下頭斜筋
右横突棘筋群	左脊柱起立筋群
左頭板状筋	右胸鎖乳突筋
左頚板状筋	右前斜角筋
左肩甲挙筋	右頚長筋

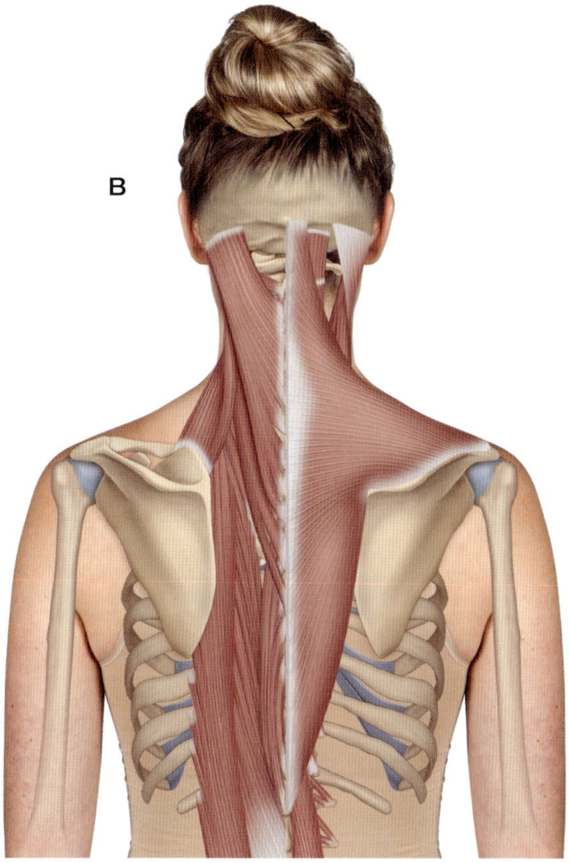

図８－18　頚頭部の左回旋筋群
A：頚部。　B：背面。
図表中に示されている筋群が、この作用に関係する筋肉となっている。

- 最終セットで、頭部をストレッチポジションまで戻したら（通常、８～10セット行われた後）、５～20秒間あるいはそれ以上その状態をキープしてもらいましょう。
- 注意すべきことは、患者が求心性（コンセントリック）収縮する際に、息を吐いてもらうことです。
- ターゲットとなる筋肉をリラックスさせる際やストレッチする際には、患者は息を吐き続けましょう。それから、次のセットのスタートポジションに患者を戻す際には、息を吸いましょう。

ROUTINES⑦ 左回旋筋群

図８－18は頭頚部の左回旋筋群を示しています。

右回旋筋群と同様に、左回旋筋群は、両後面と左前面に付着しており、頚部の３／４を占めています。また、左回旋筋

施術者への助言

患者とのコミュニケーション

頸部の伸筋群・左側屈筋群のストレッチを行うためには、施術者がストレッチを行う時に回旋を加えるとよいでしょう。水平面で回旋作用を加えることによって、3面（矢状面・前額面・水平面）の動きを行うことができ、その筋肉に最適なストレッチを行うことができるでしょう（多面的ストレッチは**第6章**参照）。

この方法を行うためには、**A～D**に示されるように、スタートポジションで患者の頭頸部を左に回旋した後、伸筋群／側屈筋群に対してすべてのACストレッチの手順を繰り返し行うとよいでしょう。それから、**E～H**に示されるように、スタートポジションで右回旋し、すべての手順を行いましょう。患者の頭頸部を左回旋し続けることは、伸筋群／側屈筋群と右回旋筋群のストレッチとなるでしょう。右に頭頸部を回旋し続けることは、伸筋群／側屈筋群と左回旋筋群のストレッチとなるでしょう。両回旋を片側の伸筋群と側屈筋群のストレッチに加えると、対側の伸筋群と側屈筋群のストレッチが加わることになるでしょう。

なお、水平面での回旋作用は、本章で紹介している他のストレッチ手順で簡単に加えることができます（例：手順8－1、8－2、側屈筋ストレッチ、手順8－3、伸筋筋ストレッチ、手順8－8、屈筋ストレッチ。回旋作用の追加は図8－9、8－10の屈筋群と側屈筋群で見られる）。

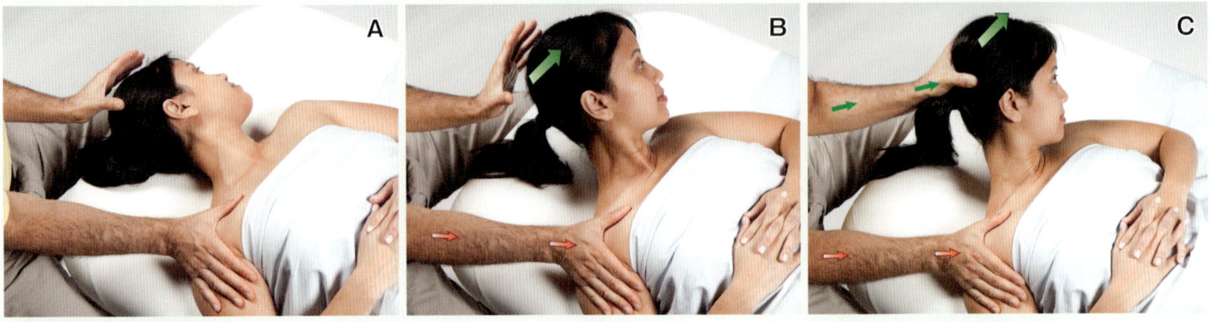

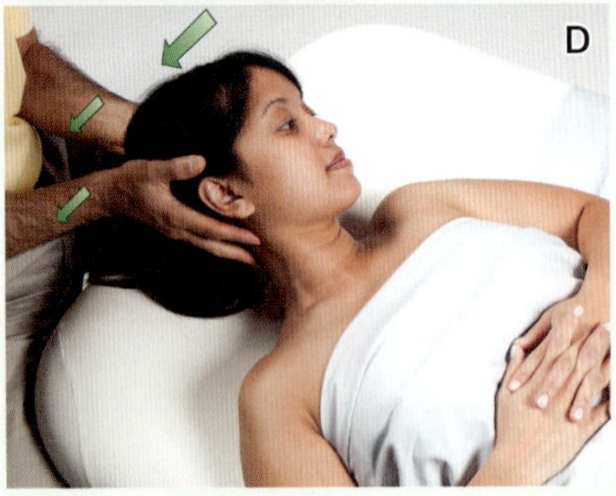

伸筋群／側屈筋群のストレッチに水平面の回旋を加える（左回旋）。
A：スタートポジション。
B：患者は自動収縮し、目的とする筋肉をストレッチする。
C：患者にさらにストレッチを加える。
D：スタートポジションに患者を他動で戻す。

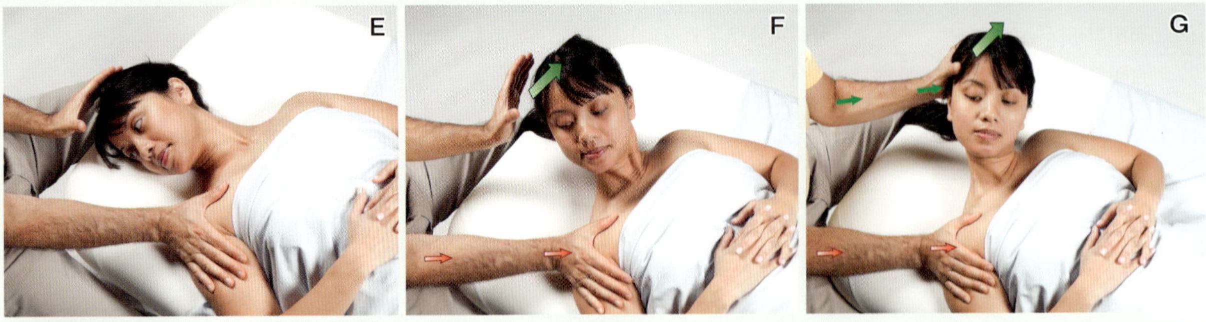

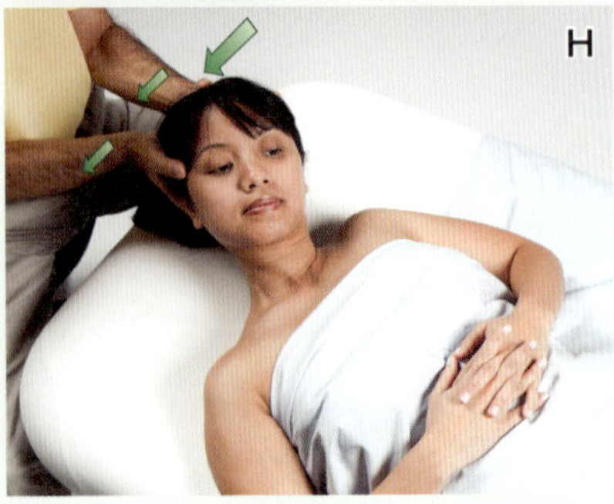

伸筋群／側屈筋群のストレッチに水平面の回旋を加える（右回旋）。
E：スタートポジション。
F：患者は自動収縮し、目的とする筋肉をストレッチする。
G：患者にさらにストレッチを加える。
H：スタートポジションに患者を他動で戻す。

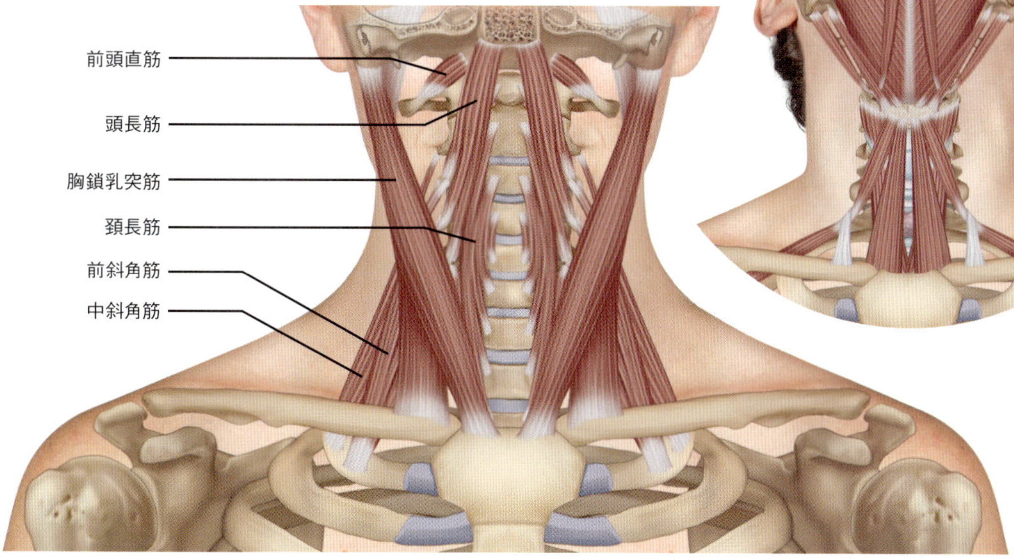

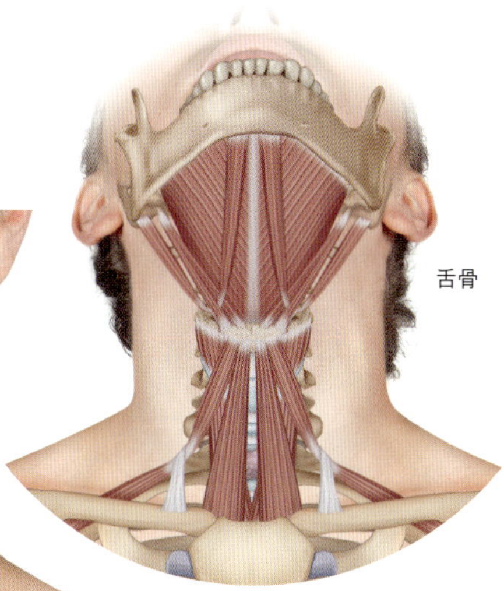

屈筋群

胸鎖乳突筋	頭長筋
前斜角筋	前頭直筋
中斜角筋	舌骨筋群
頸長筋	

図８－19　屈筋群
図表中に示されている筋群が、この作用に関係する筋肉となっている。

群のACストレッチを行うためには、図８－16～17の説明を左側に置き換えて患者に指示しましょう。

ROUTINES⑧ 屈筋群

図８－19は、頭頸部の屈筋群を示します。これらの筋肉は頸部前面に付着しています。図８－20と図８－21は頭頸部屈筋群のACストレッチを説明しています。

⑴スタートポジション

・患者を腹臥位で寝かせ、施術者はベッドの上方に座ります。
・患者の前頭部に治療手として、施術者は左右どちらかの手を置きます。
・もう片方の手は固定手として、ストレッチの際に身体が起き上がらないように患者の上肢に置きます（図８－20 A）。
・この体勢は患者にとって不安定な姿勢です。そのため、患者の頭を適切にサポートすることが極めて重要です。また、施術者によっては患者の両側に片手ずつ置く方がよいこともあります。この方法は患者の頭をサポートするにはよいが、患者の頭頸部の屈筋群をストレッチする際には、固定手がなくなります（図８－20 B）。

ここでもう１つ患者の頭を両手で持つメリットとして、患者の頭頸部に伸展ストレッチをする際に、軸方向に牽引しながら力をかけることができることが挙げられます。この方法であれば、頸部後面に過剰な圧がかかることがなくなるので、患者の快適度合いが上がります。

・施術者のポジションの別法：ベッドの上方で床に膝をつく方法は、患者が屈曲する力に抗して首を押し上げたり、頭を動かしたりするために力を発揮しやすいため、とても素晴らしい代用ポジションとなります（図８－20 C、D）。

どちらの手も患者の顎関節に圧がかかり過ぎないように注意してください。

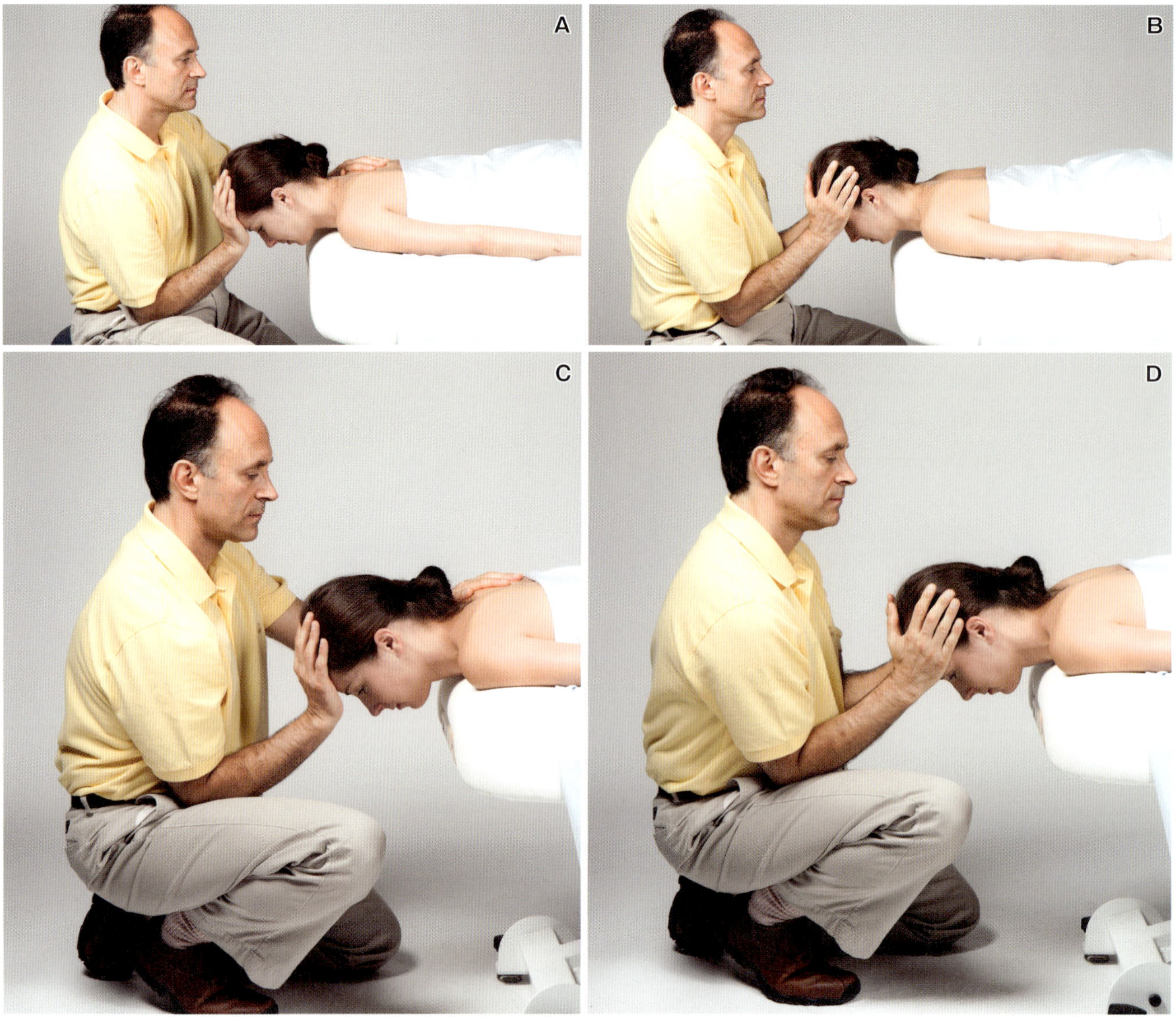

図8－20　屈筋群のストレッチにおけるスタートポジション
A：スタートポジション　B：患者の頭頸部の屈筋群をストレッチする際は固定手がない。
C・D：施術者のポジションの別法。

施術者への助言

屈筋群をストレッチするために推奨されるポジション

患者の前頸部屈筋群のACストレッチは、第７章の前頸部屈筋群のCRストレッチで解説したように、背臥位で頭頸部をベッドから出すような形で行ってはなりません。その理由は、ターゲットとなる屈筋群のACストレッチでは、伸筋群を自動収縮してもらう必要があるからです。背臥位で頭頸部を伸展する際、重力によって頭が伸展されるので、伸筋群はあまり作用しないでしょう。そして、伸筋群は求心性（コンセントリック）収縮する代わりに、遠心性（エクセントリック）収縮が行われることになります（伸張しながらもゆっくり落ちます）。伸筋群が収縮しなければ、RI反射が生じないので、ターゲットとなる筋肉を抑制・弛緩することはできません。したがって、前頸部屈筋群のACストレッチは、患者を腹臥位で行わせるべきです。

⑵患者は自動収縮し、目的とする筋肉をストレッチする

・苦痛がない範囲で頭頸部を床から上げるよう患者に指示します。
・これでターゲットとなる屈筋群のストレッチが始まります。
・ストレッチの際、施術者の固定手（図では左手）で患者が起き上がらないように、患者の上肢を固定します（図８－21 A）。

⑶さらに患者の目的とする筋肉をストレッチする

・⑵の最終ポジションに達したら、患者をリラックスさせ、施術者が抵抗を感じるまで患者の頭頸部を徐々に伸展させることで、ターゲットとなる屈筋群をさらにストレッチします。
・その後１～２秒、ストレッチを行ったポジションのままでいましょう。

・ストレッチの際、施術者の固定手で、患者が起き上がらないように患者の上肢を固定しましょう（図8－21 B）。

⑷患者をスタートポジションに他動で戻す

・⑶が終了したら、患者をリラックスさせたまま、施術者のサポートで他動的にスタートポジションに患者の頭頚部を持っていきましょう。

・施術者がスタートポジションに患者の頭頚部を戻す際に、安全に頭部を支えておくことはとても重要です。このことは、患者の安心感が得られやすくなり、他動的な動きがしやすくなります（図8－21 C）。

⑸さらにセットを重ねる

・各セットの手順を繰り返しします。なお、一連のセットを行うに当たり、ストレッチをするために若干の圧を加えることがあります。

・最終セットで、頭部をストレッチポジションまで戻したら（通常、8～10セット行われた後）、5～20秒間あるいはそれ以上その状態をキープしてもらいましょう。

・注意すべきことは、患者が求心性（コンセントリック）収縮している際に、息を吐いてもらうことです。

・ターゲットとなる筋肉をリラックスさせる際やストレッチする際には、患者は息を吐き続けましょう。それから、次のセットのスタートポジションに患者を戻す際には、息を吸いましょう。

ROUTINES ⑨
屈筋群／右側屈筋群（回旋あり）

図8－22は、頭頚部の屈筋群と右側屈筋群を示しています。

これらの筋群は首の右前外側に付着しています。**図8－23～26**は、この筋群のACストレッチを説明しています。

図8－23と**図8－24**は患者が右に回旋しているストレッチを説明しています。一方、**図8－25**と**図8－26**は患者が左に回旋しているストレッチを説明しています（166頁：「実用的な方法」の説明と類似）。

右回旋を加えることは、左回旋を行う筋群

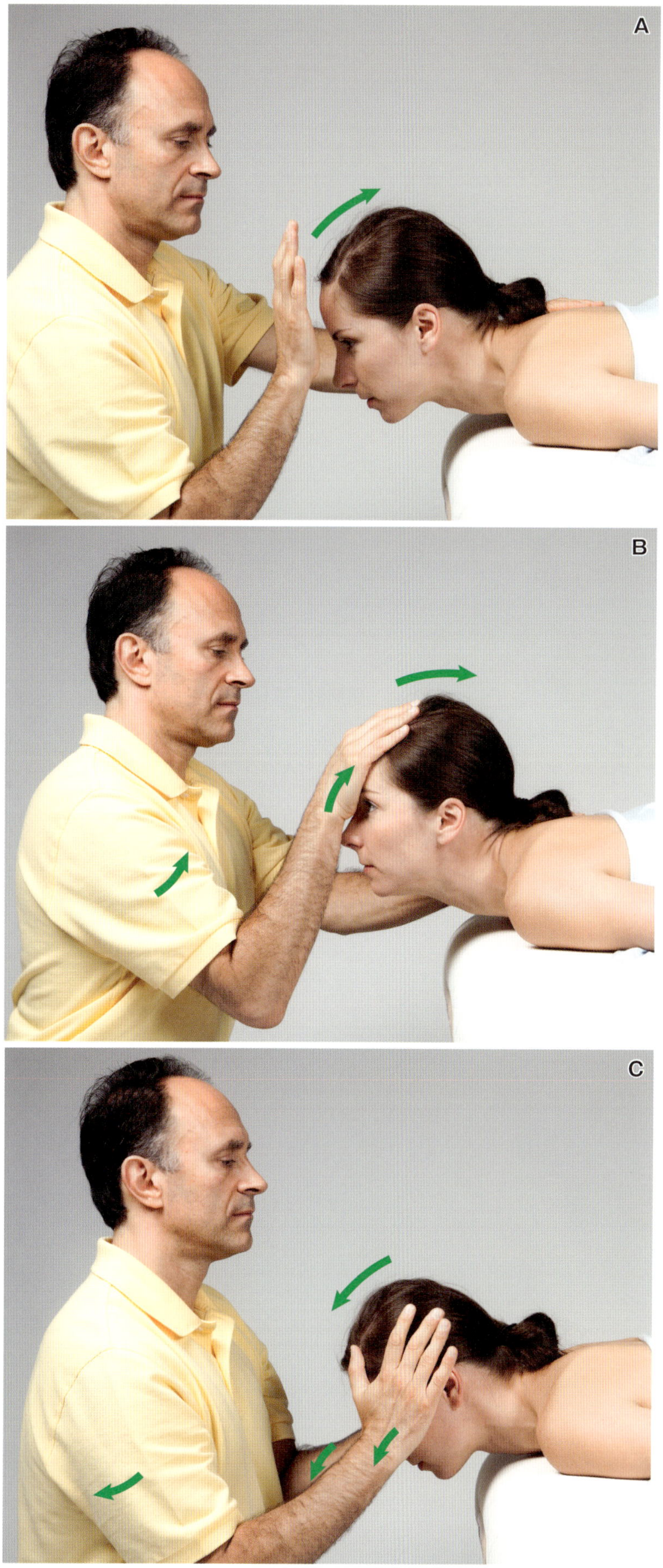

図8－21　屈筋群のストレッチの流れ
A：固定手で患者が起き上がらないように固定する。
B：さらに患者の目的とする筋肉をストレッチする。
C：スタートポジションに他動で戻す。

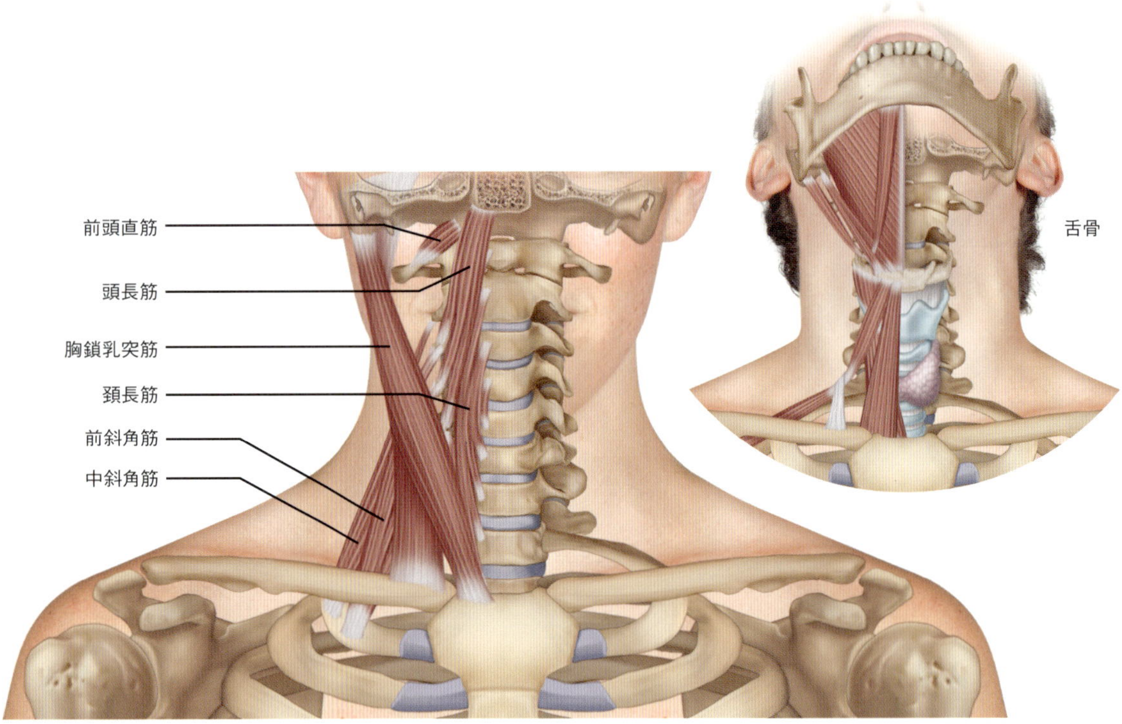

屈筋群／右側屈筋群

胸鎖乳突筋	頭長筋
前斜角筋	前頭直筋
中斜角筋	舌骨筋群
頸長筋	

図8－22　屈筋群/右側屈筋群
舌骨は頭部を伸展した状態でみることができる。
図表中に示されている筋群が、この作用に関係する筋肉となっている。

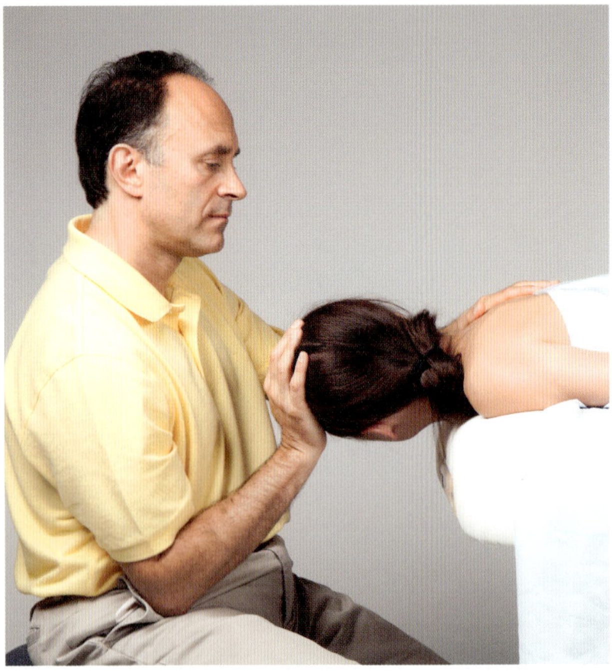

図8－23　スタートポジション

もストレッチされるでしょう。同様に、左回旋を加えることは、右回旋を行う筋群もストレッチされるでしょう。両回旋筋群ともこのストレッチを行うことによって、側屈するすべての筋群をストレッチすることができるでしょう（多面的ストレッチの詳細に関しては**第6章**参照）。

(1)スタートポジション

・患者は腹臥位で頭を少し出した状態で頭頚部を右回旋し、施術者はベッドの上方で少し右側に座ります。
・右手は患者の頭の左側（前頭骨／頭頂骨上）に、左手は患者の体幹を固定するために使用します（**図8－23**）。
・手順8－8と同様の安全上の注意、推奨される別法で行うことも可能です。

(2)患者は自動収縮し、目的とする筋肉をストレッチする

・苦痛がない範囲で伸展・左側屈し（首を右回旋した状態を保持したまま）頭頚部を床から上げるよう患者に指示しま

しょう。

・これでターゲットとなる屈筋群／右側屈筋群がストレッチされます。左回旋も同じようにおこないましょう。（図８－24 A）。

(3)さらに患者の目的とする筋肉をストレッチする

・このポジションに達したら、患者をリラックスさせ、施術者が抵抗を感じるまでさらに患者の頭頚部を徐々に伸展・左側屈し、ターゲットとなる筋群をさらにストレッチします。

・その後１～２秒、ストレッチを行ったポジションのままでいましょう（図８－24 B）。

(4)患者をスタートポジションに他動で戻す

・(3)が終了したら、患者をリラックスさせたまま、施術者のサポートで患者の頭部をスタートポジションに他動で持っていきましょう（図８－24 C）。

・施術者がスタートポジションに患者の頭頚部を戻す際、安全に患者の頭を支えておくことも重要です。これは、患者の安心感を得られやすくなり、他動的な動きがしやすくなります。

(5)さらにセットを重ねる

・各セットの手順を繰り返します。なお、一連のセットを行うに当たり、ストレッチをするために若干の圧を加えることがあります。

・最終セットで、頭部をストレッチポジションまで戻したら（通常、８～10セット行われた後）、５～20秒間あるいはそれ以上その状態をキープしてもらいましょう。

・注意すべきことは、患者が求心性（コンセントリック）収縮している際に、息を吐いてもらうことです。

・ターゲットとなる筋肉をリラックスさせる際やストレッチする際には、患者は息を吐き続けましょう。それから、次のセットのスタートポジションに患者を戻す際には、息を吸いましょう。

(6)左回旋で再度行う

・頭頚部を左に回旋し、この全手順を繰り返し行いましょう。

・これは、屈筋群／右側屈筋群のストレッチとなります。そして、同様に右回旋も行いましょう（図８－25と図８－26）。

ROUTINES ⑩
屈筋群／左側屈筋群（回旋あり）

図８－27は屈筋群と左側屈筋群を示しています（筋群の名称は図８－22参照）。

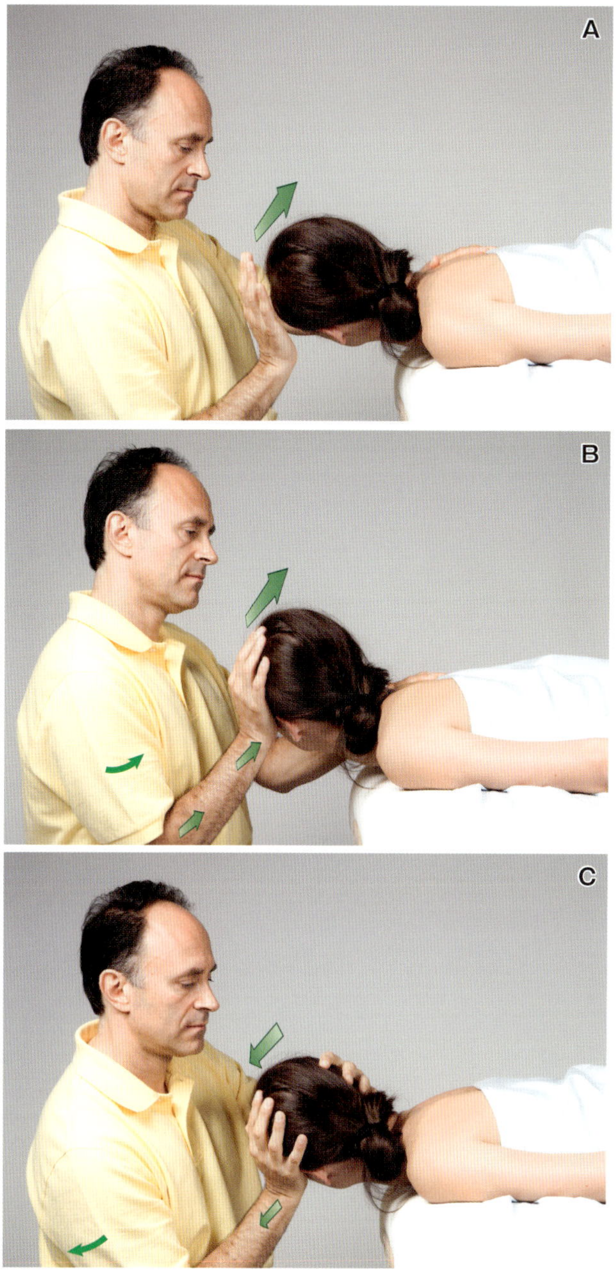

図８－24　屈筋群／右側屈筋群のストレッチ
A　患者の頭頚部を床から上げるように指示する。
B　さらに患者の頭頚部を徐々に伸展・左側屈する。
C　スタートポジションに他動で戻す。

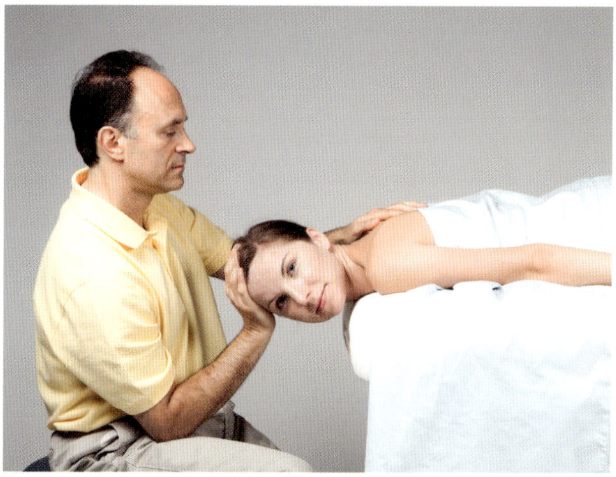

図８－25　再度ストレッチ（左回旋）

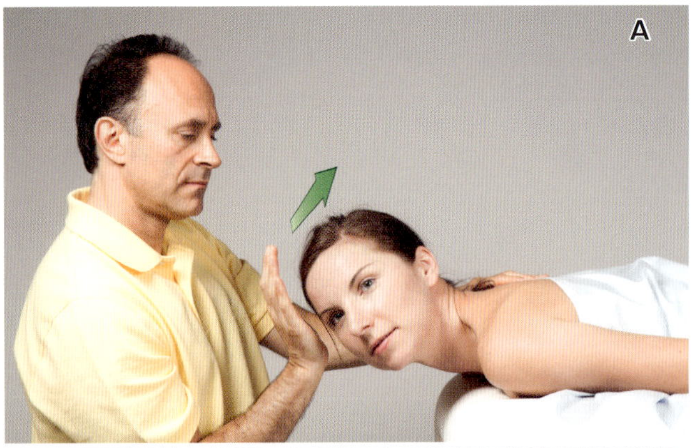

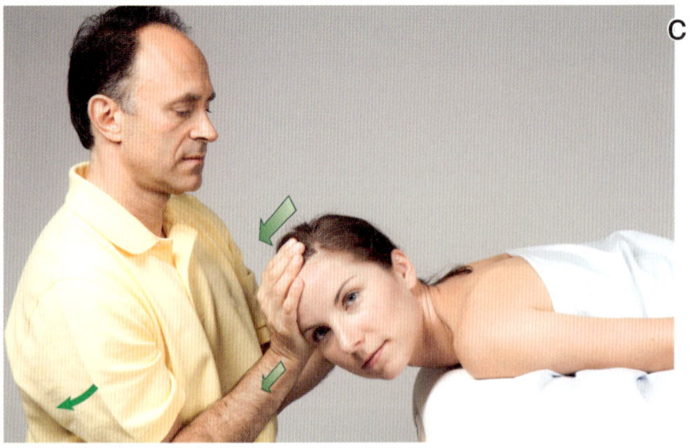

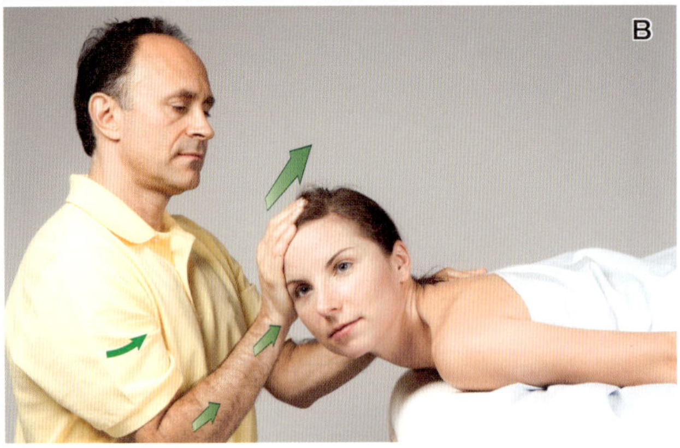

図8－26　再度ストレッチ（左回旋）の流れ
A：患者が自動収縮を行い、、目的とする筋肉を収縮し、ストレッチする。
B：さらに患者の頭頚部を徐々に伸展・左側屈する。
C：スタートポジションに他動で戻す。

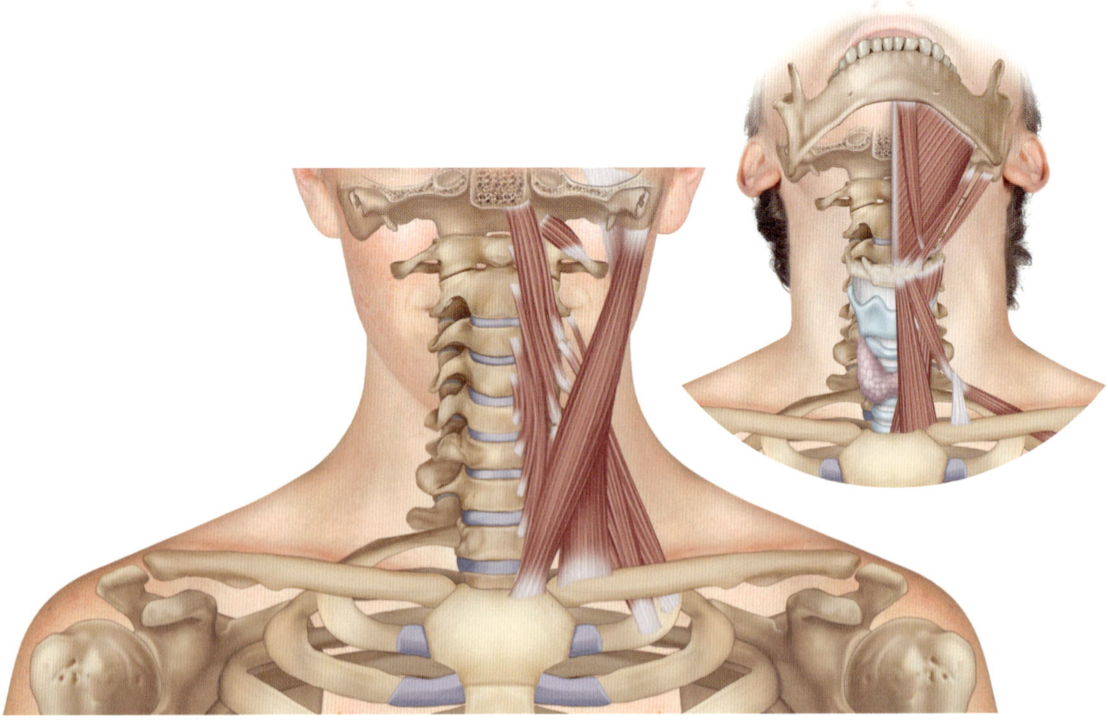

屈筋群／左側屈筋群

胸鎖乳突筋	頭長筋
前斜角筋	前頭直筋
中斜角筋	舌骨筋群
頚長筋	

図8－27　屈筋群と左側屈筋群
図表中に示されている筋群が、この作用に関係する筋肉となっている。

施術者への助言

いつACストレッチを使用すべきか

ACストレッチは、一般的なストレッチで効果が見られないときに用いることができる高度なストレッチ法です。ACストレッチを用いるために、患者のストレッチ効果がないことをわざわざ確認する必要はありませんが、ストレッチが適切かどうかはある程度考える必要があります。

１つ目は、ACストレッチを行うことは時間がかかるため、患者の身体のどの領域で使用するか慎重に選択する必要があります。もう１つ考えるべきことは、ACストレッチは患者自身の治療参加が必要であるということです。患者が施術者の治療に期待していたり、施術者の治療を受け身のままでいたりすると、ACストレッチはあまり適していません。その代案として、治療中に患者が何をしなければならないのかを正確に伝えることが大切です。

手技療法の施術者はよく「CRストレッチとACストレッチ、どちらの方が効果的か」と質問します。それぞれの手技を支持する施術者は、自分の支持する治療法が良いと言うかもしれません。しかし、すべての治療法に同様のことが言えますが、それぞれの治療法には得意不得意があります。そのため、本来どちらの治療法がよいか、どちらの治療がターゲットとなる筋群に対して効果的かという単純なものではありません。どちらの治療法を選択するかは、各患者にとってよい治療は何か、患者がそのストレッチに満足するか、どの治療が施術者にとって容易な手技であるかなどから、総合的に決定します。

CRストレッチとACストレッチは両方とも、患者が治療に参加する必要がありますが、ACストレッチはCRストレッチよりもさらに積極的な治療への参加を必要とする傾向にあります。

一方、CRACストレッチ（第９章参照）は、両方のストレッチ効果が得られるため、CRあるいはACストレッチ単独で行うよりかは効果的なことがあります。しかし、CRACストレットを行うには倍の時間がかかり、１つの筋肉をストレッチするのにより多くの時間が費やされるため、他の領域を治療する時間が少なくなります。そのため、治療法の選択は最終的に１人１人の状況を見て臨床的に決定します。

これらの筋肉は首の左前外側に付着しています。この筋群のACストレッチを行うためには、屈筋群／右側屈筋群の図**8－23～26**で行われたストレッチを左側に切り替えて行えばよいでしょう。また、屈筋群／左側屈筋群のACストレッチを行うためには、**図8－23～26**の説明を左側に置き換えて患者に指示しましょう。

要約

CRストレッチは、患者の緊張した筋肉を助ける鍵となる高度なストレッチ方法です。このストレッチを行う正確な方法は色々とありますが、以下の方法が通常、最も一般的に行われています。

・はじめに患者はターゲットとなる筋群をストレッチするポジションまで自動で持っていきます。そうすると、ターゲットとなる筋肉のストレッチがはじまり、ターゲットとなる筋組織が抑制／弛緩されるRI反射が起こるでしょう。
・次に患者にリラックスしてもらい、施術者はターゲットとなる筋組織をさらにストレッチします。
・次のセットに向けて、施術者は患者の頭部を他動的にスタートポジションに戻します。このストレッチは終了です。
・呼吸法で最も重要なことは、自動収縮する際に患者に息を吐いてもらうことです。
・全セットは通常約３～５秒かかります。そのため、一般的に８～10回行われます。

基本的には、どんなストレッチでもACストレッチを使って行うことができます。すべてのストレッチは、患者のターゲットとなる組織がはじめから温まっていれば、さらにACストレッチ効果は上がるでしょう。

症例検討

患者：Sean Rowan、28歳（新患）

□病歴と評価所見

Seanは首こりを訴え治療所にやってきた。職場にいるときに最も症状が気になるとのことで、この症状は4週間前の交通事故後からはじまり、交通事故前はこのような首の問題を経験したことはなかったという。交通事故後、医師の診察を受けた際のX線写真では脱臼や骨折はなかったことから、筋弛緩剤と鎮痛薬が処方され、必要であれば使用するようにとのことであった。しかし、Seanは当初の一次痛は若干弱まったものの「ヒリヒリ」する慢性的な痛みが頚部後面に残っている。また、頚部を屈曲、またはどちらか片方に側屈すると、頚部後面が引っ張られる感じがあり、痛みが増強すると訴えていた。

事故後の医師の診察を除いては、他の治療は受けていない。彼は、友人が交通事故後に私の治療を受けて助けてもらったと聞き、私の治療を受けることに決めたと言っている。

施術者の検査では、屈曲が25°減少、そして両側の側屈が20°減少していた。また、椎間孔圧迫テスト、咳反射テストとバルサルバ法を行ったが（評価手順に関しては**第3章**参照）、いずれも陰性所見であった。また、Seanの頚部を触診すると両側の上部僧帽筋と半棘筋に緊張と圧痛が認められた。

□演習問題

質問の答えと患者への治療戦略を答えよ。

8－1　Seanの治療プランの中にACストレッチのような高度なストレッチテクニックを行うべきか。その理由ともに考察せよ。

8－2　ACストレッチが有用であるならば、安全に行うことができるか。その可否と理由について考察せよ。

8－3　ACストレッチを行うのであれば、特にどの筋群のストレッチを行うべきか。その手順とその治療法を選択した理由を述べよ。

8－4　本症例の患者への治療戦略を答えよ。

※解答・解説は254頁に記載しています。

章末問題

選択問題

1．どのような反射がACストレッチの基本として考えられているか。

A．筋紡錘反射
B．GTO反射
C．RI反射
D．伸張反射

2．ストレッチを行う際、最も効率的に施術者の全体重をかける方法はどのような方法か。

A．腕を外旋し、肘を外に保つ
B．腕を内旋し、肘を内に押し込む
C．腕を外旋し、肘を内に押し込む
D．腕を内旋し、肘を外に保つ

3．以下のどのストレッチがACストレッチ法で利用されるか。

A．CR
B．PIR
C．痛みと伸張反射
D．アクティブ・アイソレーテッド・ストレッチ

4．ACストレッチ中に、患者が息を吐き出す時期はいつか。

A．自動で動かすとき
B．弛緩してストレッチするとき
C．スタートポジションに戻すとき
D．BとC

5．ACストレッチで行われる協調運動に対して、ターゲットとなる筋組織にはどのような役割があるか。

A．動き
B．安定
C．拮抗
D．中和

○×問題

1．ACストレッチは動的（ダイナミック）ストレッチの1種である。
2．ACストレッチをするにあたり、患者は施術者の抵抗に対して等尺性（アイソメトリック）収縮をする。
3．ACストレッチは施術者の補助ありでも、補助なしでも行うことができる。
4．ACストレッチをするにあたり、患者はスタートポジションに戻す際に、自動で動かす。
5．施術者がストレッチする力を作り出すために身体の体重を利用するとき、通常肩関節を外旋することで、肘を押し込むことに役立つ。
6．ACストレッチを行うに当たり、各一連のセットは、通常以前のセットの終わりから始める。

記述問題

1．どのような筋肉がACストレッチの際、収縮するか。
2．頭頸部の伸筋群と左側屈筋群が緊張している場合、ストレッチを行うためにはどのような動きを患者のストッレチに加えるとよいか。2つの動きを答えよ。
3．首の屈筋群をACストレッチするためには、患者はどのようなポジションがよいか。
4．ACストレッチで患者が自動収縮する際、どのような目的（2つ）を達成すればよいか。

組み合わせ問題

1～6の用語と関連する言葉をつなげなさい。

1．1セット当たりのACストレッチの時間（秒数）	・3から5
2．通常ACストレッチを行う回数	・右回旋に患者をストレッチする
3．右回旋筋群の緊張	・8から10
4．左回旋筋群の緊張	・左回旋に患者をストレッチする
5．ACストレッチに対する反射	・筋紡錘反射
6．ストレッチを素早く行った際の反射	・RI反射

※解答・解説は254頁に記載しています。

第9章

CRACストレッチ

基本指針

本章では以下の内容を身につけることができます。

1. CRACストレッチのメカニズム
2. CRACストレッチを行うための一般的な方法
3. 治療手と固定手の役割
4. CRACストレッチ中の呼吸法
5. 素早くストレッチを行ってはいけない理由
6. 本章における重要用語解説とCRACストレッチとの関係
7. 頭頸部の各作用筋に対するCRACストレッチ

重要語句

- 筋紡錘反射
- クリープ現象
- 固定手
- ゴルジ腱紡錘反射
- ストレッチする手
- 相反抑制
- 治療手
- 抵抗をかける手
- ACストレッチ
- CRACストレッチ
- CRストレッチ

序論

CRAC（Contract Relax Agonist Contract）ストレッチは、**CRストレッチ**（第7章）と**ACストレッチ**（第8章）を組み合わせて行うストレッチです。CRACストレッチは、CRストレッチとACストレッチの方法を身に付けていれば、それほど難しいものではありません。CRACストレッチはこれら2つの方法を総合的に行うだけですから、追加で覚えるような特別な技術はほとんどありません。

名前からもわかるように、CRACストレッチは単純にCRストレッチを行った直後にACストレッチを行う方法です。

Box 9 - 1

CRAC手順

本章で紹介するCRACストレッチの手順は以下の通りです。

- 右側屈筋群（CRACストレッチの方法）
- 右回旋筋群
- 伸筋群

施術者への助言

患者にCRACストレッチを行う前に身に付けること

CRACストレッチを行うことは難しくはないですが、多くのステップがあるため、患者に行う際に最初は混同する可能性があります。したがって、CRACストレッチを学んだり、患者にそのテクニックを使用したりする前に、まずCRストレッチとACストレッチをそれぞれ学んで身に付けておくとよいでしょう。

患者とコミュニケーションを取る

患者がCRACストレッチをこれまでに経験したことがなければ、どのようなストレッチを行うかその概要を丁寧に説明することが大切になります。施術者が患者に対して抵抗を加えるために圧をかけるので、そのとき患者には圧をかけられている方向と反対方向に頭頚部を動かすように指示してください。それからストレッチを行い、筋肉を弛緩させます。抵抗をどのくらい行うのか、どのくらいの回数を行うか、どのような呼吸法を行うかを正しく伝えます。

これは、CRACストレッチを行う前に口頭でインフォームドコンセントすることが一般的で、始める前に説明することで患者がCRACストレッチを簡単に行うことができるでしょう。

そのため、他の治療法と同様に施術者が快適でスムーズに効率的に行うことが鍵となります。

CRACストレッチは、何か1つのストレッチを行うよりは1回の治療に時間がかかります。そのため、患者のターゲットとなる筋肉を、弛緩させてもストレッチしても効果が認められない難しい症例に対して、効果的な方法となるかもしれません。このような症例に対しては、時間をかけて治療を行うことがとても重要です。

なお、第4～12章において、緑色の矢印は動き、赤色の矢印は拮抗、黒色の矢印は固定を示しています。

機序

CRACストレッチで考えられているメカニズムは、**ゴルジ腱紡錘反射**をメカニズムとするCRストレッチと**相反抑制**をメカニズムとするACストレッチを組み合わせたものです。ゴルジ腱紡錘反射の詳細については第7章の**Box 7－2**に、相反抑制の詳細については第8章の**Box 8－2**にそれぞれ記載されています。

CRストレッチのゴルジ腱紡錘反射とACストレッチの相反抑制がそれぞれ、筋組織の収縮に対して抑制性に働きます（言い換えれば、筋肉を弛緩させることができます）。これらの両反射でターゲットとなる筋肉を、弛緩（リラックス）・ストレッチさせるためには、CRACストレッチを利用するとよいでしょう。

なお、筋肉を弛緩させるためには、患者のターゲットとなる筋肉をストレッチする際に、どちらか1つのストレッチを行うよりも、両ストレッチを一緒に用いることができれば、効果的で、無駄がないでしょう。

CRストレッチとACストレッチ同様に、施術者が患者にストレッチを行ったり、抵抗を加えたり、収縮させたりする手のことを**治療手**、**ストレッチ手**、**抵抗をかける手**といいます。また、患者の肩甲帯や体幹を固定する手のことを**固定手**といいます。

CRACストレッチの方法

CRACストレッチを上手に行うためには、CRストレッチとACストレッチを続けて行うことが大切です。したがって、本章を読んでCRACストレッチをすぐに練習するのではなく、CRストレッチとACストレッチを第7章と第8章で個別学習することを強く推奨します。

以下は、ターゲットの筋群が右側屈筋群の場合、CRACストレッチについての概要を説明しています。

⑴スタートポジション

・患者を仰向け（解剖学的肢位）で寝かせます。
・施術者の左手（治療手）を患者の右側頭部に置きましょう。
・ストレッチの間、身体が動かないように施術者は右手（固定手）を患者の右肩に置きます（図９－１）。
・施術者の中には前腕をクロスさせ、右手で頭を押さえ、患者の肩を固定するために左手を肩に置く別法もあります（図９－２）。

⑵患者が等尺性収縮を行う

・患者に頭頚部を右側屈することでターゲットとなる右側屈筋群をゆっくり収縮するように指示します。患者に等尺性（アイソメトリック）収縮をさせ、施術者は左手（治療手）で患者の頭の動きを止めます。
・施術者の右手（固定手）は、患者が動かないよう患者の右肩に置きます（図９－３）。
・約５～８秒間ターゲットとなる筋肉を等尺性（アイソメトリック）収縮してもらい、それから弛緩させせましょう。
・このステップはCRストレッチであり、ターゲットとなる右側屈筋群を抑制・弛緩させるためにゴルジ腱紡錘反射を引き起こします。
・このとき、CRストレッチは最初にターゲットとなる筋肉をストレッチさせてから行われます（例：頭頚部を最初に左側屈する）。そのため、第７章で説明されているCRストレッチを参考にしてください。

⑶患者の求心性（コンセントリック）収縮とストレッチ

・患者がリラックスするとすぐに、苦痛のない範囲で頭頚部を自動で左側屈（求心性収縮）するよう患者に指示しましょう（図９－４）。
・このステップでACストレッチが加えられ、ターゲットとなる右側屈筋群のストレッチが始まり、さらに筋肉が抑制・弛緩することで相反抑制反射が作動します。
・注意点は、このステップは、患者をリラックスさせた後、施術者が患者の頭頚部を他動的に左側屈させ、ターゲットとなる筋組織をストレッチする通常のCRストレッチとは異なることです。

⑷患者をリラックスさせ、さらにストレッチする

・ACストレッチに続き、いったん患者に頭頚部を自動で左側屈してもらってから、患者をリラックスさせた後、施術者は抵抗を感じるまでゆっくりと左側屈させ、ターゲットとなる右側屈筋群をさらにストレッチしましょう（図９－５）。
・その後約１～２秒、このストレッチのポジションにとどめます。

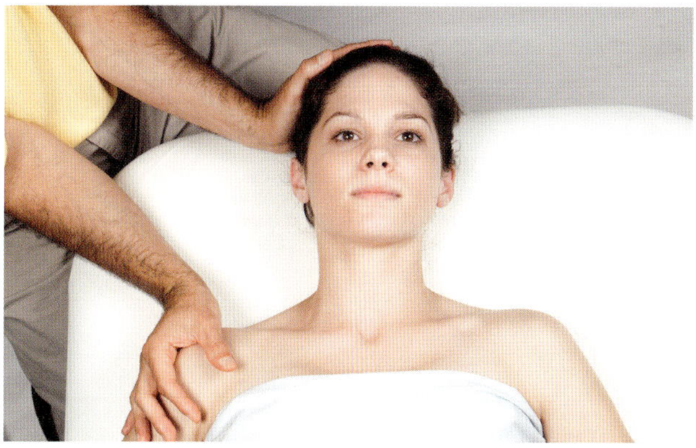

図９－１　右側屈筋群のCRACストレッチのスタートポジション
注意：肘で押し込む。

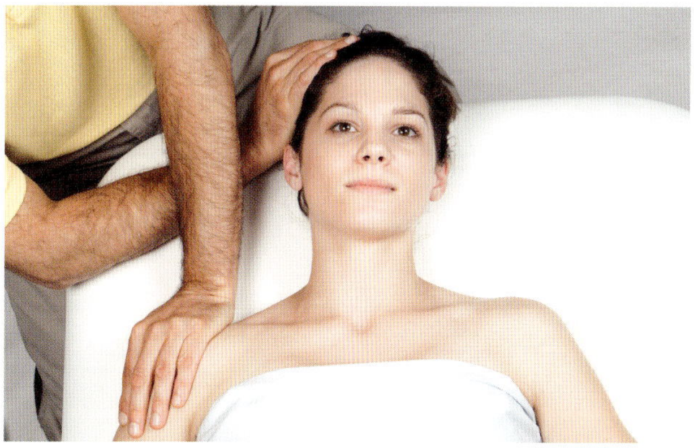

図９－２　スタートポジションの別法

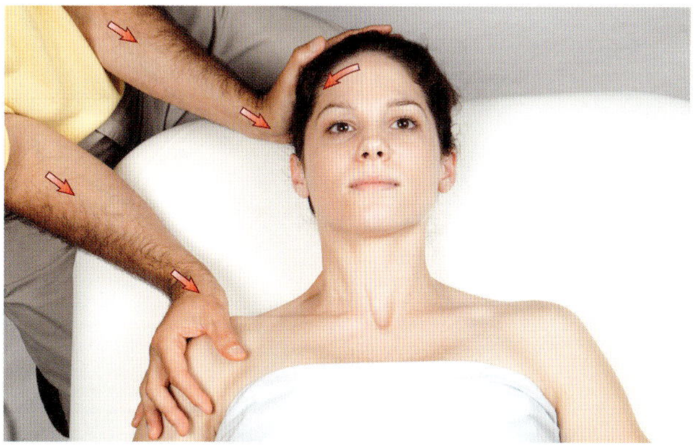

図９－３　患者が収縮する
施術者の抵抗に対して、患者が右側屈する等尺性（アイソメトリック）収縮が行われる。

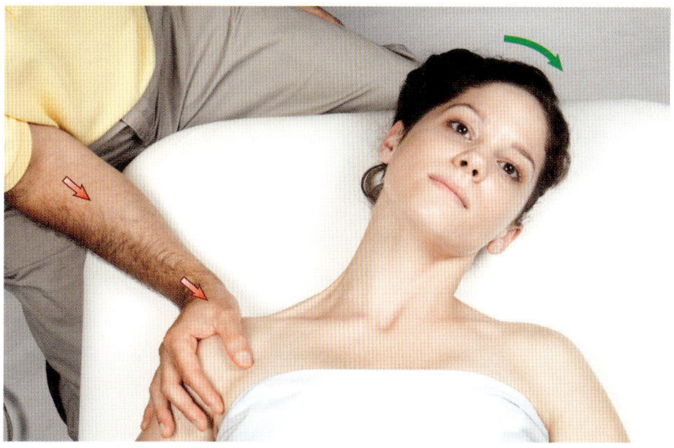

図９－４　求心性（コンセントリック）収縮とストレッチ
患者は自動で頭頚部を左側屈する。

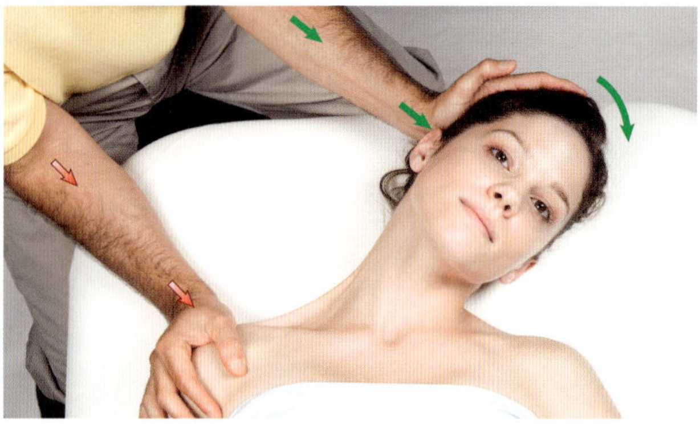

図9－5　さらにストレッチを行う
患者をリラックスさせ、施術者によってストレッチを加える。

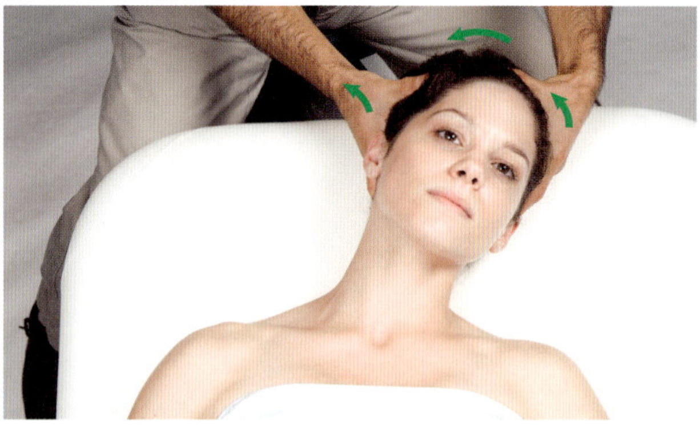

図9－6　スタートポジションに他動で戻す
患者の頭頸部をスタートポジションに他動的に戻す。

⑸患者をスタートポジションに他動で戻す

・**図9－5**のようなストレッチポジションを1～2秒間保持した後、次のセットの為に頭頸部をスタートポジションに戻します（**図9－6**）。

⑹さらなるセット

・必要に応じてさらにこのCRACストレッチを繰り返し行います。
・セット数は通常3～10回と様々です。

ストレッチを行う

CRACストレッチを行う際、以下のガイドラインを考慮して行うことが重要です。各ポイントでCRACストレッチテクニックのポイントを確認しましょう。このことを理解しておくと、このテクニックをさらに効果的に行うことができるでしょう。

①ポジション：適切なスタートポジション

頚部のスタートポジションに関しては、これこそが正しいという正解はありません。解剖学的に自然なポジションあるいはターゲットとなった筋組織が若干短縮したポジション、言いえ換えれば若干左側屈したポジションから始めます。

1. CRストレッチの間、筋組織を等尺性(アイソメトリック)に収縮する際に苦痛がなければ、患者は「⑵患者が等尺性収縮を行う」のポジションとなります。
2. ACストレッチの間、患者は首を動かすために「⑶患者の求心性（コンセントリック）収縮とストレッチ」でROMを確認します（この例においては左側屈）。⑶にお

施術者への助言

正しいポジションから始める

CRACストレッチは、全セットおおよそ同じスタートポジションから始まるのでACストレッチと似ています。CRACストレッチは、これまでの各セットで到達したストレッチポジションから次のセットを始めるため、通常のCRストレッチとは異なります。

施術者への助言

施術者の体重を使う

CRACストレッチを行う際、施術者が過度な力を加えなければならないほど、患者が力強く収縮することがあるかもしれません。このとき、施術者は体幹の筋肉を使って治療を補助します。前腕と手であなたの体重を調節しなければならないので、肩関節を外旋して肘を体幹の前、上前腸骨棘の内側に肘を置きましょう。身体の前に肘を持ってくることができなければ、できるかぎり患者に近づきましょう。また、力をかけるのに不十分であれば、体幹を固定して下肢の力が使えるように床に足を置きましょう（添付図）。

施術者の体幹は、肘で体重がかけられるように後方に置いて置きます。このとき、施術者の足は、力をかけるライン上で施術者の後方に置いておくよう注意が必要です。

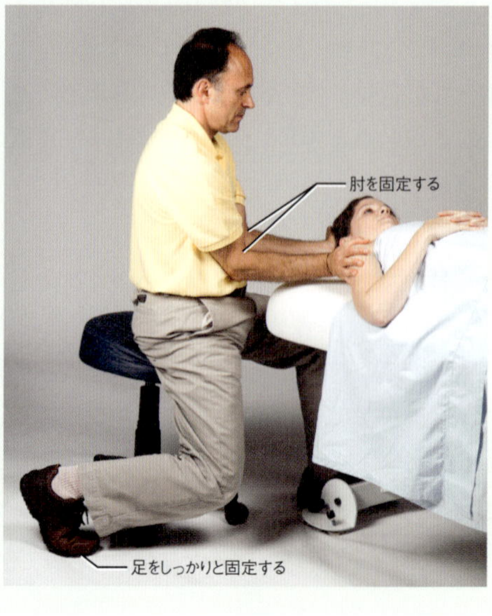

ける患者のROMは、患者が首を求心性（コンセントリック）に収縮した場合に限り、相反抑制反射が認められます。

②抵抗をかける：施術者の役割

⑵のCRストレッチの場面で患者が等尺性（アイソメトリック）収縮を行うために施術者が抵抗をかけるとき、施術者と患者間で力を張り合わないように注意することが大切です。患者の抵抗に対応するのが施術者の役割であり、その力を上回ってはなりません。したがって、その患者のターゲットとなる筋肉を確実に等尺性収縮させるためには、施術者は患者がたとえどんなに力を出しても拮抗しなければなりません。また、施術者は筋肉のリラックスを患者に指示するなら、患者が力を抜くのに合わせて、圧を弱めることが重要です。

③患者の求心性（コンセントリック）収縮：自動で動くよう患者に指導する

CRACストレッチを行う際、⑶のACストレッチでは施術者の補助なく関節を可動させながら患者自ら求心性（コンセントリック）収縮することが極めて重要です。

施術者の手は、患者の自動収縮の最終段階で患者の身体の一部をストレッチさせるために使用するかもしれません。そのため、施術者は患者を他動的に動かさなければならないので気をつける必要があります。患者の動く方向を誘導するのに施術者の手を使うのは有効なことですが、患者を他動で動かし、作用筋が実際に収縮しなければ、相反抑制反射は起こりません。

④セットの時間：力強くキープしましょう

ACストレッチと同様に、CRACストレッチは、⑷で1～2秒間の静的ストレッチを行います。しかし、⑵で等尺性（アイソメトリック）収縮が必要であるため、CRACストレッチの1セットは、ACセットより長い時間が必要です。一般的には、CRACセットは約8～15秒間行います。

⑤ストレッチ：ゆっくりそして簡単に

ターゲットとなる筋肉をストレッチする際、ストレッチを強引に行うのではなく、ゆっくり行うことが極めて重要です。ターゲットとなる筋肉が素早く、極端にストレッチされた場合、**筋紡錘反射**を起こすことになります。

筋紡錘反射は、オーバーストレッチや筋断裂の危険を予防するため筋肉が緊張する防御反射です。この反射によりターゲットとなる筋肉にスパズムが生じる可能性があり、ストレッチの本来の目的を無効にしてしまいます。そのため、ストレッチはゆっくり、患者の快適な範囲で行うことが大切です。施術者が最初の段階で筋肉に抵抗をかける際は、筋肉にほんの少しだけストレッチできる程度の力を加えましょう。たくさんのセットを行うため、各セットで徐々にストレッチの抵抗を増加させていけば、CRACストレッチが終わるころにはよい角度となるでしょう。

実用的な方法

シーツを外して、CRACストレッチを行う

患者が頭を側屈させる際にマッサージベッドにシーツがかかっていると、シーツが摩擦を引き起こす可能性があるため、ベッドから頭を持ち上げて行う必要があるかもしれません。特にフランネル製のシーツは、使いにくいことがあります。

そのため、CRACストレッチを行う際は、ベッドにシーツを敷かない方がよいでしょう。すでにベッドにシーツを敷いているのであれば、完全にシーツを取り除くか、患者の頭が動く経路だけを部分的に丸めるなどの対応をすべきでしょう。

施術者への助言

最終セットで保持する

クリープ現象として知られている原理では、ストレッチの持続時間を長くすれば、筋組織は効果的に伸ばされるでしょう。そのため、CRACストレッチの最終セットになったら、施術者は通常のセットより長く、約5～20秒以上ストレッチポジションを保持するように意識しましょう。

⑥セットの回数

CRACストレッチが行われるセット回数は様々です。CRストレッチは通常3～4セットからなり、ACストレッチは通常8～10セットからなるので、CRストレッチと同様に3～4セット程度CRACストレッチを行う施術者もいれば、ACストレッチと同様に8～10セット程度CRACストレッチを行う施術者もいます。

しかし、患者の筋肉の反応がCRACストレッチの回数を決めるための1番の根拠になります。

⑦収縮する：徐々に広げる

CRACストレッチのゴールは、ストレッチできる角度を開始前の角度より徐々に広げることです。CRストレッチの一部で施術者の抵抗に対して患者は収縮しますが、患者の収縮力は、はじめのセットから終わりにかけて、徐々に増加しなければなりません。

これを実現させるためには、最初のセットでは施術者の抵

抗に対して徐々に等尺性収縮を行うように指示し、最後のセットで不快にならない程度にできるだけ強く押せるように徐々に力を増やすように患者に指示しましょう。

> 患者が力強く、急に筋肉を収縮させてしまうと、肉離れあるいは筋断裂が起きる可能性があります。そのため、最後あるいは最後の数セットは、「痛みが出ない程度で不快にならない範囲で、できるだけ強く収縮してください」と患者に伝えることがよいでしょう。

⑧手を置く場所：治療手

CRACストレッチを行う際、患者にとって苦痛と感じない場所に治療手を置くことが重要です。この方法を行うにあたり、患者に触れるとき、できるだけ手は平らなところに置きましょう。そうすれば患者の頭に均等に圧をかけることができます。

さらに患者の頭に手を置く際、絶対に耳を覆ったり、顎関節を圧迫してはなりません。なぜなら、そこに手を置くと患者は極めて不快に感じるからです。

⑨手を置く場所：固定手

固定手を置く場所もまたできる限り患者にとって快適な場所がよく、できるだけ広いスペースに置きましょう。治療手をサポートしたり、次のセットのために「(5)患者をスタートポジションに他動で戻す」の際、固定するポジションから固定手を一端外すことが必要であるということを覚えておいてください。

> 施術者の治療手と固定手となる手関節は、伸展しなければなりません。施術者の手首の安全を守るため、手の根本で圧をかけましょう。なお、施術者が手掌や指を通じて直接圧をかける場合は、施術者の手首は過度に伸ばされ、おそらく怪我をすることとなるでしょう。手関節がどのくらい怪我しやすいかに関しては、手/手関節の適切な生体力学的位置が極めて重要です。

⑩呼吸法

CRACストレッチに対する通常の呼吸法は、(2)ではCRストレッチで等尺性（アイソメトリック）収縮する際に患者は呼吸を止めなくてはなりません。(3)では、患者が首を自動運動させてACストレッチを始める際に息を吐き出します。(4)では、通常であれば患者はリラックスし、そしてストレッチし続ける際は息を吐いてもらいます。(5)では、患者が次のセットの(2)で呼吸の準備ができるように、患者をスタートポジションに他動で戻す際に息を吸い込んでもらいましょう。

⑪ストレッチの指示

CRそしてACストレッチと同様に、CRACストレッチを行う際、患者は基本面あるいは斜面である2～3つの面を組み合わせて動かすことができます。患者のROMを評価して、施術者はその制限範囲から適格なストレッチをさせるために、詳細な指示を送りましょう。

CRACストレッチの手順

第7章では頚部CRストレッチを、第8章では頚部ACストレッチをそれぞれ説明しています。本章では、CRストレッチとACストレッチを組み合わせたCRACストレッチの流れを説明するために3つの例を取り上げています。

右側屈筋群に対するCRACストレッチは、「CRACストレッチの方法」で説明しています。「CRACストレッチの手順」においては、さらに2つの例を説明します。なお、他の頚部の作用群をCRACストレッチする際にもこの流れを応用することができます。

ROUTINES① 右回旋筋群

図9－7は頭頚部の右回旋筋群を示しています。

他の作用筋群と違って、頭頚部の右回旋筋群は頚部の3／4を占めており、首の1つの領域に限定されています。前頚部の左側だけではなく、左右後面にも筋肉が付着しています。**図9－8**と**図9－9**は頭頚部右回旋筋群のCRACストレッチの説明をしています。

> 左の頭頚部の回旋筋群のCRACストレッチを行う場合には、以下の右回旋筋群の説明を左側に置き換えて患者に指示をしましょう。

(1)スタートポジション

・患者を解剖学的肢位で仰向けに寝かせます。そして、施術者はベッドの上方に座ります。
・施術者の右手（治療手）は、患者の右側頭部/顔面部に置きます。
・施術者の左手（固定手）は、患者の左側頭部/顔面部に置きます（**図9－8**）。

> 施術者の手が患者の耳を覆わないように注意するとともに、患者の顎関節部に過剰な圧をかけすぎないように慎重に行いましょう。

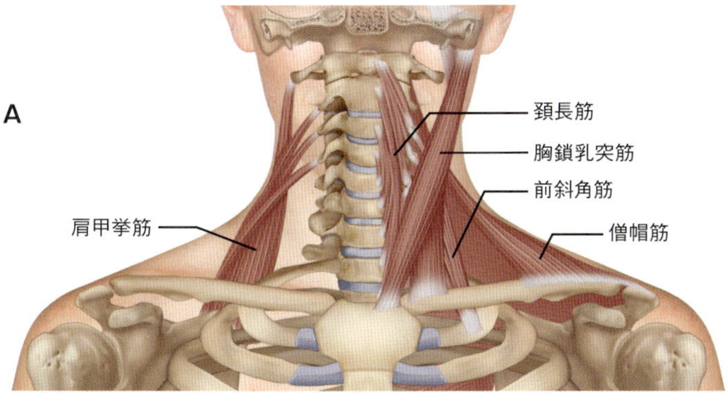

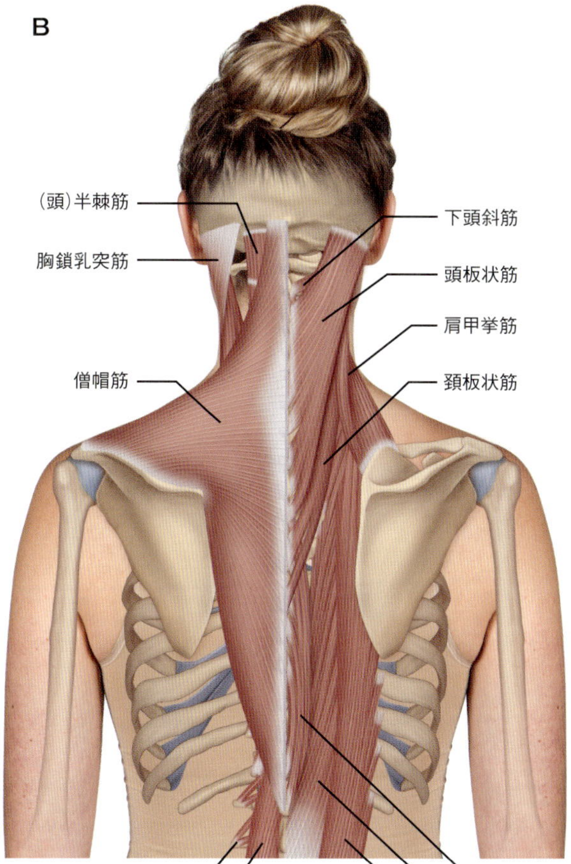

右回旋筋群

左僧帽筋	右下頭斜筋
左横突筋群	右脊柱起立筋群
右頭板状筋	左胸鎖乳突筋
右頸板状筋	左前斜角筋
右肩甲挙筋	左頸長筋

図９－７　頭頸部の右回旋筋群（A、B）
図表中に示されている筋群が、この作用に関係する筋肉となっている。

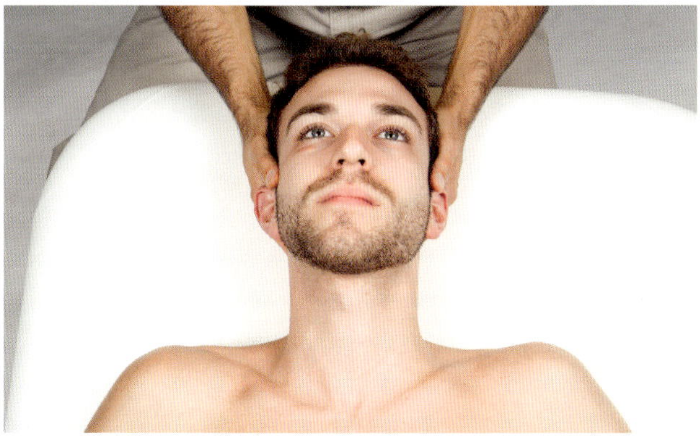

図９－８　スタートポジション

⑵患者の等尺性（アイソメトリック）収縮

・施術者は右回旋に対して抵抗をかけると同時に、約５～８秒間かけて、ターゲットとなる右回旋筋群をゆっくりと等尺性（アイソメトリック）収縮するよう患者に指示しましょう（**図９－９A**）。このとき、**図９－９A**のように若干右回旋（求心性収縮）してもらってから、抵抗をかける方がよいでしょう。
・リラックスするように指示しましょう。
・固定手はサポートするために患者の頭頸部の左側に置くと、患者の収縮に対して抵抗を加えやすくなるでしょう。

施術者への助言

患者に呼吸法を説明する

第７章のCRストレッチでは、患者が抵抗に対して等尺性（アイソメトリック）収縮する際、患者は息を止めるか吐くと述べています。しかし、CRACストレッチにおける一連のCRストレッチでは、患者はACストレッチの部分で息を吐く必要があるので、患者は息を止めなければなりません。この呼吸法に関しては、少し複雑であるため、それに慣れるまでは時間がかかるでしょう。

CRACストレッチをスムーズに行えるように補助するために、吸うとき、息を止めるとき、吐くときは、それぞれのタイミングで患者に伝えてあげるとよいでしょう。必要な限り各セットでこの呼吸法を患者に練習してもらいましょう。一度、患者が快適な呼吸法を身に付ければ、CRACストレッチはスムーズに効果的に行うことができます。

・このステップはCRACストレッチにおいて、CRストレッチを示しています。
・各セットにおける患者の呼吸は、施術者の抵抗に対して、収縮する際に、呼吸を止めなければならないので注意しましょう。

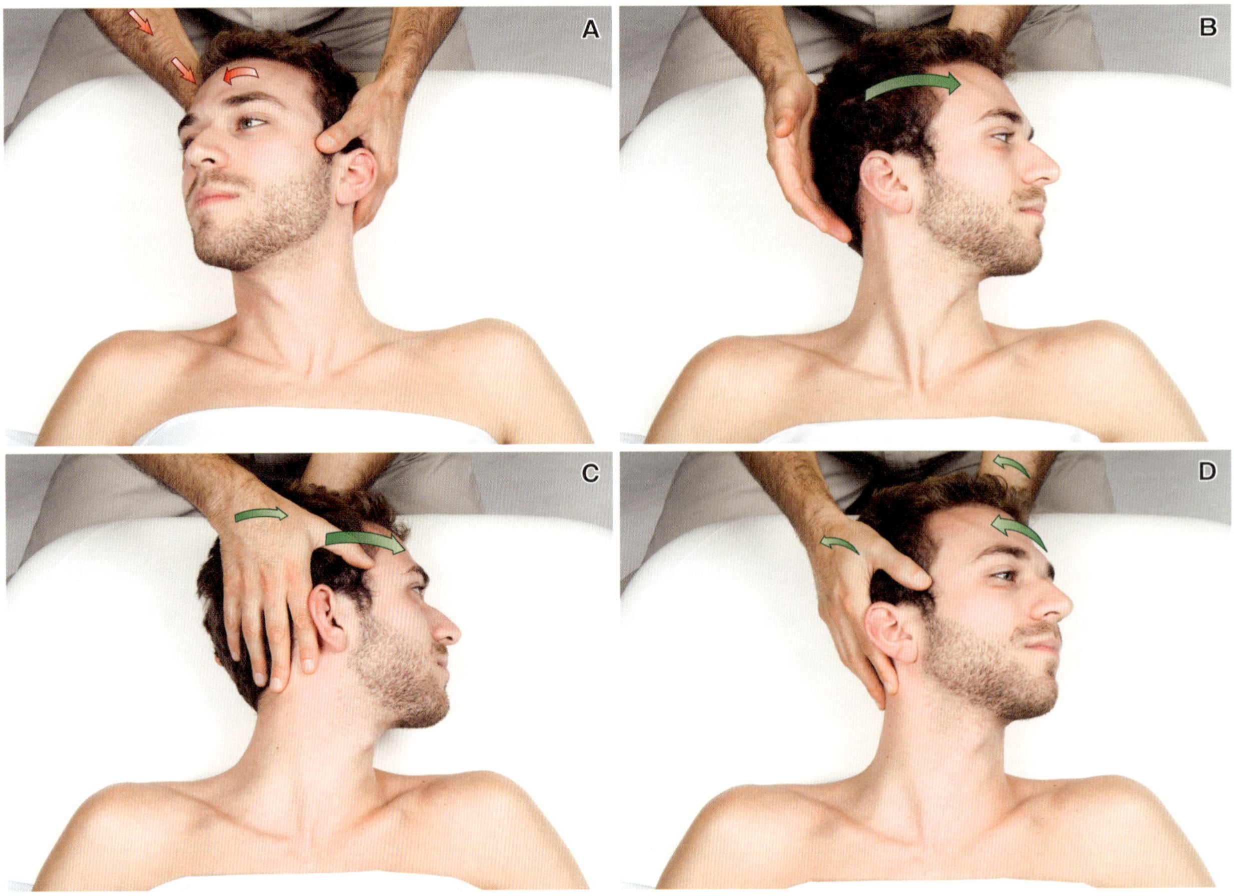

図９－９　CRACストレッチの流れ
Ａ：等尺性（アイソメトリック）収縮。
Ｂ:自動で左回旋するよう指示する。
Ｃ：右回旋筋群をさらにストレッチ。
Ｄ：スタートポジションに患者を他動で戻す。

施術者への助言

同時に両手で治療する

患者の首に抵抗をかけたり、患者の頭頚部の回旋筋群にストレッチを行ったりすることは、他の頚部の筋肉をストレッチするより難しいでしょう。したがって、施術者が回旋筋群のCRACストレッチを行う際、両手を同時に使用するための最適な場所を見つけることが重要です。下記はこの方法を行うための有効な手順を示します。

・右回旋筋群をストレッチするためには、患者にとって苦痛とならない範囲で、患者の頭部の右前方に右手を置きましょう。ただし、患者の眼に圧がかからないように注意しましょう。そして、患者の顎関節にも圧をかけないようにしてください。
・できるだけ、患者の頭の左側後方に施術者の手を置いて下さい。頭をボールのように考えて、両手で挟み込みましょう。患者の頭の後ろにある左手を使うと右手にかかる圧は少なくなるでしょう。
・⑵で、施術者の抵抗に対して頭頚部を右回旋するよう患者に指示する際、患者の収縮に抵抗を加えます。その際は両手を使い、抵抗をかけましょう。
・⑷で患者の頭部を動かす際、同時に両手を使うとよいでしょう。

⑶患者の求心性（コンセントリック）収縮とストレッチ
・患者がリラックスするとすぐに、患者に苦痛がない範囲で頭頚部を自動で左回旋するように指示しましょう（図９－９B）。
・CRストレッチでは、患者をリラックスさせ、頭頚部のターゲットとなる筋肉を他動で左回旋方向にストレッチしますが、ここでは少し異なります。
・このステップでACストレッチが始まります。

⑷患者を弛緩させ、さらにストレッチする
・一度、左回旋が自動で動かせる範囲まで到達した後は、患者をリラックスさせましょう。
・患者をリラックスさせるとすぐに、施術者が抵抗を感じるまで患者の頭頚部を徐々に左回旋させ、施術者はさらにターゲットとなる右回旋筋群をストレッチしましょう（図９－９C）。
・その後１～２秒、ストレッチを行ったままのポジションを維持します。

⑸患者をスタートポジションに他動で戻す
・施術者は次のセットのためにスタートポジションまで頭頚部を他動で持っていけるように、患者の頭頚部をサポート

施術者への助言

頸部伸展ストレッチを行うとき施術者は屈んだ体勢から行う

第７章で説明した通り（141頁「施術者への助言」参照）、施術者が患者の伸筋をストレッチする際、床に膝をついて下半身の力を使うとよいでしょう。かがんで行う際、最適な身体力学を保つため、ストレッチしたい部位を施術者の中心に持ってくる必要があります。

この方法は、施術者の肩の筋肉の力を使わずに、体重を使って肘を押し込むことができるため、患者の抵抗や動きに拮抗することができるでしょう。他に効果を上げるポイントとしては、ベッドに肘を置くとよいでしょう。この方法は、患者の頭部後面とベッドの間に前腕を入れるスペースができるので、患者の頭頸部を十分に固定することができます。施術者が電動の昇降ベッドを使用しているのであれば、下半身の力を使う代わりに単純にベッドを高く上げて行えばいいでしょう。

しましょう。

・施術者は両手でサポートしながら、患者の頭部をスタートポジションに戻すように動かします（図９－９D）。

(6)さらなるセット

・このCRACプロトコルは３～10セット繰り返しましょう。

・CRACの最終セットの最終ポジションまでいったら、10～20秒間あるいはそれ以上の時間、このストレッチポジションを保つ施術者が多いでしょう。

ROUTINES② 伸筋群

図９－10は頭頸部の伸筋群を示します。

これらの筋肉は、頸部の後面に付着しています。図９－11と図９－12は頭頸部伸筋群のCRACストレッチの説明をしています。

(1)スタートポジション

・患者を解剖学的肢位で仰向けに寝かせます。

・施術者は、患者の頭の下に治療手としてどちらかの手を置きましょう。

・固定手としてのもう片方の手は、ストレッチの間、患者が動かないように体幹を固定するために患者の肩と胸のあたりに置きましょう（図９－11）。

(2)患者が等尺性（アイソメトリック）収縮を行う

・ターゲットとなる伸筋群が徐々に収縮するように患者に指示しましょう。

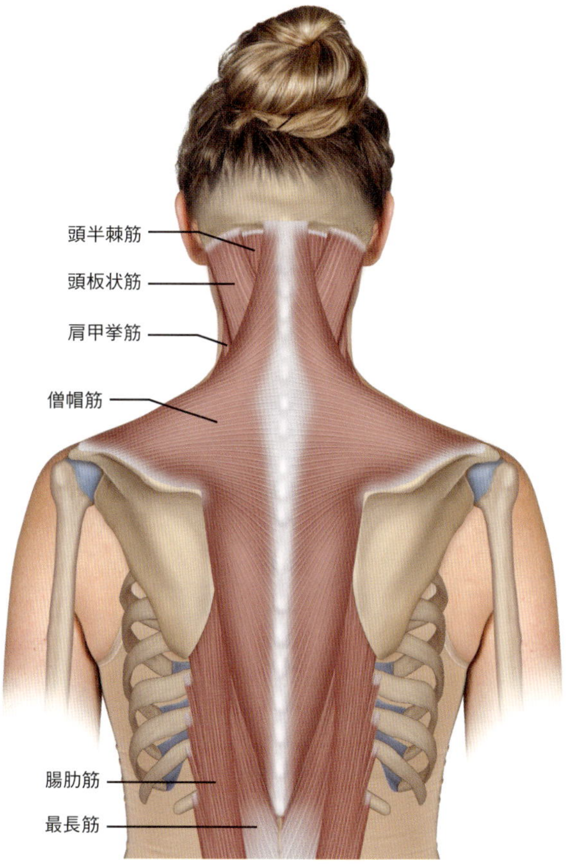

伸筋群

僧帽筋	脊柱起立筋群
頭板状筋	横突棘筋群
頸板状筋	後頭下筋群
肩甲挙筋	

図９－10　頭頸部の伸筋群
図表中に示されている筋群が、この作用に関係する筋肉となっている。

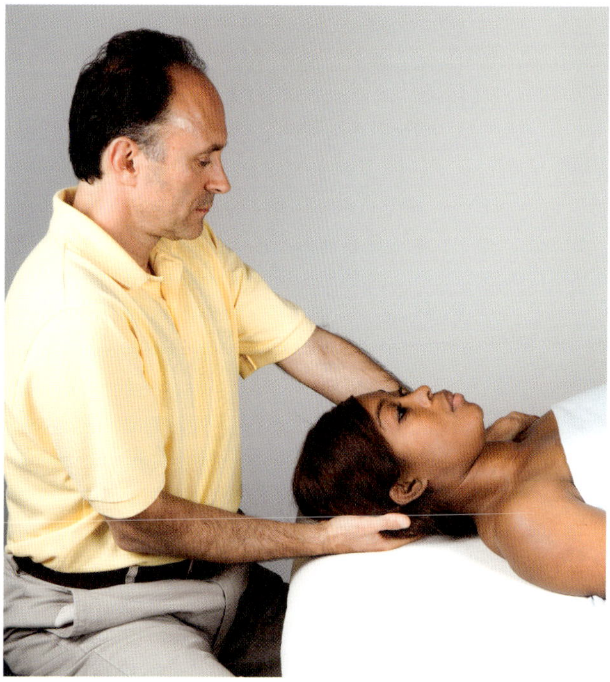

図９－11　スタートポジション

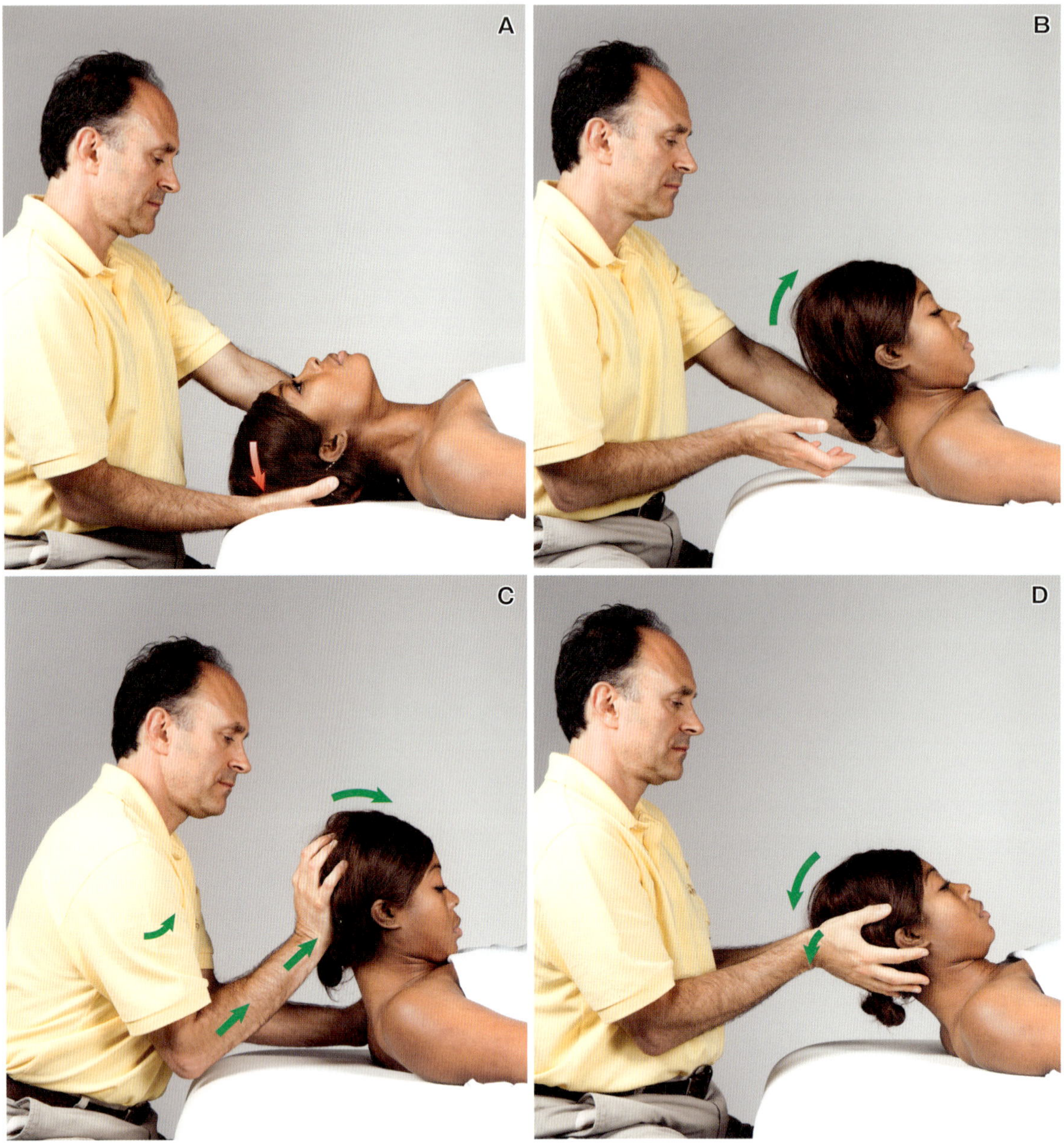

図９－12　伸筋群のストレッチの流れ
A：等尺性（アイソメトリック）収縮させる。
B：頭頚部を自動屈曲させる。
C：他動でゆっくりと屈曲させる。
D：スタートポジションに戻す。

・患者の頭の下にある施術者の手とベッドは、患者の頭が伸展するのをストップさせるので、等尺性（アイソメトリック）収縮が起こります（**図９－12A**）。
・その後約５～８秒間、この等尺性（アイソメトリック）収縮を保つよう患者に指示しましょう。
・このステップはCRストレッチの示しています。

⑶患者の求心性（コンセントリック）収縮とストレッチ

・患者が施術者の手の抵抗やベッドに対して頭頚部の伸展抵抗運動を終了した際、頭頚部を自動屈曲（屈筋群を求心性収縮）させるように指示しましょう。また、患者の体幹が動かないように左手で固定しておきましょう（**図９－12B**）。
・患者をリラックスさせ、施術者が患者の頭頚部をベッドから離すように他動屈曲運動をさせることで、ターゲットとなる筋肉をストレッチするCRストレッチとは少し異なります。
・このCRACストレッチの段階で、ACストレッチが始まります。

⑷患者をリラックスさせ、さらにストレッチする

・一度、患者が屈曲しきったら、弛緩してもらいます。
・施術者は組織の抵抗を感じるまで患者の頭頚部を他動でゆっくり屈曲させ、ターゲットとなる伸筋群のストレッチを

実用的な方法

ストレッチに回旋を加える

横断面での回旋を、伸筋群のCRACストレッチに加えることもできます。

例えば、患者の首の解剖学的肢位からのスタートさせる代わりに、施術者は右回旋あるいは左回旋のポジションから患者をスタートさせることができます。この方法でいくつかの伸筋群は弛緩し、ストレッチされませんが、他のターゲットとなる伸筋群をよりストレッチすることができるでしょう。

伸筋群のストレッチにおいて、首を固定して、患者を右回旋させれば、左回旋筋群の伸筋群が選択的に伸ばされるでしょう（右回旋筋群の伸筋群は伸ばされません、**右図**）

患者が屈曲ストレッチで左回旋のポジションをとるのであれば、右回旋筋群の伸筋群が選択的に伸ばされるでしょう（左回旋筋群の伸筋群は伸ばされません）。

前額面の側屈作用も、横断面の回旋作用あるいはその代わりのストレッチを加えることができます。

このように、多面にわたってターゲットとなる筋組織をストレッチすることは、筋肉をさらにストレッチすることとなり、より効果的です。多面的ストレッチにおけるより詳細な情報は、第６章を参照してください。

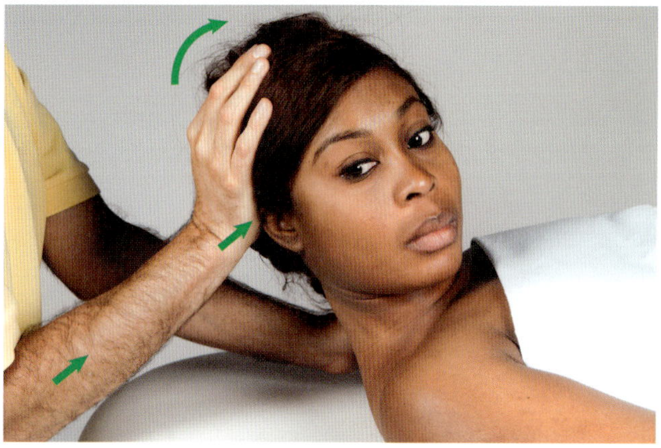

伸筋群のCRACストレッチ中に、頚部の右回旋を加える。

施術者への助言

CRACストレッチを使用するかどうか決定するときは優れた判断力が必要

高度なストレッチは、患者が通常の首の状態より緊張していたり、通常のストレッチで反応がなかったりしたときに、最もよい選択肢となります。

CRストレッチとACストレッチは、患者の緊張した筋組織を抑制したり、弛緩させたり、さらにはストレッチを促進する神経学的反射が用いられています。

CRACストレッチはCRストレッチとACストレッチの神経学的反射を組み合わせたものなので、ストレッチの選択としては最もよい可能性があります。それゆえに、CRストレッチあるいはACストレッチを個々に行っても反応が見られない慢性的で治療が困難な頚部疾患患者に対する治療選択となるでしょう。

しかし、CRACストレッチはCRストレッチあるいはACストレッチのみを行うより多くの時間がかかり、１つの筋群に対するストレッチの時間が多くなり、他の筋群に対するストレッチの時間が少なくなります。最終的にどこのストレッチを多く行うかの選択は、患者の症状や個別の状況に基づいて決定しましょう。

正確な治療頻度を決める

治療頻度を決定することは極めて重要です。

多くの手技療法者は、１週間に１回以上患者に来院してもらうことに対して気まずさを感じるようです。しかし、理学療法・カイロプラティック・運動トレーニングのリハビリの仕事を例に挙げると、治療を週２～３回行うことが最も効果的だと考えられており、このことはマッサージや他の手技療法に関しても違いはありません。施術者が効果的なリハビリを行うためには、週１回の来院では患者を治療するのには不十分であるだけでなく、害を与える可能性すらあります。

各マッサージの治療において、前回の治療で得られた治療効果は多くの場合継続します。しかし、時間が経過するにつれて、患者の身体の状態は最初の緊張パターンに戻ってしまい、前回の治療で得られたはずの治療効果が段々と失われてしまいます。

一般的な例では、治療によって患者はかなりの部分で改善しますが、次の治療まで丸々１週間空いてしまうと、改善されたはずの症状のうち３／４が治療前の状態に戻ってしまうでしょう。すべての患者がそうでないとしても、繰り返し治療しなければ同じことが起こります。そして、結果的には、患者の時間もお金も無駄になるでしょう。

しかし、治療間隔が２～４日しか空いていなければ、前回の治療で得られた治療効果が大きく失われることなく次に継続されるため、最もよい治療効果を得ることができます。このように、治療で患者を一時的に改善して、次の治療を数日以内に行うことができれば、状態が戻るのは半分だけで済むでしょう。このタイミングは、患者にとってより早い治癒過程を導く効果があり、実際には患者の時間とお金を節約することにもつながるのです。

徐々に行います（図9－12C）。
・このポジションを1～2秒間保持しましょう。

(5)他動的に患者をスタートポジションに戻す

・施術者は次のセットのために患者の頭頸部を他動でスタートポジションにもっていきましょう。
・施術者は両手でサポートしながら、患者の頭部をスタートポジションに戻すように動かします（図9－12D）。

(6)さらなるセット

・CRACストレッチは3～10セット繰り返しましょう。
・CRACストレッチの最終セットの最終ポジションまでいったら、10～20秒間あるいはそれ以上の時間、このストレッチポジションを保つ施術者が多いでしょう。

要約

CRACストレッチは、CRストレッチとACストレッチを組み合わせた高度な神経反射を利用したストレッチです。別々な2つのストレッチを組み合わせるためには、練習が必要でしょう。そのため、はじめにCRとACストレッチをそれぞれ学ぶことが推奨され、それからCRACストレッチを学習するのがよいでしょう。

CRACはCRとACの効果を組み合わせたものであり、他のストレッチであまり効果が見られない患者でも有効です。他のストレッチ同様、治療する組織をはじめに温めるとCRACストレッチがさらに効果的となるでしょう。

症例検討

患者：Dana Weber、52歳（新患）

□病歴と評価所見

頚部のこりを訴えて来院した。痛みを伴うことはないが、数年にわたって段々とこり症状が強くなっている。患者の増悪するこり症状は、デスクワークやパソコン作業時の姿勢の悪さや、うつぶせでの睡眠、適切なストレッチを行わず長時間過ごしたり、激しい筋肉トレーニングを行ったりしたときなど、様々な要因が組み合わさって生じていると考えている。なお、彼女は「首の緊張」以外は、これまでに大きな身体外傷、手術、首の大きな疾患の既往はない。

Danaはこれまでに週1回8週間の深部組織マッサージを受けており、現在に至るまで数カ月間週1～2回ヨガに通っている。マッサージとヨガで若干改善した感じはあるが、治癒したとは感じていない。医師の診察で頚部のX線を撮ったところ、骨折や脱臼はないが、中程度の頚椎退行性関節疾患（OA）が認められた。また、施術者の検査では、他動と受動のROM検査で、各回旋と側屈は20～25°減少、屈曲は15°減少、伸展は10～15°減少していた。さらに、椎間孔圧迫テスト、咳反射テストとバルサルバ法を行ってもらったが、いずれも陰性所見であった（評価手順に関しては第3章を参照）。

□演習問題

質問の答えと患者への治療戦略を答えよ。

9－1　Danaの治療プランの中にCRACストレッチのような高度なストレッチテクニックを含めるべきか。その理由とともに考察せよ。

9－2　CRACストレッチが有用であるならば、安全に行うことができるか。その可否と理由について考察せよ。

9－3　CRACストレッチを行うのであれば、特にどの筋群のストレッチを行うべきか。その手順とその治療法を選択した理由を述べよ。

9－4　本症例の患者への治療戦略を答えよ。

※解答・解説は254頁に記載しています。

章末問題

選択問題

1．CRACストレッチの基本にはどのような反射が考えられているか。
　A．GTO反射
　B．筋紡錘反射
　C．RI反射
　D．AとC

2．CRACストレッチの最初のステップはどのような方法か。
　A．患者は施術者の抵抗に対してターゲットとなる筋肉を等尺性（アイソメトリック）収縮してもらう。
　B．患者はターゲットとなる筋肉の拮抗筋を自動求心性（コンセントリック）収縮してもらう。
　C．施術者は患者を他動でストレッチする。
　D．患者はターゲットとなる筋肉を伸張性（エキセントリック）収縮してもらう。

3．CRACストレッチは通常何セット行うか。
　A．1－2回
　B．3－10回
　C．10－15回
　D．15回以上

4．患者の頭部／顔面部に手を置く際、以下のどこの部位に強い圧をかけてはならないか。
　A．前頭骨
　B．乳様突起
　C．顎関節
　D．頬骨

5．CRACストレッチとはどのような方法か。
　A．最初にACストレッチを行ってから、CRストレッチを行う
　B．最初にCRストレッチを行ってから、アイソメトリック後弛緩ストレッチを行う
　C．最初にCRストレッチを行ってから、ACストレッチを行う
　D．上記のどれでもない

○×問題

1．頚部屈曲の角度が減少している患者に対しては、伸筋群のストレッチを行う。
2．CRACストレッチ中の等尺性（アイソメトリック）収縮は、通常息を止めてもらう。
3．一連のCRACストレッチセットは通常、前のセットのストレッチの終わりのポジションから始める。
4．典型的なCRACストレッチは、約3～5秒間持ちこたえてもらう。
5．CRACの「A」は「主動筋」を表す。

記述問題

1．CRACストレッチを行う際、通常どのくらいの患者を他動ストレッチするか。
2．CRACストレッチ「⑵患者が等尺性収縮を行う」では、どの筋肉が等尺性（アイソメトリック）収縮していますか？
3．CRACストレッチの「⑶患者の求心性（コンセントリック）収縮とストレッチ」ではどの筋群が求心性（コンセントリック）収縮していますか？
4．いつ、最も効果的と思われるストレッチを行うべきか。

組み合わせ問題

1～6の用語と関連する言葉をつなげなさい。

1．CRストレッチに対する反射	・GTO反射
2．長時間ストレッチを持続する理由	・相反性抑制反射
3．患者は呼吸を止める	・筋紡錘反射
4．素早くストレッチをした際に起こる反射	・ストレッチのCR相
5．患者は息を吐く	・ストレッチのAC相
6．ACストレッチに対する反射	・クリープ現象

※解答・解説は254頁に記載しています。

第10章

関節モビライゼーション

基本指針

本章では以下の内容を身につけることができます。

1. 関節モビライゼーションとストレッチの類似性
2. 関節モビライゼーションと固定ストレッチ（pin and stretch）の関係性
3. 関節モビライゼーションと他のストレッチ方法との違い
4. 頚椎の運動性低下と運動性増加の関連性
5. 治療手と固定手の役割
6. 頚椎の関節モビライゼーションを行うための段階的な手順
7. 関節モビライゼーションと他動的な運動、さらには関節の遊びの範囲との関連性
8. 関節モビライゼーションを行っている際は、動揺が起こらない理由
9. 頚部の関節モビライゼーションを禁忌とする2つの状況
10. 関節モビライゼーションテクニックに関する説明と本章の用語定義
11. 本章で示した関節可動域に対する関節モビライゼーションテクニックの実践
12. 関節の遊びを牽引する2つの方法の実践と説明
13. 分回し関節モビライゼーションの実践と説明

重要語句

- 運動触診
- 運動性増加
- 運動性低下
- 関節の遊び
- 関節の解放
- 関節モビライゼーション
- 関節レベル
- 牽引
- 固定手
- 固定ストレッチ（pin and stretch）
- 自動の関節可動域
- タオル牽引
- 他動の関節可動域
- 調整装具
- 治療手
- 手の牽引
- 分回し関節モビライゼーション

序論

施術者が習得できる高度なテクニックの中で、関節モビライゼーションほど活用が難しいテクニックはありません。施術者の多くは、治療にはマッサージ、水治療法（温／冷）、ストレッチを行っており、関節モビライゼーションを行っている施術者はそれほど多くはありません。

不幸なことに、様々な高度な治療テクニックも、関節モビライゼーションのように根本治療になるテクニックではありません。しかし、関節モビライゼーションは、注意深く行わなければ患者を損傷させてしまう可能性もあるテクニックです。本章の正しいテクニックを学習してください。

なお、第４～第12章において、緑色の矢印は動き、赤色の矢印は拮抗、黒色の矢印は固定を示しています。

機序

頚椎の関節モビライゼーションのメカニズムは複雑ではありません。１つの椎骨は、周辺の椎骨が可動する間は固定されています。このモビライゼーションは２つの椎骨の間にある軟部組織をストレッチするためのテクニックです。重要なことは、関節モビライゼーションは、緊張した軟部組織を緩めることを目的としたストレッチの１つであるということです。この軟部組織には、関節包、靱帯、短い深部固有筋を含みます。

ここでは関節レベルで区別して考えています。例えばC3-4で区分された関節レベルは、C3とC4の間の椎間板と椎間関節のことです（頚部の解剖の概要、第１章参照）。明確に言えば、関節モビライゼーションは、運動機能が低下し関節可動域が狭くなった領域の関節レベルを目的にしています。

関節モビライゼーションは、関節の遊びと呼ばれる可動域の範囲内、つまり他動の最大可動域を超えたわずかな範囲で行います（**図10－1**）。自動的な可動域とは、筋肉の収縮によって生じる関節可動域のことです。また、他動的な可動域は、その関節の筋肉による収縮を超えて、他の力によって生じる関節可動域のことです（施術者によって測定されます）。異常のない関節では、他動的な可動域は自動的な関節可動域よりもわずかに大きくなります。

関節モビライゼーションテクニックはこの関節の遊びの範囲で行われます。関節の遊び内での可動範囲は狭いため、患者の頚部の関節モビライゼーションとしてのストレッチは非常に小さいものとなります。この動きを数字で表すと、約５㎜程度ですが、関節の周りの深部組織をストレッチするためには十分な範囲です。

ストレッチテクニックと同様に、関節モビライゼーションは、患者に対して強い痛みを与えてはなりません。関節モビライゼーションテクニックは関節の遊びと呼ばれる可動範囲で行われるため、このテクニックは関節の遊びの治療法と呼ばれることもあります。

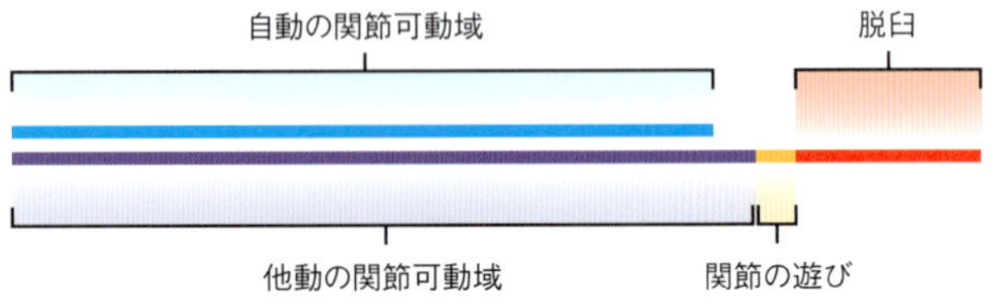

図10－１　関節における自動の関節可動域、他動の関節可動域、関節の遊びの関係

Box 10 - 1

関節モビライゼーション方法

本章で紹介する**関節モビライゼーション**方法は以下の通りです。

■軸対称性となる動き
- 右側屈　・左側屈
- 右回旋　・左回旋
- 屈曲　・伸展
- 分回し

■非軸対称性の動き
- 右側の動き　・左側の動き
- 前方の動き　・牽引の動き

関節モビライゼーションとストレッチ

関節モビライゼーションはストレッチと似ています。関節が１方向に動かされる際には、関節の反対側の軟部組織はストレッチされます。この軟部組織は、拮抗する筋組織、靱帯、関節包、膜組織などです。しかし、他のストレッチとは違って、頚椎全体に渡る大きく長い組織をストレッチする代わりに、関節モビライゼーションは、ストレッチされる関節レベルの関節包、靱帯、脊椎の小さな内在筋（回旋筋や横突間筋など）をターゲットとします。

これまでのストレッチテクニックは、頚部のストレッチを中心に紹介してきました。ストレッチに伴う影響は、頭部からT1までの頚椎全体に及びます。そのため、頚椎の関節レベルで複数の運動低下が認められたとしても、患者の頚部は最大可動域まで動かすことができます。例えば、C3-4、C4-5の各関節レベルでは右側屈への動きが減少していても、頚部全体としては、右側屈できることがあります。

これは、他のレベルの頚椎関節が運動性を増加させることで代償し、通常よりも大きく動いています。C3の上、C5の

施術者への助言

各関節運動低下の重要性

次の問いについて考えてみてください。頚椎に十分な可動域があるものの、それは運動性低下の代償として運動性が増加しているとすれば、なぜ治療する必要があるのでしょうか？　結局、頚部がそれぞれの方向に必要とされる範囲で動いているのであれば、十分な機能は保たれているはずではないでしょうか？

この問いの答えは「Yes」ですが、この十分にみえる可動域は、色々な組織の犠牲の上に成り立っています。そして、やがて代償性運動により増加した過度な運動がその組織にオーバーユースや炎症を引き起こします。このことにより痛みが生じ、ペイン-スパズム-ペイン（pain-spasm-pain）サイクルを引き起こし、関節周囲の筋組織にスパズムを生じます。このスパズムがさらに痛みを生み、悪循環となります。

重要なことは、発生している筋組織のスパズムは、各関節レベルで運動制限の原因となり、運動性の増加から運動性の低下に変化しているということです。そして、結果として頚部で各関節レベルの運動性の低下を招き、頚椎の関節を維持するための代償性運動をさらに増加させることになります。

運動性の増加が続くと、最終的に運動性の低下につながります。このように代償性運動の増加は、運動性の低下、さらにはその範囲の拡大につながるという脊椎特有な連鎖現象が存在します。したがってこのメカニズムは、頚椎領域の各関節がどのように可動域を低下させ、その結果最終的にどのような運動低下につながるのかの説明となります。

１～２個の頚椎の運動性が低下した結果、隣接する関節の運動性の増加が認められた場合、患者は気づかないことが多く、治療をすることができません。運動性の低下した範囲が、隣接する関節で十分な代償ができなくなった場合にはじめて明らかとなります。こうなると、結果として、頚部全体の可動域が減少するのです。

通常は、この段階で患者は異常を自覚することになり、実際はこの状況は年単位ではなく月単位で進行します。治療がうまくいくかどうかは、可動域制限を起こす要因がどのくらいあるかよりも、その状況の時間の長さに関係します。そのため、長期化し、全体に広がる前に、できるだけ早く各関節での運動性の低下を見つけることが重要です。

関節モビライゼーション評価と治療は、このような場合に理想的なテクニックとなります。

下の頚椎の関節が右側屈の柔軟性を増加させることで、C3-5で失われた右側屈の動きを補うことになります。患者の頚部の運動範囲を評価する場合、たとえ２つの関節レベルで制限されたストレッチやモビライゼーションの必要があったとしても、実際には十分な右側屈の可動域を示すことがあります。

このように、ある関節の運動性が低下すると、周囲の関節が運動性を増加させます。一度形成されると、周囲の関節の運動性増加は、その関節の慢性的な運動性減少につながります。しかし、運動性の低下が一部で認められれば、減少した運動に伴い頚部全体の可動域を減少させます。

この状況は基本的なストレッチや高度なストレッチでは解決することが難しいとされています。なぜなら、患者の頚部の運動性の低下を改善するために行うストレッチは、全体としてさらに運動性を増加させてしまうため、ストレッチの効果をなくしてしまうからです。このように、一般的なストレッチでは、たとえ部分的な運動性の低下があったとしても、頚部全体の可動域を回復させることを目的としているため、このような場合では、今まで紹介してきた基本的なストレッチや高度なストレッチでは、運動性の低下した頚椎の関節運動増加には役に立たないでしょう。

実際、このテクニックでは、代償性関節運動の増加を生じてしまい、それを永続化させてしまう恐れがあるので、別の問題を生むこととなります。

関節モビライゼーションは、狭い範囲の関節レベルで見られる運動性の低下を改善できる唯一の治療テクニックです。C5-6関節で右側屈が低下していれば、関節モビライゼーションでは、その関節レベルで運動低下を改善するために必要なポイントに力を加えます。一般的なストレッチと同様に、関節モビライゼーションで使われる力は張力で、大きな組織（例えば頚部全体）に対して行うのではなく、頚部の各関節レベルのみに使用される局所的なテクニックです。この意味で、関節モビライゼーションは、特別なストレッチテクニックとなります。

テクニックの概要

次は、モビライゼーションをする必要がある運動性の低下を認めた関節の例として、C4-5関節を使って関節モビライゼーションテクニックの概要を示します。例えば、患者がC4-5関節レベルで右側屈の制限があった場合、C5椎骨の上でC4椎骨が自由に右に側屈できないとします。この状況を改善するために、C5を固定した状態でC5の上のC4を右側方に動かす必要があり、前額面で動きを制限している間に、緊張した組織をストレッチすることになります。片方の手でC5を固定しながら、もう一方の手でC5の上でC4を動かします。

他のストレッチと同様に、治療手はストレッチあるいはモ

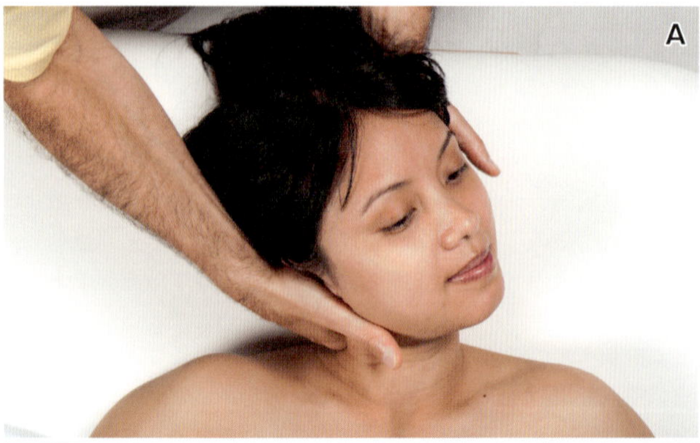

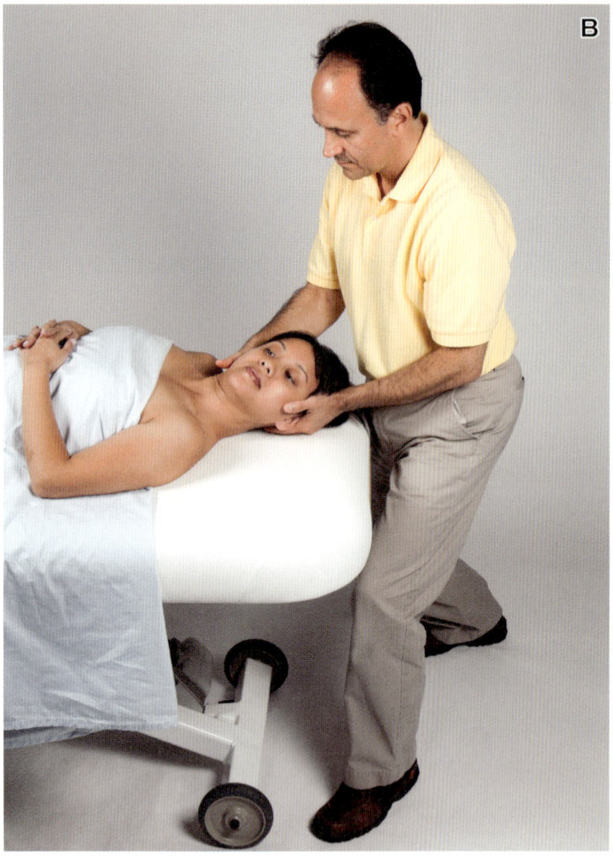

図10－2　C4-5右側屈関節モビライゼーションのスタートポジション
A：手の位置　B：施術者の立ち位置

ビライゼーションを行い、固定手は隣接する組織を動かさないように固定します。このように手を置くことで、ストレッチを適切な関節レベルに行うことができ、頚部の他の関節レベルがストレッチされるのを防ぐことができます。この場合、施術者の右手は患者のC5の椎骨を固定する固定手で、施術者の左手は固定されたC5の上でC4を右側屈に動かす治療手となります。

⑴スタートポジション

・患者は仰臥位で施術者はベッドの右上部に位置します。
・施術者の右手が固定手で、左手が治療手となります。
・治療手と固定手を使って患者を圧迫する際は、身体の前で肘を曲げることで前腕と手の後ろに体幹の重さをかけることが可能になります（**図10－2**）。

⑵下方の骨を固定する

・C5の関節突起に対して右手示指の基節骨橈側を置くことでC5を固定します（**図10－３Ａ**）。

施術者への助言

頚部のレベルの判断が難しい場合

頚椎のレベルがわからない場合でもこのテクニックを行います。

頚椎の椎骨レベルをはっきりと区別することが難しいことがありますが、最も重要なことは、たとえどの関節レベルが悪いのかがはっきりと判断できなくても、関節モビライゼーションテクニックを運動性の低下がある頚椎の各関節レベルで行ってみることです。治療を続けることで、頚椎の関節レベルを区別することが可能になり、原因が簡単にわかることもあるでしょう。

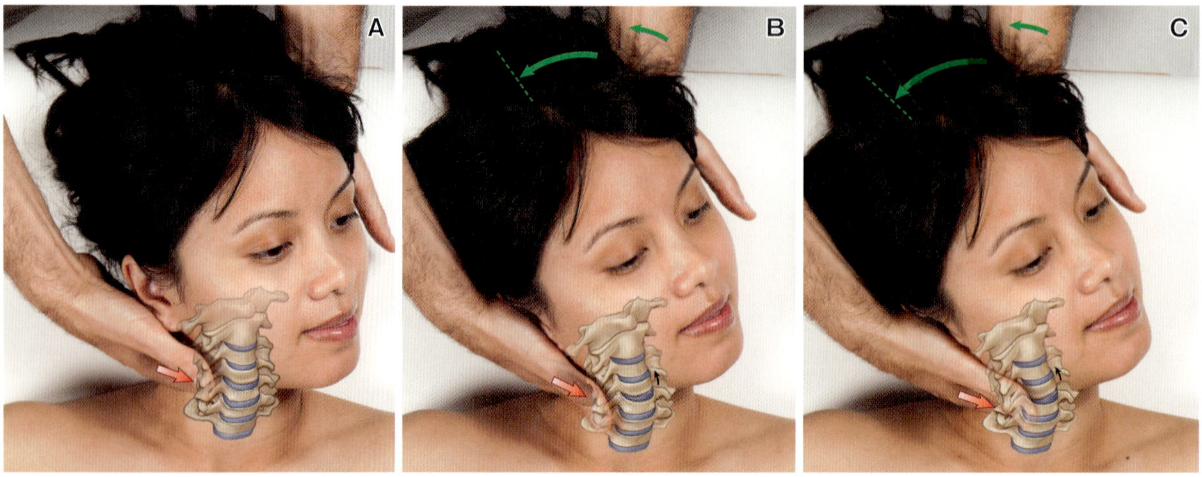

図10－3　C4-5右側屈関節モビライゼーションのステップ
A：ステップ1）C5を固定する。
B：ステップ2）組織の張力が感じられるまでC4を右側屈する。
C：ステップ3）関節モビライゼーションはC5の上でC4の右側屈をゆっくりとわずかな力を加える。

・左手を使って患者の頭部とC4-5関節レベルよりも上にある頚部（この場合、頭部とC1-4レベルの頭頚部）を固定します。

⑶関節を伸長させる

・右手でC5を安全に固定した後、左手を使って他動的な最終可動域付近で組織の抵抗を感じるまで、C5椎骨の上で患者の頭頚部（上部）を右側へゆっくりと動かします（**図10－３B**）。
・このとき、右手でＣ５を固定し動かないように注意することが重要です。

⑷関節モビライゼーションを行う

・他動的な最終可動域に達すると、左手でゆっくりとわずかな力を患者の頭部と頚部にかけることで、C5の上でC4の右側屈の関節モビライゼーションを行います（**図10－３C**）。
・１秒だけ保持し、その後リリースします。

⑸さらに繰り返す

・関節モビライゼーションをすべての頚椎のレベルで行えば、頚部すべての関節が右側屈へ動かされます。
・最小の可動がある関節レベルに集中して、すべての頚椎への関節モビライゼーションを２～３回繰り返しましょう。

テクニックの実践

①固定手：施術者の接触方法

関節モビライゼーションテクニックは特殊なため、患者への接触ポイントの選択が重要となります。これは特に下方の固定を行うときに当てはまります。**図10－４**は患者への固定手の３つの接触方法を示しています。接触には、示指基節骨橈側による接触、母指の指腹や母指以外の指腹による接触もあります。それぞれの接触にはそれぞれ利点があります。

・示指基節骨橈側は、通常最も力強い効果的な接触方法です（**図10－４A**、注：この接触により、母指が頚部の前面を圧迫していないか確認しましょう）。
・母指の指腹は最も特殊な接触方法です（**図10－４B**）。患者は不思議に感じるかもしれません。
・母指以外の指腹は患者にとって最もやさしい接触方法です（**図10－４C**）。

しっかりとした固定が行われるのであれば、施術者と患者にとって心地よく治療できる接触方法を選ばなければなりません。

②固定手：患者への接触方法

固定手に関しては、患者の頚部の接触位置もとても重要です。理想としては、固定手は、安全で心地よい接触のためにも最も広く平らな部分で行うべきであり、固定する関節突起付近に行うべきでしょう（**図10－５**）。また、横突起付近の溝に触れることもあるでしょう。ただし、この突起は尖って

> **Box 10 - 2**
>
> **関節モビライゼーションと固定ストレッチ（pin and stretch）テクニック**
>
> 関節モビライゼーションはストレッチの一種だけでなく固定ストレッチ（pin and stretch）の一種でもあります。固定ストレッチ（pin and stretch）は部位を固定して、固定した部位の軟部組織をストレッチします。テクニックの概要の例として、固定手でC5を固定します。C5に対してC5より上の頚部（上部）と頭部が動かされた場合は、ストレッチの力はC4-5の関節レベルに向けられます。実際には、１つの椎骨レベルが固定されているため、頚椎の関節モビライゼーションはピンポイントにストレッチされ、椎骨周辺の関節がストレッチされます（一般的には下の椎骨が固定されれば、上の関節がストレッチされます）。

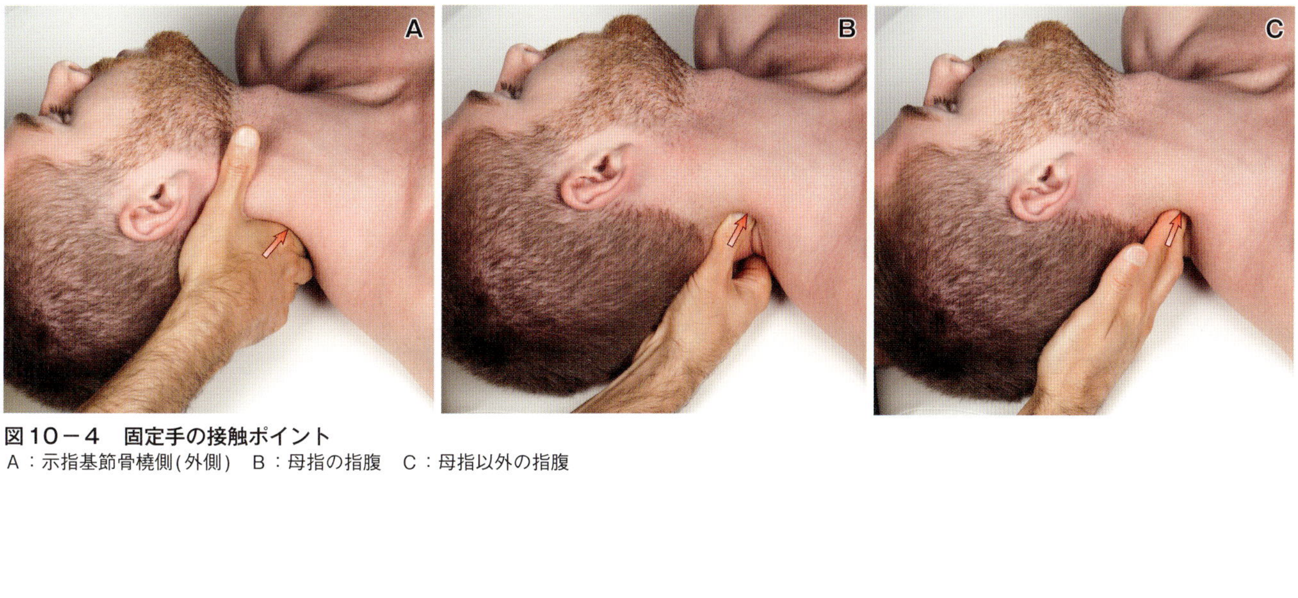

図10－４　固定手の接触ポイント
A：示指基節骨橈側(外側)　B：母指の指腹　C：母指以外の指腹

おり、患者にとって圧迫されることは不快なため、横突起の前方（側方）は触らないことが重要です。

③患者の頭部を回旋する

関節モビライゼーションを行う際には、患者の頭部と頚部を対側（触っている反対側）に回旋するとよいでしょう。関節モビライゼーションに必要なスムーズな動きと関節突起へのアプローチを容易にしてくれます。15～45°の間で回旋角度を調整します。

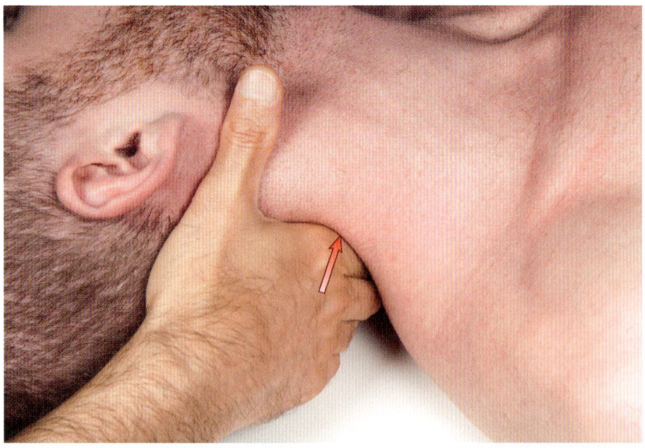

図10－5　患者に対する固定手の接触
関節突起が理想的な固定手の接触ポイントだが、横突起付近の溝で行うこともある。

施術者への助言

関節突起の探し方

関節突起（椎間関節）は、横突起に向かって120°で、棘突起と横突起の間にあります。初めに、指先で頚部の後面中央にある棘突起を見つけます。C2の棘突起は比較的見つけやすいでしょう。棘突起の外方へ指を進めると、指先は椎骨の層状溝を覆う筋組織に触れます。患者の頚部軟部組織を触りながら、指先の下に大きく硬い骨を感じるまで、外側（前方）に動かします。頚部外側面の中央に位置する横突起前方には触れないように注意しなければなりません（図参照）。頚部の解剖図は、第１章を参照してください。

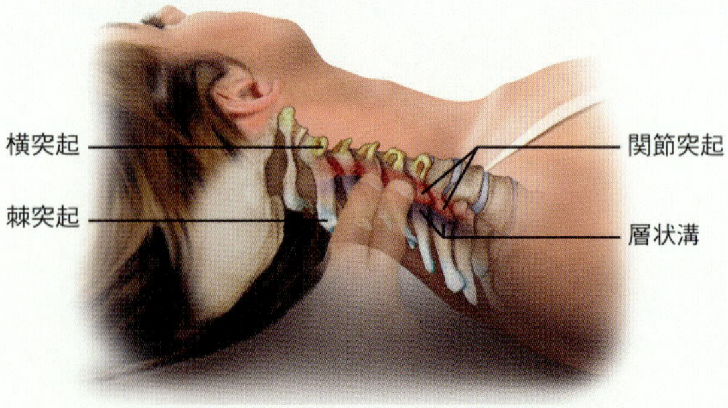

頚部の関節突起を探すときは、関節突起が層状溝と横突起の間にあることを意識する。

上部の頚椎は大きな回旋に関与するため、大きな角度は、頚部（上部）の関節モビライゼーションを行う際に使用します。一方、小さな角度は、頚部（下部）の関節モビライゼーションを行う際に使用します。

④治療手：施術者の接触

施術者の治療手の位置は下方の固定手と同じように特別である必要はありません。しかし、治療手は患者の頭頚部を支持しつつも、動かさなければならないので、しっかりとした接触が重要です。患者が不快でしっかりと固定されていないと感じると、リラックスできず、関節モビライゼーションを効果的に行えないでしょう。

⑤治療手：患者への接触

治療手（上方の手）は、患者の頭部と固定手より上の頚部を固定する必要があります。もし、固定手が変化すれば、治療手の位置も変化します。

固定手が頚椎（上部）にある場合、治療手は主に患者の頭部を固定します（**図10－6 A**）。しかし、固定手が頚椎（下部）にある場合、治療手は主に患者の頭部だけでなく、頚部

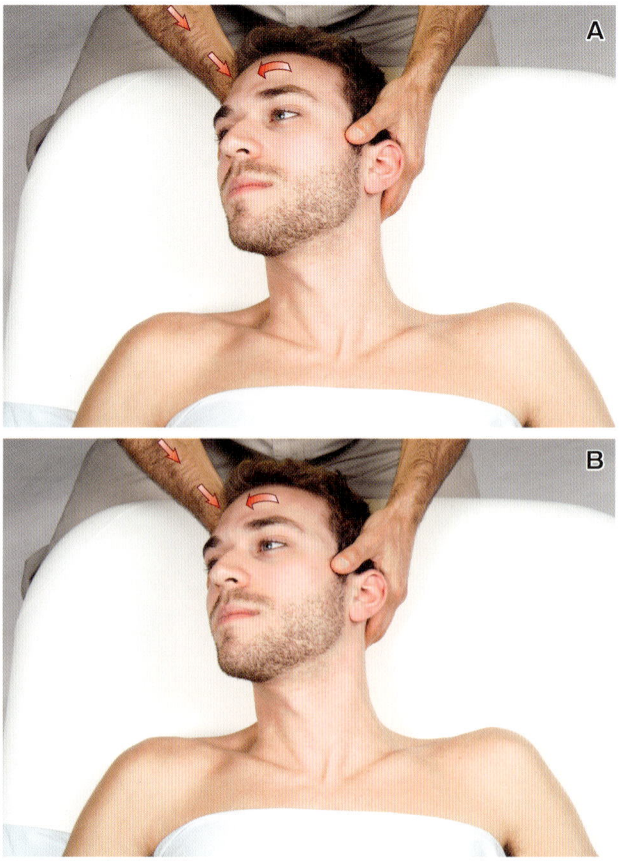

図10－6　治療手の位置
治療手の位置は治療する関節モビライゼーションによって変化する。
A：治療手は頚部(上部)の関節モビライゼーションのために、患者の頭部を固定し支持している。
B：治療手は頚部(下部)の関節モビライゼーションのために、患者の頭部と頚部を固定し支持している。

も固定し、支持しています（図10－6B）。治療手を置く時は、患者の耳を覆わないように注意しなければなりません。その代わりに、耳の周囲に指を置きましょう。また、患者の顎関節も圧迫しないように注意しましょう。

⑥協調した両手の使い方

関節モビライゼーションを行う際、最も簡単な方法は、以前に書いたように患者の頭部と頚部（上部）を動かすために、上方の治療手のみを使い、下方の固定手は固定のみとします。しかし、その役割は変わることがあります。上方の手は、下方の手が触れた下方の椎骨を動かすように、頭部と頚部（上部）を固定する固定手として使われます。図10－7Aは患者の頚部が抵抗を感じるように動かす関節モビライゼーション（ステップ2）で行った位置を示しています。図10－7Bはこの章で紹介した関節モビライゼーションの力を発生させる上方の手の位置を示しています。図10－7Cは、上方の手の代わりに関節モビライゼーションの力を発生させる下方の手の位置を示しています。上方の椎骨を固定し、下方の椎骨を動かすことは、頚椎のモビライゼーションを行うもう1つの方法です。上方の椎骨は下方の椎骨に対して動こうが、また下方の椎骨は上方の椎骨に対して動こうが、上下の間の関節モビライゼーションが行われることになります。

施術者への助言

患者の頭部固定

患者の頭部固定は優しく、しっかりと行わなくてはなりません。患者に不快感がないように、接触はできるだけ指と手掌を使用し、患者の頭部を広く固定しなければなりません。患者にとって不快に感じる部位であるため、指を曲げるのを少なくすることが重要です。図では、施術者の左手が患者の頭部を固定し、支えています。繰り返しますが、患者の頭部固定は不快感を感じさせず、なおかつ、しっかりと行わなければなりません。

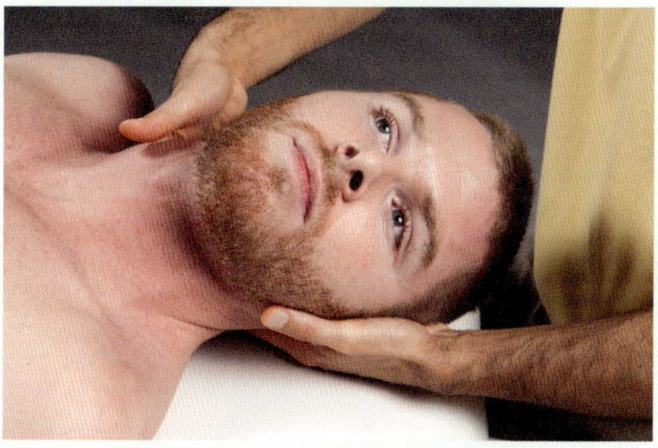

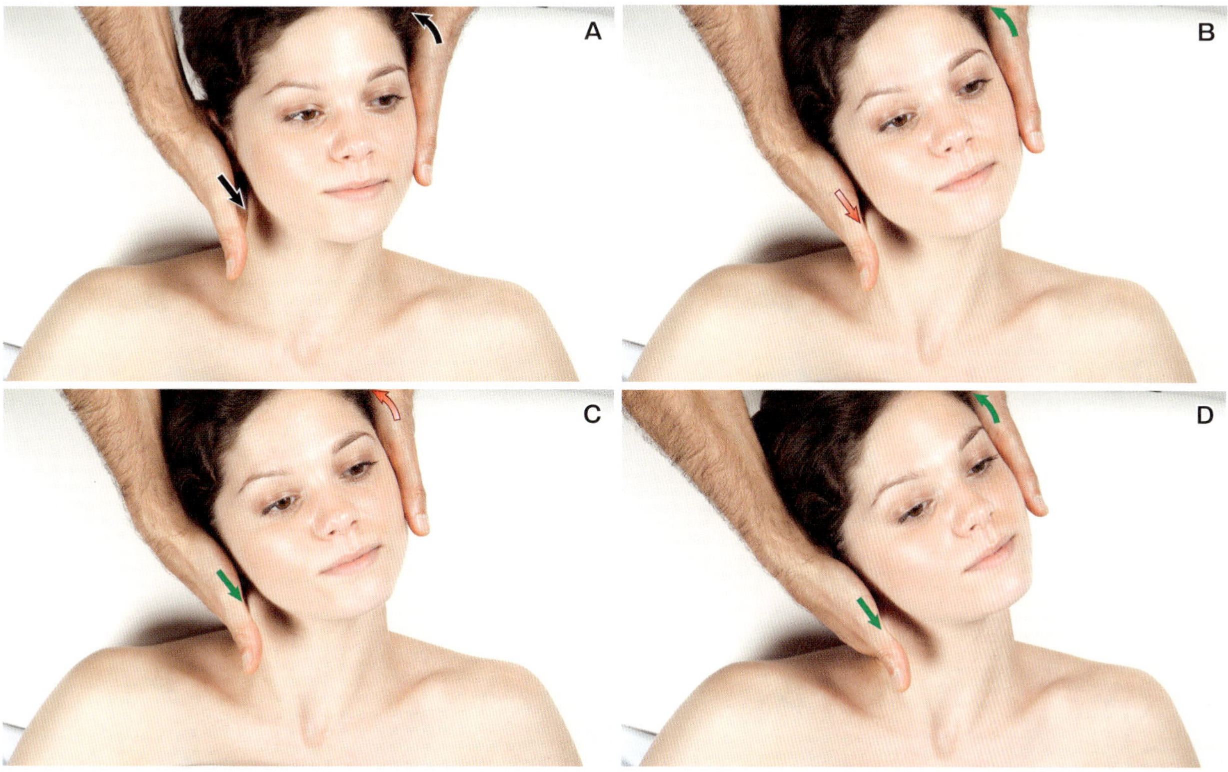

図10－7　固定手の治療での使い方
A：患者の頚部を伸長方向に持っていく。
B：下方の椎骨は、上方の椎骨が下方の椎骨の上で動かされる際(右へ動かされる)は固定される。
C：上方の椎骨は、下方の椎骨が上方の椎骨の下で動かされる際(左へ動かされる)は固定される。
D：両手が同時に関節モビライゼーションの力として発揮される。上方の手は、下方の手が下方の椎骨を左へ動かす際には、上方の椎骨を右へ動かす。

事実、施術者が心地よく関節モビライゼーションを行なうためには、両手を協調して動かすテクニックを身につける必要があり、このテクニックの習熟が必要です。下方の椎骨の上で上方の椎骨をストレッチするためには、上方の手で軽い力を加えるとともに、下方の手は上方の椎骨に対して下方の椎骨を動かすために反対の方向へ軽く力を加えます（図10－７Ｄ）。このように、両手を治療手として動かすことで、上下の椎骨の間の各関節レベルのモビライゼーションの程度は増します。治療手と協調して固定手を使うことは、関節モビライゼーションテクニックの滑らかさと習熟度を上げることになります。両手を使用したテクニックを身につけるためには、他のテクニックと同じようにきちんとした練習が必要です。

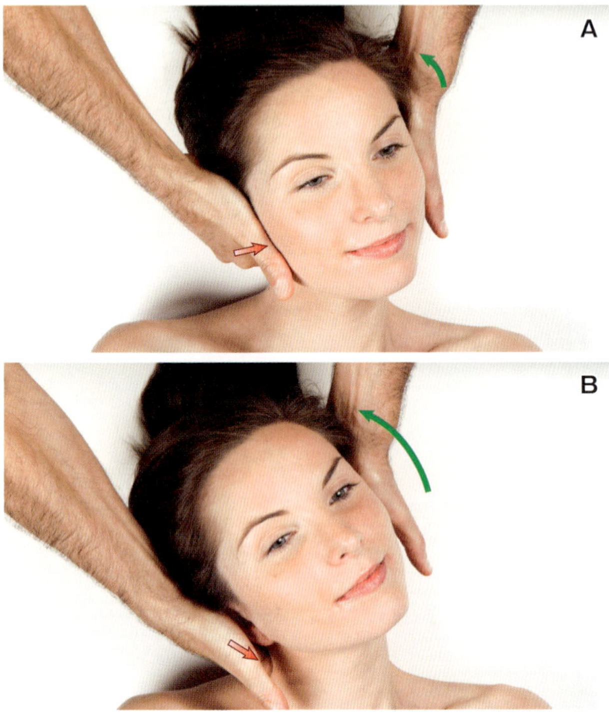

図10－８　関節を伸張する

関節を伸長するには関節モビライゼーションのレベルに応じて、必要とする患者の頭頚部の動きが変わる。

Ａ：頚部(上部)のモビライゼーションは患者の頭頚部の若干の動きを必要とする。

Ｂ：頚部(下部)のモビライゼーションは患者の頭頚部の大きな動きを必要とする。

施術者への助言

頚部の関節モビライゼーションの習得

頚部の関節モビライゼーションを習熟するなかで、頚部（下部）を動かす技術の習得が最も難しいと思われます。なぜなら、治療手を大きく可動しなければならないので、コントロールする技術が必要なためです。頚部（上部）の動きも、ややテクニックが必要です。なぜなら、施術者側に正確な可動が求められるからです。そのため、頚部（中部）のモビライゼーションは身につけるためには最も適した部位となります。

本章の関節モビライゼーションの方法は頚部（下部）から始めて、頚部（上部）に向かって治療するように勧めています。しかし、上記の理由から、最初にこのテクニックを身につける際は、頚部（中部）から始めて上と下に進んでいけばよいのではないかと感じるかもしれません。しかし、このテクニックを身につけてしまえば、頚部の一方の端からはじめてもう一方の端へ系統だって治療することがより効果的であると実感することになります。

患者に施術する前に、関節モビライゼーションを詳細に学び理解することは極めて重要です。あらゆるテクニックは症状を改善する助けにもなりますが、害になることもあります。関節モビライゼーションテクニックは、特に効果のある治療です。そのため、関節モビライゼーションを不適切に行えば、特に頚椎に対して深刻な障害を起こすことになります。例えば、力が強すぎると不正確なテクニックとなり、障害を起こすことになるでしょう。

なお、ここには椎間板の異常、変形性関節症のような禁忌の状況で関節モビライゼーションを使用することも含まれます（第３章：病態の評価参照）。もし、患者に関節モビライゼーションを行うことが適切かどうか疑われるなら、カイロプラクテック医か医師に相談することが良いでしょう。

⑦最初に関節を伸張する

関節モビライゼーションを行う前に、動かされる関節が他動的な最終可動域付近で組織の抵抗（緊張）を感じなくてはなりません。固定手で最初に下方の椎骨を固定し、他動的に最終可動域に達するまでに固定した椎骨を中心に頭部と頚部（上部）を治療手で動かさなければなりません。この位置に達する可動範囲は、動かされる頚部の部位によって変わります。頚部（下部）を動かすことは、頚部（上部）を動かすよりも治療手を動かす必要があります。図10－８Ａと図10－８Ｂを比較することで、上方の治療手の動きに違いがあることに注意しましょう。

関節モビライゼーションは他動的な最終可動域に達するときにのみ行われます。治療手は患者を最大可動域まで動かすので、下方の固定手が安全に椎骨を固定することがより重要となります。そのため、頚椎の上部よりも頚椎の下部を動かすためには、このテクニックが必要です。

⑧ストレッチ／モビライゼーションの程度

頚椎モビライゼーションにおけるストレッチの強さは非常に重要です。本章の冒頭で述べた通り、関節モビライゼーションは、関節の遊びと呼ばれる可動域内で行われます。関節の遊び内の可動域は非常に小さく、患者の頚部に関節モビライゼーションを行えるストレッチ幅は極端に狭いでしょう。この可動は測定することは難しく、数字で表すと、約５㎜とわずかなものですが、関節の周りの深部組織をストレッチするには十分な範囲です。ストレッチテクニックと同様に、関節モビライゼーションに関しては、患者に対して痛みを与えてはなりません。関節モビライゼーションの目的は運動性の低下した関節を動かすことであることを意識しなければなりません。

なお、可動性が増加した関節に対して関節モビライゼーションを行う必要はありません。実際、関節モビライゼーションは運動性をさらに増加させるため、運動性が増加した関節に行うことは禁忌となります。

⑨ストレッチ／モビライゼーションの時間

患者にとって頚部をつかまれることは不快なので、関節の遊びの範囲内で、短時間に患者の頚部モビライゼーションストレッチを行うことが重要です。適切な関節モビライゼーションテクニックは、患者の関節を数秒間、関節の遊びの範囲に可動させることにより関節をリリースします。ストレッチテクニックと同様に、関節モビライゼーションは、強く行うべきではなく、患者には心地よいストレッチとして感じられるべきものです。決して患者に痛みを起こしてはなりません。

⑩力を加える

関節モビライゼーションテクニックは、患者の関節を他動的に最終可動域まで持ってきて、動かしたい運動方向にゆっくりとした一定の力で関節をストレッチします。

強調したいのは、関節モビライゼーションの力は軽く、一定ということです。関節モビライゼーションは早くあるいは急に押すようなものではありません。関節の遊びの範囲で早く押す（スラスト）ことは、カイロプラクティックあるいはオステオパシーに与えられた特殊な手技であって、多くの手技療法者は法律的に行うことはできません。

⑪呼吸する

関節モビライゼーションに対する特別な呼吸手順はありません。心地よくリラックスした状態で呼吸を続けるべきでしょう。

⑫繰り返す

頚椎の関節モビライゼーションを行う際には、１つの関節レベルを動かし、数回同じレベルでのモビライゼーションを行います。しかし、１つの関節レベルで関節モビライゼーションを繰り返す前に、頚部全体、各関節レベルを１度は動かすことはよく行われています。

施術者への助言

決して押さない

２種類のマニュピュレーションは、関節の遊びと呼ばれる可動範囲内で実施可能です。関節の軟部組織をゆっくりと一定方向にストレッチできれば、関節モビライゼーションとして定義されます。関節モビライゼーションは、低速度のマニュピュレーションとして表記されることが多いようです。しかしながら、組織をストレッチする力が早く押すような方法となれば、カイロプラクティックあるいはオステオパシーのアジャストメントとして定義されます。このアジャストメントは、高速度のマニュピュレーションとして表記されることが多いです。

アジャストメントは法律的にはマッサージ師や他の手技療法者によって行われてよいものではありません。そのため、関節モビライゼーションを行う際には、患者の組織を押さないことが重要となります。

ストレッチと同様に、関節リリース（ポンという音）が行われることがあります。関節の正確なストレッチ内で手技が行われているため、アジャストメントとは定義されません。しかしながら、関節モビライゼーションを行う際に、関節リリースを関節の遊び範囲内で意図的に早く押すようなことは行うべきではありません。

ほとんどの場合、施術者は環椎後頭関節の頚椎の上部から下部へと治療するか、あるいはC7-T1の頚椎下部から上部へ治療するかのどちらかから始めます。方向に関わらず、いったんすべての頚部を動かすことを（言い換えれば、頚部の運動性が低下した関節を動かすことを）２～３回繰り返します。つまり、次の治療に進む前に１つの関節レベルで３回繰り返す代わりに、すべての頚部に１つの関節モビライゼーションを繰り返し行うことが普通です。そこから、もし必要ならすべての頚部に２～３回繰り返します。この方法で頚部を動かした後に、必要に応じて最も制限されたレベルで関節モビライゼーションを数回繰り返します。

なお、すべての治療方法と同様に、関節モビライゼーションの適応方法を決める際に、患者や組織の反応が最も重要なポイントとなります。

⑬関節モビライゼーションに必要なものを決定する

ストレッチテクニックに必要なものは、第６章～９章で紹介したように、頚部の他動的な可動域をそれぞれの方向に評価することでした。

関節モビライゼーションに必要なものは、それぞれの関節レベルで関節の遊びの可動域を評価することで、モーションパルペーション（運動触察）として知られている評価が用いられます。モーションパルペーションの評価は、関節モビライゼーション治療と同じ方法で行います。患者の下部椎骨を固定し、固定ポイントの上の頭頚部に対して抵抗を感じるまで動かします。モーションパルペーション評価は、関節レベルでわずかに増加した可動域を利用し、関節の遊びの終末抵抗を感じるかどうかで評価します。

正常な関節の終末抵抗は弾むような反発があります。正常ではない運動性の低下した関節では固いブロックを押すような制限された終末抵抗となります。正常ではない運動性の低下した関節は過度な動きで、軟かい感覚があります。正常でない制限された終末抵抗があれば、その関節に関節モビライゼーションが必要となります。

正常な終末抵抗があれば、関節モビライゼーションを関節の機能性を維持するために予防的に行うとよいでしょう。しかし、運動性の増加が認められれば、関節モビライゼーションは、そのレベルで禁忌となります。

関節モビライゼーション治療テクニックは単純にモーションパルペーション評価の延長上であることに注目すべきです。モーションパルペーションは現在の可動を評価し、関節モビライゼーションは可動を維持あるいは増加させること以外は、同じ方法で行います。患者の頚部を評価、ならびに治療を行う際には、関節レベルでモーションパルペーションを行い、数回少し力を加えるモビライゼーションを行うことが一般的です。そのため、モーションパルペーションから続けて関節モビライゼーションを行います。

⑭実践できる治療領域者

関節モビライゼーションを実践する前に、施術者の専門的職業技術の領域内であるか確認することが重要です。施術者の専門で関節モビライゼーションが倫理的あるいは法律的に適応に疑いがあるなら、市町村組織、認証機関、資格財団に確認しましょう。

関節モビライゼーションの方法

通常のストレッチや高度なストレッチテクニックと同様に、関節モビライゼーションはすべての可動軸で行われます。矢状面では屈曲、伸展、前額面では左右の側屈、水平面では左右の回旋を行います。２つ以上の基本面運動を斜面運動と結びつけることで、多面的関節モビライゼーションが可能となります。

さらに、関節モビライゼーションは、非軸性の可動域で行うことができます。矢状面／水平面では前方と後方の動き（グラインド）、前額面／水平面では左右の側屈の動き、矢状面／前額面では引き寄せる動きを行います。引き寄せる動きである牽引関節モビライゼーションは、「牽引」とも呼ばれています。

頚部を後方に動かすようなモビライゼーションは通常は行いません。それは、患者の前頚部を触り圧迫する必要があり、患者にとって不快となるためです。また、圧迫をかけるような関節モビライゼーションも通常は行いません。

各関節レベルにおける脊椎の可動性、さらには軸性や非軸性は小関節面によって決まります。施術者が治療する頚椎の関節レベルを変えるのであれば、行うべき可動方法も変化します。これは関節モビライゼーションを行う際には、考慮しなければなりません。たとえば、小関節面は基本的には水平面の方向にあるため、頚椎（上部）が左右に極端に回旋します。しかしながら、施術者が頚部を下に動かせば、小関節面は前額面の方向に変化するので、回旋運動や側屈運動を減らすことになります（頚部の小関節面についての詳細は第１章参照）。

ROUTINES ①
右側屈の関節モビライゼーション

右側屈の関節モビライゼーションは左側屈の筋組織、特に小さい深部内在筋、固定された関節の左側の関節包組織、靭帯組織をストレッチします。右側屈の関節モビライゼーションは、**図10－２**と**図10－３**で紹介しています。

ROUTINES ②
左側屈の関節モビライゼーション

左側屈の関節モビライゼーションは右側屈の筋組織、特に小さい深部内在筋、固定された関節の右側の関節包組織、靭帯組織をストレッチします。頚椎の左側屈の関節モビライゼーションを行うためには、右側屈を行いやすいように身体の左側に移ります。

ROUTINES ③
右回旋の関節モビライゼーション

右回旋の関節モビライゼーションは、左回旋の筋組織、特に小さい深部の内在筋、固定された関節の関節包組織、靭帯組織をストレッチします。頚椎は自由に回旋運動することができます。しかしながら、回旋の程度はすべての頚椎で同じではありません。頚椎上部の小関節面は水平面方向のため、回旋角度は大きくなります。特に、環軸関節（C1-2）は頚椎全体で最も回旋する関節です。頚椎の回旋に関する関節モビライゼーションは上部頚椎から下部頚椎へ行っていくので、回旋の程度が下に行くにしたがって減少するので注意しておかなければなりません。

次は、C1-2環軸関節のレベルで頚椎の右回旋の関節モビライゼーションを行うためのステップを示します（**図10－９Ａ**）。

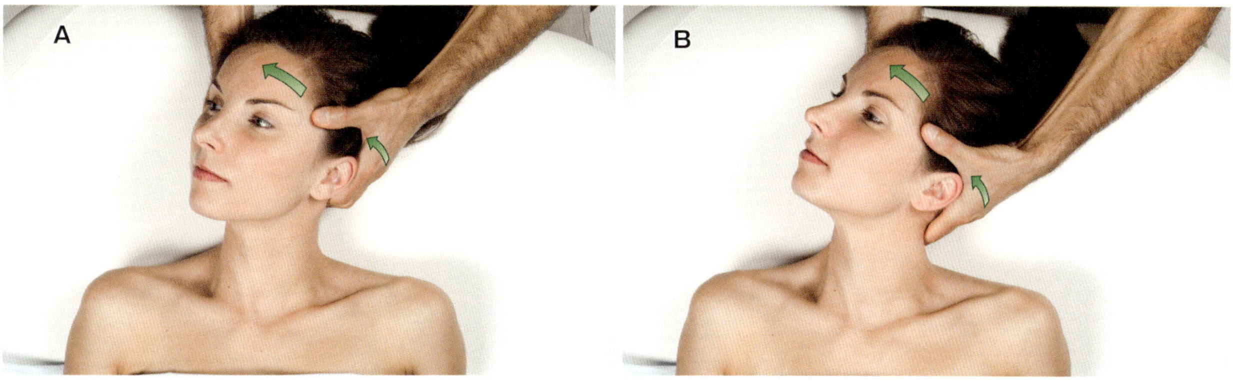

図10－9　右回旋の関節モビライゼーション

実用的な方法

対側回旋に側屈を加えた多面的関節モビライゼーション

頸椎の最も効果的な関節モビライゼーションは反対側への回旋（対側回旋）に加え、頸椎を側屈させることです。

- 患者を仰臥位にし、施術者はベッドの上方に座ります。
- これまで説明してきた関節モビライゼーションと同様に、施術者の下方の手は固定手とし、関節突起に触れることで動かしたい関節の下位の椎骨を固定します。
- 下位椎骨を固定することによって、治療手は患者の頭部と頸椎（上部）を固定しながら一方に側屈し、他動的に組織の抵抗を感じるまで頭部と頸部を一方に最終可動域まで回旋します。
- 下方の手が下部椎骨を固定し、側屈と対側回旋を強制させることで、上方の手で頭部と上方椎骨の関節の遊びの中で、さらにゆっくりと動かします。
- 単に固定のために働く代わりに、反対方向に下部椎骨を押すことで、下方の手は関節モビライゼーションストレッチを増加させることができます。
- 関節モビライゼーションストレッチを少しの間だけ行います。
- この手順は同側頸部の他の関節に対しても行い、また対側にも繰り返し行います。

頸部の関節モビライゼーションと同様に、固定された椎骨上にある頭部と頸部の可動性は、頸部を下に動かすことで増加します。次の図は、２つの関節レベル（C2-C3関節とC5-C6 関節）での関節モビライゼーションを示しています。頸椎（上部）は回旋が大きく側屈が小さく、頸椎（下部）は側屈が大きく回旋が小さいため、側屈要素と比較した回旋要素の相対的な割合は、頸部の高さで変化します。回旋は頸椎（上部）でストレッチの大きな構成要素となり、また側屈は頸椎（下部）でのストレッチの大きな構成要素となるでしょう。

多面関節モビライゼーションストレッチでは、椎間関節でのモビライゼーションの動きを導くことが重要です。頸椎の可動範囲を超える過剰な側屈や回旋はしてはなりません。多面的関節モビライゼーションの構成要素（側屈と回旋）を相対的に判断しながら治療を行うことが重要です。

関節モビライゼーションの目的が関節を伸張の位置に持ってゆき、ゆっくりとストレッチを加えることにあったとしても、関節は伸張状態にある場合は（ストレッチされる必要がある軟部組織の結果として）、弾力性のある終末抵抗を感じることが望ましいでしょう。

椎間関節を押しこむような硬い骨と骨とがぶつかる終末抵抗を感じるべきではありません。

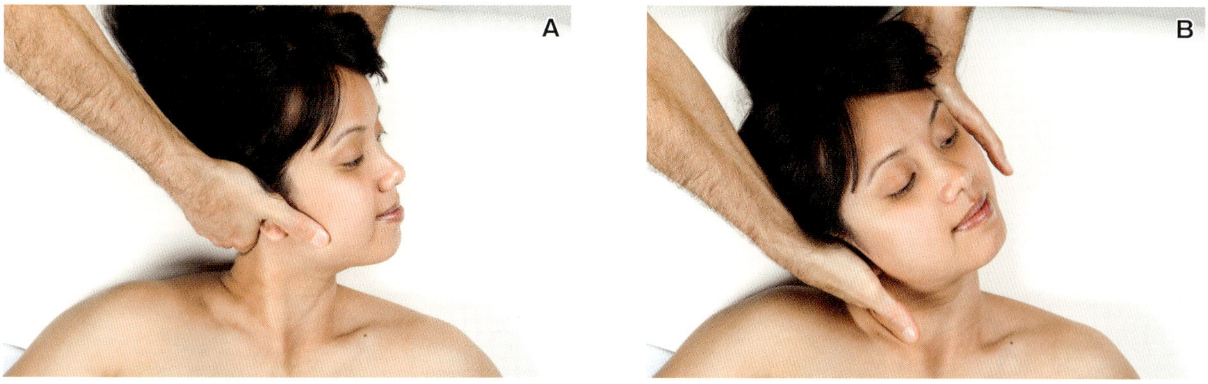

左回旋と連動した右側屈関節モビライゼーション
A：頸椎上部（C2-C3関節）
B：頸椎下部（C5-C6関節）
頸椎上部は相対的に回旋が大きいこと、頸椎下部は相対的に側屈が大きいことに注目すべきである。

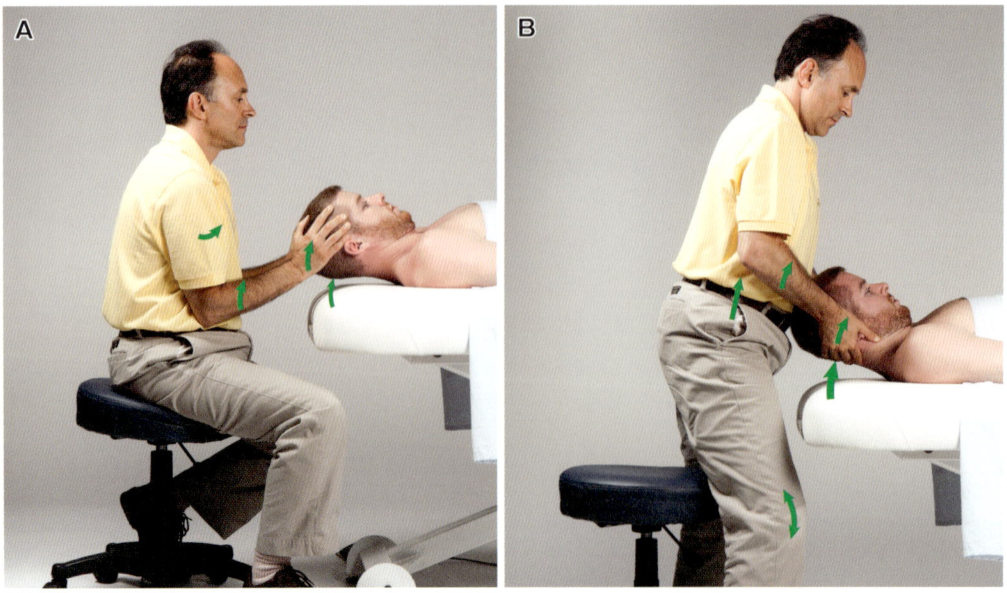

図10－10　屈曲の関節モビライゼーション

・患者は仰臥位で、施術者は座位か立位でベッド上方に座ります。
・頚部の回旋関節モビライゼーションは、患者の頭部と頚部（上部）を回旋させるために、治療手と固定手が連動して治療する必要がある点で、側屈関節モビライゼーションと少し異なります。患者の体幹下部の重さは、患者の頚部（下部）を固定するために使います。
・頭部と環椎を固定するため、患者の頭部に両手を置きます。
・両手を使い、他動的に組織の抵抗を感じるまで、患者の頭部と環椎をC2椎骨（軸椎）でゆっくりと最終可動域まで右回旋します。
・さらに軸椎で環椎と頭部を右回旋させることで、環軸関節の関節の遊びの中でゆっくりとストレッチします。
・少し固定した後、リリースします。
・関節モビライゼーションがC1-2レベルで行われれば、頚椎の他の関節レベルでも行い、頚部の全ての関節を右回旋させます。**図10－9B**は、頚部の下部の関節レベル（C5-6の関節）における右回旋関節モビライゼーションを示しています。施術者の手（見えている左手）は患者のより下方に位置します。
・可動が少ない関節レベルを集中的に、関節モビライゼーションを2～3回繰り返します。

ROUTINES④
左回旋の関節モビライゼーション

左回旋の関節モビライゼーションは、右回旋の筋組織、特に関節の小さい深部の内在筋、固定された関節の関節包組織、靱帯組織をストレッチします。頚椎は自由に回旋運動することができます。頚椎の左回旋関節モビライゼーションを行うためには、右回旋を行ったときと同じように、施術しやすい身体の左側に移ります。

ROUTINES⑤
屈曲の関節モビライゼーション

屈曲の関節モビライゼーションは伸展の筋組織、特に小さい深部内在筋、固定された関節後面の関節包組織、靱帯組織をストレッチします。施術者が関節モビライゼーションの際に頚部の下部側面を固定するために前頚部を圧迫すれば、患者にとっては不快となるため、患者の体幹の重さを利用して、頚部（下部）を固定します。ストレッチの力を頚椎の特定の関節に向けるには、テクニックが必要です。頚部の屈曲関節モビライゼーションは、治療手を施術が必要な関節レベルに向けることから始まります。そのため、施術者が関節モビライゼーションストレッチを適応する際には、治療したい関節で患者の頚部を回旋していることを想像しましょう。これは関節モビライゼーションに重点的に取り組む際に重要となるでしょう。

下部椎骨を固定することが難しい場合は、このモビライゼーションを頚部のそれぞれのあるいはすべての関節レベルに適応する必要はないでしょう。環軸関節と頚部（上部）に1回、頚部（下部）に1回、通常行います。なお、関節モビライゼーションが頚部を下に動かす際に連続して頚椎のレベルに適応すれば、患者の頭部と頚部上部（固定された関節レベルより上の頚部）の屈曲の可動性は増加するでしょう。次は、C0-C1、環椎後頭関節のレベルで頚椎の屈曲関節モビライゼーションのステップです（**図10－10A**）。

・患者は仰臥位で、施術者は座位でベッドの上方に座ります。

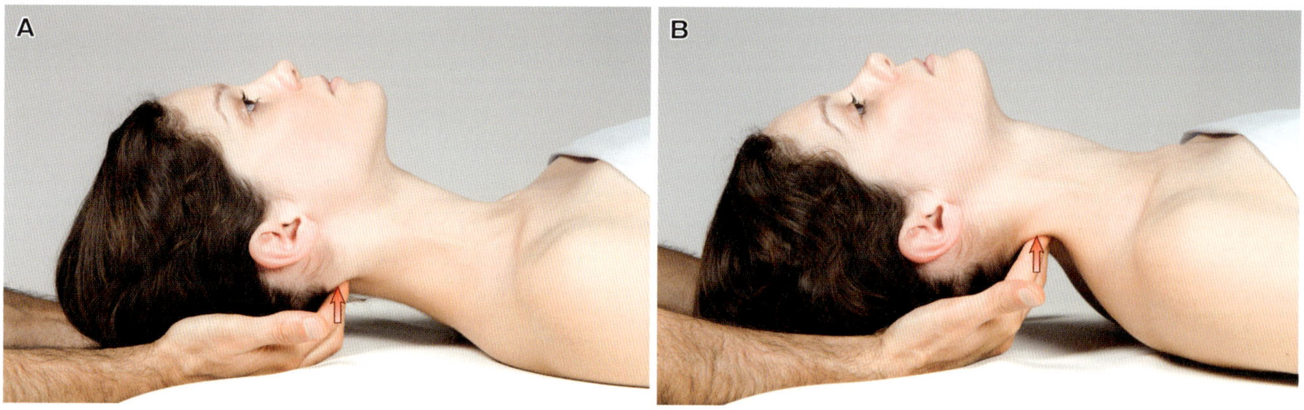

図10－11　伸展の関節モビライゼーション

・回旋関節モビライゼーションと同様に、両手で患者の頭部と頚部（上部）を屈曲させるために、治療手と固定手を一緒に動かすことが必要です。
・両手で、最終可動域で組織の抵抗を感じるまで、環軸関節で後頭部を他動的に屈曲させます。この運動はできるだけ頭部の動きと切り離すことが重要です。この運動は基本的に環椎の上で頭部を動かしています。もし頭部だけ動かしているとすれば、運動範囲は小さいものとなるでしょう（**図10－10 A**）。
・いったん組織の抵抗を感じれば、後頭部を屈曲し、関節の遊びの範囲でゆっくりとストレッチします。
・少しの間、この状態で固定し、そしてリリースします。
・いったん関節モビライゼーションがこのレベルで行われれば、頚部上部で少なくとも１回、頚椎下部で少なくとも１回繰り返します。これは、調整を行いたい関節レベルの上で患者の頚部側面と頭部を固定し、治療手を連続的に動かして行います。**図10－10 B**は頚部の下部頚椎（C5-6の関節）における屈曲関節モビライゼーションを示しています。
・**図10－10 B**のように立位で関節モビライゼーションを行うなら、関節モビライゼーションは、膝を伸展して体幹を持ち上げた状態で行います。
・頚椎の関節モビライゼーションは可動が少ない関節レベルを中心に、２～３回繰り返します。

ROUTINES⑥
伸展の関節モビライゼーション

伸展の関節モビライゼーションは伸展の筋組織、特に小さい深部内在筋、固定された関節前面の関節包組織、靱帯組織をストレッチします。　次は、C0-C1、環椎後頭関節のレベルで頚椎の伸展関節モビライゼーションのステップです（**図10－11 A**）。

・患者は仰臥位で、施術者は座位でベッドの上方に座ります。

実用的な方法

伸展ポジションの別法

頚部の伸展関節モビライゼーションの別の伸展ポジションとしては、患者を仰臥位で頭頚部をベッドの端から出します。患者の頭頚部が少し伸展された状態で、伸展の可動域を大きくします。一方の手で、患者の頚部を安全に固定できたら、もう一方の手を患者の頭部下にゆっくりと入れることで、重力の力を使います。手掌で患者の頭部を支持し、指腹で患者の頚部（下部）を固定する両方の動作が必要であるため、患者の頭頚部をベッドの端から出して治療すると行いやすくなります。ただ、患者にとっては危険な位置でもあるため、患者の頭部支持は、安全でなくてはなりません（図参照）。

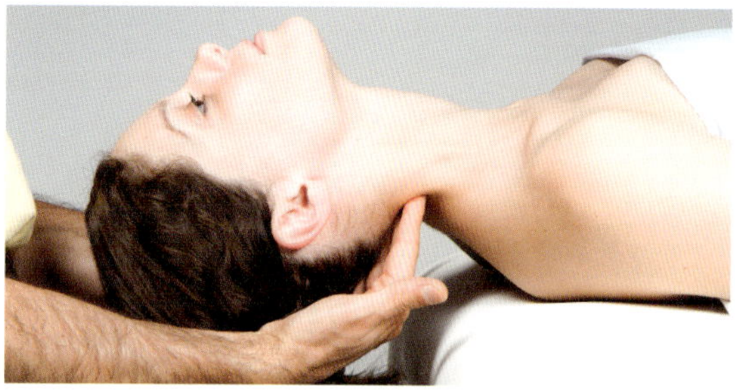

頚部の伸展関節モビライゼーションのための別法

・頚部の椎骨を固定するために、固定手として両手を使用します。重力により伸展されるため、頭部や頚部（上部）のモビライゼーションが生じます。
・患者の頭部を固定し、ベッドからゆっくりと持ち上げます。示指と中指の指腹を環椎（環椎の後ろのアーチ）のどちらかの側に置き、環椎を支持・固定しながら環椎後頭関節で頭部を後ろに落とすところでゆっくりと伸展させます。この運動はできるだけ頭部と切り離して行うことが重要です。なぜなら、この運動は基本的に環椎の上で頭部を動かしているからです。もし頭部だけ動かしているとすれば、

実用的な方法

多面関節モビライゼーション

他の軟部組織治療テクニックと同じように、施術者は患者への関節モビライゼーションの方法についていくつか選択することができます。力強いストレッチ／モビライゼーションを施すか、一連の動きの中でソフトな動きでストレッチを施すかのどちらかです。過敏な患者にとっては、後者の方法がよい選択となるでしょう。

効果のある治療法として、側屈と対側回旋・伸展を合わせた多面的関節モビライゼーションを行うことがあります。指腹を使って患者の一方の関節突起をゆっくりと押します。圧迫の方向は、患者の頚部の対側に向かって約45°で行います。伸展関節モビライゼーションと同じように、固定した接触ポイントの上の頭頚部の重さで頚部を動かします。関節を側屈・対側に回旋、最後に伸展します。治療手の指腹が患者に触れる際は、両手の手掌で優しく患者の頭部を支持・固定します（固定手の手掌は患者の頭部の動きを増加させます）。

一方から関節を上下するよりも、両側から動かしていきます。最初に右側に押し上げ、そこから同じレベルで左側を行います。すべての関節モビライゼーションと同じように、少しの間ストレッチ／モビライゼーションを保持し、それからリリースします。次の関節レベルでも同じように、右側そして左側へ動かします。頚部全体が両側とも動くまで、この方法を続けます（下図）。

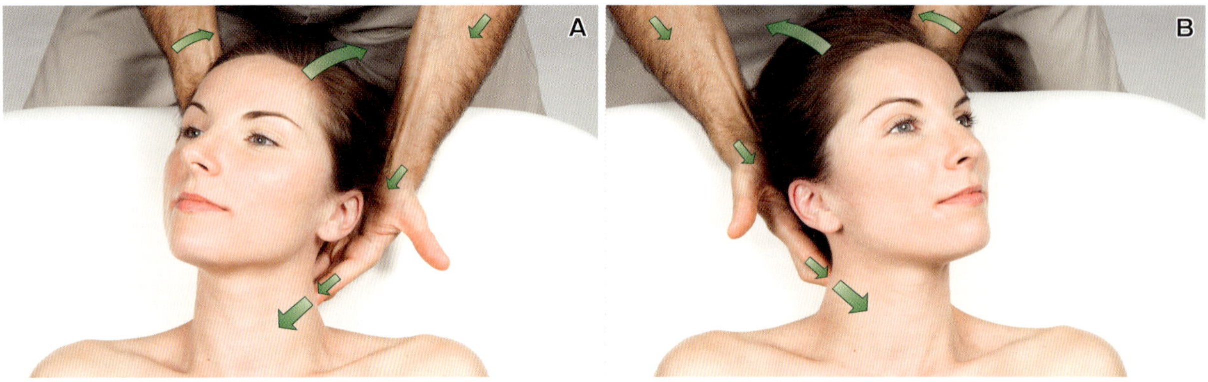

多面関節モビライゼーション
A：施術者は最初一方の側へ多面関節モビライゼーションを行う。B：もう一方にも同様に行う。

運動は小さいはずです（**図10－11 A**参照）。

- 少しの間、固定した後、リリースします。重力以上に関節を伸展させる必要はないので、関節モビライゼーションの位置は、通常よりも少し長く持続させます。
- いったん環椎後頭関節でこの過程が行われれば、示指と中指を関節突起と軸椎（C2）のその周囲にある層状溝へ動かして、頭部と環椎を軸椎でゆっくりと伸展し、環軸関節（C1-C2）への手技を繰り返します。
- 残りの関節レベルで繰り返し行います。頚部を下に動かす連続した関節モビライゼーションは、患者の頭部と固定された関節レベルより上の頚部（上部）の可動性を増加させることができるでしょう。
- **図10－11 B**は、C5-6のレベルでの伸展関節モビライゼーションを示しています。

多くの患者、特に高齢の患者にとっては頚部の伸展は危険な位置となり、痛みやめまいを起こすこともあります。そのため、患者を伸展させる関節モビライゼーションには細心の注意が必要です。

ROUTINES⑦
分回し（サーカムダクション）関節モビライゼーション

非常に効果的な頚椎のもう１つの関節モビライゼーションは、「頚部の分回し関節モビライゼーション」と呼ばれています。この方法には頚部を回す動きがあり、多くの患者で効果的とされています。どのように行うかにもよりますが、両側屈の関節モビライゼーションに両回旋を含めることも可能です。

続いて、頚椎の分回し関節モビライゼーションのステップを解説します。

⑴スタートポジション

- 患者を椅子に座らせます。
- 施術者は患者の片側に立ちます。
- 治療手で患者の頭部を優しくしっかりとつかみます。
- 固定手の母指と示指を使って、治療すべき椎骨のレベルの両側の関節突起に触れ、この椎骨を固定します（**図10－12 A**）。

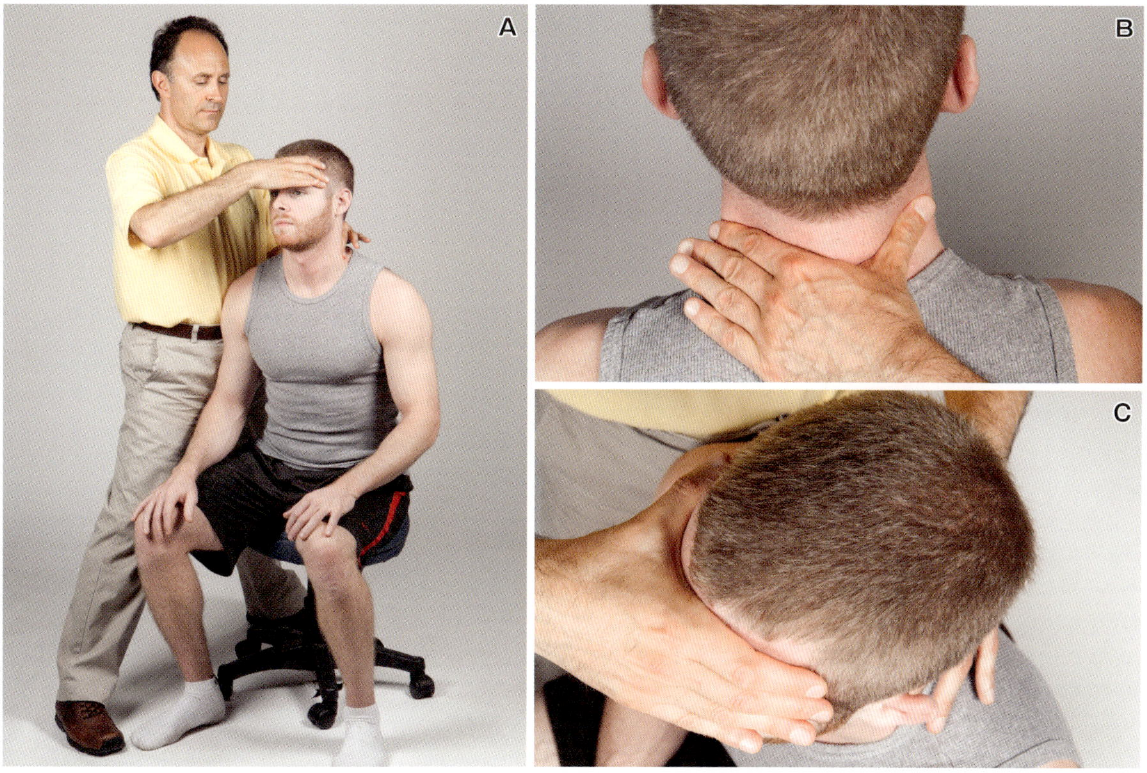

図10－12A~C　スタートポジション

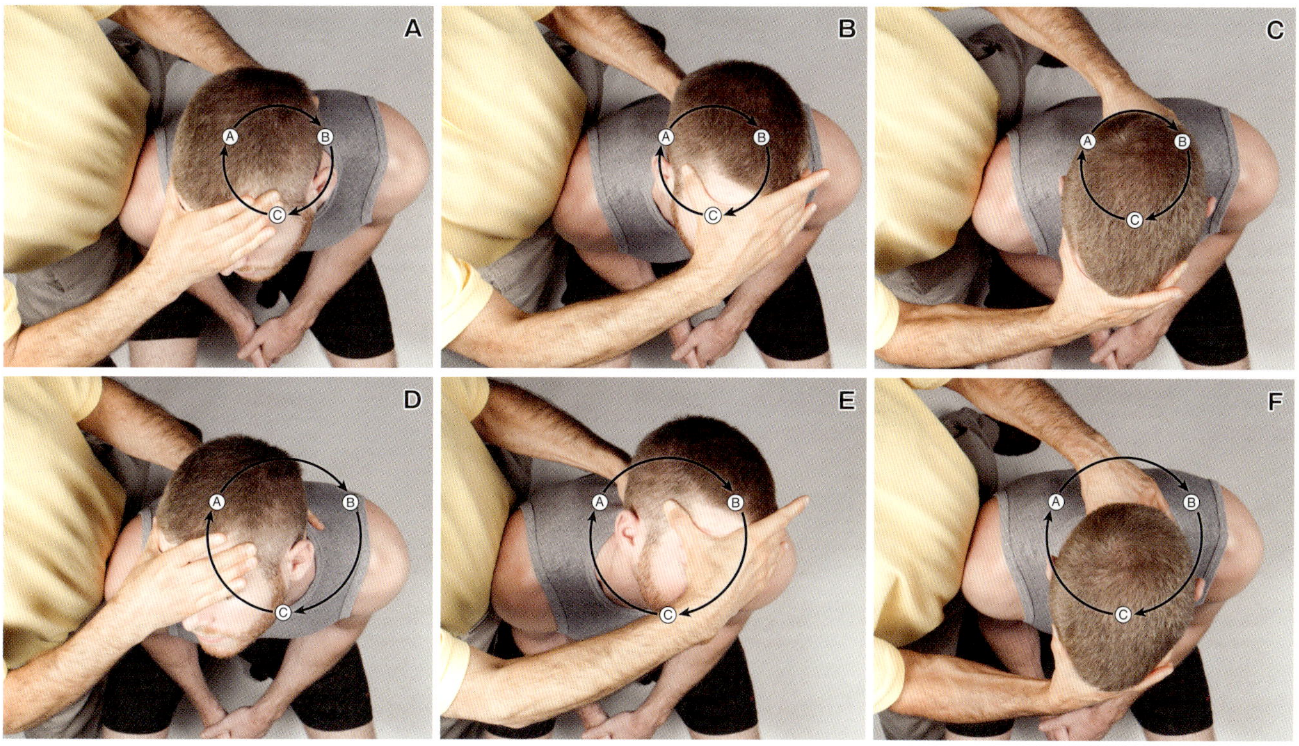

図10－13　上から見た分回し頚部モビライゼーション中の円運動
A～C：頚部上部を動かすときは、より小さな円形となる。　D～F：頚部下部を動かすときは、より大きな円形となる。

・固定手で患者の頚部を触れる際には、患者の心地よさを考えて、母指と示指の指先で圧迫しないようにすることが重要です。固定手をVの形にして、母指と示指で触れるようにしましょう。決して指先で挟んではいけません（図10－12 B）。

・さらに、患者の頭部にある治療手は、手と指の手掌側で広範囲に触れましょう（図10－12 C）。

・図10－12 Aのように体幹を使うことで、患者の体幹下部を固定する助けとなります（胸の大きな女性や太った施術者には適していません）。

施術者への助言

分回し関節モビライゼーションを身につける

本来は母指と示指の２つを固定に使いますが、どちらか一方を使うことを好むなら（示指か母指のどちらか）、円を描くように頭部を回す代わりに、接触している指に対して半円を描くように回すとよいでしょう。また、接触部位は同じでも、患者の反対側に立ち、この手順を繰り返す方が行いやすいでしょう。こうすることで、同じ固定部位であっても、施術者が患者の頚部を動かしやすくなります。

また、分回し関節モビライゼーションを行う際には、頚部の上部または下部から始めます。しかし、頚部下部にこのテクニックを適応するには可動域が大きくなり、コントロールするにはテクニックが必要です。また、頚部上部への適応は正確な動きが求められるため、行うにはテクニックが必要となるため、最初にこのテクニックを身につけるには、頚部中部レベルで行うことが最も簡単です。そのため、頚部中部レベルで始めて、そこから上から下、あるいは下から上と行いましょう。

実用的な方法

側方への動きと側屈の融合

頚椎を非軸性に動かすための非常に効果的な方法は、側方への動きと側屈を合わせることです。これは、「ROUTINES⑧右側の関節モビライゼーション」で示した側方のモビライゼーションのステップに従う形で、側屈の反対側に力を加えることで行えます。例えば、頚椎を右側に動かせば、左手は接触している椎骨を右側に向けて力を加えます。その一方、右手は患者の頭部と頚部（上部）を左側に曲げます（図参照）。これは、患者の頚部右側に空間を作ることで椎骨を右に動きやすくなるため、側屈へのモビライゼーションが行いやすくなります。

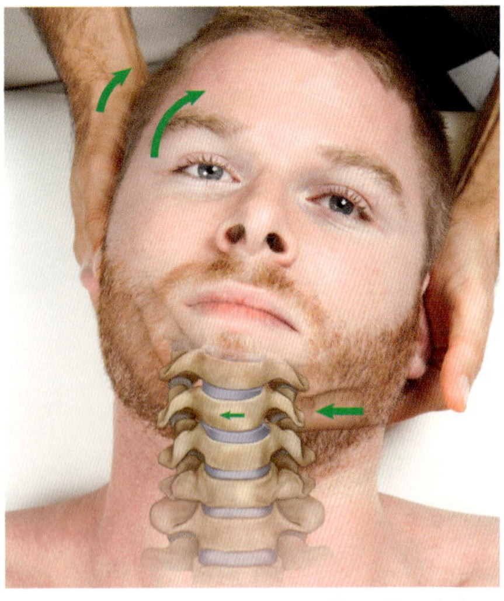

右側への動きと左側屈を合わせた関節モビライゼーション

テクニックの実践

・治療すべき椎骨をしっかりと固定し、その固定側の椎骨の上にある椎骨を治療手で触れ、患者の頭部を回します。
・時計回り、反時計回りのどちらかの方向に回す運動を行いましょう。
・上方の手が患者の頭部と上部頚椎を動かし、下方の手が固定手として動くような他の頚椎関節モビライゼーションと同様に、患者の頭頚部の動きは頚部下部を動かすときは大きく、頚部上部を動かすときは小さくなります（図10－13）。
・抵抗を感じれば、頚部を回す方向に少しだけ力を加えます。むやみに頚部に力をかけず、抵抗を感じたときは少しだけ押すようにしましょう。
・患者の頭部を施術者に向かって動かす際は、母指の固定する力が生じます。患者の頭部を施術者から遠ざけるように動かす際は、示指の固定する力が生じます。

頚部の分回し関節モビライゼーションを行う際には、ゆっくりと行なわなければなりません。なぜなら、早く動かすと患者がめまいを起こす可能性があるからです。

さらに繰り返す

・この手順は、通常、次の関節レベルで行う前にそれぞれの関節レベルで２～３回繰り返します。
・この目的は、徐々に回す運動を増加させることで、回す円の大きさを増加させ、それぞれの関節レベルでの軟部組織をストレッチできるからです。

ROUTINES⑧ 右側の関節モビライゼーション

右側の関節モビライゼーションは、頚部の筋組織、特に小さい深部内在筋、固定された関節の関節包組織、靱帯組織をストレッチします。次は、頚部（中部）の各関節レベルでの右側の関節モビライゼーションの手順です（図10－14）。

・患者は仰臥位で、施術者は座位でベッドの上方に座ります。
・両手を使って患者の頭部を支えます。
・左手の指腹を右側の椎骨の関節突起の上に置きます。
・両手の手掌で患者の頭部に触れ、左手の指腹を動かすべき椎骨関節突起に置き、患者の頭部と頚椎（上部）を組織の抵抗を感じるまで、他動的に最終可動域まで右側に動かします（図10－14 A）。そのため、両手が治療手となります。患者の体幹下部の重さは患者の頚部（下部）を固定するために使います。
・優しく力を右側に加え、椎骨をその下の椎骨の上で関節の遊び範囲内で右側に動かします（図10－14 B）。図10－

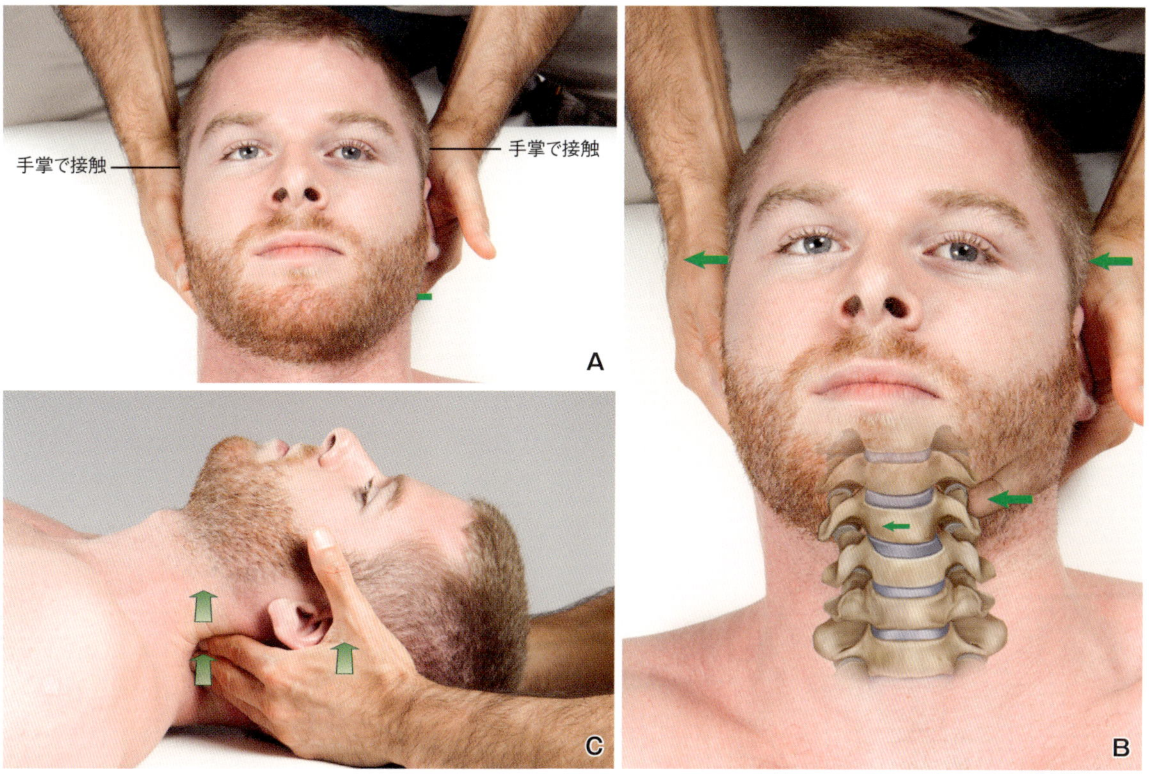

図10－14A～C　右側の関節モビライゼーション

14Cでは左手の接触位置に注意してください。
・少しの間、その状態で固定し、その後リリースします。
・それぞれの椎骨レベルでこの手順を繰り返します。

ROUTINES⑨
左側の関節モビライゼーション

左側の関節モビライゼーションは、頚部の筋組織、特に小さい深部内在筋、固定された関節の関節包組織、靱帯組織をストレッチします。

頚椎左側の関節モビライゼーションを行うために、身体を左側に交替し右側と同様の動きを行います。

ROUTINES⑩
前方に動かす関節モビライゼーション

前方への動きと関節モビライゼーションは、頚部の筋組織、特に小さい深部内在筋、固定された関節の関節包組織、靱帯組織をストレッチします。

以下は、頚部（中部）の各関節レベルで前方に動かす関節モビライゼーションを行います（図10－15）。

・患者は仰臥位で、施術者は座位でベッドの上方に座ります。
・両手を使って患者の頭部を支えます。
・両手の示指、中指、薬指の指腹を前方に動かすことで関節突起の上に置きます。
・両手で患者の頭部に触れ、指腹の接触部分を動かすべき関節突起に置き、患者の頭部と頚椎（上部）を組織の抵抗を感じる最終可動域まで、他動的に上方に動かします。そのため、両手が治療手となります。患者の体幹下部の重さを利用して患者の頚部（下部）を固定します。
・力を前方に加え（ベッドから上方へ）、椎骨を関節の遊びの範囲内で前方に動かします。このとき、患者の頭部は頚部上位、つまり、動かされる上で持ち上げるべきです。頭部がベッドの上にあるなら、伸展されるだけで、上方の動きが起こらないでしょう。
・少しの間、その状態で固定し、その後リリースします。
・それぞれの椎骨レベルでこの手順を繰り返します。

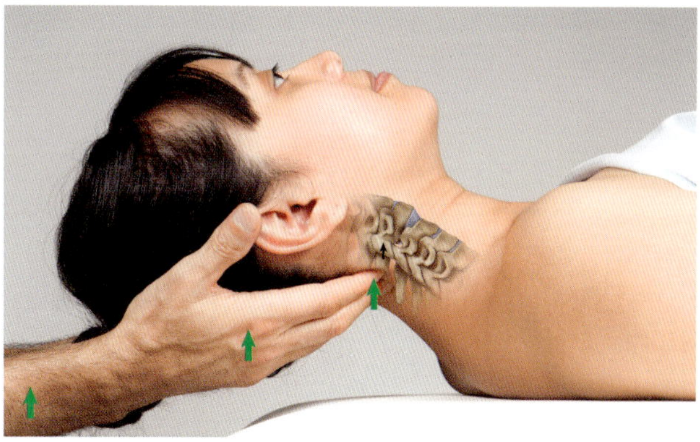
図10－15　前方に動かす関節モビライゼーション

ROUTINES⑪
引き寄せる動きと関節モビライゼーション

手の牽引

頚椎の牽引関節モビライゼーションは通常は牽引と呼ば

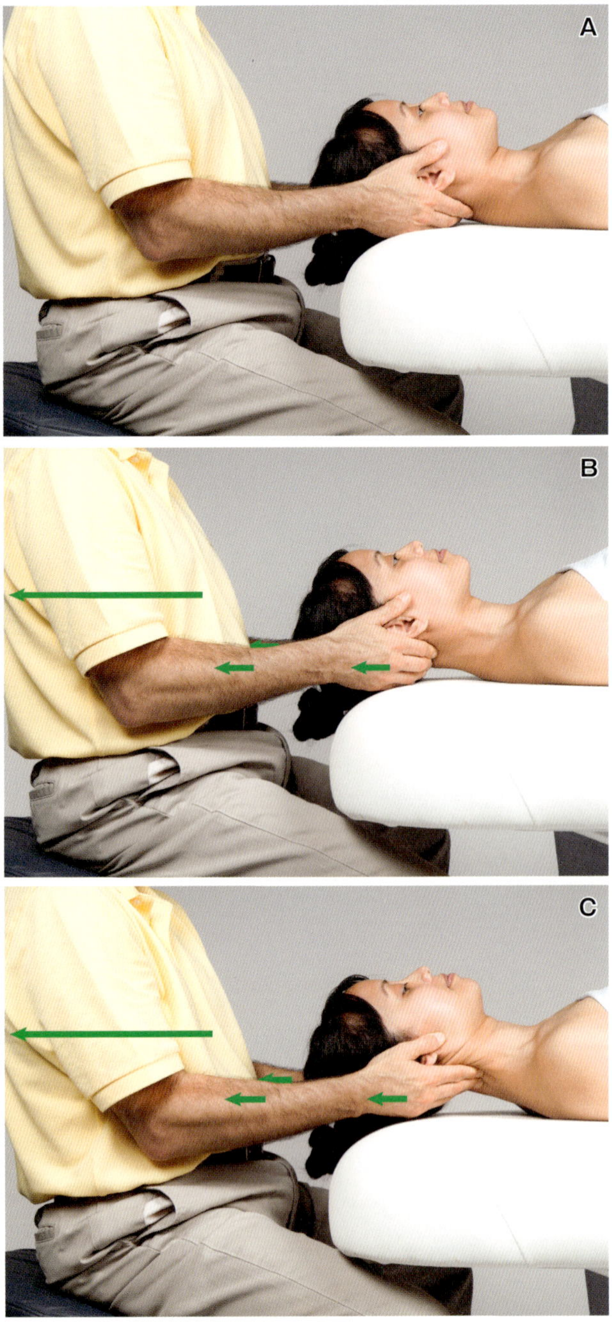

図10－16A～C　手の牽引関節モビライゼーション

れ、固定した椎骨の上方を動かします。手で行う際は手の牽引と呼ばれます。牽引は牽引するレベルの全ての組織を伸ばし、ストレッチします。

次はC0-C1（環椎後頭関節）で手の牽引関節モビライゼーションのステップです（**図10－16**）。

・患者は仰臥位で、施術者は座位か立位でベッドの上方に座ります。
・両手を患者の頭部に置いて、しっかりと指で後頭部をつかみます。両手が治療手となります（**図10－16A**）。
・患者の頭部をベッドの上に沿って優しく引き寄せます。これは、環椎（C1）から後頭部に引き寄せる方向に力が生じます（**図10－16B**）。
・少しの間、その状態で固定し、その後リリースします。

牽引は、患者の体重を身体の固定に使いますが、関節を完全に固定する訳ではありません（この場合は、環椎）。牽引の力は、頚部からさらに下方の関節に伝わることもあります。患者の筋肉が緊張していれば、ストレッチは背中の下方まで伝わるかもしれません。牽引関節モビライゼーションの力を治療したい関節のみに向かわせる唯一の方法は、一方の手で牽引したい関節の下方の骨を固定することです。通常これは不可能ではありませんが、多くの場合は患者に不快感を与えるため、ほとんど頚部の牽引関節モビライゼーションは患者の体重を頚部下部の固定に使います。

頚部の関節レベルごとに牽引関節モビライゼーションを行うことは不可能ですが、ある関節レベルに力を向けることは可能です。例えば、ストレッチしたい関節レベルがC4-C5であれば、手の位置を下に動かすことで、C4の関節突起を触れながら、優しくC4を上方へ押し、C5から引き上げます（**図10－16C**）。

もちろん、この引き上げる力はC5の下の関節に移されてはいますが、力の多くは治療したいレベルで作用します。環椎後頭関節から、牽引する力をできるだけそれぞれの関節にむけながら、頚部の治療を行います。

牽引関節モビライゼーションは注意して行わなければなりません。この方法は、頚椎の多くの軟部組織をストレッチするのに非常に効果的な方法ですが、その一方で、このテクニックがあまりに速すぎたり強すぎたりすると、患者が怪我をすることになります。

頚部には関節固有受容器があります。この受容器が極端にあるいは速く伸ばされれば、その刺激が異常信号として中枢神経系に送られます。この異常信号は、他の固有受容器の信号が神経系に入っていくのを妨ぐことで固有受容器の混乱を招き、その結果、患者はめまいや吐き気を起こすことになります。この症状は通常、長続きはしませんが（数時間から数日）、患者にとっては不快で、それが運転中に起これば危険です。この症状を起こさせないために、頚椎の牽引は、最初は数回、非常に弱い力で行うべきでしょう。非常に弱い牽引からはじめ、牽引時間は短めとしましょう。

患者がこのテクニックに慣れてくれば、治療の中で牽引する時間を延ばし、徐々に力を増加させることができます。徐々に牽引の力を増加させ、牽引時間も２～５秒以上に増やしましょう。なお、力を増加させる速度は、患者によって異なります。

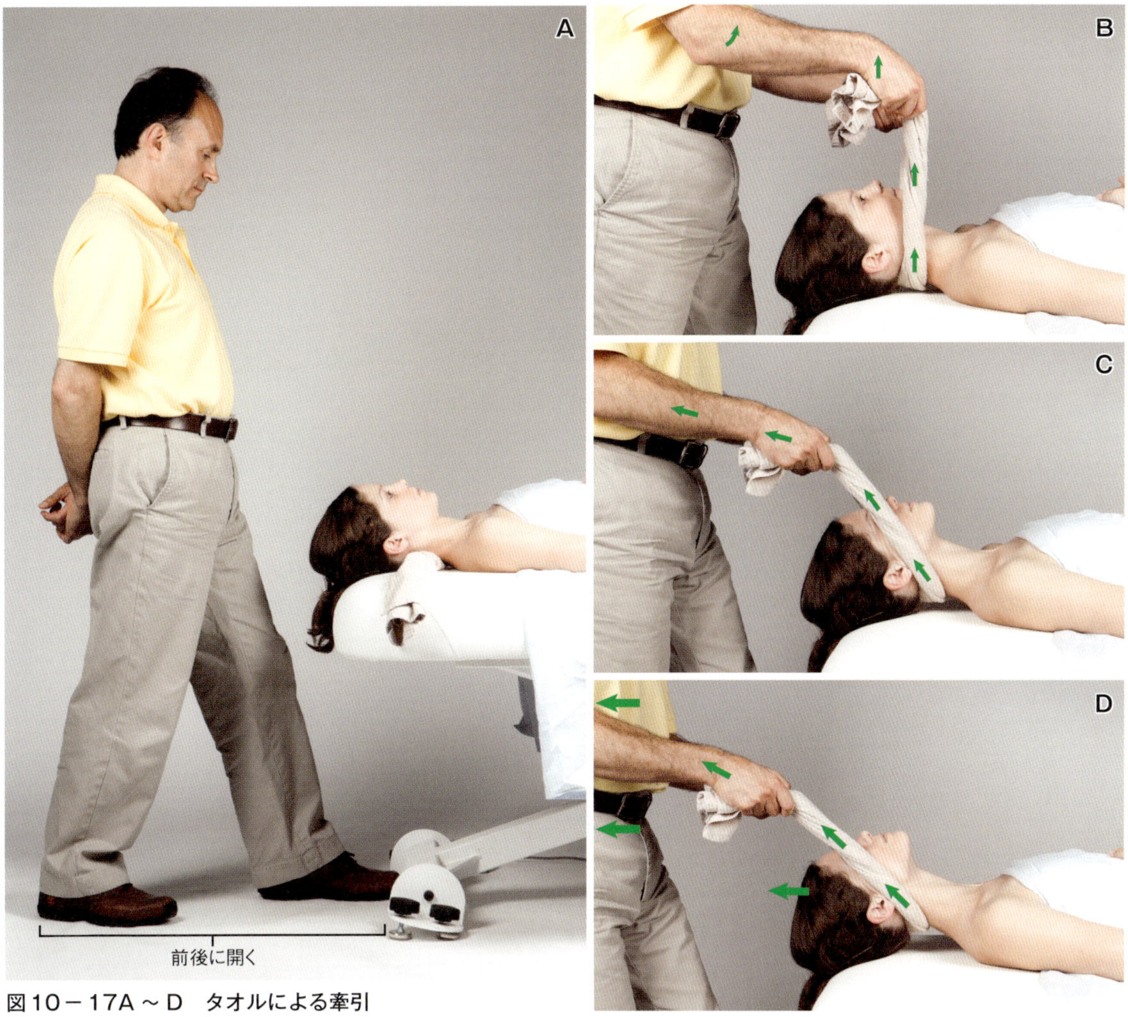

図10－17A～D　タオルによる牽引

タオルによる牽引

手を使った牽引関節モビライゼーションは患者にかなり特別な収縮や牽引力を与えるため、患者に慣れてもらえるように施術者側にも多くの努力が必要です。タオルによる頚部の牽引は、施術者にとっても負担が少ないでしょう。

タオル牽引を行う際には、身体の中心で背中を傾けることで引く力を発生させることが重要となります（腕だけを使うことは施術者が疲労する）。タオル牽引の力は軽くゆっくりと行うべきです。なぜなら、タオルを使うことで、てこの原理により力が増加しやすく、患者が怪我をする可能性があるからです。

次は、C0-C1（環椎後頭関節）でタオル牽引関節モビライゼーションのステップです（図10－17）。

・患者は仰臥位で、施術者は、脚を矢状面で前後に開き、立位でベッドの上方に立ちます。
・次に患者の頚部（上部）の下にタオルを敷きます（図10－17 A）。
・軽く患者の皮膚を触り、優しく上方に引き上げます（図10－17 B）。
・タオルを後頭部の端の下にひっかけて、約45°の角度で前上方にタオルを引きます（図10－17 C）。
・タオルで後頭部をつかんだ状態で、上方と少し前方に優しく引き、患者の後頭部と頚椎を牽引します（図10－17 D）。施術者はつま先から踵に体重を移動させながら、背部を傾けて行います。
・タオル牽引では純粋な軸性の牽引によって行われれば、タオルの片方側が直接上方に引かれ、引く力と同じ力がもう片方にもかかります。しかし、この牽引に他の要素を加えることもできます。引かれるタオルの一方ともう一方とを比較して、角度と力を変えることができます。前額面での側屈あるいは水平面での回旋を牽引とともにそれぞれの側に加えることができます（図10－18 A、B）。また、側屈と回旋（どちらか側に）を牽引力と結びつけることもできます（図10－18 C、D）。

要約

関節モビライゼーションは、治療の選択肢を増やすために

施術者への助言

タオル牽引

タオル牽引関節モビライゼーションは、ほとんどの患者に高い効果をもたらします。しかし、その効果は、タオルの厚さ、位置、引き方により異なるため、適切なタオルを選ぶことが重要です。

タオルが厚すぎたり、高級すぎると、患者の後頭部をつかむことが難しく、タオルが後頭部や頭部下方から滑ることになります。最適なタオルは、使い古されたバスタオルのサイズ（約100×60㎝）のようなものとなります。キングサイズの枕カバーもよいですが、生地が薄すぎると、接触が狭くなり、患者に不快感を与えることもあります。

タオルを正しい位置に置いて、頭部が安定した状態で、タオルを軽く引きます。強い力では、患者の頭が伸展方向へ反り返ってしまいます。患者の後頭部の下でしっかりとひっかけ、上と後（前方と上方）にタオルを引くことが重要です。正確な方向に引くことは、牽引の力を生むカギとなります。患者の頭部を上方に引く際に少し前方に引かなければ、後頭部からタオルが滑り落ち、牽引力を失うことになります。

タオルの場合でも、患者の耳を圧迫しないように注意しましょう。理想的には、タオルを伸ばし、患者の頭部から少し放し、耳に触れないようにします。万一、耳に触れる可能性があるのであれば、タオルの牽引を行う前にイヤリングを外してもらえるか患者に尋ねましょう（小さなピアスなら通常そのままでよいでしょう）。

前額面で側屈方向に牽引を加えるためには、足部の位置を前額面方向に変え、体重を患者の頚部が側屈される側に変える必要があります。回旋要素は、他方よりもタオルの一方を引き寄せることで行うことができます。例えば、患者の頚部を左に回旋するためには、タオルの右側に引き寄せます。

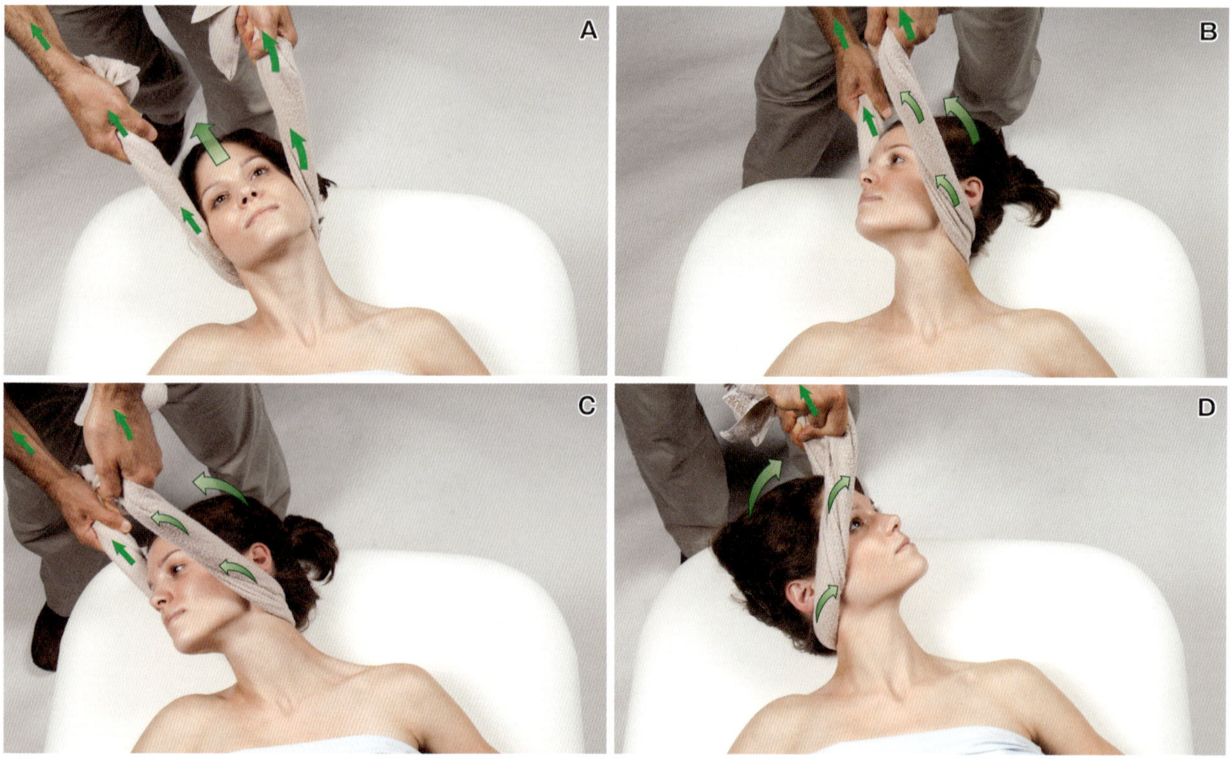

図10－18A～D　牽引とともに回旋を加える方法

も必要な高度なテクニックです。関節モビライゼーションの本質は、施術者が周囲の椎骨を動かしているときは、1つの椎骨を固定する固定ストレッチ（pin and stretch）の特別な形となっていることにあります。運動性の低下（限られた軟部組織の制限あるいは頚部の数個の関節レベル）が生じている関節に対して、関節モビライゼーションは緊張した組織を緩めるのに効果的な唯一の治療法となることもあります。動かされる関節の関節包、靱帯、小さな深部内在筋をストレッチするために特に効果的です。

あらゆるストレッチテクニックと同様に、関節モビライゼーションでも、患者の組織がマッサージや身体活動で温まった後に行われるのが最も効果的です。すべての治療テクニックにおいて、患者に行う前に技術を練習し磨くことは重要ですが、頚椎への関節モビライゼーションは、強力なテクニックであるため、治療手段に取り入れる前に、特に練習する必要があります。

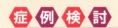

症例検討

患者：Joe Scrittore、49 歳

□病歴と評価所見

頚部の痛みとこわばりを訴えて来院した。6カ月以上症状が続いていて、パソコンをしている時に症状が悪化する。病歴を聴取すると、明らかな外傷はなかった。また、頚部の右下部が特に強いと訴えた。頭痛などの随伴症状はなく、上肢への関連痛もない。ここ6週間は週1回のマッサージを受けていて、治療は基本的に、CRストレッチに加えて、温熱療法、深部組織治療を受けていたが、頚部の痛みとこわばりはよくならなかった。頚部は詰まっているような感じで、痛みは強く、症状は常に深部にある。

施術者の評価は、患者は左側屈する際にはこわばりを感じ、右側屈する際は抑えられているようではあるが、可動域は正常であった。スパーリングテスト、咳反射テスト、スランプテスト、バルサルバテストをするように指示したが、どれも陰性であった（評価方法の概要は第3章）。触察検査では、頚部右側に際立った筋緊張は認められなかった。関節の遊びの評価では、左側屈と右回旋した際に、右頚部下方に運動性の低下があった。さらに、頭部を牽引した際に制限を感じた。

□演習問題

質問の答えと患者への治療戦略を答えよ。

11－1. Joeの治療に関節モビライゼーションのような高度なテクニックを行うべきか。その理由とともに考察せよ。

11－2. 関節モビライゼーションが有用であるならば、安全に行うことができるか。その可否と理由について考察せよ。

11－3. 関節モビライゼーションを行うのであれば、どの手順で行うべきか。その手順とその治療法を選択した理由を述べよ。

11－4. 患者への治療戦略を答えよ。

※解答・解説は257頁に記載しています。

章末問題

選択問題

1. 関節モビライゼーションの力はどの可動域で行われるべきか。
   A. 自動的な可動域
   B. 他動的な可動域
   C. 関節の遊び
   D. 上記のどれでもない

2. 緊張した内在筋と関節包を最も緩める治療テクニックは次のどれか。
   A. CRストレッチ
   B. ACストレッチ
   C. CRACストレッチ
   D. 関節モビライゼーション

3. 関節モビライゼーションは通常関節レベルで何回程度繰り返すか。
   A. 1回
   B. 2～3回
   C. 5～10回
   D. 15～20回

4. 関節モビライゼーションを行う際には、通常、治療手はどの手を使うか。
   A. 上方の手
   B. 下方の手
   C. 椎骨を固定する手
   D. 固定側の手

5. 患者にめまいを起こす可能性がある関節モビライゼーションの動きは次のどれか。
   A. 屈曲
   B. 伸展
   C. 側屈
   D. 側方

○×問題

1. 関節モビライゼーションは決して早く押してはならない。
2. 前方関節モビライゼーションは牽引として知られている。
3. 関節モビライゼーションのストレッチは2～3秒間、維持されるべきである。
4. 関節の運動性低下は周囲の代償の運動性増加を引き起こすこともある。
5. 関節モビライゼーションを頚部上部に行う際には、治療手は頚部下部に行うよりも大きな可動域で頭頚部を動かすべきだ。

記述問題

1. 関節モビライゼーションに最も類似するストレッチは何か。
2. 患者の頚部に関節モビライゼーションを行う際に必要な2つの動きは何か。
3. 関節モビライゼーションを行う前に、どのように患者を動かすことで最終可動域に持ってこなければならないか。
4. 関節モビライゼーション中に椎骨を固定手についた名前はなんと言うか。
5. 頚部への分回し関節モビライゼーションを行う際に、患者に触れるために使われる施術者の固定手の部分をなんと言うか。

組み合わせ問題

1～6の用語と関連する言葉をつなげなさい。

1. 固定手の役割	・他動的な関節可動域
2. 患者への固定手の接触	・固定した椎骨の上の頭頚部を動かす
3. 固定手が患者に触れるときに避ける部位	・横突起
4. この可動の最終に持ってくる	・関節突起
5. 治療手の役割	・椎骨の固定
6. 実際に行う関節モビライゼーションの場所	・関節の遊び

※解答・解説は254頁に記載しています。

第11章

患者に対するセルフケア

基本指針

本章では以下の内容を身につけることができます。

1. 患者に対するセルフケアの重要性
2. 「天秤」を例にしたセルフケアの説明
3. 水治療法の重要性
4. 冷水治療法、温水治療法、交代浴の適応とメカニズム
5. 冷水治療法、温水治療法、交代浴の方法に関する説明
6. 深部組織の治療と併用した冷水治療法のメリット
7. CyoCup™とアイスパックマッサージを用いた水治療法
8. ストレッチの重要性を患者に説明するための方法
9. 後頸部のストレッチ、頸部を全方向に回すストレッチ、顎を引くストレッチの説明
10. CR法、AC法、CRAC法のセルフケアストレッチの説明
11. セルフケアにおける姿勢の重要性と、頸部にストレスがかかる7つの姿勢とその姿勢の回避方法
12. 本章で重要となる用語

重要語句

- アイスパックマッサージ
- 顎を引くストレッチ
- 温水治療法
- 肩に耳を付ける動作
- 患者のセルフケア
- 寒冷療法
- 逆性（誘導）刺激理論
- 頚椎枕
- ゲート理論
- 後頚部ストレッチ
- 交代浴
- 水治療法
- 全方向へ回すストレッチ
- 天秤の例え
- 電話を肩ではさむ
- ペイン—スパズム—ペインサイクル
- マウスショルダー
- 冷水治療法
- 脇の下の嗅いを嗅ぐ動作
- CyoCup™
- RICE

序論

臨床に従事する施術者の目標は、患者の手助けをするため、基本的な知識を会得し、できるだけ多くの高度な技術を学ぶことでしょう。しかし、どんなによい施術者であっても、患者自らが治療に参加しなければ、健康状態を整えるのが難しいのも事実です。

患者が1回1時間の治療を週3回受けたとしても、残りの週165時間は治療を受けていないことになります。そのため、この治療を受けていない間に身体に悪い姿勢を取っていたり、その問題を悪化させるような生活を送っていれば、施術者が行うたった週3時間の治療で症状を軽減させるのは難しいと言えるでしょう。このことから、施術者が患者にセルフケアをアドバイスすることは、自分達の治療を成功させるためには非常に重要なことです。**患者のセルフケア**は、大きく分けて、水治療法、ストレッチ、正確な姿勢の学習の3つに分けることができます。

治療手技に関連した詳細な患者のセルフケアに関しては、各章で確認することができます。そのため、本章では、患者が家庭での治療に取り入れることが可能な2～3の基本原則、指導方法、家庭で行える上級セルフケアアプローチを紹介します。

Box 11 - 1

セルフケアの手順

本章で紹介するセルフケア方法は以下の通りです。

- 冷水治療法
- 温水治療法
- 交代浴
- 後頚部ストレッチ
- CR法を用いた後頚部ストレッチ
- AC法を用いた後頚部ストレッチ
- CRAC法を用いた後頚部ストレッチ
- 全方向に回すストレッチ
- 顎を引くストレッチ

水治療法

患者の症状の回復を促進させる最も簡単なセルフケアの1つが水治療法です。水治療法は、文字通り「水を使って治療する」こと意味します。水を利用した治療は、水が温度を伝えるのに優れた治療であるため、都合がよいと考えられています。温水は患者を温めるのに非常に効率がよく、冷水は患者を冷やすのに非常に優れています。水治療法では水自体が使われていなくても、色々な形態なものが温水療法あるいは冷水療法が存在します。例としては、電熱パッド、化学ゲルアイスパックなどです。

温水療法や冷水療法は有効な治療手段です。そのため、ほとんどすべての教科書や論文にその熱さや冷たさの使用法に関する規定やガイドラインが述べられていますが、これらの中で説明されている内容は、お互いに矛盾していることがあります。したがって、これらの手順をいつ、どのような方法で行うかを記憶したり、その説明文を丸暗記するよりも、根本的な生理学的機序を理解することの方が簡単にこの療法を

施術者への助言

天秤の例え

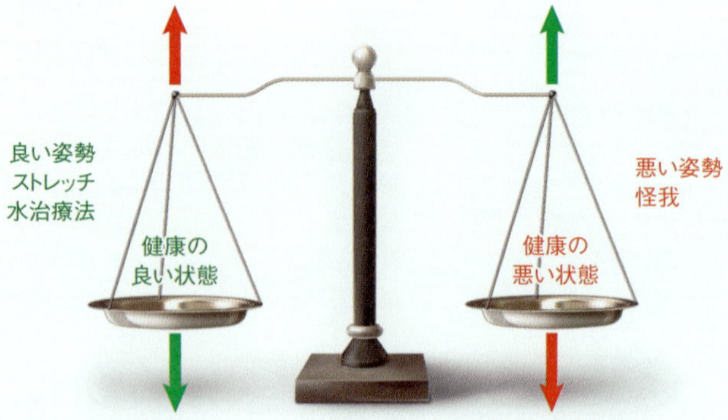

患者に家庭でのセルフケアが重要であることを伝えるためには、単純な例えを用いながら説明することが極めて有効です。具体的な例の1つに昔から重さをはかる天秤がよく用いられます。**天秤の例え**は、片側を良好な健康状態・気分のよい状態、もう片側を症状がそのまま、あるいは悪化したりする不健康な状態・痛み・不快感とします（右図参照）。

この例は、患者の状態が良ければよい方向に下がり、悪い状態であれば悪い方向に下がります。また、患者のよい状態あるいは悪い状態がなくなれば、それぞれの天秤の皿は上がります。患者には施術者の治療はよい方向に重みが加わることを説明しておくことが重要ですが、さらに職場や家で自分自身が治療するとさらによい方向に皿が傾き、もはや悪いことをしても反対方向に傾かなくなるということも伝えることが重要です。

本章では、患者が良好な健康状態に傾ける治療法として、水治療法やストレッチを紹介しています。また、悪い姿勢は首へのストレスとなるため、この姿勢を改善することも良好な健康状態へとつながるでしょう。

患者が自ら治療に参加することの有効性は以前から指摘されています。もし読者の皆さんがその観点を持っていないのであればしっかりと学ぶことが必要です。セルフケアを始める時期が早いほどよりよい方向に向かうでしょう。

自分のものにできるでしょう。

生理学的に温水あるいは冷水がどのような治療原理であるかを理解することで、各特異的疾患に対して最適な使用方法を決めることができます。

冷水治療法

寒冷療法としても知られている**冷水治療法**には、主に2つの生理学的効果があります。1つは、冷やすことによって感覚受容器を麻痺させ、結果的に痛みを除去すること、もう1つは、冷やすことによって血管を収縮させ、結果的にその範囲の腫脹と炎症を抑えることができることです。

痛みを減少させるための麻酔薬として冷水治療法を使用する1番の理由は、痛みが**ペインースパズムーペイン（pain-spasm-pain）サイクル**を引き起こす可能性があるからです。このサイクルは、痛みによりその領域を使い過ぎたりすることで筋組織のスパズムの引き金となることがあります。そして、このスパズムはさらなる痛みを引き起こし、このサイクルを永続させます。そのため、痛みを取り除くことで、反射性筋スパズムの一部を減少させることがあるかもしれません。

したがって、たとえ冷やすことが直接的な治療とはならなくても、患者の病態の根本的なメカニズムの改善に役立つ可能性があります。事実、痛みを取り除くことは、ほとんどすべての筋骨格系疾患に随伴して起こる反射性筋スパズムの減少に役立つでしょう。

また、筋スパズムを減少させることは、他の数多くの筋骨格系疾患の病態を手助けすることになるかもしれません。例えば、筋スパズムを減少させ、関節可動域が広がると可動範囲が広がり、次々に局所血液循環を増加させ、軟部組織をよりストレッチすることができます。また、首の筋スパズムを取り除くことは、頚椎の椎間板や椎間関節にかかる圧迫も減少するので、患者が頚椎の膨隆、ヘルニア、椎間関節の炎症などの問題を抱えているのであれば、その負担を軽減することとなります。

もちろん、筋スパズムそのものが硬くなった筋肉の牽引力により痛みを引き起こしていることもあるかもしれません。以上のことから、冷やすということは麻酔薬としても使用されることもあり、急性あるいは慢性であろうとなかろうと、色々な段階の筋骨格系問題で使用することができます。

冷水治療法を行う2つ目の理由としては、組織を圧迫する可能性がある腫脹を減少させるということです。まずは、腫脹は「患者の体外から見られるものではない」ということを理解することが重要です。その時々によって、腫脹は軽度であったり、深部組織まで広がっていたりします。いずれの場合も、その中身を見ることはできないので、施術者は優しく、そして注意深く、その領域を触診する必要があります。場合によっては、その腫脹は深部にあり、全く触知することができないかもしれません。この場合は、患者が訴える不快感に耳を傾けることが重要となります。

痛みはほぼすべての筋骨格系疾患にあります。しかし、患者がその領域を触診することで圧痛を訴えるとき、よく腫脹があります。冷やすことによって腫脹が減少する理由については、様々な説明ができます。

以下は腫脹の悪い点を示します。

- 腫脹は感覚神経の圧迫を起こし、痛みの増悪を導き、その際にペイン—スパズム—ペイン（pain-spasm-pain）サイクルを引き起こすことがあります。
- 腫脹が身体にあれば、その領域の動きが悪くなることがあり、その結果、関節可動域が減少し、筋肉が緊張したり、軟部組織が癒着したりする可能性があります。
- 腫脹は線維芽細胞、コラーゲンが癒着する細胞で生じることがあります。この領域をそのまま放置しておくと、これらの細胞は過度な癒着を引き起こし、さらに関節可動域を減少することがあります。
- 過度な腫脹はその領域の静脈、リンパ管、動脈の流れを遮断する可能性があり、その結果、その領域の血液循環を減少することがあります。静脈やリンパ液の流れが悪くなると、代謝作用の老廃物がその領域から取り除かれなくなり、老廃物がその組織に蓄積します。その際、これらの老廃物はその局所感覚神経の炎症を引き起こし、さらに痛みが増悪するでしょう。動脈の流れが悪くなると、酸素やその他の栄養素がその領域に運ばれなくなり、虚血状態となります。その際、虚血は障害組織の治癒過程を妨げるだけでなく、筋筋膜トリガーポイントを形成するでしょう。

実用的な方法

深部組織の治療に冷刺激を選択する

施術者は、より深部の治療を可能とするため、治療中、患者の身体を麻痺させる冷刺激の使用を選択することがあります。患者にとって深部組織への治療が効果的ではあるが、不快感あるいは痛みによりその治療を行うことができないようであれば、その部位を冷やし麻痺させることで治療を行うことができます。

もちろん、これから治療を行う領域が麻痺しているのであれば、施術者の圧刺激によって生じる生体のフィードバック能力が失われているでしょう。そのため、患者が怪我をしないよう施術者が圧の深さを判断することが基本となります。また、非常に深い部位に圧を加えなければならないのであれば、深部治療によって生じる腫脹を防ぐために、後で寒冷療法も行う方がよいかもしれません。

ROUTINES① 冷水治療法

冷水治療法の方法と使用

冷水治療法（寒冷療法）を患者に使用する最も簡単な方法は、冷凍庫で保存でき繰り返し使うことができるアイスパックを使用することです。必要に応じて、アイスパックで患側を冷やすこともできます。また、皮膚の凍傷を防ぐため、アイスパックと皮膚の間にペーパータオルや薄いタオルを敷いて置くことをおすすめします。なお、厚いタオルを使用すると冷却ができないので注意してください。

通常、痛みがある領域の感覚を鈍麻させることが目的なので、その部位にアイスパックを置くことが最も効果的ですが、長く置きすぎるのは良くありません。頚部では約５～10分の冷却時間が妥当です。もしもその領域がアイスパックで感覚を鈍麻させることができず、また、非常に熱を持ち、腫れているのであれば、アイスパックが温まった時点で交換してください。

なお、患者が弾力性のあるジェルアイスパックを持っていないときは氷袋をうまく使い、代替してください。

冷水治療法を行う際、凍傷を避けるため、必ず皮膚が正常であるかを患者に確認することが重要です。人は冷やすと感覚が低下するので、凍傷が生じているかどうかは患者自身で上手く判断することができないかもしれません。そのため、時々アイスパックの下に指を入れて皮膚の状態を確認すべきでしょう。そして、皮膚がいったん鈍麻したら、アイスパックを取り除きましょう。注意点は、冷感を変化させるような感覚性ニューロパシーなどの疾患を患者が有している場合、感覚が一般と異なり変化している可能性があるので特に注意しましょう。

冷水治療法に関するガイドライン

冷水治療法の血管収縮作用は、組織の腫脹などが認められる急性疾患患者に使用することが理想的です。身体が損傷（単独の外傷あるいは慢性的な使い過ぎなど）すると、組織が腫脹することが多く、氷で冷やすことは**RICE（安静、冷却、圧迫、挙上）**の一部で、急性期損傷の際によく使用されます。冷水治療法の使用時間と頻度について、一般的なガイドラインを理解することが治療を行う上で大切です。

損傷後の冷却時間に関しては多くの情報があり、一般的なテキストには、損傷後最初の24時間、48時間、72時間など、様々な時間を推奨する内容が記載されています。一体どれが正しいのでしょうか。

冷やす目的が損傷で生じる炎症を軽減させるためであれば、そのときは24時間、72時間、６週間、６カ月後と時間経過に関係なく、腫脹が存在する間は冷やし続けるべきでしょう（特に足首の捻挫などは、数カ月間わずかな腫脹を伴うことは珍しいことではありません）。このように、治療を行うときはいつでも、治療技術の生理学的メカニズムに従い、患者の病態に応じて考えるべきです。使用頻度に関しては、原則として寒冷療法は、損傷時に行えば行うほど、さらによくなると言われています。病態が急性あるいは重症であるときは、寒冷療法を少なくとも1日3回行うことが推奨されています。

なお、１日に何回も寒冷療法を行うとき、ガイドラインでは繰り返し治療を行う前に、身体の温度が戻っているか確認することを推奨しています。

温水治療法

温水治療法を行うことで、以下に示す3つの大きな生理学的効果があります。

⑴熱刺激は筋組織の弛緩を促進し、中枢神経系を抑制します。これは熱刺激の最大のメリットであり、リラックスさせる手段として使用されます。中枢神経系がリラックスすれば、

施術者への助言

局所鎮痛剤バーム

局所鎮痛剤バームは、痛みを減少させるために皮膚に擦り込む塗り薬です。バームには温熱効果があるものや冷感効果があるものがありますが、患者の感じる冷感覚や熱感覚は実際のところ原因となっている領域の筋組織の血液循環の変化（血管収縮あるいは血管拡張）によるものではなく、通常皮膚表面のバーム効果によるものです。

ほとんど局所鎮痛剤バームは、**逆性（誘導）刺激理論**と呼ばれるメカニズムを通して治療されます。皮膚を刺激することで、バームはその領域からの痛覚線維の伝達をブロックし、その結果痛みが減少します。この逆性（誘導）刺激理論は**ゲート理論**と呼ばれるより大きな概念を持ったメカニズムの1つです。ゲート理論は、ある領域に存在する痛みは、その同じ領域に運動、圧、皮膚刺激など他の感覚を入れることでブロックされるという理論です。そのため、局所鎮痛剤バームは患者の実際の病態の原因を治療していないとしても、痛みをブロックすることでペイン―スパズム―ペイン（pain-spasm-pain）サイクルを遮断する手助けとなります。

そのため、この刺激により代償性の筋スパズムが減少すれば、効果はさらに上がることが考えられます。局所鎮痛剤バームは一般的に安全に使用できますが、過度の使用は有毒で身体に悪いとされています。ほとんどの局所バームは同じ逆性（誘導）刺激理論が使用されているので、患者は温熱あるいは冷感のどちらか好きな方を自由に使用すればよいでしょう。

実用的な方法

施術者によるアイスの使用方法

施術者は複数の方法で寒冷療法を行うことができます。その中の１つを例に挙げると、患者の皮膚に沿って氷を擦りこむ単純な方法があります。ただし、この方法の最大の問題点は、直接手で氷を持つため施術者が不快に感じることです。また、患者側にも溶けた氷の水がポタポタ落ちて不快に感じる可能性があるので、水を拭き取るタオルを用意する必要があります。

なお、この方法の代替案としては、紙コップに水を入れ凍らす方法があります。この場合、必要な部分の紙コップを剥ぎ取り、患者に氷を擦りこむという方法で、施術者の指に直接氷が接することはありません。氷は徐々に溶けていくので、その都度紙コップをはぎとってください。

さらに、紙コップの代わりにプラスチックでできたCryo Cup™（www.cryocup.com）という道具があります（A）。これは先ほどの紙コップと違い、紙をその都度剥がす必要がありません。ただし、紙コップもCryo Cup™も溶けた氷水を拭き取るタオルは必要です。

氷の使用は寒冷療法の中でも最も効果的な方法ではありますが、患者に溶けた水がかかるという問題があります。そこで、この問題を回避したアイスパックマッサージというものがあります。

アイスパックマッサージは患者の皮膚に弾力性のあるゲル状のアイスパックを擦りこむ方法です。患者の皮膚上でアイスパックを動かすために潤滑油が必要となります。水様性の潤滑油は凍結して硬くなるので、オイルあるいはゲル状潤滑油を使用することが必要不可欠です。また、オイルあるいは水様性の潤滑油が簡単に凍らないようにするために、他の潤滑油を混ぜ合わせてみてもよいでしょう。アイスパックマッサージのもう１つのメリットは、Mineral Ice™(www.bms.com)あるいはBiofreeze™（www.hygeniccorp.com）のような局所鎮痛剤バームがあることです。これは鎮痛とアイシングの両方の効果が期待できます。

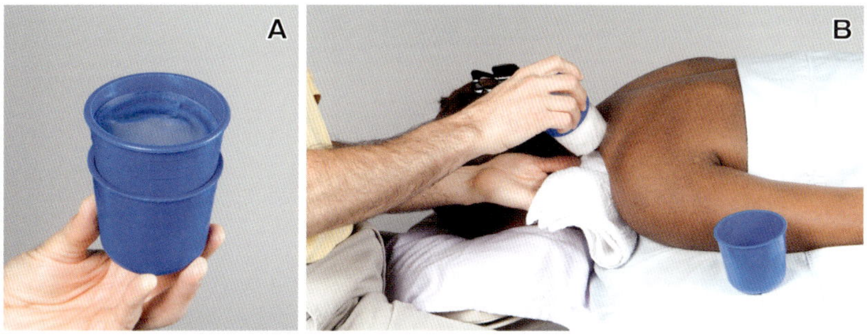

Cryo Cup™の使用方法
A：Cryo Cup™に水を一杯になる寸前まで入れて、冷凍庫に入れて氷を作る。
B：Cryo Cup™の下部は取り外すことができ、上の部分はアイスを握る部分として使用することができる。

筋組織の緊張が低下するでしょう。そして、緊張した筋組織が弛緩します。以上の理由から、これまでに述べてきたように、この領域の状態改善に役立つ可能性があります。

(2)熱刺激を行った領域では多くの血液が運ばれてくるので、局所の血管拡張が引き起こされます。動脈血はその領域の正常な代謝細胞のみでなく、その領域の傷害組織の回復にも必要な栄養素を運んでくれます。

(3)熱刺激は身体の筋膜組織の緊張を和らげたり、開放するのに役立ちます。この効果は、筋筋膜（筋内膜・筋周膜・筋外膜・腱・腱膜）と同様に靭帯、靭帯の関節包、他の筋膜も含まれています。そのため、熱刺激は患者がストレッチを行う前に行うことが理想です。

ROUTINES② 温水治療法

温水療法の方法と有効性

セルフケアで熱刺激を用いるとき、熱いシャワー、熱い風呂、温かい湿ったタオル、電子レンジで使えるビーズパック、電熱パッドを含めて多くの方法があります。患者がジャクージ、蒸し風呂やサウナを所有しているのであれば、これらも有効な選択肢となるでしょう。また、有酸素運動であれば、汗をかくことによって身体を温めるので、運動も身体の組織を温める熱刺激となります。特に、運動は他の方法より行いやすいでしょう。

風呂あるいはジャクージでは、頚部を温めるとき、頭や顔を部分的に沈めなければ首を温めることができないので、実際に行うのは難しいかもしれません。逆に、蒸し風呂あるいはサウナに関しては実際に行いやすいでしょう。電子レンジで使えるパックや電熱パッドは、簡単に使用できて便利かもしれません。乾燥そして湿った電熱パッドは組織を温めるために役に立ちます。しかし、ほとんどの場合、乾燥した熱刺激よりも湿った熱刺激の方が､効果的でしょう。シャワーは、首（あるいはいくつかの身体領域）に湿った熱刺激を与える方法としてよくすすめられています。意外と水は患者の皮膚に簡単に当てることができ、シャワーは熱に加えて、若干刺激的なマッサージとなるでしょう。

温水療法に対するガイドライン

寒冷療法とは違って、温水療法の使用時間に関しては、厳密には厳しく指導されていません。そのため、使用時間に関しては当然変わる可能性があります。適切な使用時間は５～

実用的な方法

熱刺激後のストレッチ

最初に温めてからストレッチを行うと、組織がよく反応するので、熱刺激はストレッチを行うための身体の準備としては理想的な方法と言えるでしょう。おそらく、熱刺激の臨床的メリットは、筋緊張を弛緩させたり、筋膜組織を和らげたり、ストレッチ効果を高めることにあります。なお、寒冷療法を用いて、この領域をストレッチする場合は注意が必要です。中でも注目すべきはトリガーポイントの治療として使用されるスプレー＆ストレッチです。このテクニックは通常腕のよい施術者によって行われます。そのため、家でストレッチを行う患者のアドバイスとしては、寒冷療法後のストレッチは一般的に最も効果を出すのが難しく、組織を伸ばした際に感覚がなくなることがあるので、非常に危険であることを伝えておきましょう。

20分間としていますが、これは温水使用温度、患者の快適さ、好みによります。寒冷療法は凍傷する危険性があるのに対し、温水療法はホットパックやシャワーが熱すぎると火傷する危険性はありますが、ほとんどの場合安全に行うことができます。熱刺激による治療であれば、患者自身が温度をかかさずチェックすることが重要です。

さらに温熱療法で注意すべきことは、温熱療法を長時間使用する場合、その領域に炎症が起こるかどうかを調査すべきです。使用頻度に関しては、原則として熱治療を選択するならば、たくさん行えば行うほど良くなるでしょう。病態が非常に深刻な場合、患者に1日少なくとも3回温水療法を行うことをすすめます。寒冷療法と同様に、1日に何回も温水療法を使用するのであれば、ガイドラインでは繰り返し治療を行う前に身体の温度が戻っているのを確認して行うことを推奨しています。

前述したように、緊張した筋肉あるいはその他の軟部組織に熱刺激を行ってから、ストレッチを行うべきでしょう。

原則として、腫れているところに熱刺激を行うことはやめましょう。熱刺激は血管拡張を引き起こすことがあるので、腫れている部分にさらに血流が流入し、その結果、腫脹が増悪します。また、冷刺激と同様、熱刺激で皮膚が火傷するかどうか判断できないので、熱刺激は感覚の変化がある患者には慎重に使用してください。感覚に変化がある患者であれば、熱刺激を与えている皮膚の温度を確認するために、患者に色々と尋ねなければなりません。

交代浴：寒冷療法と温熱療法を交代に行う

冷刺激と熱刺激は逆の治療アプローチとして考えられますが、両方使用することは最も効果的な水治療となります。冷刺激と熱刺激を交互に行うことを**交代浴**と呼びます。多くの筋骨格系の疾患は、筋スパズムと組織の腫脹が組み合わさっており、腫脹では冷刺激が、筋スパズムは熱刺激が選択されます。

そのため、スパズムと腫脹の両方が存在する病態は、交代浴が有効であるかもしれません。

ROUTINES③ 交代浴

交代浴の方法

交代浴が行われるとき、寒冷療法と温水療法の使用法について色々な方法が検討されますが、交代浴の基本として、最初に寒冷療法を行い、続いて温熱療法を行うという決まりがあります。

最初に、冷刺激でその領域を麻痺させ、ペイン―スパズム―ペイン（pain-spasm-pain）サイクルを遮断し、血管収縮を起こします。次に、熱刺激によって血管を拡張させます。冷刺激と熱刺激を交代に行うことによる総合効果は、老廃物を押し出し、取り除く循環ポンプ作用と新しい血液取り込み栄養素を取り入れる作用があります。

最終的に、熱刺激はその組織の弛緩と柔軟性を生じさせることから、ここに示した方法はストレッチに導くための、最高のきっかけを与えてくれることとなります。

交代浴に関するガイドライン

原則として、腫脹のみがある場合、患者への理想的な治療アドバイスは「冷やすことのみ」を指導することです。また、筋スパズムのみがあるのであれば、理想的な治療アドバイスとしてホットパックを行い、続いてストレッチを行うとよいでしょう（この原則には1つ改正するところがあり、冷刺激は以前からしびれを消失させる麻酔効果として使用されます）。

腫脹とスパズムが両方生じているのであれば、理想の治療法は交代浴です。この場合、筋スパズムが主な要因であれば、患者に対する理想的な治療アドバイスは、アイシングをしてからホットパックを使い、続いてストレッチをするように指導することです。

また、腫脹が主な要因であっても、理想的な治療アドバイスは、アイシングをしてからホットパックを使い、続いてストレッチをすることを指導します（冷刺激は通常麻痺するまで行い、熱刺激は5～20分間の範囲で行います）。

冷刺激後の熱刺激を推奨するときは、特に注意しなければなりません。冷刺激の使用はこの領域を麻痺させるので、熱刺激を行うときに皮膚がやけどしていていも、患者は気が付かないことがあります。そのため、温度が高いかどうかの判断は、冷刺激が行われていない周辺の皮膚に対して熱刺激を行うことで正確に判断することができます。例えば、熱いシャワーを熱刺激として使用した場合、冷刺激を行っていない周辺の皮膚に対してもシャワーを当てるように指示します。

ストレッチ

水治療法に加えて、ストレッチを行うことは、患者のセルフケアとしては非常に重要であり、ストレッチを禁忌とする急性疾患を除いてはほとんどの患者にすすめられます。組織を温め、弛緩させる方法として、まず、温め、その後ストレッチすることが最も安全で１番効果的です。患者のセルフケアとしてすすめることができる３つの簡単な首のストレッチは、後頚部へのストレッチ（ROUTINES④参照）、全方向に回すストレッチ（ROUTINES⑧参照）、顎を引くストレッチ（ROUTINES⑨参照）です。

一般に、これらのストレッチは典型的な静的（スタティック）なストレッチ方法で、通常１セット10～60秒間とし、約3セット行います。また、代わりとしては動的な（ダイナミック）ストッレチ方法があり、通常1セット１～３秒間で、８～10セットとより多くのセットが行われます。そこで、CR、AC、CRACストレッチ法を利用しましょう。どのように後頚部のストレッチを行うかは、ROUTINES⑤～⑦で確認することができます。なお、ストレッチをアドバイスした１～２回後の治療で、患者自身にストレッチを行わせ、正確に実践できているか確かめるのもよいでしょう。

患者によっては頚部のストレッチがすすめられます。それらの詳細な説明に関しては、第６章を参照してください。これらの章を見ると施術者によるストレッチが説明されていますが、ほとんどのストレッチは患者のセルフケアとしても行うことが可能です。

ROUTINES④ 後頚部のストレッチ

ほとんどの頚部疾患は、後頚部の筋組織の緊張が関与しています。この筋群に対する単純で効果的なストレッチは、後頚部のストレッチを行うことです。以下は、右の後頚部（伸筋群／右側屈筋群）のストレッチについて説明します。

⑴スタートポジション

・患者を椅子に座らせ、左側に頭と首を回旋してもらいます。

施術者への助言

施術者がストレッチをアドバイスする際、その量は少なめにする

セルフケアとしてのストレッチやアドバイスが患者の負担になりすぎないように配慮しましょう。１つあるいは２つのストレッチを指導して患者がそれを理解していても、さらに多くの指導を行えば負担をかけすぎることとなり、患者は何もできなくなるでしょう。患者にどのくらいアドバイスを伝えるかを考えたとき、患者に積極性があるか、セルフケアを進んで取り組む気持ちはあるかを評価しなければなりません。そのため、疾患に対する最も重要なストレッチを１つないし２つから始めることがよいでしょう。

また、次のセッションに進むためには、患者をやる気にさせることや患者にどのようにアドバイスすればよいかが分かれば、さらに他のストレッチを加えてもよいかもしれません。徐々にこの方法が取り入れられ、患者が施術者のアドバイスを吸収しようと積極的になれば、簡単にストレッチが行えるようになるでしょう。

なお、施術者が患者を教育したり、励ましたりすることは、患者自身がセルフケアを行う意欲に影響を与えます。

・左手（治療手）を頭の頭頂に置きましょう。
・右手は、右側の肩甲骨と体幹を固定するように椅子あるいはベンチをつかみましょう。

⑵ストレッチを行う

・患者は最初に左手を使って、組織が緊張するまで自動で頭と首を左下（屈曲と左側屈）に持っていきます（**図11－1Ａ**）。
・ストレッチ姿勢を維持する時間とセットの回数は、ストレッチが静的あるいは動的かどうかによって決まります。

⑶繰り返し頭を反対に回旋して行う

・後頚部の右側を行う際は、患者の頭と首を右側に回旋させ、屈曲し左側に側屈しましょう（**図11－１Ｂ**）。
・ここで注意することは、右側後頚部の筋組織に２つの異なったストレッチを行うことです。どちらの場合も、頭と首を屈曲し、左側に側屈します。しかし、１セット目は左側に回旋し、２セット目は、右側に回旋します。
・患者に簡単に説明する際は、**「脇の下の臭いを嗅ぐ動作」**や**「肩に耳を付ける動作」**と指導するとよいでしょう。側屈して同側回旋する際は「脇の下の匂いを嗅ぐ」、反対側に回旋させる際は「肩に耳を傾ける」ことになります。
・後頚部のストレッチを行うとき、ストレッチのために患者が首を動かす的確な指示は、単純に屈曲と側屈だけでは間違ってしまうことがあります。屈曲でさらに体幹に近づく

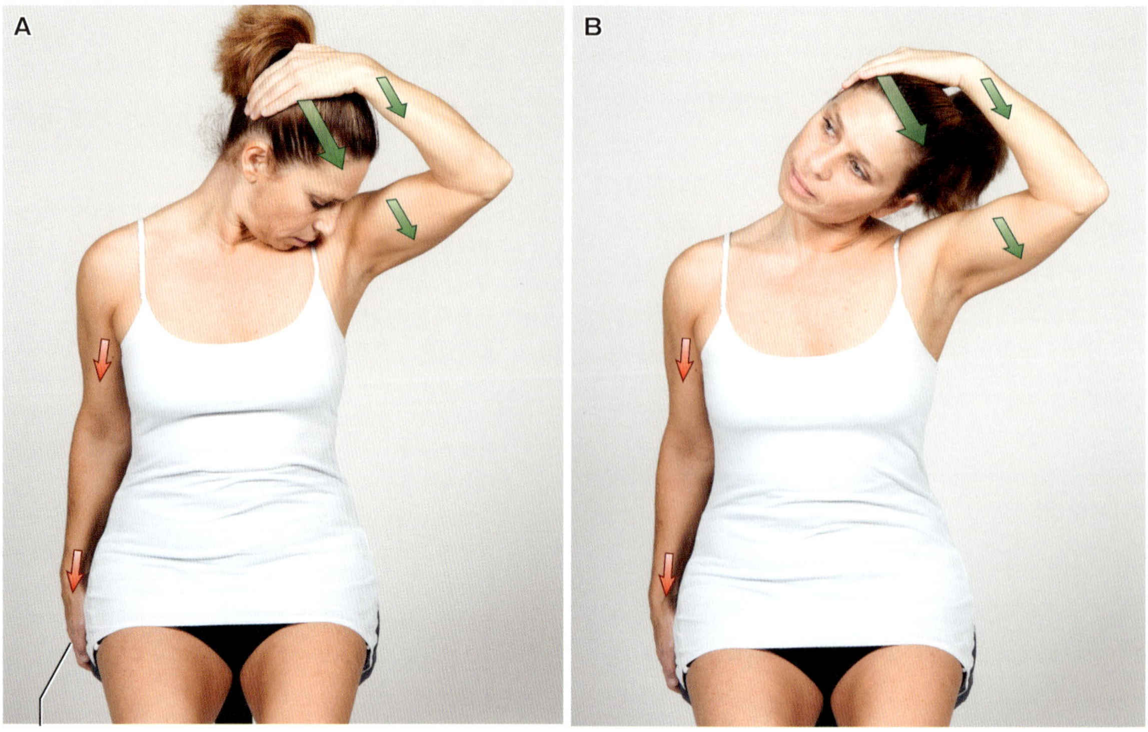

図11－1　後頸部のストレッチ
手は椅子横に固定しておく。ストレッチする際には、脇の下の臭いを嗅ぐ（A）ように、肩に耳を付ける（B）ように指導する。

ことで、より多くの後頸部筋組織の正中線の筋線維がストレッチされます。側屈でさらに体幹に近づくことで、後頸部筋組織の側方の筋線維がストレッチされます。緊張した筋組織に最高のテンションがかかる角度を見つけるまで、患者に屈曲と側屈を行うよう指導することが有用です。また、たまにより多くの後頸部筋組織の線維をストレッチするため、角度を変えて指導することも有用です。

⑷同じように反対側の首もストレッチする
・全体の手順としては、後頸部の左側のストレッチを繰り返します。
・右手を治療手、左手を固定手としましょう。
・患者を屈曲そして右側に側屈してから、1セット目は右側に、そして2セット目は左側に回旋します。

ROUTINES⑤ CR（収縮ー弛緩）法を用いた後頸部のストレッチ

患者にCR法を用いた後頸部のストレッチを教えましょう。ROUTINES④と同様、このストレッチははじめに左側に回旋させ、続いて右側に回旋させます。CR法を行うための詳細な情報は、第7章を参照してください。下記は、後頸部の右側に対するCR法を行うための手順を示しています。

⑴スタートポジション
・患者は左側に頭と首を回旋させた状態で椅子に座らせます。
・患者は頭の頂点を過ぎたところに左手を置きましょう。
・右手（固定手）は右側の肩甲帯と体幹を固定させるために椅子あるいはベンチの後に置きましょう。

⑵ステップ1：最初のストレッチ
・患者は左手で頭を首を前方に引っ張り、緊張するまで左下に倒し、ストレッチをしましょう（屈曲と左側屈）（**図11－2A**）。
・ストレッチ中は、通常息を吐き出すのがよいでしょう。

⑶ステップ2：患者に目的の筋肉を収縮してもらう
・患者は息を吸い込み、それから左手の抵抗に対してスタートポジションまで頭を戻そうと後方に引くと筋組織が収縮するので、このときに息を止めるか吐き出しましょう（**図11－2B**）。
・5～8秒かけて、患者は狙いとなる筋組織が収縮させればよいでしょう。

⑷ステップ3：収縮後のストレッチ
・患者をリラックスさせ、普通に息をしてもらいます。それから左手を使って、抵抗を感じるまで、さらに屈曲そして側屈方向にストレッチします（**図11－2C**）。
・患者に約1～3秒間この姿勢をキープしてもらいます。
・ストレッチ中は、通常息を吐き出すのがよいでしょう。患

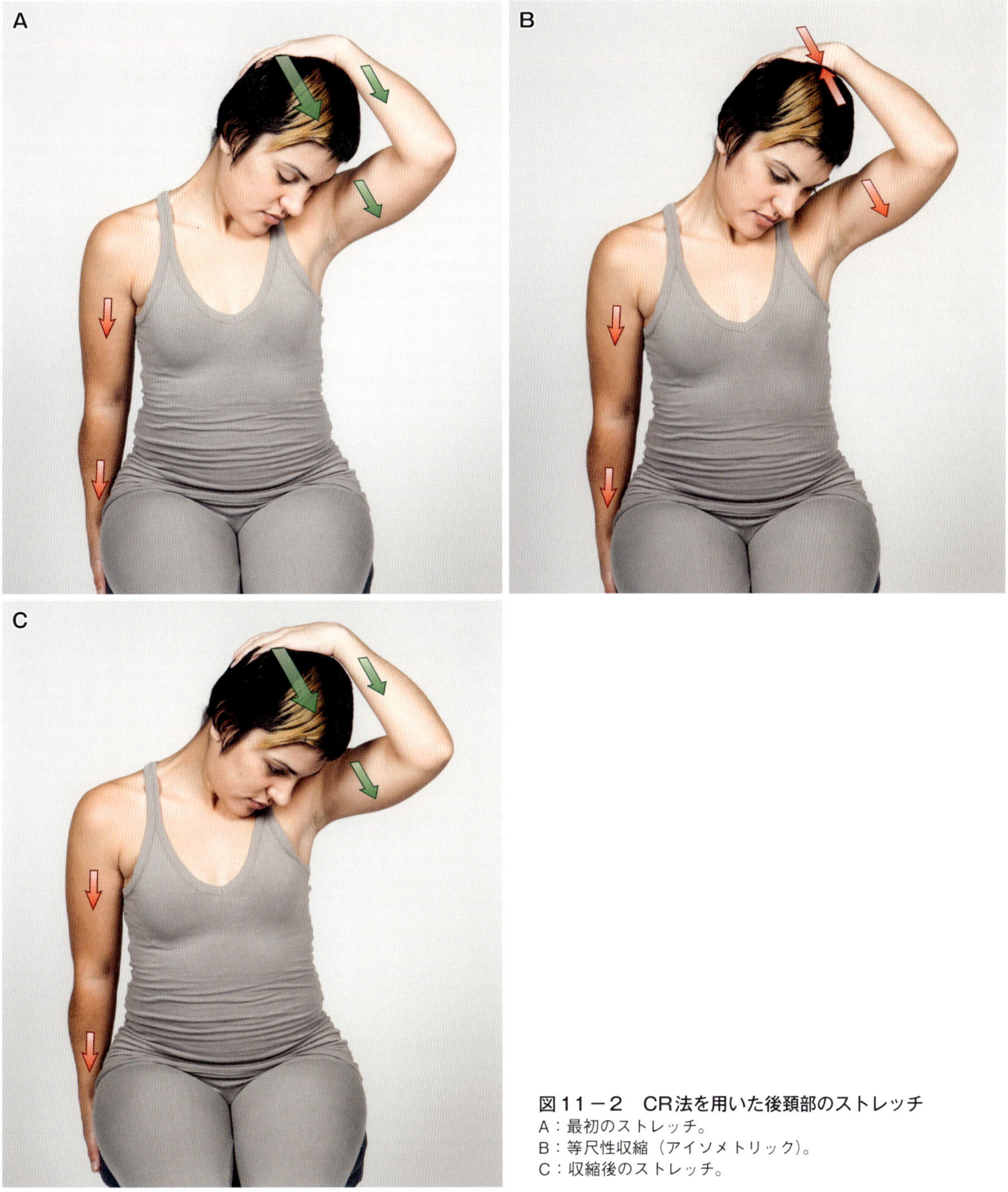

図11－2　CR法を用いた後頸部のストレッチ
A：最初のストレッチ。
B：等尺性収縮（アイソメトリック）。
C：収縮後のストレッチ。

者が(3)ステップ2で息を吐ききっていれば、息を吐き出すことで、このストレッチは終わるか、もう一度息を吸い込んでから、さらにストレッチを行い、その際に息を吐くようにしましょう。

(5)さらに繰り返し行う

・(4)ステップ3の最終ポジションから、患者は(3)ステップ2と(4)ステップ3を繰り返し3～4回行いましょう。

(6)反対側に回旋して行う

・右側に首を回旋して、同様のストレッチを行いましょう。

(7)反対側のストレッチを行う。

・後頸部左側の筋組織に対しても、同様のストレッチを行います。

・右手を治療手、左手は固定手とします。

・患者は屈曲し、右側に側屈するように動かし、1回右側に回旋し、1回左側に回旋します。

ROUTINES⑥ AC（主動筋ー収縮）法を用いた後頸部のストレッチ

ACストレッチ法を用いた後頸部のストレッチも行います。ROUTINES④に記載されており、これは最初に右方向に回旋させ、それから左方向に回旋させます。ACストレッ

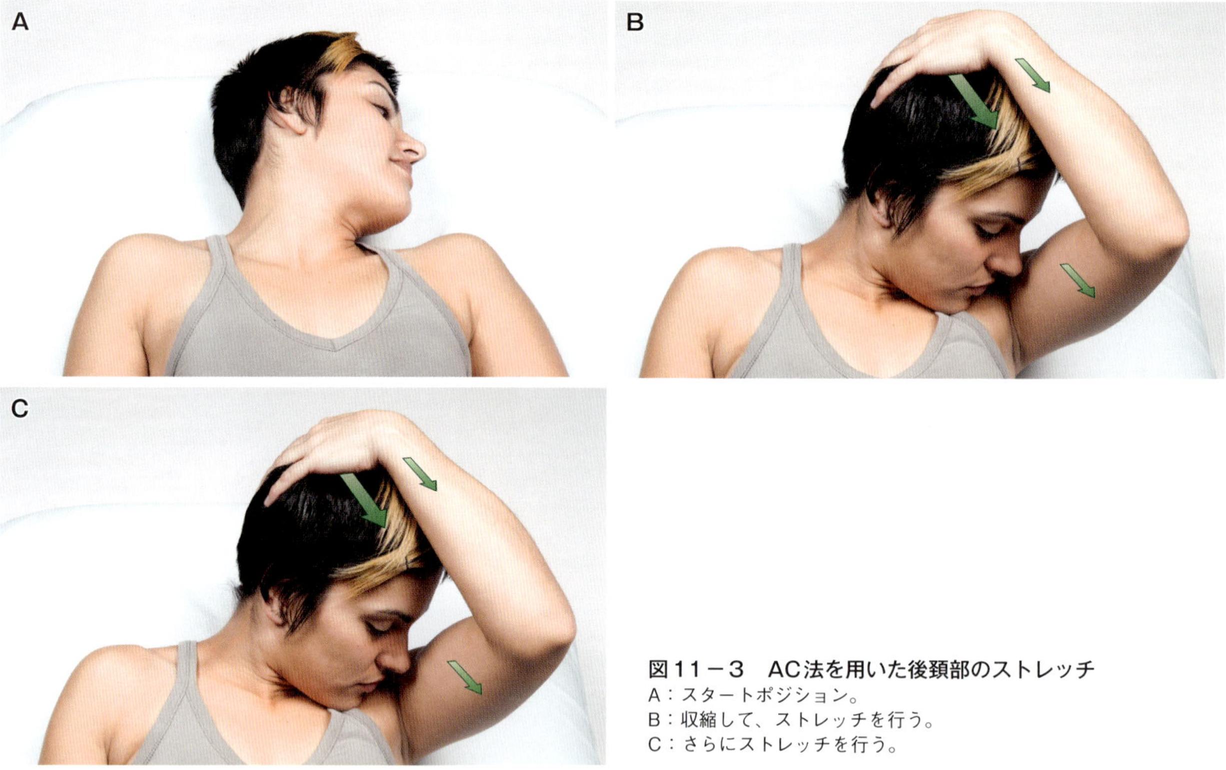

図11－3　AC法を用いた後頚部のストレッチ
A：スタートポジション。
B：収縮して、ストレッチを行う。
C：さらにストレッチを行う。

チに関する詳細な情報に関しては、第8章を参照してください。そして、以下は右後頚部に対するACストレッチを行うためのステップとなります。

⑴スタートポジション
・患者は頭頚部を屈曲そして片側に側屈できるよう背臥位になり、重力の抵抗を活用しましょう。
・首を左側に回旋させます。
・このとき、患者の左手は治療手となります（**図11－3A**）

⑵ステップ1：収縮して、ストレッチを行う
・患者は深呼吸しながら、ベッドから離れるように自動で頭頚部を屈曲、そして左側に側屈してもらいます（**図11－3B**）。

⑶ステップ2：さらにストレッチをする
・患者を弛緩させてから、左手を使いさらに同方向にストレッチを行います（**図11－3C**）。
・患者は1～2秒間このストレッチ姿勢をキープしてもらいます。
・このストレッチを行っている間は息を吐ききりましょう。

⑷ステップ3：スタートポジションに戻す
・患者は息を吸うと同時にベッドの上に頭を置いて、スタートポジションに戻します。
・必要に応じて、患者は頭を下げるのを補助するため左手を使用することもあります。

⑸さらにもう1セット行いましょう
・スタートポジションから1～3のステップを8～10セット繰り返しましょう。
・最終セットでは、ステップ2のストレッチを10～20秒間キープしてもらいます。

⑹反対側に回旋して行う
・右側に首を回旋して、同様のストレッチを行いましょう。

⑺反対側のストレッチを行う
・後頚部左側の筋組織に対してすべての方法を繰り返し行いましょう。
・右手は治療手となるでしょう。
・患者は屈曲そして右側に側屈するように動かし、1回右側に回旋し、1回左側に回旋します。

ROUTINES⑦ CRAC（収縮－弛緩－主動筋－抵抗収縮）法を用いた後頚部のストレッチ

患者はまたCRAC法を使用して後頚部ストレッチを行うことも可能です。ROUTINES④に記載されているので、このストレッチは、最初に右回旋、続いて左回旋を連続して行います。CRACストレッチを行うための詳細な情報は、第9章を参照してください。

以下は、右後頚部に対するCRACストレッチを行うステ

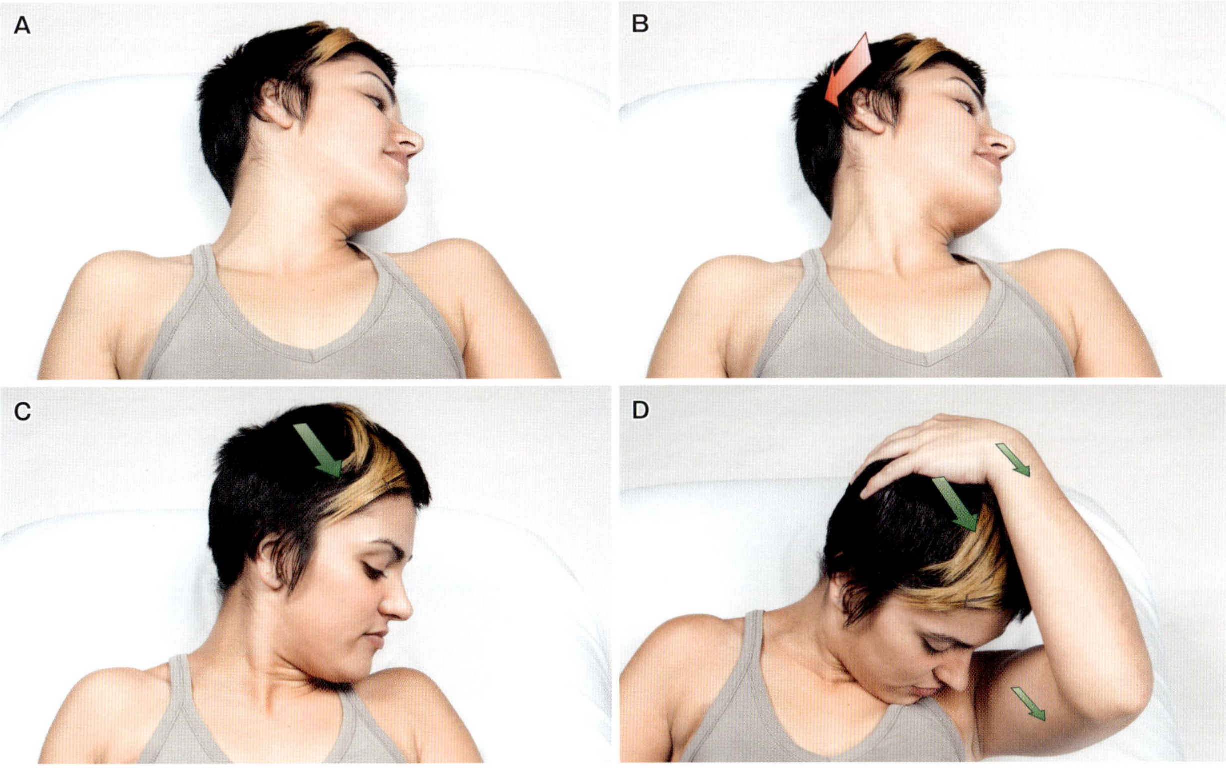

図11－4　CRAC法を用いた後頚部のストレッチ
A：スタートポジション。
B：等尺性（アイソメトリック）収縮。
C：求心性（コンセントリック）収縮と最初のストレッチ。
D：さらにストレッチを行う。

ップを記載します。

⑴スタートポジション
- 患者には、このストレッチのAC構成要素を行うために、重力に逆らうと同時に頭と首を屈曲そして左側に側屈できるように背臥位になってもらいます。
- 首は左に回旋します（**図11－4A**）。
- このとき、患者の左手は治療手となります。

⑵ステップ1：等尺性（アイソメトリック）収縮
- 患者はベッドの抵抗に対して頭を伸展し、右に側屈することでターゲットとなる筋組織（右後頚部）を等尺性収縮すると同時に息を吸い、そして息をとめます（**図11－4B**）。
- 患者は5～8秒間この方法でターゲットとなる筋組織を収縮させましょう。

⑶ステップ2：求心性（コンセントリック）収縮と最初のストレッチ
- 患者は自動でコンセントリック収縮し、首を屈曲そして左側屈させると同時に息を吐き出しましょう（**11－4C**）。

⑷ステップ3：さらなるストレッチ
- 患者をリラックスさせ、左手（治療手）を使い、同側（左側）方向に頭をさらに伸ばし、ストレッチを増大させましょう（**11－4D**）。
- 患者は1～2秒間このストレッチを保ちましょう。
- 患者は通常、このステップの間は完全に息を吐き出しましょう。

⑸ステップ4：スタートポジションに戻す
- 患者はベッドに横たわった状態で頭をスタートポジションに戻すと同時に息を吸い込みます。
- 重力によって急激に頭が上がることを防ぐために、必要であれば、左手を使用しましょう。

⑹さらに繰り返す
- 背臥位でスタートポジションから始めましょう。患者は全体で約3～10セット、ステップ1～4を繰り返します。
- 最後は、ステップ3のストレッチにおおよそ10～20秒間、あるいはそれ以上の時間行いましょう。

⑺対側を回旋させ繰り返す
- 右側に首を回旋して、同様のストレッチを行いましょう。

⑻多方向に首を反復運動させる
- 後頚部左側における筋組織に対してすべての方法を繰り返

し行いましょう。

・右手は治療手となります。

・患者は屈曲そして右側に側屈するように動かし、右側に1回回旋し、次に左側に1回回旋します。

ROUTINES⑧ 全方向に回すストレッチ

本章で示す後頚部のストレッチ（**図11－1参照**）は、後頚部の筋組織に対しては唯一にして最高のストレッチと言えるでしょう。首のあらゆる部分（後方、前方、側方）における筋組織のストレッチに対して有用なテクニックは、「全方向に回すストレッチ」と呼ばれる動的なストレッチです。なお、第10章で紹介した分回し関節モビライゼーションと似ています。

全方向に回すストレッチを行うために、患者は椅子に座り、分回し運動を行うように自動で頭を動かし、首を優しく、ゆっくりと360°回します（**図11－5**）。同一方向に約20～30秒のストレッチを行うように患者に指導して、それから他の方向にも約20～30秒ストレッチを行わせましょう。

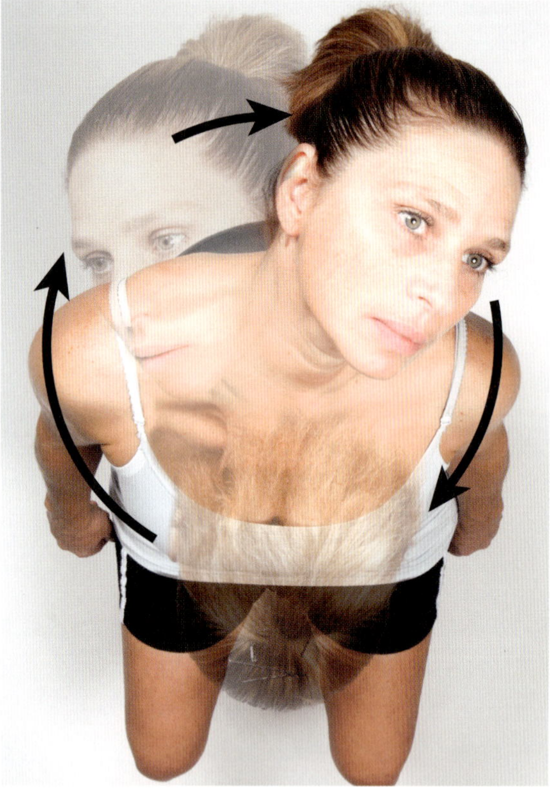

図11－5　全方向に回す分回しストレッチ
患者には時計周りあるいは反時計回りのいずれかで、頭と首を優しくゆっくりと分回します。

全方向に回すストレッチはゆっくりと行わなければなりません。早く動かし過ぎると目が回る可能性があります。さらにこのストレッチの伸展動作は特に高齢者に対しては、ゆっくり行うように指導しなければなりません。

ROUTINES⑨ 顎を引くストレッチ

下位頚椎の前弯消失と上位頚椎の前弯増強を伴う猫背姿勢が発症することはよくあることです。このような患者に対しては、正常な解剖学的肢位に頭と首を戻すのに役立つ顎を引くストレッチを行うことが有用です。

この方法は、特に胸鎖乳突筋、斜角筋、前頚部の長筋群と同様に後頭下筋群後方の小後頭直筋、上頭斜筋をストレッチするのに有用です。

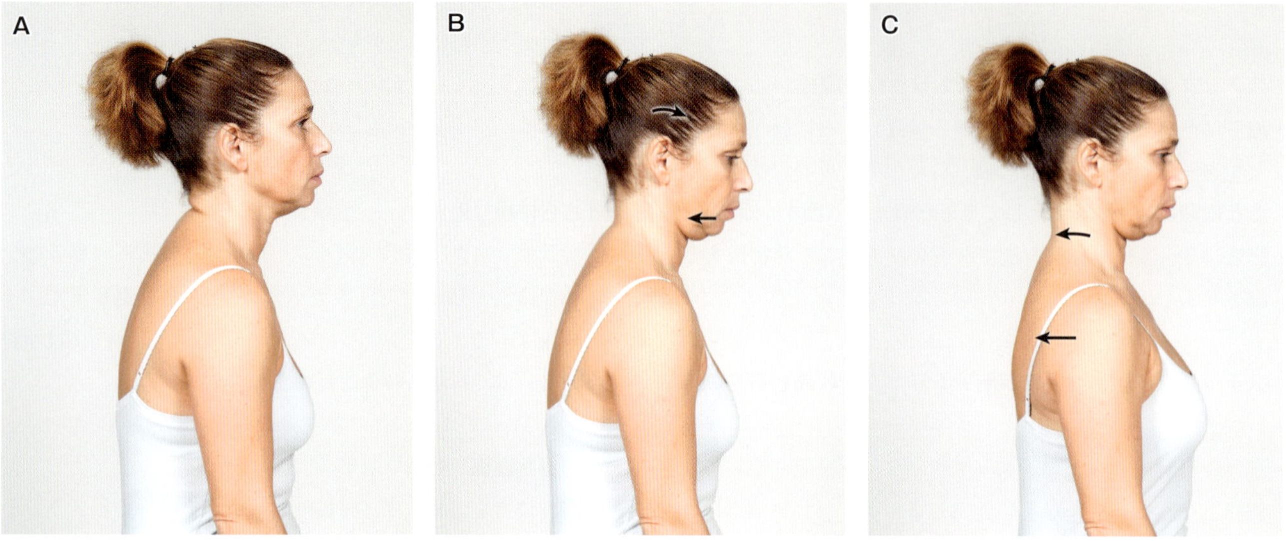

図11－6　顎を引くストレッチ
A：スタートポジション。
B：顎を押し込む。
C：肩甲骨を内転させる。

⑴スタートポジション

・患者は座位あるいは立位とさせます（図11－6Ａ）。

⑵ストレッチを行う

・患者は頭を屈曲させるため、初めに顎を押し込みます（図11－6Ｂ）。

・患者はそれから体幹を伸展するために下位頚椎を伸展させ、同時に肩甲骨を内転させます（図11－6Ｃ）

・このストレッチ肢位で時間を置きます。行う回数に関してはストレッチが静的あるいは動的かによって違ってきます。

姿勢のアドバイス

冷刺激、熱刺激、ストレッチに加えて、首の問題を持つ患者に姿勢のアドバイスをすることは施術者にとって重要です。多くの因子が首の問題の一因となっていますが、多くの場合、悪い姿勢による繰り返しの微小損傷が主要な因子となっています。たとえ悪い姿勢が患者の首の疾患の原因となっていなくても、必ずその問題は持続因子となり、治療過程を妨げることとなるでしょう。

以下は首に最も影響を及ぼす頻度の高い７つの項目を示しています。

1．頭／首の屈曲姿勢
2．頭の前方姿勢（持続的な姿勢）
3．外転あるいは屈曲で腕を保持する
4．耳と肩で電話を挟む
5．肩にハンドバックをかける
6．手で重たい荷物を持つ
7．誤った枕のサイズで寝る

頭／首の屈曲姿勢

最も頻度の高い首の姿勢問題は、頭が体幹を超えてもはやバランスがとれないくらい、頭と首が前方に屈曲する姿勢です。頭の重心が体幹の中心にないとき、頚部伸筋群による抵抗を除くと、重力で顎が胸に付くような頭と首が完全に屈曲する姿勢となるでしょう。抵抗するこれらの筋肉には持続的にアイソメトリック収縮負荷がかかり、アンバランスな屈曲姿勢を維持するように働きます。上記の持続的な収縮により、これらの筋肉は疲労するでしょう。そして結果としてスパズムが起こり、筋緊張を引き起こします。さらに、スパズムを起こした筋肉により、症状は全身へと発展するでしょう。

多くの仕事や活動が屈曲姿勢のアンバランスを促すので、できる限りこの姿勢を避けることを患者にアドバイスすることが重要です。例えば、携帯電話を膝の上で使用するときにうつむいたり（図11－7）、本を膝に置いて読んだり、ノートパソコンやタブレットを使用したり、机で書き物をしたり、

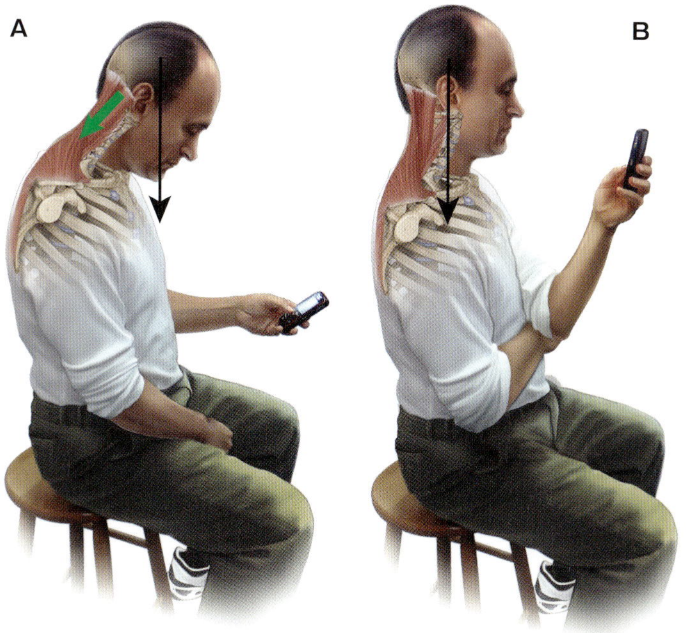

図11－7　頭／首の屈曲姿勢
Ａ：膝の上での携帯電話の使用は、体幹に頭が乗っていないので、頭が不安定となる。この場合、後部伸筋群にストレスがかかる。
Ｂ：携帯電話を目の高さまで持ってくると、後頚部のストレスは軽減する。
Ａ・Ｂそれぞれの図において、頭の重心は、矢印で表している。
(Reproduced with permission from Muscolino JE. Seven keys to healthy posture. MTJ. Spring 2010: 93-97)

赤ちゃんの面倒をみたり、編み物をしたり、縫い物をしたりすることが挙げられます。患者には、これらの作業に対して頭や首を曲げるのではなく、できる限り頭と首を上げたり、目の高さまで上げるようにアドバイスします。これは患者の伸筋群へのストレスを最小限に抑えることとなります。

屈曲した頭／首の姿勢はまた、頭の前方姿勢（持続的な姿勢）へと発展します。

頭の前方姿勢（持続的な姿勢）

頭の前方姿勢は、猫背の状態と深く関わっています。下部頚椎が屈曲し、上部頚椎が伸展しているのも関与しています（**図11－8**）。持続的な姿勢（頭の位置）は、その重心が体幹上になく、頭／首の屈曲姿勢と似ています。この状態は頚部の後部伸筋群に同様のストレスがかかり、先ほどと同じような症状を生じます。

患者にこの姿勢を自覚させ、できる限り避けるような助言をすることが重要です。この姿勢は、運転をしたり、パソコン作業をしたりする際によく見られます。この姿勢を軽減させる鍵は、顎を引き、頭を屈曲させ、体幹を越えるように下部頚椎を伸展させるように助言することです。（ROUTINES

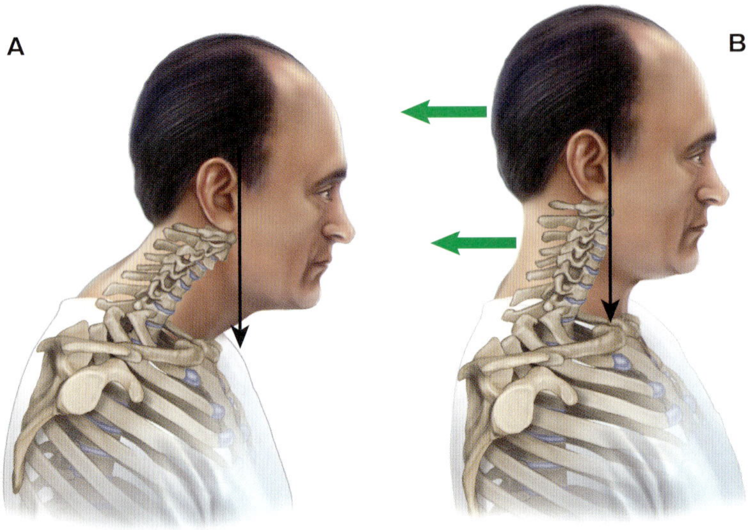

図11－8　頭の前方姿勢（持続的な姿勢）
A：持続的に頭が前方にある姿勢。
B：適切な姿勢に頭を戻すため、顎を引き、下部頚椎を伸ばす。
A・Bそれぞれの図において、頭の重心は、矢印で表している。
（Reproduced with permission from Muscolino JE. Seven keys to healthy posture. MTJ.Spring 2010: 93-97）

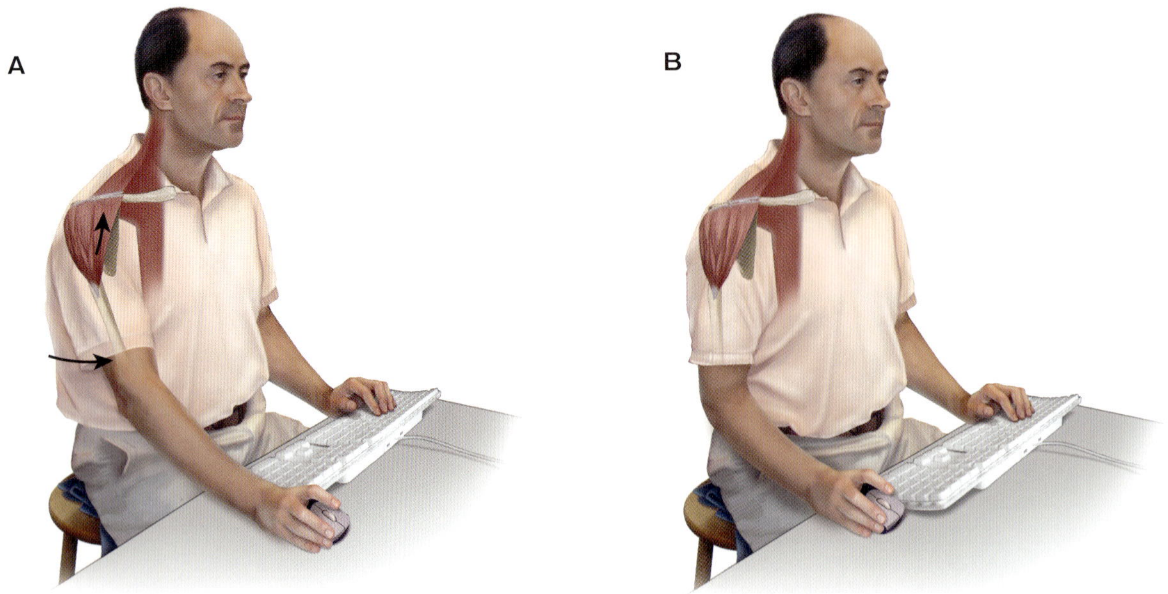

図11－9　腕の屈曲姿勢
A：患者の身体から離してマウスを使用することは、腕の屈曲姿勢の原因となる。この姿勢は、三角筋と上部僧帽筋へのストレスがかかる。
B：身体の横に腕を保持するような姿勢は、三角筋をリラックスさせる。
（Reproduced with permission from Muscolino JE. Seven keys to healthy posture. MTJ. Spring 2010: 93-97）

⑨での顎押し込みストレッチを参照）

外転あるいは屈曲で腕を保持する

長時間、身体の前方で屈曲・外転あるいは身体の外側で外転することは、肩関節の三角筋と他の筋肉が等尺性収縮することとなります。また、この姿勢は肩甲帯を固定する役割を持つ僧帽筋の等尺性収縮の原因にもなります。結果として、これらに関与する筋肉は疲労し、傷害が起こりやすくなります。腕を屈曲位にする姿勢は、肩甲帯の外転位と関係しており、慢性的に肩甲帯あるいは体幹上半部が丸まった姿勢の原因となります。身体の前での作業は、持続的にこれらの筋肉を酷使することとなります。

最もよく取り上げられる姿勢としては、パソコン作業をする際、キーボード、特に身体から離してマウスを使用する作業することです（**図11－9**）。実際には、マウスショルダーとして良く見られます。

もう1つよくある屈曲・外転姿勢としては、運転する際の姿勢です。多くの人は、「10時と2時」の位置でハンドルを持ちます。もし、「5時と7時」の位置でハンドルを操作することができれば（患者はこの姿勢で車を安全に運転することが可能である）、腕を膝に置いてくつろぐことができ、肩甲帯と首の筋組織に感じられるストレスが軽減するでしょう。

耳と肩の間で電話を挟む

耳と肩の間に電話を挟むような姿勢は、長期的な等尺性収縮負荷がかかり、首と上背部の筋肉に大きなストレスが加わることから、問題のある姿勢と考えられます（**図11－10A**）。主に影響が生じるのは、首の側屈と肩甲骨を挙上する筋肉です。電話をする際の最もよい姿勢は、電話を聞いている方と反対側の手を使用することです（**図11－10B**、例：左手で電話を持ち、右耳で聞く。あるいは右手で電話を持ち、左耳で聞く）。

また、理想的な解決策としては、電話を手で持つより、ヘッドホンを使用するとよいでしょう。

Box 11 - 1

パソコンを使って作業する

パソコン作業における人間工学は、将来的に頚部の姿勢の問題につながることが多いでしょう。モニター画面が目の高さになく、画面を見るときの首の位置がそのままの状態であると、患者の首は非対称の姿勢となるため苦痛を感じるでしょう（片側あるいは他方向へ回旋したり、屈曲あるいは伸展状態となる）。キーボードの高さが高すぎたり、低すぎるならば、患者はその高さを補う必要があり、高すぎると猫背になるし、低すぎても上背部が丸まった状態となります。

これらの問題は、ノートパソコンやタブレットを使用することで頻繁に起こります。デスクトップの場合、モニター画面とキーボードは分かれているため、それぞれを最適な高さや位置に置くことができるのに対し、ノートパソコンやタブレットはそのようなことができません。ノートパソコンの画面とキーボードは両方固定されており、タブレット画面に関しては、キーパッド画面となっています。結果的に通常、画面はとても低い位置となります。また、高ければ、その時はキーボードはがとても高い位置となります。さらに、マウスが患者からとても遠くの位置にあるならば、腕は外転そして屈曲の等尺性収縮が継続することとなり、肩と首の筋組織は疲労することとなるでしょう。

A

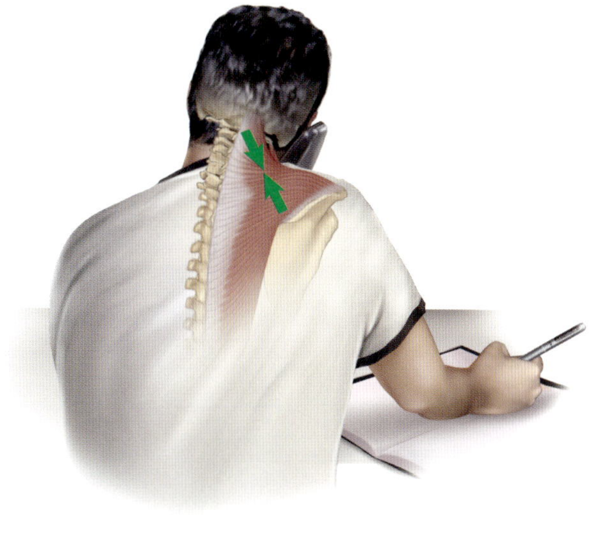

B

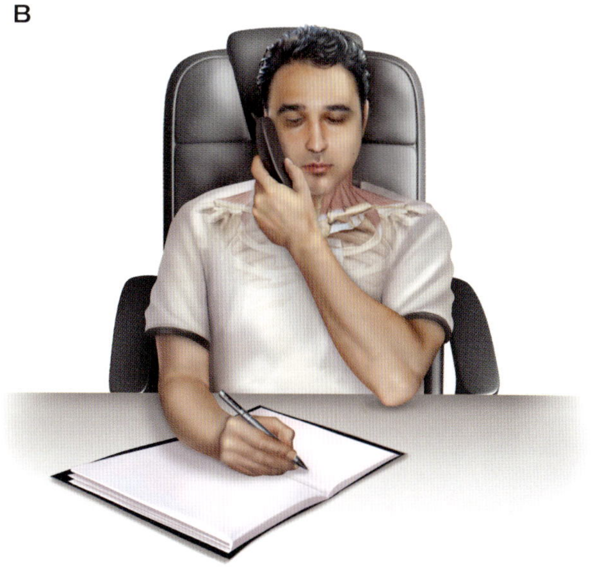

図11－10　電話を挟む
A：電話を耳と肩の間で挟む姿勢は、首と肩甲帯の筋組織にストレスがかかる。
B：電話を聞く耳と反対側の手で持つと、首と肩甲帯の筋組織はリラックスする。

（Courtesy of Joseph E. Muscolino）

肩にハンドバックをかけて歩く

他によくある姿勢異常として、左右同じ側の肩にハンドバックあるいは他のバックを背負っている人が問題となります。この姿勢は首に問題を起こします。バックの重さだけの問題ではなく、肩の傾きによって自然に肩からバックが滑り落ちないように保っている姿勢も問題となります。この状況を予防するために、多くの患者は知らず知らずのうちに肩甲骨を上げています（図11－11）。この状態は、肩甲骨を挙上する筋肉に等尺性収縮負荷が持続的にかかり、この領域を最も悪化させることになるでしょう。主に影響を受ける筋肉は、上部僧帽筋、肩甲挙筋、菱形筋です。

また、バックが重ければ、バックをかけている肩の軟部組織が下方向に押しつけられるため、局所血液循環が断ち切られることで、さらに筋肉に悪影響をもたらします。リュックサック型、あるいは反対側の肩にかけるようなバックを持ち歩くことで、肩甲骨の挙上問題は解決されるでしょう。

しかし、肩の軟部組織にかかる重さがまだ問題要因として残ります。クラッチバック（腕に抱え込むタイプのカバン）、ファニーバック（腰回りにつけるカバン）、キャリーバックを使用することで、この問題を解決することができます。

手で重たい荷物を持ち運ぶ

手で重たい荷物を持ち運ぶことは首の問題とあまり関連がなさそうですが、首と上背部にある肩甲骨を挙上する筋肉が悪化することがあります。なぜなら、これらの筋肉は肩甲骨を下に引っ張られる牽引力に対して、肩甲骨と鎖骨を安定させるために筋肉を収縮しなければならないからです（図11－12）。

これらの筋肉は、僧帽筋上部、肩甲挙筋、菱形筋が関与します。解決策としては、キャリーバック、リュックサックを使用することが望ましいでしょう。重たい荷物を持ち運ばなければならないなら、できる限り両方の手に重さが均等にかかることが望ましいでしょう。

誤った枕のサイズで寝る

就寝する際、患者の首の位置を確認することは非常に重要です。患者が1日に6～8時間睡眠を取るとしたら、80歳になったときには、20～25年あるいはそれ以上を睡眠に費やしていることになります。首にとって負担がかかる姿勢で寝ていれば、そのうち深刻な有害事象が起こることは言うまでもないでしょう。

首（同様に、腰）にとって、うつぶせで寝るということは、非常に身体に悪いと考えられています。マッサージ台のような顔の部分に穴が空いているマットレスでない限り、うつぶせで寝る際は、片側方向に頭と首を回旋させた状態で数時間寝ることとなります。この状態は、時間とともにいくつかの筋肉が短縮したり、過剰に伸ばされたりと筋肉に様々な悪影響を及ぼすでしょう。

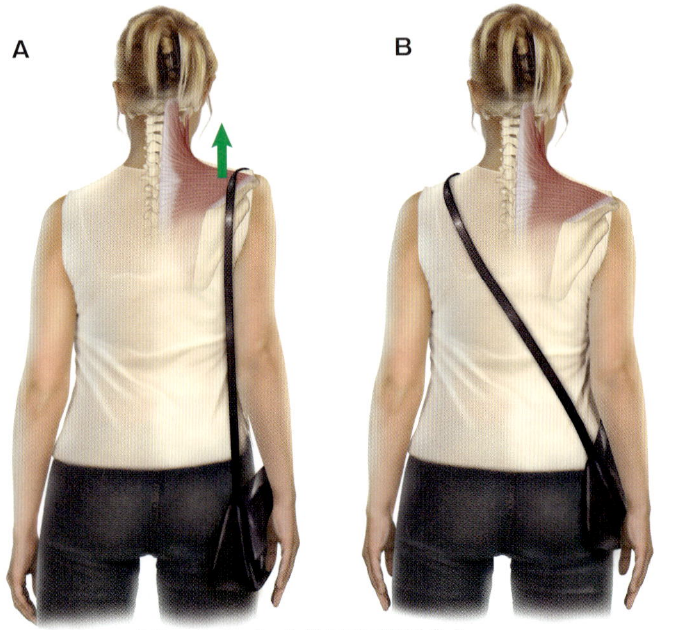

図11－11　肩にハンドバックをかけて持ち歩く
A：同側の肩にハンドバックかけて持ち歩くと、肩からバックが落ちるのを防ごうと肩甲骨を挙上するため、持続的に筋肉は等尺性収縮することとなる。
B：反対側の肩にハンドバックをかけて持ち歩くことは、持続的に肩甲骨を挙上する筋収縮の負担が取り除かれる。
（Reproduced with permission from Muscolino JE. Seven keys to healthy posture. MTJ. Spring 2010: 93-97）

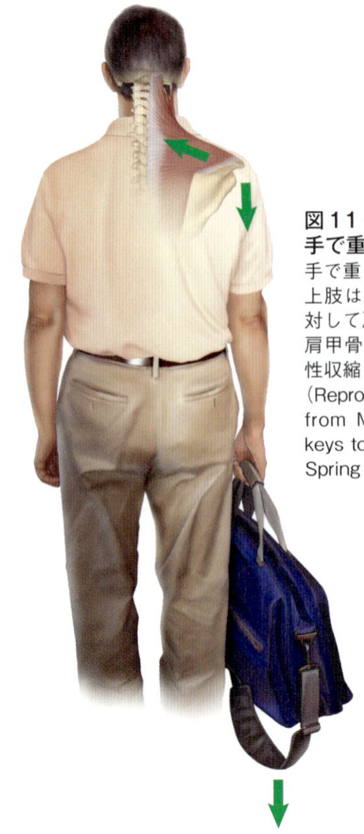

図11－12
手で重たい荷物を持ち運ぶ
手で重たい荷物を持ち運ぶ際、上肢は荷物の重さの牽引力に対して肩甲骨を固定するため、肩甲骨を挙上する筋肉の等尺性収縮を必要とする。
（Reproduced with permission from Muscolino JE. Seven keys to healthy posture. MTJ. Spring 2010: 93-97）

また、筋紡錘反射が刺激されて、これらの筋肉が緊張することもあるでしょう。長期間このような姿勢でいると、椎間板や椎間関節に対しても負担がかかるでしょう。

側臥位で寝ることは、枕の厚さによって、健康あるいは不健康のどちらにもなります。枕がとても高すぎる(厚すぎる)のであれば、頭と首はベッドから離れるように側屈するかたちで押し上げられるでしょう(**図11－13A**)。枕がとても低すぎると(厚くなければ)、ベッド方向に側屈するように落ちるでしょう(**図11－13B**)。しかし、もし枕の高さが適切であるならば、頭と首は健康的な中立な姿勢で支えられます(**図11－13C**)。残念なことに、ほとんどの患者は、非対称となるような頭と首が持ち上げられるとても高い(厚い)枕で寝ています。

背臥位で寝ても、枕の使い方によって健康あるいは不健康のどちらにもなります。枕がとても高すぎる(厚すぎる)のであれば、頭と首は屈曲するような形で押し上げられるでしょう(**図11－14A**)。低い枕で寝ても、頚椎と胸椎の弯曲の角度に依存しており、頭と首は中立姿勢あるいは若干伸展姿勢となるかもしれません。どちらにしても首の前弯は支持できないでしょう。

理想の睡眠姿勢としては、**頚椎枕**を用いて背臥位で寝る事です。頚椎枕を使用して背臥位で眠ることは、生まれながらの首の前弯を維持するのに役立ちます。すでにその前弯が減少していたり、なくなっているのであれば、わずかに回復することもあるでしょう。

頚椎枕は背臥位での中立姿勢(解剖学的肢位)で首を支持するように明確に設計されています。その枕は、頚部前弯を支持するため下部周辺を挙げるとともに、頭を異常な解剖学的肢位から、戻し休ませるため中心が陥凹しています(**図11－14B**)。

A

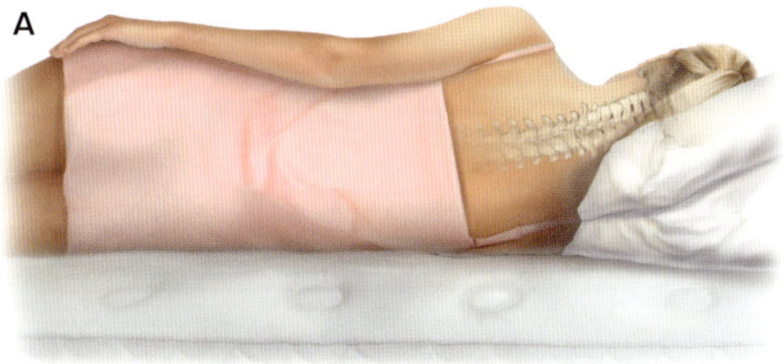

B

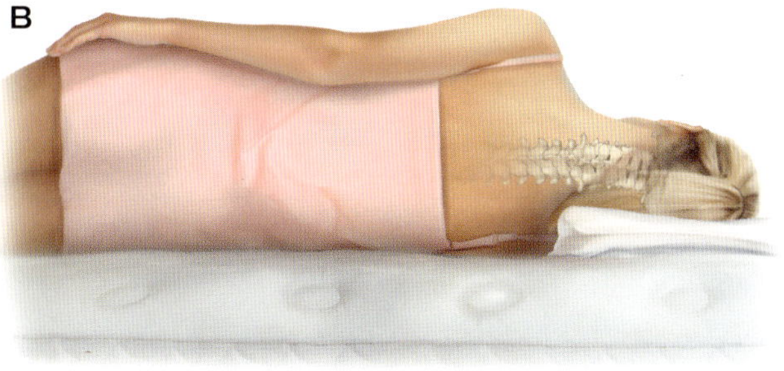

C

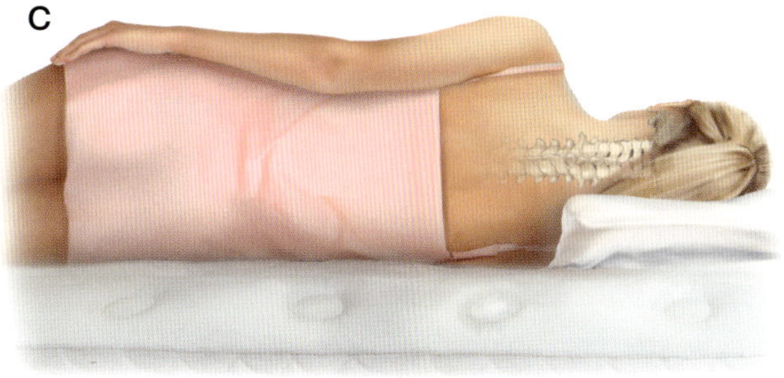

図11－13　側臥位で寝る姿勢

A：高すぎる枕を使用すると頭と首が押し上げられ、ベッドから離れるような形で側屈する。
B：低すぎる枕を使用すると頭と首が下がり、ベッドに近づくような形で側屈する。
C：適切な高さの枕を使用することは、首の正常な中立姿勢(解剖学的姿勢)を認めることになる。

(Reproduced with permission from Muscolino JE. Seven keys to healthy posture. MTJ. Spring 2010: 93-97)

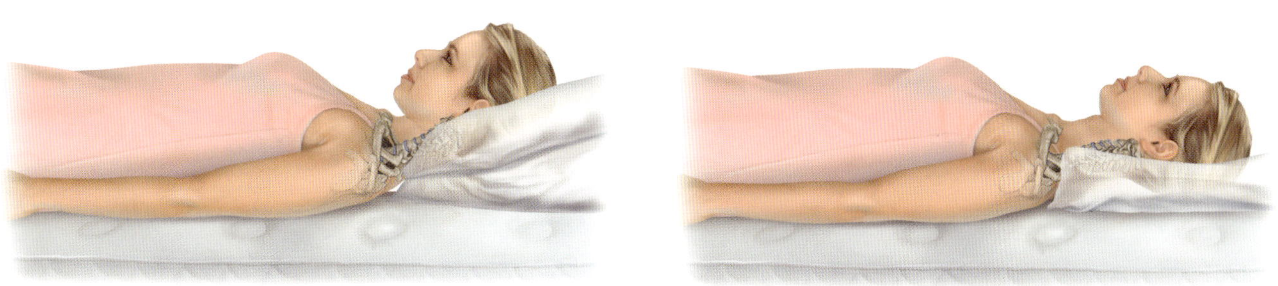

図11－14　背臥位で寝る姿勢

A：高さのある枕を使用すると、屈曲するように頭と首を持ち上げることになる。
B：頚椎枕を使用することは、本来の解剖学的肢位に戻るように中心が陥凹しており、さらに枕の下部の高さを増加させることは、頚椎の生理的前弯を支持することになる。

(Reproduced with permission from Muscolino JE. Seven keys to healthy posture. MTJ. Spring 2010: 93-97)

要約

家庭での治療プランを考える際は、施術者と患者が協力して取り組まなければなりません。

施術者の役割は2つあります。1つ目は治癒を促すための姿勢、行動、活動を患者に指導することです。2つ目はこれらが持続する問題を自覚させ、問題の進行を妨げることです。水治療法とストレッチに関しては、患者のセルフケアに関する3つの重大要素のうちの2つです。ちなみに3つ目は適切な姿勢です。

本章では冷刺激、温刺激、交代浴に対するガイドラインを示しています。また、セルフケアに対するいくつか効果的な首のストレッチも示し、首にストレスをかける最も良く見られる姿勢の一部についても説明しています。施術者と患者が協力して治療するなら、治療が成功する可能性は間違いなく早くなり、患者はより早く、より少ない治療回数で改善することとなるでしょう。

症例検討

患者：Frank Lawson、32歳

□病歴と評価所見

患者は、首のこりと痛みを急に発症して治療院に来院した。これまでにも似たような症状で治療したことがある。激しい痛みはないものの、首をどの方向にも動かすことができない。数カ月間Frankを診察していなかったので、治療を行う前に新たな既往歴がないかを確認した。

彼は2週間の休暇をとり妻と2日後からヨーロッパへ旅行をするため、仕事を事前に片づけようと最後の数日間大量の事務作業を行っていた。そのため、デスクワークを行ったことが首の状態を悪化させたのではないかと考えている。

早朝目を覚まし、首を動かそうとするとひどい首のこりと痛みがあった。特に外傷を伴うような出来事はなく、上肢への関連痛もない。すべての痛みは左右対称に首後面の範囲に限定されている。

彼は旅行をキャンセルしなければならないかと心配している。現在、首の調子はよい感じはするものの、長旅あるいは旅行鞄を運ぶことができないのではないかと懸念している。そのため、今は休暇中に快適に出かけられるような首の状態に改善してもらえることを望んでいる。

検査の結果、ROMは全方向に著しく減少し、痛みもある。彼のこれまでの症状は筋スパズムであると思われるが、病的な椎間板疾患、変形性関節疾患とは関係していないか徒手検査を行った。結果、椎間孔圧迫テスト、咳反射テスト、バルサルバテストはすべて陰性であった（テスト方法における概要は第3章参照）。また、後頚部の筋組織両側が著しくスパズムしており、後頭下部に軽度の腫脹がある。

□演習問題

質問の答えと患者への治療戦略を答えよ。

11－1．Frankに対して治療計画の一部としてセルフケアを指導するか。その理由とともに考察せよ。

11－2．セルフケアが有用であるのであれば、安全に行うことができるか。その可否と理由について考察せよ。

11－3．セルフケアをすすめるのであれば、具体的にどのようなセルフケアをすすめるべきか。それを選択した理由とともに述べよ。

11－4．この患者に対する治療戦略を答えよ。

※解答・解説は、254頁に記載しています。

章末問題

選択問題

1．水治療法の3つのタイプとは何か。

A．急性、慢性、交代（急性＋慢性）

B．冷、熱、交代（冷＋熱）

C．冷、熱、水

D．湿、乾、交代（湿＋乾）

2．アイシングを治療として用いる際の2つの理由とは何か。

A．痛みを減少させ、血管収縮を引き起こす

B．血管収縮を引き起こし、筋膜組織をほぐす

C．血管拡張を引き起こし、弛緩を促進させる

D．血管拡張・収縮を引き起こし、痛みを減少させる

3．熱刺激を治療として用いる際の3つの理由とは何か。

A．痛みを減少させ、血管収縮を起こし、筋膜組織をほぐす

B．筋膜組織をほぐし、筋反射を促進させ、血管拡張を引き起こす

C．筋膜組織をほぐし、筋反射を促進させ、血管収縮を引き起こす

D．血管拡張させ、血管を収縮し、痛みを減少させる

4．交代浴とストレッチは通常どのように指示するか。

A．熱刺激、冷刺激、ストレッチ

B．ストレッチ、熱刺激、冷刺激

C．冷刺激、熱刺激、ストレッチ

D．熱刺激、ストレッチ、冷刺激

5．以下から上部僧帽筋と肩甲挙筋が緊張状態となるのはどれか。

A．手で重い荷物を運ぶ

B．とても高い位置でキーボードを打つ

C．肩にバックをかける

D．A－Cすべて

○×問題

1．本を読む際の最もよい姿勢は、腕がとても楽になるように膝に本を置いて読む。

2．頚椎枕を使用して仰臥位で寝ることが、一般的に寝る姿勢としては一番よい。

3．バックが重たいとき、肩にかけて持ち運ぶことが唯一の問題となる。

4．一般的に、ストレッチは温めた後に行うのが最適である。

5．冷刺激はペイン―スパズム―ペイン（pain-spasm-pain）サイクルを遮断する。

記述問題

1．患者にセルフケアを進める際の3つの重要なキーワードを答えなさい。

2．なぜ、手で荷物を運ぶと首の筋肉が緊張するかを答えなさい。

3．冷刺激を加えるとき、どのくらい身体にアイスパックを置くべきか。

4．損傷を受けた後、どのくらいの期間アイシングをするべきか。

組み合わせ問題

1～6の用語と関連する言葉をつなげなさい。

1．顎を引くストレッチ	・ACストレッチ
2．ターゲットとなる筋肉の等尺性収縮	・血管拡張 ・血管収縮
3．全方向に回すストレッチ	・小後頭直筋のストレッチ
4．温水治療法	・首の全方向をストレッチする
5．冷水治療法	
6．患者はストレッチをするために自動で首を動かす	・CRストレッチ

※解答・解説は、254頁に記載しています。

第12章

施術者に対するセルフケア

基本指針

本章では以下の内容を身につけることができます。

1. 施術者と患者におけるスタビライゼーションエクササイズのセルフケアの重要性
2. 固有受容と姿勢安定化の関係
3. 頚部、上背部、肩甲帯領域の正しい姿勢
4. 運動制御に関する２つの主成分
5. 不安定な姿勢や不安定な面でスタビライゼーションエクササイズをしなければならない理由
6. 不安定な姿勢や不安定な面でスタビライゼーションエクササイズを行う方法
7. 上位交差症候群の説明
8. 本章の重要用語の説明とスタビライゼーションエクササイズとの関係
9. 本章で紹介したスタビライゼーションエクササイズの実践

重要語句

- 運動感覚認知
- 運動制御
- 感覚運動エクササイズ
- 眼球運動
- 頚腕肩甲帯不安定性
- 頚腕肩甲帯連関
- 固有受容
- 上位交差症候群
- スタビライゼーション筋力トレーニングエクササイズ
- バランスボード
- 微動（軽く揺らす）
- 不安定な姿勢
- 不安定な力
- 不安定な面
- ロッカーボード
- Buegger's姿勢の軽減姿勢

筆頭著者：Brett M. Carr , Christopher M. Coulis
寄稿者：Joseph E. Muscolino

序論

頸部に対する手技療法をまとめる上で、頸椎のスタビライゼーション筋力トレーニングエクササイズの章は必要不可欠です。頸部筋組織の筋力が強く、緊張がなく、柔軟性が保てている状態は、頸部と上背部が正しい姿勢で維持されるため、頸椎の長期的な健康状態を保つためには必要不可欠でしょう。そのため、スタビライゼーションエクササイズは定期的なセルフケアの1つとして行うべきです。

本章は自分自身のセルフケアプログラムの一部として、施術者に対するスタビライゼーションエクササイズについてお話しします。これらの運動は、強靭で健康的な身体のまま、手技療法者として働き続けるために必要な頸部の強化運動としてとても役に立ちます。患者に筋力トレーニングならびにスタビライゼーションエクササイズを推奨できる免許があるならば、セルフケアとして患者にこれらの運動を推奨しても良いかもしれません。

なお、本書のテクニックとセルフケアの章において、緑色の矢印は動き、赤色の矢印は拮抗、黒色の矢印は固定を示しています。

Box 12 - 1

セルフケアエクササイズの方法

本章で紹介するセルフケアスタビライゼーションエクササイズの方法は以下の通りです。

- Brugger's姿勢の軽減姿勢
- 頸部の四つん這い筋力トレーニング
- 四肢の運動を加えた頸部の四つん這い筋力トレーニング
- 地面での片脚立ち姿勢
- ロッカーボードでの両脚立ち姿勢
- ロッカーボードでの片脚立ち姿勢
- バランスボードでの両脚立ち姿勢
- バランスボードでの片脚立ち姿勢
- 四つん這い感覚トレーニング
- 眼反射

Box 12 - 2

頸椎安定性と呼吸運動

呼吸の異常パターンがある人は、よく呼吸補助筋に過剰な負担がかかります。例えば、呼吸に異常がある人は息を吸う際に横隔膜を使用する代わりに、よく斜角筋と胸の筋肉に負担がかかることがあります。この状態は、呼吸困難や運動中に認められる生理的な作用です。しかし、頸部に痛みを持つ人では、この作用は安静時の吸気パターンの中で良くみられ、肩と胸が挙上しているのが観察されるかもしれません。首、肩甲帯そして上背部の多くの筋肉は呼吸補助筋であるため、頸部の痛みや機能障害が存在すれば、異常呼吸パターンも治療しなければならないでしょう。

正しい呼吸習慣を身に付けさせる簡単な方法としては、腹部を膨らませる時に吸気を意識的に集中させ、頸椎を腹壁方向へ徐々に引き寄せるように息を吐き出してみましょう。イメージとしては、吸気の間は空気で一杯となり、呼気の間は空となる腹腔内でのゴム風船を思い浮かべる事が有用かもしれません。両呼吸相の間、胸と肩が挙がるのを防ぐため、意識を集中させることも重要です。

他に有用な運動として、片手を胸にもう片方の手をお腹に置いて安静背臥位をとり、呼吸に合わせて、手でその動きを感じてみましょう。お腹に置いている手は上下に動かし、胸に置いてある手はあまり動かさない状態が良い状態です（腹式呼吸を意識しましょう）。

機序：運動制御

これまで、手技療法の施術は、筋肉と筋膜におけるこわばりや動きの減少、あるいは関節可動域の運動が不十分であることに意識が向けられていました。そのため、普通は筋肉を弛緩させたり伸ばしたり、筋膜を緩めたり伸ばしたり、関節組織を緩めたりすることに重点を置いています。病理解剖学的かつ生理学的な拘縮状態や、臨床症状として筋緊張が亢進していたり、動作制限が認められれば、このアプローチで十分意味があるでしょう。しかし、頸椎の研究をしていくと、これらの症例に当てはまらないことがあることもわかっています。これらはむしろ、多くの病態がある種「運動制御」の問題に関係しているからでしょう。

運動制御の概念に関しては、固有受容器と筋力の関与が挙げられます。この件に関しては、首の筋力低下が病態の原因だと思うかもしれませんが、筋力低下のみが原因であるかはもう少し深く考えなければなりません。

頸椎そして全身の研究では、筋力のみが運動制御の原因ではないことが証明されています。空間での身体ポジションが正しく感知できることと、正しく空間を移動できることはとても重要です。これは**固有受容器**として定義されたり、**運動感覚認知**として言われることもあります。固有受容器の信号は、身体の筋組織に対する運動信号を強調するため、処理・融合しなければなりません。

固有受容器と筋力を組み合わせることによって、たとえ身体に様々な力がかかったとしても、頭と首の正確な位置を維持することができます。様々な力に関しては、外部あるいは内部のどちらかにも有効です。具体的に外部の力とは、重力、縁石を踏み外したり、他の人にぶつかったり、当たったりするような突然かかる不安定な力が含まれます。内部の力とは、頸部の筋肉を収縮した時、あるいは頭部や頸部の姿勢バランスを引きさかれるかもしれない牽引力がかかったときなどに作り出される力を指します。これらの力が加わったにも関わらず安定した姿勢で頭と首の位置を保つための能力は、バランスや視力を守るために必要不可欠です。

運動制御が固有受容器と筋力の２つが含まれると考えると、頸椎の安定化運動はこれらの要因の１つあるいは両方の改善に焦点をあてなければなりません。固有受容器の感覚とその統合に焦点をあてるスタビライゼーションエクササイズは**感覚運動エクササイズ**と呼ばれています。一方、頸部筋組織の筋力をはじめに強化することに焦点を当てるスタビライゼーションエクササイズは、**スタビライゼーション筋力トレーニングエクササイズ**と呼ばれています。

技術の内容と方法

頸部のスタビライゼーションエクササイズの目的は２つあります。１つは適切な姿勢を維持するのに必要なスタビライゼーションの役割を持つ筋組織を強化することです。もう１つは色々な活動をするために、適切な姿勢を学び、それを維持させるための神経系を訓練することです。

本章で紹介するすべてのスタビライゼーションエクササイズを行うためには、首、肩甲骨、上背部（実際には全脊柱）の適切な姿勢をキープすることは欠かせません。

・首にとっての適切な姿勢は、上部頸椎の過伸展を防ぐために顎を引き、体幹上に首を移動させるために頭と下部頸椎を引っ込めます。

・上背部と肩甲帯領域に関して、適切な姿勢は、肩の前方が丸くならないように肩甲骨を挟み込むように内転させ、上背部が前かがみとなっている姿勢を予防するために上位胸椎を後方に伸展させます。（**図12－1**）

各運動の目標は、長期間これらの適切な姿勢を維持する方法を習得することです。ほとんど、１分あるいはそれ以上姿勢を保つことが推奨されています。また、通常３セット行うことを推奨しています。

セルフケアスタビライゼーションエクササイズ

本章では、２種類（筋力トレーニングエクササイズ、感覚運動エクササイズ）10項目のセルフケアスタビライゼーションエクササイズを紹介します。

筋力トレーニングエクササイズは主に筋力改善に焦点を当て、感覚運動エクササイズは固有受容を改善させることに焦点を当てています。しかし、前述のように、筋力トレーニングエクササイズは感覚運動を構成する要素を、感覚運動エクササイズは筋力を強化する構成要素を持っています。

スタビライゼーション筋力トレーニングエクササイズの方法

頸部の筋肉は、長時間、頭と首を適切な姿勢で維持しておかなければなりません。これは強い力というよりも持久力を必要とします。そのため、運動としては、頭と首の筋力に影響を与える重力に対して適切な姿勢を維持できるように、頸椎のスタビライゼーション筋力トレーニングをここでは紹介します。

頭と首の動きは重力の影響を強く受けてはいますが、その筋力を増加させることが頸椎のスタビライゼーション筋力トレーニングにとっては必要不可欠というものではありません。重力に抵抗するのと同時に単純に適切な姿勢を維持することが、この領域の筋力を十分高めることになります。そのため、続いて紹介する運動は高価な機械がなくても家で行うことが可能です。

セルフケアの一部としてこれらの筋力トレーニングを行うことは、首の痛みや頭痛に関連がある頸椎の筋組織（不健康な頸椎の運動感覚に対する認知と同様）の筋力低下や疲労などの問題を予防する可能性があります。

頸腕肩甲帯連関として、頸椎に付着している筋肉や肩甲骨に付着している筋肉など多くの筋肉が身体にあります。そのため、頸椎の支持性が弱くなってくると、肩甲骨の安定性も損なわれます。首と肩の痛みを持つ多くの人は、上部僧帽筋や肩甲挙筋に痛みの中心病巣部があると考えてよいでしょ

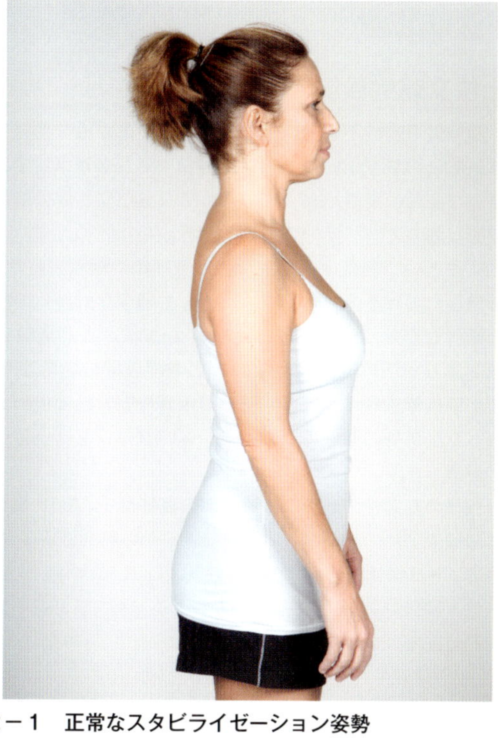

図12－1　正常なスタビライゼーション姿勢
顎を引き、下位頸椎は引っ込める。さらに肩甲骨を内転すると上位胸椎が伸展し、身体が丸くなるのを予防する。

Box 12 - 3

従来の頚椎の筋力トレーニング

本章にある大部分のセルフケアとしてのスタビライゼーション筋力トレーニングエクササイズは、腕力あるいは全体の筋力ではなく、持久力を必要とします。しかし、頚椎に桁違いの大きな力がかかる時があります。そのため、そのストレスに対応するためにはある程度強い筋力が必要です。

これは、スポーツや転んだり、交通事故によって外傷などで起こした際に必要とされる筋力です。上記の出来事はそれほど多く起こることではありませんが、これらの状況に身体が対応できることが重要です。強い筋力があれば、簡単に怪我はしません。それ故に、従来から行っている筋力トレーニングで得られるコンディショニングに加えて、首のセルフケアプログラムを付け加えることも良いでしょう。

従来運動とは、重力に逆らって行う首の可動域運動や抵抗を加えた運動なども含まれています。

重力に逆らう首のROM運動は、４種類の体勢があります（腹臥位、仰臥位、左右の側臥位）。各肢位での運動を開始する前に、顎を引っ込め、頭と下位頚椎を整えましょう。それから、重力に抵抗して首を持ち上げてみましょう。

腹臥位であれば、頚椎は床から離れるように伸展させます。

仰臥位であれば、頚椎を床から離れるように屈曲します。

側臥位であれば、頚椎は床から離れるように側屈します（添付図参照）。

なお、セルフケアを加えるとともに、これらの運動は筋力を決定する際の評価方法として使用されることもあります。これらの動きを容易に行うことが難しければ、この動きに関与する筋組織は衰えており、おそらく機能的な筋力トレーニングが必要となるでしょう。

抵抗（例：チューブ、バンド、フリーウェイト）を加えた頚椎筋力トレーニングの方法に関してはこの本では解説していません。ただし、これらの運動を行う際、適切な頚椎と肩甲骨の位置を維持することは、抵抗を加えることよりも重要です。言い換えれば、姿勢は抵抗負荷を加えることより重要かもしれません。

可能であれば、Bruegger's姿勢（腕を外旋し、肩甲骨を内転、頚部を後屈：詳細な説明に関してはROUTINES①の軽減姿勢**図12－2**）を各運動始める前に行うべきでしょう。

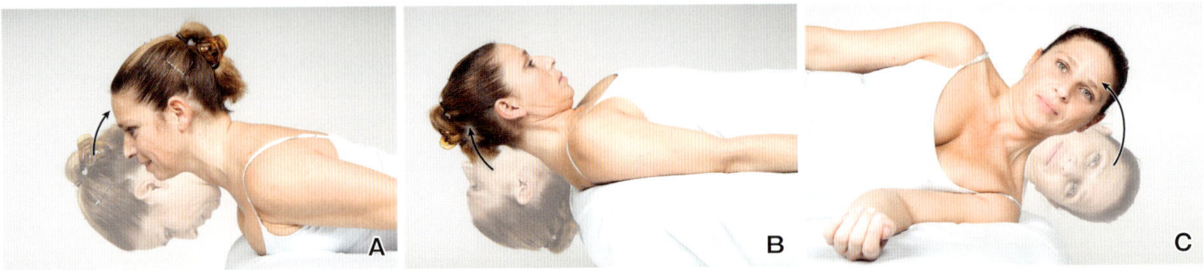

A：腹臥位　B：仰臥位　C：側臥位

Box 12 - 4

上位交差症候群

頚腕肩甲帯の不安定性は長時間の座位によって悪化します。Czech RepublicのVladimir Jandaは、猫背やそれをかばっている頭や首の特徴的な姿勢の歪みパターンも含めて「上位交差症候群」と名付け、典型的な筋のアンバランスとして説明しています。

交差という表現は、前後における筋肉の緊張（短縮と過度な促進）と前後における筋力低下（伸張そして過度な抑制）の関係を説明する特徴的な交差（x）のことを言っています。この名前は、腰椎骨盤領域で生じる下位交差症候群からこの症候群の名称がつけられています。手技療法者は、この頚椎と肩甲骨の安定性と他の筋組織の短縮を伴った上半身の筋肉のアンバランスパターンを、上位交差症候群として評価します。

頚椎の安定性の低下は頚部深部の屈筋群（頚長筋、頭長筋、前頭直筋、外側頭直筋）で起こり、肩甲骨安定筋群の筋力低下は前鋸筋、菱形筋、中部／下部僧帽筋で起こります。緊張した筋肉は、上部僧帽筋、肩甲挙筋、胸鎖乳突筋、後頭下筋群そして、大胸筋と肩甲骨に付着する小胸筋でみられます。

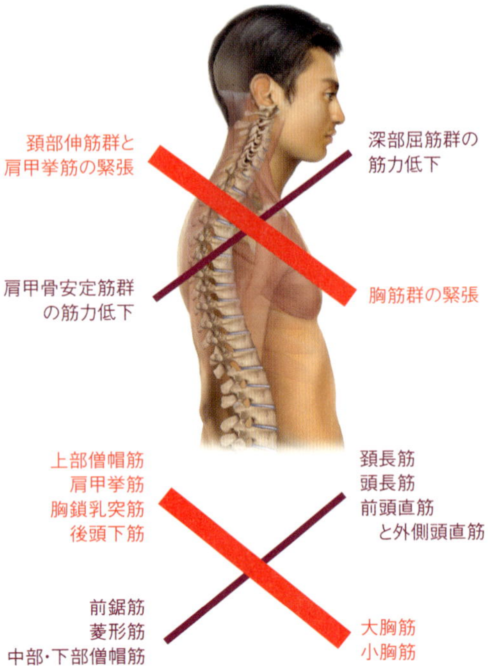

う。それ故に、頚椎に対する適切なセルフケアプログラムは、肩甲骨の正しい位置、肩甲骨筋群の持久力、不安定化した力に抵抗するための能力なども考えていかなければなりません。頚椎あるいは肩甲骨の筋組織の不安定化に関しては、**頚腕肩甲帯不安定性**と呼ばれることがあります。

以下は、頚部を強化するスタビライゼーションエクササイズの例を示します。これらの運動は容易なものから難しいものへと順に行うとよいでしょう。

ROUTINES① Bruegger's姿勢の軽減姿勢

おそらく、唯一最も良い頚椎と肩甲骨のスタビライゼーション筋力トレーニングは、相互に短縮した筋肉を抑制させたり、リラックスさせるのと同時に、弱った筋肉を強める効果があるBruegger's姿勢の軽減姿勢です。Bruegger's姿勢の軽減姿勢は、頚椎、胸椎、肩甲骨の姿勢を改善させるでしょう。

- 座位あるいは立位姿勢で行いましょう。
- 肩甲上腕関節を外旋させ、肩甲胸郭関節で肩甲骨を下制・内転し、椎間関節で頭部と頚椎を後退させます（**図12－2**）。
- この姿勢を10秒間続けましょう。
- 1日につき、15～20回繰り返し行いましょう。

四つん這い筋力トレーニング

四つん這い姿勢もよく頚椎のスタビライゼーション筋力トレーニングにおけるスタートポジションとして使用されます。四つん這い姿勢は、体重の負担がかからないよう椎骨を地面と平行にします。そうすると、首と肩甲骨の範囲に体重の負担が限定してかかります。この姿勢運動をいったんマスターすれば、抵抗は目的とする組織に集中的に加えることができます。本章の後ろに説明がありますが、不安定な面でこの運動を行うことは、固有受容性の入力が増加し（本章ROUTINES⑨参照）、感覚運動システムが刺激されるでしょう。

本章ROUTINES②・③は四つん這い筋力トレーニングエクササイズの種類です。

ROUTINES②
頚部の四つん這い筋力トレーニング

四つん這い筋力トレーニングは、四つん這い（四つ足動物と同様）になって行われるのでそのように呼ばれています。この運動が慣れてきたら、徐々に複雑で難しい運動に移行しましょう。頚椎を固定することは、すべての四つん這いスタビライゼーションエクササイズにおいての基礎となります。この運動は、座位あるいは立位姿勢でのBruegger's姿勢において、痛みが軽減してから行うとよいでしょう。

- 四つん這いの姿勢をとりましょう。
- 天井に向かって肩甲骨間の領域を上方に押し上げましょう。
- 次に顎を引き、後頚部の筋群が緊張を感じるまで頭部と下位頚椎を後退させましょう。
- このとき、過度な頚椎の伸展と屈曲を防がなければなりま

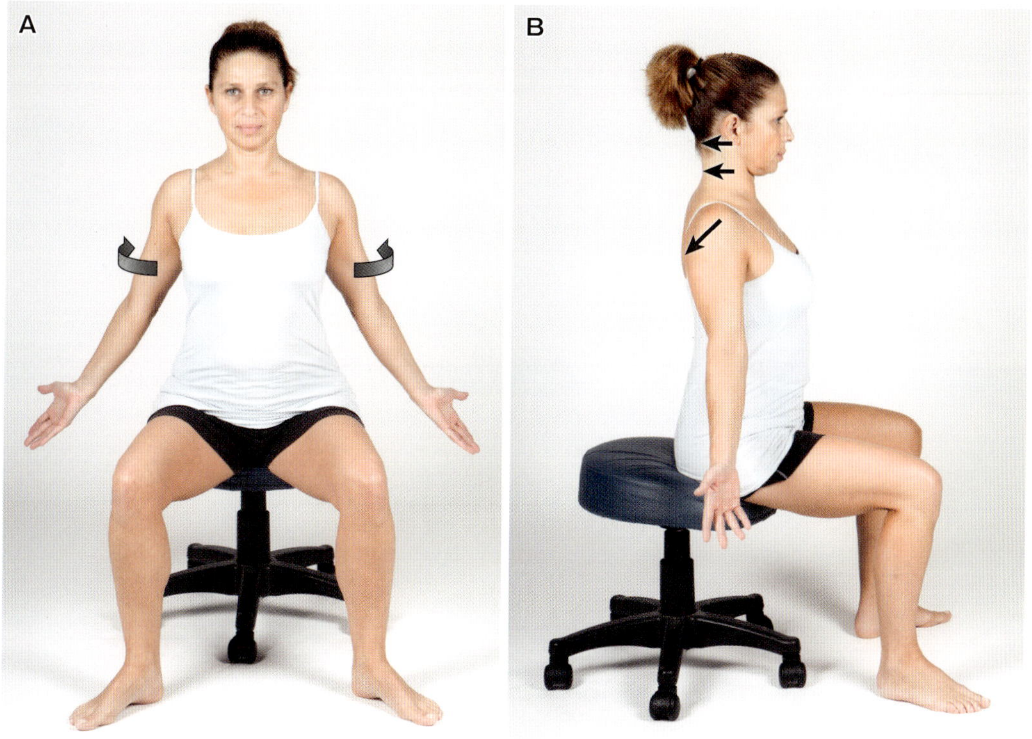

図12－2
Bruegger's姿勢の軽減姿勢
肩甲上腕関節で腕を外旋させ、上肢帯を内転下制させる。このとき頭は少し後ろに引く。
A：前面図　B：側面図

せん。そして、お腹が垂れ下がらないように腰椎の安定性を維持しなければなりません（図12－3）
- この姿勢を20～30秒間保持しましょう。
- 通常は3セット行います。
- 高度なテクニックとして、頚椎が突っ張るような姿勢中に、頭と後頚部に教科書を置くと負荷が増大します。

ROUTINES③ 四肢の運動を加えた頚部の四つん這い筋力トレーニング

四肢の動きを加えることは頚椎への負荷を増大させるため、四つん這いでの頚部固定姿勢を強化することになるかもしれません。四肢の動きを加えることはまた、頚腕肩甲帯スタビライゼーションの重要な要素となる肩甲骨の運動も取り入られることになります。この頚部固定運動には、それぞれ違った四肢運動パターンで3つの動きがあります。各バリエーションについては、次の動きを行う前に習得しておきましょう。

なお、いくつかのバリエーションは難しいため、テキストでは頭部と後頚部に関する情報のみを掲載しています。このとき、不安定なところでこれらの運動を行うことは、さらに運動負荷がかかるため注意が必要です（本章ROUTINES⑨参照）。

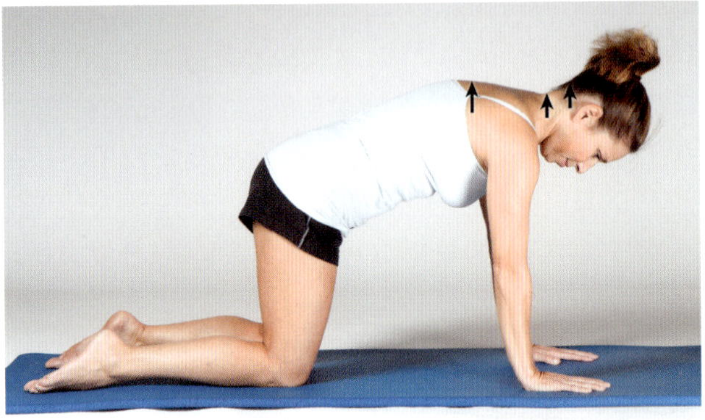

図12－3　頚部の四つん這い筋力トレーニング
四つん這いの姿勢をとり、天井に向かって肩甲骨間の領域を上方に押し上げる。次に顎を引き、後頚部の筋群が緊張感を感じるまで頭と下位頚椎を後退させる。

⑴ 1番目のバリエーション

- 四つん這いのポジションをとりましょう。
- そのポジションが安定した時点で、片側の肩を挙げ、同時にその位置をキープしましょう（図12－4A）。
- その後、5～10秒間保ちましょう。
- 頚椎と肩甲骨の安定性を維持しましょう。特に、翼状肩甲（肩甲骨の内側縁が胸郭壁から離れる）になるようなことはさけましょう。
- 反対の腕も同じように行いましょう。
- 各腕、3セット行いましょう。

⑵ 2番目のバリエーション

- 四つん這いのポジションを取りましょう。
- そのポジションが安定した時点で、片脚を伸展させると同時にその位置をキープしましょう（図12－4B）。
- その後、5～10秒間保ちましょう。
- 腰椎を含むすべての脊柱の安定性を保ちましょう。
- 反対の足も同じようにおこないましょう。
- 各足、3セット行いましょう。

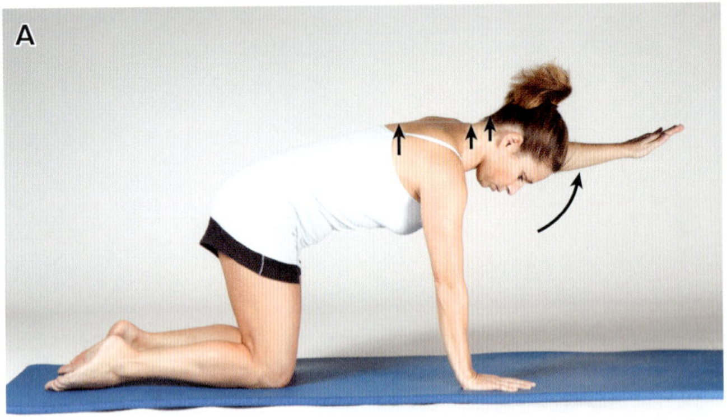

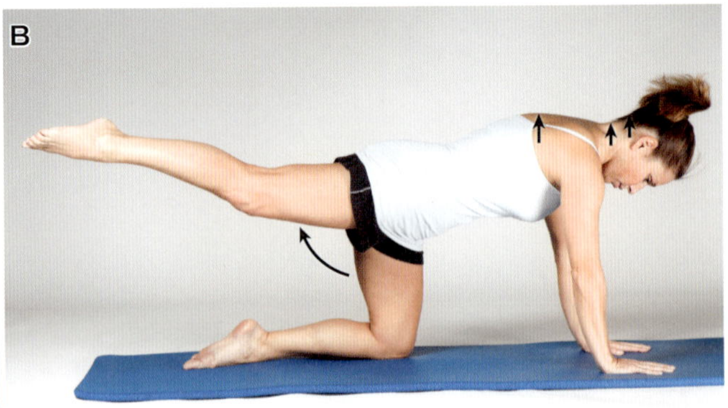

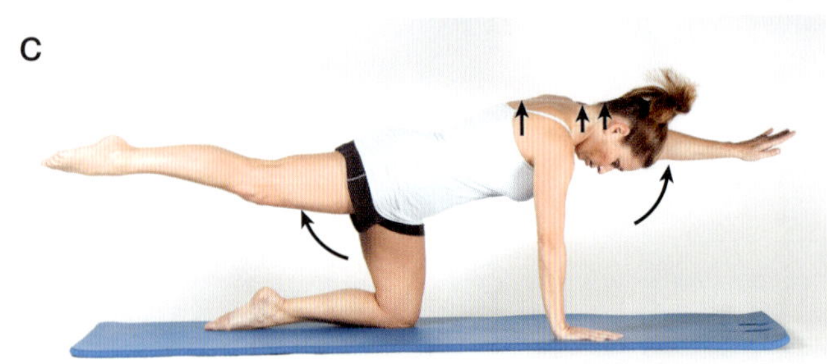

図12－4　頚部の四つん這いトレーニングに四肢の動きを加える
A：上肢の運動。　B：下肢の運動。
C：上肢と対側下肢のクロスクロールポジション。

⑶３番目のバリエーション

・３つ目の変化はクロスクロールポジションで行われます。
・片腕と反対側の片脚を挙げましょう（図12－４C）。
・この姿勢で５～10秒保ちましょう。
・肩甲骨とすべての脊柱の安定性を保ちましょう。
・反対側の腕と足も同じようにおこないましょう。
・各３セットずつ行いましょう。

スタビライゼーション 感覚運動エクササイズの方法

感覚運動エクササイズとは正しいポジションで頭と首を維持する運動であり、その際には体に不安定な力が加わります。スタビライゼーションを維持したり、再度安定させるためには筋組織のスタビライゼーションを必要とします。その結果、神経経路が強化されることで改善します。

不安定な力が加わる２つの方法を紹介します。１つは、**不安定な姿勢**となるように片脚で立つことです。もう１つの方法は、**不安定な面**、例えば、床が動くよう**な不安定なところ**で立つことです。多くの人は船の上に立つという経験があるかもしれません。船そのものが動いているため、船の上で良い姿勢をとることは困難です。

ただ、感覚運動トレーニングを行うために船にわざわざ乗る必要はありません。その代わり、ロッカーボードやバランスボードのような動きが不安定な道具を使用します。その名が示す通り、前後に揺れる**ロッカーボード**は、単一面の動きに限定して揺れ動きます。また、**バランスボード**は四方八方にぐらぐら揺れ動くので不安定であり、ロッカーボードより扱いが難しいでしょう。もちろん、不安定な姿勢は、神経筋スタビライゼーション経路の変化を増大させるため、ロッカーボードあるいはバランスボードに乗って片脚で立つなど様々な組み合わせがあるでしょう。

このように、適切なスタビライゼーション姿勢を維持する課題の１つに、さらに不安定な力を加えることがあります。例えば、運動中に誰かがやさしく揺らすなどをするとよいでしょう。この不安定な力を加えることを微動（軽く揺らす）といいます。このように、課題のレベルは、安定性の強化するためのトレーニングには様々な課題があります。

以下は頚椎感覚運動スタビライゼーションエクササイズの例です。スタビライゼーション筋力トレーニングと同様に、運動は最も安定的な姿勢（最も負担が少ない）から最も不安定な姿勢（最も難しい課題）まで順に提示します。あらゆる運動療法と同様に、身体への負担を徐々に増やすことが重要です。最初は、負担がかかる運動を行うのではなく、より負担の少ない運動を修得する方がうまくいくでしょう。

ROUTINES ④地面での片脚立ち姿勢

まず、最も簡単な感覚運動活動は、片脚で立つことです。

・地面のような安定した面で片脚立ちするような不安定な姿勢をとりましょう。

Box 12－5

トレーニングボールを使用した感覚運動エクササイズ

トレーニングボールを用いて感覚運動システムを刺激する方法には様々なものがあり、筋組織の安定化に関与します。ほとんどのジムで現在当たり前にあるトレーニングボールですが、実際ジムで使用する前は頚椎の安定化を目的に作られたリハビリテーション機器の１つでした。ボールを使用した方法の１つに、四つん這いトレーニングがあります。下肢にボールを入れ、腕は腕立て伏せの状態にします（図A）。この姿勢により安定化を獲得することができるため、必要なら腕立て伏せをするような動きを加えましょう。このとき、頚部スタビライゼーションエクササイズと同様、運動を行うと同時に頚部と上背の正しい姿勢を維持しましょう。

なお、多くの人々にとって、完全に手関節が伸展するような腕立て伏せは抵抗感があり、手関節を痛める可能性があるため、注意が必要です。

そのため、２つの別法として、拳を作って支える方法（図B）と、ハンドルを持って腕立て伏せをする方法があります（図C）。

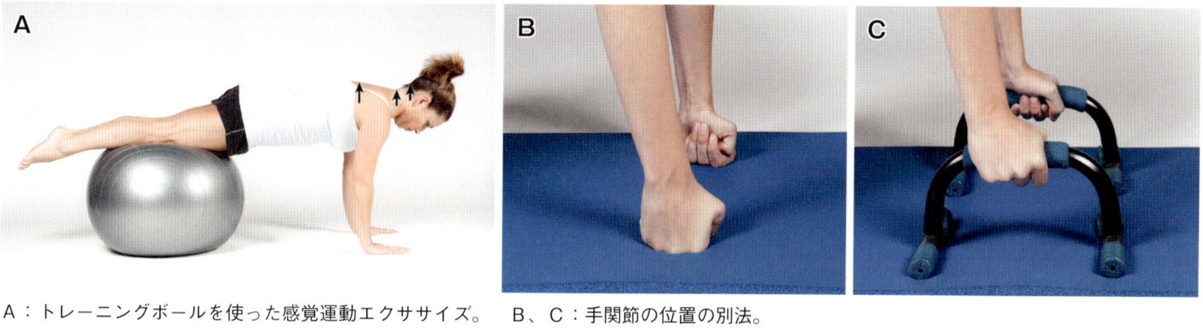

A：トレーニングボールを使った感覚運動エクササイズ。　B、C：手関節の位置の別法。

・立位での適切な姿勢を維持しましょう（図12－5）、片脚につき、少なくとも1分間この姿勢が保てるように頑張りましょう。
・3セット繰り返し行うか、立つ時間を延長しましょう。
・簡単に行うことができるようになり、安定していれば、軽く揺らしてあげるなどの負荷をかけてみましょう。
・患者に行うのであれば、特に軽く揺らす際にバランスが崩れないことが重要です。

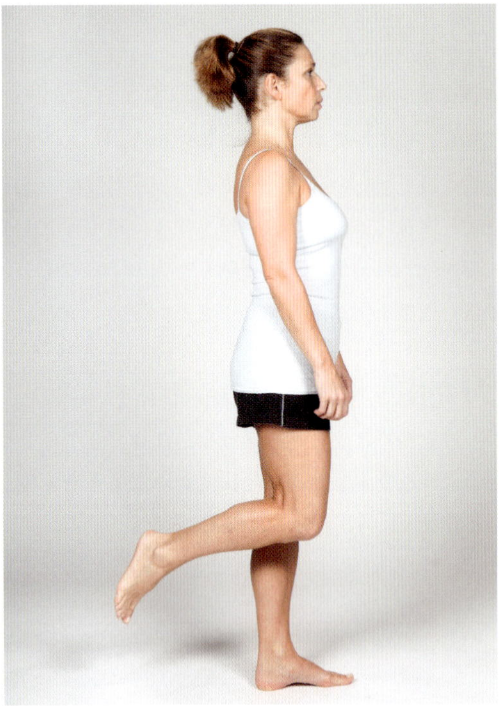

図12－5　地面での片脚立ち
片脚で立つことは、固有感覚受容システムを刺激する不安定な姿勢となる感覚運動スタビライゼーションとなる。

施術者への助言

微動（軽く揺らす）

いくつかの感覚運動スタビライゼーションエクササイズを行う際、身体を軽く揺らすことで、運動負荷と困難さは増加します。軽く揺らす時は通常、骨盤レベルに力を加えるとよいでしょう（ロッカーボードで軽く揺らす際は、ロッカーボードの方向に力を加えましょう）。軽く揺らすことは、スタビライゼーションに関係する筋肉の収縮を増加させます。自分自身で感覚運動エクササイズを行う際、もし、誰かに軽く揺らしてもらうのであれば、身体に対する固有受容器の負荷は増加するでしょう。患者を治療するためにこれらの運動を使用する場合、患者自身のトレーニングをより高度にしたい場合、軽く揺らすという方法がよく検討されます。

ROUTINES⑤
ロッカーボードでの両脚立ち姿勢

次は負担がかかる運動で、ロッカーボードに両脚立ちを行う姿勢です。
・ロッカーボード（不安定な面）に両脚で立ちましょう（安定する姿勢）。
・ロッカーボードは面が揺れ動くように作られています。不安定な面で安定性のある姿勢を維持するには、安定した面で片脚立ちを行うよりも負担がかかります。
・この運動では、安定的な姿勢を維持し続けることは、とても難しいことを覚えておきましょう（図12－6A）。
・矢状面に前後に揺れ動くボードで1分間、正しい姿勢を保つように努力しましょう。
・通常3セット行います。
・安定性が増せば、ロッカーボードは前頭面で左右に動かしたりする運動にも対応することができ、最終的には斜面で行えるようにもなるでしょう。
・簡単にできるようになり安定性がませば、軽く揺らしてあげることで負荷が増大するでしょう。
・患者に行うときは、ボードに登ったり降りたり、ボードを軽く揺らしたりする際は特に注意を払うこと大切です。

不安定な姿勢で行われるスタビライゼーションエクササイズでは、怪我をする危険性があるでしょう。それゆえに、安全な環境でこの運動を行うことが重要です。もしエクササイズ中に落ちそうであれば、近くにある柔らかいソファーや壁でバランスを保ちましょう。そのため、最初にボードに登る時、ボードから降りる時、軽く揺らすときは特に注意が必要です。患者自身がスタビライゼーションエクササイズを行ったり、その運動を管理しているなら、患者がバランスを失うかもしれないため、登ったり、下りたり、軽く揺らすときに補助しなければならないことも頭に入れておきましょう。

ROUTINES⑥
ロッカーボードでの片脚立ち姿勢

ロッカーボードでの片脚立ち姿勢は、片脚立ちする以外は両脚立ちで行う運動に似ています。この姿勢は、初めはとても難しいかもしれません。
・ロッカーボード（不安定な面）に片脚で立ちます（不安定な姿勢）。
・ロッカーボードの中心で、片脚で立てるように集中しましょう。
・両脚でロッカーボードの上に立つのと同様に、1分間、矢状面で前後に揺れるボードの上で正確な頚椎の姿勢が保て

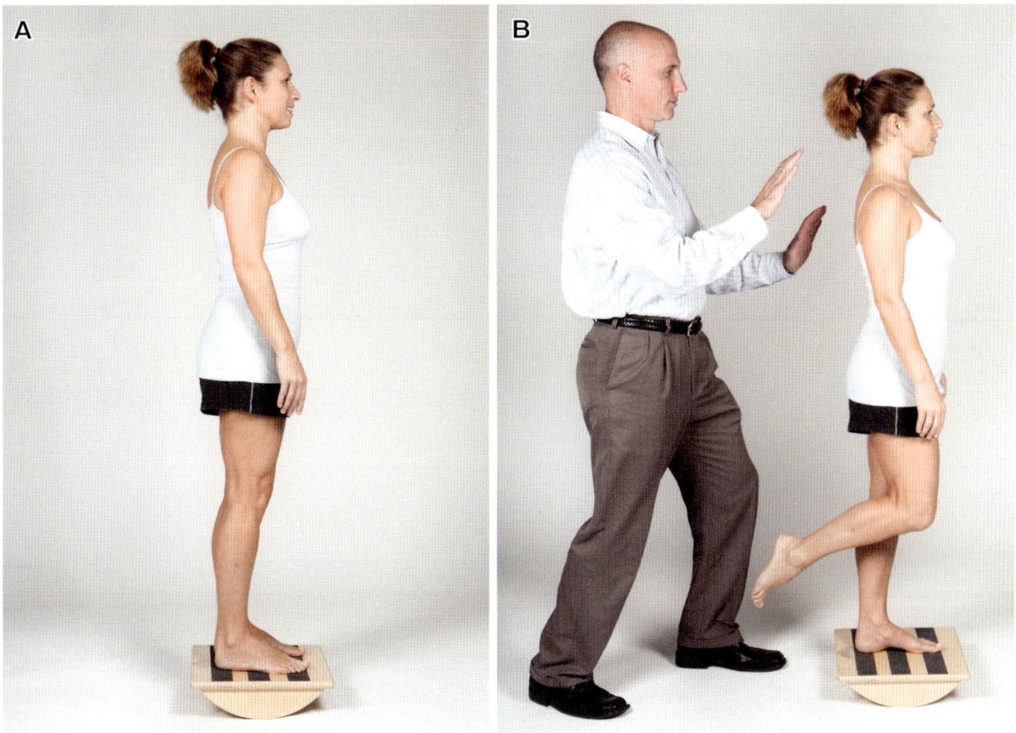

図12－6
ロッカーボード感覚運動スタビライゼーションエクササイズ
ロッカーボードは片面が揺れ動く不安定な面である。
A：ロッカーボードでの両脚立ち姿勢
B：ロッカーボードでの片脚立ち姿勢

るように努力しましょう（図12－6B）。

・通常は3セット行います。
・矢状面方向で安定して行えるようになれば、左右の揺れや動きに適応できるようになるでしょう。そして、最終的には斜面に対しても適応するようになるでしょう。
・簡単に行えるようになり安定性が増せば、動揺を加えることで負荷がさらに増大するでしょう。
・患者に行うのであれば、ボードに登ったり、降りたり、または軽く揺らしたりする際、特に患者に注意を払うことが大切です。

ROUTINES⑦
バランスボードでの両脚立ち姿勢

バランスボードでの両脚立ち姿勢は、バランスボードの底面が全体的に動き不安定性がロッカーボードよりあるということ以外は、ロッカーボードで両脚立ち姿勢をとることと似ています。

・バランスボード（不安定な面）に両脚で立ちましょう（安定な姿勢）（図12－7）。
・バランスボードは不安定なので、ボードに乗ったり、降りたりする際に特に気をつけましょう。
・正確な姿勢を1分間維持するように努力しましょう。
・通常は3セット行います。
・安定性が増せば、動揺を加えましょう。
・患者と行うのであれば、ボードに登ったり、降りたり、または軽く揺らしたりする際は、特に患者に注意を払うことが大切です。

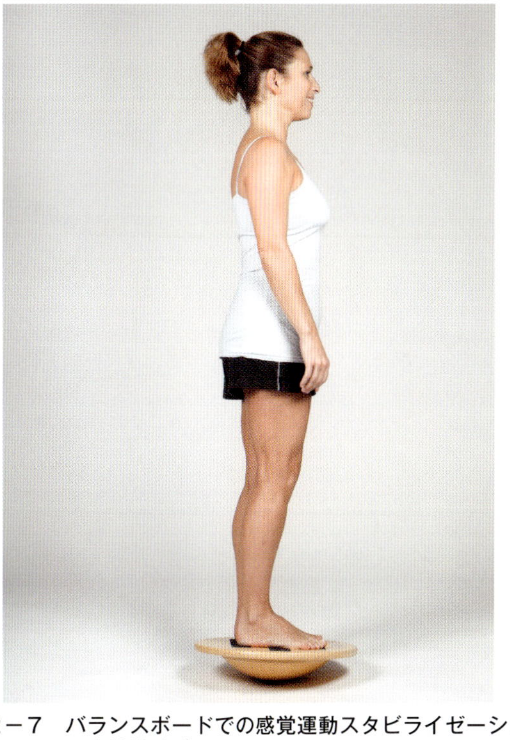

図12－7　バランスボードでの感覚運動スタビライゼーションエクササイズ
バランスボードは全面揺れ動く不安定な面である。写真はバランスボードでの両脚立ちの写真を示している。

ROUTINES⑧
バランスボードでの片脚立ち姿勢

バランスボードでの片脚立ち姿勢は、不安定な面の不安定な姿勢であるため最も難しい安定性運動の1つです。結果として、適切に行うことができれば、脊椎の固有受容器の安定化を改善するでしょう。

・バランスボードに片脚で立ちましょう。
・この姿勢は非常に難しく、特にボードに登ったり下りたりする際は、壁のすぐ近くで行うことが重要です。
・正確な姿勢を1分間維持するように努力しましょう。
・通常は3セット行います。
・感覚運動エクササイズと同様、安定性が増せば、軽く揺らしてもいいでしょう。
・患者に行うときは、ボードに登ったり、降りたり、またはボードを軽く揺らしたりする際は、特に注意を払うことが大切です。

ROUTINES ⑨ 四つん這い感覚運動トレーニング

四つん這い感覚運動トレーニングを不安定面で行う際は、スポンジローラーを使用します。
・2つのスポンジローラーを平行に並べ、身体の長軸とローラーを直角にします（図12－8A）。この負荷は矢状面でのバランスを取ります。
・片側のローラーに両膝を置き、もう片側のローラーに両手を置きます。
・これまでの四つん這い姿勢と同様に、正しい姿勢としては顎を体幹に引き、頭部と下部頚椎を後退させます。
・天井方向に肩甲間部を上方に押し上げましょう。
・この姿勢を20～30秒間保ち、最終的に1分間保てるようにしましょう。
・通常は3セット行います。
・安定性が増加すれば、スポンジローラーの位置を平行方向から身体の長軸方向にかえましょう。これは前額面での姿勢の負荷がかかります（図12－8B）。
・各姿勢を1度修得できれば、教科書のような負荷を頭部や後頚部においてみましょう。

ROUTINES ⑩ 眼反射

適切な頚椎の安定性が維持できなければ、目―頭―顔の動きに関する調整がうまくいっていないために起こっているかもしれません。目、頭そして首の協調運動は、神経系における眼反射の結果であり、眼球、前庭（内耳平衡）、脊柱の安定化システムを刺激するための感覚入力を再教育しなければなりません。めまいやバランスを失う症例においては、損傷を予防するための補助診断として最初に眼反射運動が使用さ

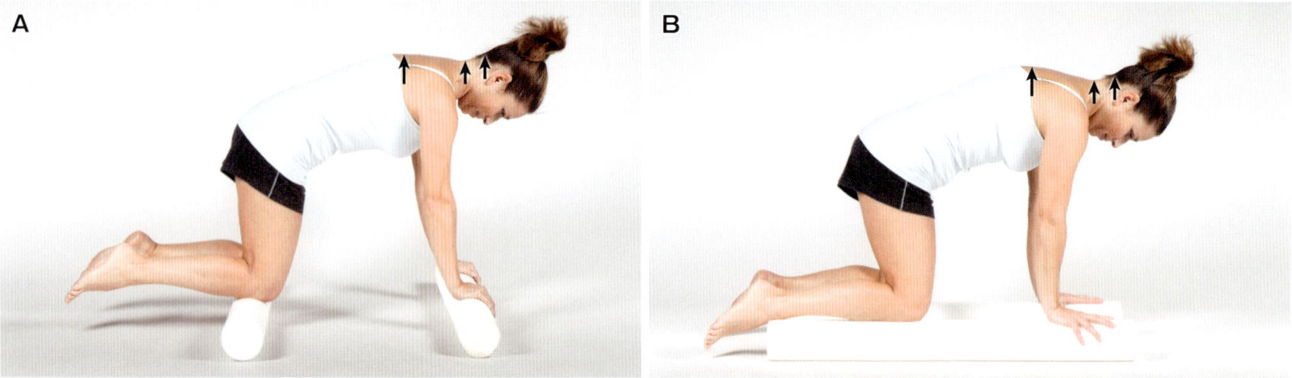

図12－8　四つん這い感覚トレーニング
2つのスポンジローラーを不安定な面として使用する。
A：スポンジローラーが身体の長軸と垂直になるように使用する。　B：スポンジローラーが身体の長軸と平行に使用する。

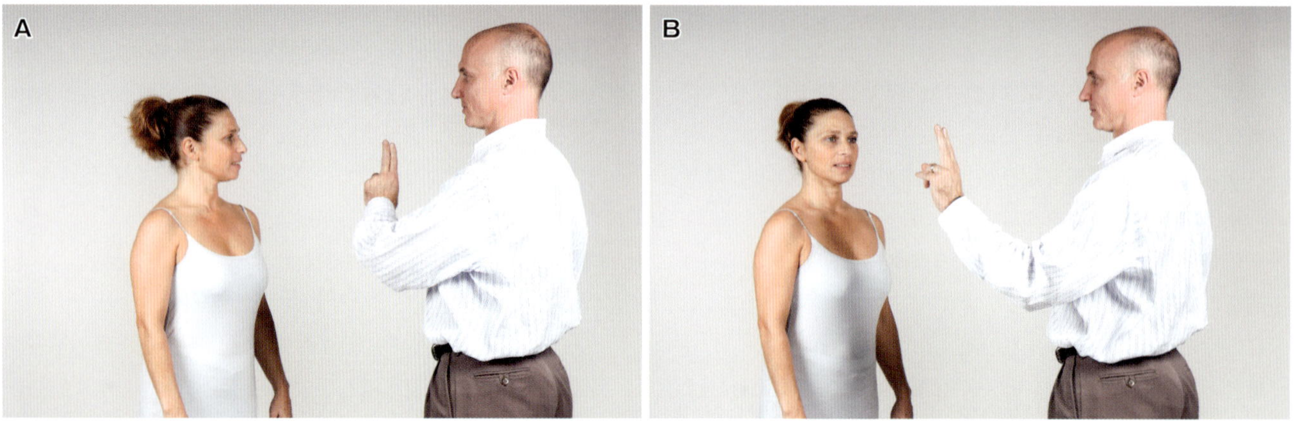

図12－9　眼反射
眼反射は、図Aから図Bに指を動かすことで、目と頭を一緒に動かす感覚運動エクササイズとなっている。

れます。

・平面でイスの背もたれにしっかりと掴まってもらい、頚椎を伸展させた状態での直立姿勢を維持してもらいましょう。

・身体の前で指を立ててあちこち動かします。それに続き、頭と目を両方一緒に動かします。このテクニックは**眼球運動**と呼ばれています。

・指を動かすパターンはランダムに予測できないようにしましょう。神経系の過剰刺激とならないように、そして頚部と前庭系の機械的受容器の適応を可能にするためにゆっくり行いましょう。

・1分間行えるように徐々にマスターし、最終的には3セット行えるようになりましょう。

・難易度に関しては、以下の方法で徐々に上げることができます。

片脚立ちでこの運動を行ったり、イスの補助なしで行ったり、不安定な面でこの運動を行ったり、読みながらあるいは動きながら眼球の追跡を行わせます。

・**図12－9**は、施術者によって行われる眼球運動で、患者はしっかり安定した面で両脚立位の状況で行っています。

要約

緊張した筋組織やその他の軟部組織をストレッチしたり、ほぐしたりすることに重点を置く手技療法は、頚椎を安定化させるための筋組織を強化することの大切さを見逃しがちです。しかし、筋骨格系の健康状態をサポートするために最もよい方法は、筋組織を鍛え、関節を安定化させることに加えて、軟部組織を緩めたり、柔軟にすることによってバランス感覚を得ることです。適切な頚椎の安定化を得るためには、神経固有感覚系における感覚系のトレーニングを取り入れるとともに、筋組織の強化エクササイズを行うことです。

不安定な姿勢や、不安定な面で運動を行うことは神経筋安定化経路を刺激することになります。よい徒手を行うためには、患者に推奨するセルフケアを施術者自身も行わなければなりません。セルフケアとして、脊髄安定性運動を取り入れることはよい選択となるでしょう。

ライセンスまたは推奨される資格を持っている施術者にとって、強化エクササイズなど患者の治療にこれらの運動を取り入れることは、素晴らしい選択になるかもしれません。

症例検討

患者：Linda Parker、48歳

□病歴と評価所見

筆者の友人で同僚の施術者Lindaが、慢性的な頚部の痛みを訴え診察を受けた。その症状は1年前、犬の散歩中に転んで、頭や頚部に障害を受けたことが原因であるらしい。直後より首全体両側に広がる痛みを感じ、その後は徐々に悪化している。頚椎の全可動域運動、30分あるいはそれ以上のパソコン作業、座位作業、運転などで症状は悪化し、痛みが持続することもある。

ホットパックや市販の鎮痛剤の服薬でのみ、症状の軽減が認められる。また、これまでに深部組織マッサージやストレッチをすでに試してみたが、一時的に痛みが軽減するのみである。筋力低下や上肢への放散痛は訴えていない。

医師の診察の結果、レントゲンを撮り、脱臼、骨折、その他の骨の病的状態は認められない。これまで手技療法による治療効果は認められていないが、彼女は専門的な治療あるいはセルフケアを含め、何か症状の軽減の助けとなる治療はないか教えてもらいたいとのことであった。

頚椎の可動域検査では、動作の終わりに痛みがあり、全可動域で制限が認められる。上肢の症状と関連があるかを調べるため、椎間孔圧迫テスト、咳反射テストとバルサルバテストを行うように彼女に指示したが、陰性であった（評価に関しては、第3章を参照）。また、触診では、頚椎全体を通して軽い筋組織の緊張が認められ、緊張している場所と程度、そして痛みのある場所と程度に若干の相関があるが、軟部組織の腫脹はない。姿勢は、頭と首が中程度前方に突き出ている。筋力と固有受容反射に対する機能評価は、背臥位の間、頚椎を屈曲し続けることが難しいことが明らかだった。さらに彼女は、重力に対して頚部屈曲姿勢を10秒行っただけで、両側の胸鎖乳突筋に痛みと緊張感を訴えた。また、腹臥位では、頚部を伸展し維持する姿勢を続けることが難しい状況だった。

これらの所見から、あなたは彼女が明らかに運動感覚の認知度が乏しくなっていることについても注意しなければならない。彼女が本来の安静時の姿勢になっていないことに気が付くこともあるかもしれない。運動感覚認知度が欠乏しているか確認するため、患者に目をつぶってもらい、首を右と左に回旋し、それから元の状態に戻すように指示したところ、彼女はこれを行うことが難しかった。

□演習問題

質問の答えと患者への治療戦略を答えよ。

12－1．Lindaのセルフケアプランで脊髄スタビライゼーションエクササイズを取り入れるべきか否か。その理由とともに考察せよ。

12－2．頚椎スタビライゼーションエクササイズが有効ならば、安全に行うことができるか。その可否と理由について考察せよ。

12－3．スタビライゼーションエクササイズを行うべきと判断するのであれば、どのような特異的運動方法をすすめるべきか。それを選択した理由とともに述べよ。

12－4．この患者に対する治療戦略を答えよ。

※解答・解説は、254頁に記載しています。

章末問題

選択問題

1．固有受容感覚を改善することに焦点を当てた運動として適当なものは何か選べ。

A．スタビライゼーション（安定化）
B．感覚運動
C．筋力トレーニング
D．持久力トレーニング

2．運動制御が起こる2つの主要要因は何か。

A．感覚運動と筋力
B．全体的な力と持久力
C．固有受容と運動感覚の認知度
D．持久力と軽く揺らす

3．一連の四つん這いになって行われるスタビライゼーションエクササイズはどれか。

A．感覚運動
B．四つん這いトレーニング
C．眼球運動
D．上記のどれでもない

4．次のうちどれが最も脊髄スタビライゼーションエクササイズとして難しいか選べ。

A．バランスボードでの両脚立ち
B．ロッカーボードでの両脚立ち
C．ロッカーボードでの片脚立ち
D．バランスボードでの片脚立ち

5．次のうちどの筋肉が通常上位交差症候群で短縮しているか。

A．頚長筋と頭長筋
B．中部僧帽筋と菱形筋
C．胸鎖乳突筋と後頭下筋群
D．上記のどれでもない

○×問題

1．ロッカーボードは、不安定な面で行う運動の1例である。
2．バランスボードに乗ると同時に正確な頚部姿勢を維持しようとすることは眼球運動と呼ばれている。
3．バランスボードに片脚そして両脚で立つことから始めることが、最もよいスタビライゼーションエクササイズである。
4．姿勢で重要な要素は、頭を後退させることである。
5．Bruegger's姿勢の軽減姿勢は、通常四つん這い姿勢である。

記述問題

1．効果的な頚椎スタビライゼーションは、通常、身体のどの部位の安定性が求められるか。
2．スタビライゼーションエクササイズ中に患者を少し押すようなことを何と呼ぶか。
3．不安定な面で運動を行うことを何と呼ぶか。
4．最も基本的な四つん這い筋力トレーニングスタビライゼーションエクササイズは何か。

組み合わせ問題

1～6の用語と関連する言葉をつなげなさい。

1．片面が不安定な面	・頭部前突
2．眼反射	・バランスボード
3．不安定な姿勢	・ロッカーボード
4．多面が不安定な面	・肩甲骨の内転
5．上位交差症候群	・眼球運動
6．Bruegger's姿勢の軽減姿勢	・片足立ち姿勢

※解答・解説は254頁に記載しています。

解答・解説

answer

第1章

章末問題

選択問題

1．B
2．D
3．D
4．B
5．D

○×問題

1．○
2．×
3．×
4．×
5．○

記述問題

1．生理的に前弯している。
2．C2（軸椎）とC7。
3．頚椎関節柱あるいは関節柱。
4．屈曲、伸展、右側屈、左側屈、右回旋、左回旋。

組み合わせ問題

1．頚動脈洞反射：血圧を下げる
2．解剖学的：右回旋角度　85°
3．関節突起：関節モビライゼーションにおける一番接触点としてよい場所
4．首で最も大きい筋肉：頭半棘筋
5．解剖学的：左側屈角度　45°
6．首の伸展・左側屈・対側回旋する筋肉：僧帽筋

第2章

章末問題

選択問題

1．C
2．B
3．C
4．D
5．D

○×問題

1．○
2．×
3．○
4．×
5．○

記述問題

1．筋紡錘のγ運動系が関与している。
2．椎骨前方の靭帯と筋肉。
3．ウォルフの法則。
4．変形性関節疾患（DJD）。

組み合わせ問題

1．過剰（Hyper）：過剰な（Excessive）
2．緊張（Tone）：緊張（Tension）
3．関節（Arthr）：関節（Joint）
4．衝突：頚部
5．炎症（Itis）：炎症（inflammation）
6．捻転（Torti）：ねじれ（Twisted）

第3章

章末問題

選択問題

1．B
2．A
3．D
4．C
5．A

○×問題

1．×
2．○
3．×
4．×
5．○

記述問題

1．牽引テスト。
2．X線。
3．橈骨動脈の拍動が減弱。
4．足を背屈する。

組み合わせ問題

1．小胸筋症候群：ライトテスト
2．占拠性病変：椎間孔圧迫テスト
3．捻挫：他動可動域測定
4．斜角筋症候群：アドソンテスト
5．頚椎前弯消失：姿勢検査
6．肋鎖症候群：エデンテスト

第4章

症例検討

4−1

Christianの筋組織が緊張しており、頚部痛や頭痛を再現するトリガーポイントが存在していれば、治療手段としてマッサージを使用してもよい。なお、トリガーポイントへの圧迫によって頚部や頭部の痛みが増強したり、症状が再現したりするようであれば、その部位がトリガーポイントと考えてよいだろう。

治療にストレッチを追加することも考えられるが、Christianの右頚部をストレッチするということは、左側屈することとなる。しかし彼は左側に椎間板のヘルニアがあるので、ストレッチは禁忌となる。さらに彼は頚部の可動域はほぼ正常であるため、ストレッチはあまり重要ではない。

重要なポイントは椎間板ヘルニアの存在であり、このことから彼は左側屈が禁忌と考えられる。ただし、今回の症状は右側にあるため、Christianの症状とはあまり関係がないと言える。

4−2

Christianの後頚部の深部組織マッサージは、圧迫して脊椎関節を動かしたり、椎間板の状態を悪化させたりしない限り、安全に行うことができると考えられる。ただし、圧を加えるときは、固定手で頭頚部を支えることが重要となる。

4−3

深部組織マッサージを行う部位は、筋組織の緊張を感じる部位となる。Christianは両側に緊張がみられたため、両側の部位に行うとよい。しかし、右側の方に緊張が強く、症状があるため、右側を集中的に行う。

まず、最初は右側のトリガーポイントに焦点を当てる。トリガーポイントの位置と深さから、頭半棘筋にトリガーポイントがあると判断でき、さらに頭部の痛む部位も頭半棘筋の典型的な関連痛パターンと一致している。また、圧迫の深さはChristianでも許容できる範囲であったため、深部組織マッサージを行ってもよいだろう。

4−4

最初に、頚部に軽めの深部マッサージを約10～15分行うことで組織を温め、循環を促進させる。頚部の深部組織マッサージは最初に右、それから左と、2セット（3回の繰り返しを含む）行う。頚部の付け根から始めて、下部、上部、後頭部へと進める（第4章「Routine ①～④」）。その後、頚部の右側に戻って、頭半棘筋のトリガーポイント約1～3㎝の範囲に30～60回深部圧迫マッサージを行う。

3週間、週2回、この治療を繰り返す。治療で痛みが出る場合は、マッサージ後に家で5～10分程度冷やすように指示する。それが難しいようであれば、1日に数回、頚部の右側に湿式加熱治療を行う。また、パソコンの使用や電話の際の適切な姿勢についても指導する。

【Follow-up】

3週間後、Christianは頚部の痛みが40～60％減少し、「数日間は頭部への関連痛がなかった」と報告した。同じ治療を続けながら、湿式加熱と屈曲方向へのストレッチ（左側屈して椎間板に負荷を与えないように）を深部組織に加えたところ、さらに2週間後、Christianの頚部の痛みはなくなった。

また、Christianは仕事中に頚部への負担がかかっているため、月に1回の予防的な治療をすすめた。

章末問題

選択問題

1．C
2．A
3．C
4．C
5．B

○×問題

1．○
2．×
3．×
4．○
5．×

記述問題

1．垂直（90°）。
2．上前腸骨棘内側（少し前）で曲げる。
3．施術者の臍部から引いた垂直のラインと前腕のラインを平行にする。
4．「圧を強くしますか、あるいは弱くしますか」と聞く。

組み合わせ問題

1．筋収縮：力の内部発生
2．解剖学的位置の手関節：（関節の）つながり
3．肘を曲げる：上前腸骨棘の内側に固定
4．後頭下部の治療：施術者はベッドの端に座る
5．重力：力の外部発生
6．頚部の基部治療：施術者はベッドの上部に座る

第５章

症例検討

5－1

Mikeの右側の頚長筋には張り感と痛みがあり、触ると症状の再現が認められる。そのため、前頚部、特に頚長筋へのマッサージが必要と考えられる。

5－2

頚長筋のマッサージの安全性に関して、頚部の整形外科的な検査はすべて陰性であり（椎間板の検査が陽性であったとしても、占拠性病変や胸郭出口症候群に関しては前頚部へのマッサージは禁忌ではない）、医師による診断も前頚部に他の病状は認められなかった。そのため、安全に行うことができる。

5－3

右側の頚長筋は緊張している唯一の筋肉で、特有の関連痛パターンを生じていることから、第５章「Routine③」の頚長筋へのマッサージを行う。

5－4

治療は３週間、週２回行うことが推奨される。６回治療した後に再評価し、さらに治療が必要かどうかを決め、必要なら治療プランを練り直す。

最初に、腹臥位で後頚部と肩に深部マッサージを約10分行い、この周囲を温め緩める。次に仰臥位で胸上部と表層の前頚部の筋組織を温めてから、10分間、圧を増加させて両側の胸鎖乳突筋と斜角筋群を集中的に治療する。温まれば、頚長筋の治療を始めるが、最初に左側から治療を行う。

右頚長筋を治療する際は、最初、圧は一定の深さで軽めに行う。マッサージ終了後は、左側屈のストレッチに注意しながら、頚部の全可動域のストレッチを行う（椎間板の異常や他の占拠病変に対する整形外科的な検査が陰性であったことは、側屈のストレッチは安全であることを示している）。

そして、次の５分で、頚長筋に対して圧の深さを徐々に増加させる。治療の最後に行うストレッチの強さも増加させる。３週後までに、頚部を伸展、左側屈させることで、前頚部の右側のストレッチをできるようにする（椎骨動脈検定テストが陰性であることは、頚部を伸展することは安全であることを示している）。

【Follow-up】

３週間後、Mikeは「前頚部の痛みはなくなったが、嚥下時の痛みが残っている」と報告した。しかし、痛みは鋭い痛みから重だるい痛みに変化していた。

Mikeと話し合い、嚥下時の痛みがなくなるまで週２回の治療を継続することに決めた。その後、ある程度良くなれば２～３週間は週１回行い、症状がほとんどなくなれば治療は２週に１回、３～４週に１回にする。また、この時点で痛みがなくなれば、治療したいときに来院するようにするか、２～４週に１回Mikeが必要だと感じるときに来院し経過をみることにした。

章末問題

選択問題

1. C
2. A
3. A
4. C
5. B

○×問題

1. ○
2. ×
3. ×
4. ×
5. ○

記述問題

1. 斜角筋群
2. 頚部に後ろ向きの力がかかるようなむちうち
3. 頚長筋と頭長筋
4. 頚長筋と頭長筋

組み合わせ問題

1. 腕神経叢の圧迫：胸郭出口症候群
2. 総頚動脈の圧迫：頚動脈洞反射
3. 後頚三角の後縁：僧帽筋
4. 気管の圧迫：咳反射
5. 後頚三角の前縁：胸鎖乳突筋
6. 横突起への接触：斜角筋群

第６章

症例検討

6－1

患者の可動域が制限されている場合、治療手段としてストレッチを行うとよい。Samはマッサージを受けたことがあり、１カ月以上自分で右僧帽筋にストレッチを行ったもののほとんど効果が認められなかったことから、彼には多面的なストレッチのような高度なストレッチを行う必要がある。

診察から、彼が行っていた右上部僧帽筋ストレッチは効果がないことが伺える。頭部を左に回旋することで、右上部僧帽筋は緩まり（左回旋であるため）、肩甲帯を上げることで、右上部僧帽筋はさらにストレッチの効果が薄れると考えられる。

6－2

ストレッチが安全に行えるかどうか、スパーリングテスト、咳反射テスト、スランプテスト、バルサルバテストで評価した結果、全テストが陰性であったことから、ストレッチによる治療を安全に行えると考えられる。もしこの検査が陽性である場合は、椎間板の障害、変形性関節症と考えられるため、ストレッチは禁忌となる（評価方法の詳細は第３章参照）。

また、上肢への関連痛（痛み、うずき、感覚異常なし）を示唆する既往歴がないことからも、ストレッチを禁忌とするような状況ではないと判断できる。

6－3

右側の上部僧帽筋・頭半棘筋・肩甲挙筋をストレッチすることにした。Samが右上部僧帽筋を自分でストレッチしても効果がなかったのは、この筋肉の横断面での動きを行っていなかったからである。さらに、ストレッチを行っているときに肩甲骨を固定していなかったため、効果がなかったことが伺える。

そのため、右側の３つの筋肉、特に上部僧帽筋の緊張をみつけた触察を根拠として、僧帽筋やそのほかの筋肉の多面的ストレッチが効果的であると考えられた。さらに、右の上部僧帽筋の作用は、伸展、右側屈、左回旋であり、その筋肉の緊張が反対の作用（屈曲、左側屈、右回旋）を制限することが考えられた。この制限は可動域テストの結果と一致する（頭半棘筋の作用にも伸展・側屈があることから考えられる）。

また、左回旋の減少は右肩甲挙筋（右回旋筋）の緊張が影響していたのではないかと考えられる。

6－4

頸部の側面と後面、特に右側を集中的に約10～15分間の深部マッサージ行う。これは、組織を温め、局所の循環を促進することに有効である。マッサージ後、ストレッチを始める前に、さらにターゲットとなる筋肉を温め、患者をリラックスさせるために、湿式加熱治療を約５～10分行う。その後、右上部僧帽筋（第６章「Routine①」参照）、右頭半棘筋（第６章「Routine④」参照）と肩甲挙筋（第６章「Routine③」参照）の多面ストレッチを行う。

右上部僧帽筋から始めて、２つの筋肉のストレッチ、最後に上部僧帽筋のストレッチを繰り返す。

最初の上部僧帽筋へのストレッチは、10～20秒維持して３回繰り返す。２回目は２～３秒のみ維持し、10回繰り返す動的（ダイナミック）ストレッチを行う。Samの家は遠方のため、彼の母親に治療してもらい、彼女の治療に多面ストレッチを組み込むようにすすめた（Samに施術内容を渡したら、喜んで母親に伝えるとのことだった）。

また、２～４週間は週に２回のマッサージとストレッチを受けることをすすめた。Samは自らストレッチを行うため、必要なストレッチ、特に上部僧帽筋のストレッチを教えた。さらに、僧帽筋と肩甲挙筋をストレッチする際は、座っているイスの背を手でつかんで肩甲帯を固定することが大切であることも伝えた。

最後に、頸部の姿勢の傾きだけでなく、パソコンでの仕事を行う際の適切な姿勢についても説明した。

【Follow-up】

４週後にSamと話をすると、頸部の痛みやつっぱり感はほとんどなくなっていた。仕事を行う際の姿勢が頸部の物理的なストレスとなり、症状が再発することもあるため、Samには症状がない場合でも頸部のストレッチと定期的なマッサージが重要であることを指示した。

章末問題

選択問題

1．B
2．B
3．D
4．A
5．B

○×問題

1．○
2．○（左側屈の機能群）
3．×
4．×
5．○

記述問題

1．多面的ストレッチは、実際は多面ではなく、１つの面、斜面で行うからである。しかし多く（２あるいは３）の基本面にわたって行うことからこのように呼ばれている。
2．事前に回旋する。
3．頸部の他の伸筋を緩めるため（半棘筋へのストレッチはより効果的である）。
4．肩甲挙筋を伸ばしストレッチするために肩甲帯を固定あるいは下制させる。

組み合わせ問題

1．機能的グループ：同じ作用のある複数の筋群
2．施術者による患者へのストレッチ：補助のあるストレッチ
3．静的ストレッチ：ストレッチ位置を長く維持する
4．患者が自分で行うストレッチ：補助のないストレッチ
5．ターゲットとなる筋肉：ストレッチされる筋肉
6．動的ストレッチ：短時間で行うストレッチ

第7章

演習問題

7−1

患者のROMが制限されていることを考えると、ストレッチによる治療が求められる。Lucyは、マッサージと2週間のストレッチを行っても症状の改善が認められなかったので、CRストレッチ（あるいはACストレッチ：第8章）のような高度なストレッチテクニックを行うべきだと考えられる。

高度なストレッチテクニックは、一般的なストレッチであまり効果が認められないとき、緊張した筋肉を弛緩させるために神経学的刺激が加わるので、効果が認められる。そのため、彼女にはCRストレッチを取り入れるべきと言える。

7−2

どんなタイプのストレッチでも安全に行えるかを決定するためには、椎間孔圧迫テスト、咳反射テスト、バルサルバテストを行わなければならない。テストが陰性であれば、治療としてストレッチを安全に行うことができる。陽性であれば、患者はストレッチが禁忌である椎間板に障害がある状態であるか、進行した変形性関節疾患である可能性がある（これら椎間板の障害に関する詳細は、第2章参照）。

Lucyの既往に上肢の関連痛症状がない（例：痛み、うずき、しびれがない）ことから、彼女はストレッチを禁忌とする疾患をもっている可能性は少ないと考えられるので、安全にストレッチを行うことができるだろう。

7−3

どのストレッチを行うかは、頚部の可動域が減少している部位によって決定する。Lucyは左回旋の可動域が減少しているので、右回旋筋が緊張しており、その部位にストレッチを行う必要があることを伝える。彼女の首を左回旋にストレッチすることが、今回のケースではよいだろう。また、屈曲動作の可動域減少がみられたので、伸筋群が緊張していることも考えられ、この部位に対してもストレッチを行う必要がある。そのため、彼女の首を屈曲するようなストレッチをここで行う必要がある。

さらに、2つの筋肉をターゲットとする左回旋と屈曲を組み合わせた斜面でのストレッチを行うのもよい。

7−4

彼女の頚部に軽度から中等度の深部マッサージを約10〜15分間行うことから始め、組織を温めて血液循環を促すため、軽擦法、マッサージ、軽度圧迫ストローク法を組み合わせて行う。マッサージを行った後、ターゲットとなる筋肉を温め、患者をリラックスさせるために約5〜10分間その範囲をホットパックで温め、それからCRストレッチを行う。

右回旋筋群（手順7−6参照）と伸筋群（手順7−3参照）のCRストレッチを行い、それから伸筋と右回旋の斜面CRストレッチを行う（「実用的な方法」、「Box 7−1」参照）。各ストレッチ3〜4回行い、週2回のペースで3週間行う。

Lucyと家庭や職場でできる正しい身のこなしについても話し合い、緊張した右回旋筋群や伸筋群に対する家庭での補助なしCRストレッチ方法を指導する。1日に2回頚部後面にホットパックを当て、続いて静的ストレッチと補助なしCRストレッチを行うようにすすめましょう。

【Follow-up】

3週間後にLucyは左回旋と屈曲の頚部可動域が完全に戻ったことを報告した。現在、彼女は運転中、楽にそして安全に高速に合流することができる。通院に関しては、予防治療として1日1回ストレッチを続け、1カ月に約1回治療を行うことをすすめた。

章末問題

選択問題

1. B
2. A
3. B
4. C
5. C

○×問題

1. ×
2. ○
3. ×
4. ○
5. ×

記述問題

1. ターゲットとなる筋肉は、ストレッチされている。
2. 固定手。
3. 圧をかけるのに身体の中心を利用するため。
4. 回旋。

組み合わせ問題

1. 治療手：ストレッチを加える手
2. 最初のストレッチ：1セット目の前に行われる
3. 患者は息を止めるか吐き出す：収縮するとき行われる
4. 動きから肩甲帯を抑える：固定手
5. CRストレッチに対する反射：GTO反射
6. 素早いストレッチで生じる反射：筋紡錘反射

第8章

症例検討

8－1

患者に可動域制限が認められるので、治療としてマッサージやストレッチを行う必要がある。Sean はマッサージや他の手技療法を行っていないので、これらの治療で症状が軽減する可能性がある。

しかし、関節可動域の減少は深刻で、その問題は慢性化していることから、AC ストレッチ（CR ストレッチ：詳細は第７章参照）のような高度のストレッチテクニックは Sean にとって優れた治療選択と言える。実際に、筋肉の緊張を軽減させるために神経学的刺激を加える高度なストレッチテクニックは、一般的なストレッチより効果があると言われている。

患者は症状を改善させようとする気があり、積極的に治療に参加しようとしているので、AC ストレッチは彼にとって簡単に行えるストレッチとなるだろう。

8－2

どんなタイプのストレッチも安全に行えるか決定するためには、椎間孔圧迫テスト、咳反射テスト、バルサルバテストを行わなければならない。テストが陰性であれば、治療としてストレッチを安全に行うことができると考えられる。だが、ストレッチが禁忌である椎間板の障害がある状態だったり、進行性の変形性関節疾患であれば、これらの検査結果は陽性となる。

実際に Sean の既往歴には上肢の関連痛症状がない（例：痛み、うずき、しびれがない）ことから、彼はストレッチを禁忌とする疾患をもっている可能性は少ない。

8－3

どのストレッチを行うかは、頚部の可動域が減少している部位より決定する。Sean の場合は屈曲の可動域が減少しているので、伸筋群が緊張していて、ストレッチを行う必要があることを伝える。そして、頚部屈曲のストレッチを行う。また、両側屈の可動域減少がみられたことから、両側の側屈筋群が緊張していることも考えられるため、ストレッチを行う必要がある。右に側屈そして左に側屈するようなストレッチをここでは行う必要がある。

さらに、２つの筋肉をターゲットとする屈筋群と各側屈筋群を組み合わせた斜面でのストレッチを行うこともよい。これらのストレッチは２回繰り返しすが、このとき、片側に回旋してから対側を回旋する。

8－4

頚部に軽度から中等度の深部マッサージを約 10 ～ 15 分間行うことから始め、組織を温め血液循環を促すため、軽擦法、マッサージ、軽度圧迫ストローク法を組み合わせて行う。マッサージを行った後、患者をリラックスさせるために約５～ 10 分間その範囲をホットパックで温め、ターゲットとなる筋肉を温めてから AC ストレッチを行う。

伸筋群（手順８－３参照）と両側の側屈筋群（手順８－１・２参照）の AC ストレッチを行い、それから伸筋と右側屈筋と伸筋と左側屈筋への斜面 AC ストレッチを行うようにする（手順８－４・５参照）。これらの斜面でのストレッチの効果を最大限に引き出すために、右回旋それから左回旋作用を加え、繰り返す（「実用的な方法」、「Box ８－２」参照）。

各セッションの終わりに、施術者は患者が他動と自動でストレッチを行うことにより、可動域が増加していることを確認してもらう（第７章「施術者への助言」155 頁参照）。なお、各ストレッチは 10 回実施し、最初の２週間は週３回、それ以後の２週間は週２回行う。

Sean は机での事務作業を行っているため、パソコン、電話や読み物をするときは適切な姿勢でいるよう話し合うべきである。また、家でも適切な姿勢でいるよう話し合い、腹臥位で寝ている姿勢を仰臥位あるいは側臥位にするよう徐々に変えていく。

さらに、１日２～３回、頚部後面にホットパックを当ててからストレッチを行い、これらの筋肉に対して補助なし CR ストレッチを行うように患者に指示する。

【Follow-up】

４週間後、Sean は屈曲と左右側屈の頚部可動域が完全に戻ったことを報告した。実際、最初のフォローアップで関節可動域が増加していることが確認できた。彼は現在、仕事においても痛みを訴えることなく快適に過ごしていることも報告している。

痛みが元の状態に戻らないためにも、３～４週間は週１回治療に来ることをすすめた。また、その期間が終わっても毎日ストレッチを続け、その後は１カ月に１回治療を続けることをすすめた。

章末問題

選択問題

1．C
2．C
3．D
4．A
5．C

○×問題

1. ○
2. ×
3. ○
4. ×
5. ○
6. ×

記述問題

1. ストレッチされるターゲットとなる筋肉は拮抗筋。
2. 屈曲と右側屈。
3. 腹臥位となり、ベッドから頭を出す。
4. ターゲットとなる筋肉をストレッチし、相反抑制反射を起動させる。

組み合わせ問題

1. 1セット当たりのACストレッチの時間（秒数）：3から5
2. 通常ACストレッチを行う回数：8から10
3. 右回旋筋群の緊張：左回旋に患者をストレッチする
4. 左回旋筋群の緊張：右回旋に患者をストレッチする
5. ACストレッチに対する反射：RI反射
6. ストレッチを素早く行った際の反射：筋紡錘反射

第9章

症例検討

9－1

患者の可動域制限から治療としてのストレッチが必要であることが伺える。マッサージとヨガを介したストレッチは、Danaにとっては最低限の効果をもたらしているので、神経学的反射による別の効果が関与するCRストレッチ、ACストレッチ、CRACストレッチのような高度なストレッチテクニックを取り入れるとよい。

患者はすでに約2カ月間マッサージとヨガストレッチを行い、ほとんど効果が得られていないことを考えれば、最も効果的な高度なストレッチテクニックである「CRACストレッチ」をDanaに行うとよいと考えられる。

9－2

どんなタイプのストレッチも安全に行えるかは、椎間孔圧迫テスト、咳反射テスト、バルサルバテストで確認しなければならない。テストが陰性であれば、治療としてストレッチを安全に行うことができるだろう。Danaがストレッチの禁忌に当たる、椎間板に障害がある状態であったり、進行性の変形性関節疾患であったりするならば、これらの検査結果が陽性となる（評価の詳細は第3章参照）。

X線で中程度の退行性関節疾患のみが存在するので、適切な治療選択としてストレッチが挙げられる。さらに、問診でDanaは上肢関連痛（例、痛み、疼き、しびれがない）の既往がないので、ストレッチの禁忌となる健康状態ではないだろうとも考えられる。

9－3

どのストレッチを行うか判断するため、頸部のどの可動域が減少しているかを確認する。Danaの場合、全可動域が減少しているため、全基本面の可動域だけではなく、斜面でのCRACストレッチを行わなければならないことから、各治療は20～30分間を費やすこととなると予想される。

9－4

深刻な可動域の減少、慢性化、そしてマッサージやヨガに対する反応の欠乏を考えると、マッサージ、温熱療法、CRACストレッチで構成される3カ月間の治療計画（最初の1カ月間は週3回、2カ月目は週2回、3カ月目は週1回）を行うこととする。また、彼女には家と仕事場での適切な姿勢も指導し、ホットパックや温かいシャワーで頸部を最初に温めてからセルフケアストレッチを行ったり、頸椎枕を使って夜は背臥位や側臥位で寝たりすることをすすめる。

施術者は首を5分間温めてから、全部で4つのマッサージを20分間行い、それから約5～10分間ホットパックで温める。それから、全部で6つの基本面（伸展、屈曲、両側の側屈、両側の回旋）に対するCRACストレッチを行い、側屈と回旋から伸展と屈曲を組み合わせた斜面でのCRACストレッチも実施する。各ストレッチは5セットで、動きの改善が認められなければ、さらに繰り返しストレッチする。

【Follow-up】

3カ月後に、Danaは全方向あるいはほぼ全部の頸部可動域が回復した。彼女には毎日ストレッチを行い、予防治療として1カ月に約1回通院することをすすめた。

章末問題

選択問題

1．D
2．A
3．B
4．C
5．C

○×問題

1．×
2．○
3．×
4．×
5．○

記述問題

1．1～2秒間。
2．ターゲットとなる筋肉。
3．ターゲットとなる筋肉に対して拮抗する筋肉。
4．ターゲットとなる筋肉を始めに治療した後。

組み合わせ問題

1．CRストレッチに対する反射：GTO反射
2．長時間ストレッチを持続する理由：クリープ現象
3．患者は呼吸を止める：ストレッチのCR相
4．素早くストレッチした際に起こる反射：筋紡錘反射
5．患者は息を吐く：ストレッチのAC相
6．ACストレッチに対する反射：相反性抑制反射

第10章

症例検討

10－1

Joeの関節可動域は正常であるため、通常ストレッチや高度なストレッチは必要ない。また、以前に受けた通常のストレッチやCRストレッチ治療に効果を示さなかったのもその理由となる。関節遊びを評価した際に関節の運動性の低下があったため、関節モビライゼーションが適していることが考えられる。そのため、彼に関節モビライゼーションを行う。

10－2

関節モビライゼーションが安全かどうか判断するために、スパーリングテスト、咳反射テスト、スランプテスト、バルサルバテストを行うように指示した。上肢に関連痛がないことに加えて、全ての検査は陰性であったので、治療テクニックとして関節モビライゼーションを行うことは安全だと考えられる。Joeに椎間板の異常、退行性の関節病変（変形性関節症）があれば、この評価結果は陽性となり、関節モビライゼーションは禁忌となる。

10－3

どの関節モビライゼーションを選ぶかはJoeの頚部で減少している関節遊びの可動域から考える。彼の頚部は左側屈、右回旋、牽引を除けば、すべての軸性、非軸性の関節遊びの可動域は十分に動く。そのため、この可動域での関節モビライゼーションは可能である。

多面の左側屈と右回旋の組み合わせだけでなく、左側屈と右回旋への個々の関節モビライゼーションを行うことにする。そして、タオル牽引テクニックも行うことで、頚部への牽引を増加させる。筋肉のスパズムが起こるため、深部マッサージと温熱療法も行う。

10－4

最初に、頚部に深部マッサージを約10～15分行い、組織を温めることで循環を促進し、筋組織のスパズムを減らす。マッサージ後､関節モビライゼーションを始める前にさらに目的となる筋肉を温め、患者をリラックスさせるために、湿式加熱治療を約10分行う。

それから、関節モビライゼーションを左側屈（第10章「Routine②」参照)、右回旋（第10章「Routine③」参照)、続いて多面的関節モビライゼーションを右回旋（「実用的な方法」､「Box10－1」参照）とともに左側屈、タオル牽引（第10章「Routine⑩」参照）を行う。それぞれのモビライゼーションを3回行い、4週間、週2回この手順を繰り返す。

家や仕事場での彼の姿勢、特にパソコン前での状況についても話をし、机やパソコンに向かう場合は、30分ごとに5分の休息を取るように指導する。1日に1～3回頚部に湿式加熱治療を行い、その後、ストレッチをするようにすすめる。

【Follow-up】

4週間後、Joeはこれまで感じていたこわばり、深くだるい痛みは半分程度となったと報告した。彼の状況や治療の効果について話し、その後もう4週、週2回の同様の治療を行うことに決めた。この週の最後には、8～9割はよくなっていて、完治するまで週1回治療することにした。

完治してから2、3、4、6週と治療間隔を開けながら、徐々に治療から離れることをすすめた。6週目に来院したときには、症状の再発はなく、頚部の関節の運動性の低下の再発を防ぐために、マッサージ、湿式加熱治療、

ストレッチ、関節モビライゼーションからなる予防的な治療を1～3カ月に1回治療を受けることをすすめた。

章末問題

選択問題

1．D
1．C
2．D
3．B
4．A
5．B

〇×問題

1．〇
2．×
3．×
4．〇
5．×

記述問題

1．固定ストレッチ（pin and stretch）
2．側屈と反対側（対側）回旋
3．他動的な可動域
4．固定手
5．示指と母指

組み合わせ問題

1．固定手の役割：椎骨の固定
2．患者への固定手の接触：関節突起
3．固定手が患者に触れるときに避ける部位：横突起
4．この可動の最終に持ってくる：他動的な関節可動域
5．治療手の役割：固定した椎骨の上の頭頸部を動かす
6．実際に行う関節モビライゼーションの場所：関節遊び

第11章

症例問題

11－1

Frankは、2日後休暇で旅行するため、症状を改善させる時間がほとんどない。このことから、治癒を促すために家でセルフケアを行うことが、旅行までに症状を回復し、彼の要望である「旅行を楽しむことができる」ようになる手段となる。施術者としては水治療法とストレッチをすすめる。

Frankはこれまでに1度も入念にセルフケアを行ったことがないが、旅行というモチベーションがあるので快く行うとみられる。

11－2

Frankは感覚神経の障害はないため、水治療法を安全に行うことができる。彼はまた占拠性病変（例：椎間板の障害、骨棘）はなく、ストレッチに対する禁忌はない。そして、椎間孔圧迫テスト、咳反射テスト、バルサルバテストはすべて陰性だった。さらに上肢への関連痛がないということで、セルフケアを安全に行うことができる。

11－3

交代浴（第11章「Routine③」参照）、ストレッチ（第11章「Routine④」参照）、終わりに寒冷療法（第11章「Routine①」参照）を行う。彼は痛みが強いので、最初に行う寒冷療法ではその領域を麻痺させ、続いて行われる温熱療法では筋肉を温め、リラックスさせ、彼の首を安全にストレッチすることができる。

最後に行う寒冷療法は、後頭下部に腫脹が認められるので、アイシングを行う。疾患の状態を見る限りでは、ほとんど時間がない。ただ、「症状を改善し旅行にいきたい」というモチベーションはあるので、できる限り毎日この順番で行うようにすすめるべきだろう。特に感覚がなくなるまで、症状部位にペーパータオルを置き、ゲルアイスパックを行うのがよい。それから、首を温かいシャワーで10～20分間温める。

また、シャワーと同時あるいは直後に、一連の首のストレッチを行うよう指導する。完全に後頸部が両側緊張しているので、後頸部のストレッチ（第11章「Routine④」参照）と回旋のストレッチを行う。緊張した筋組織後方の全線維を治療するためにストレッチの方向を変える（完全屈曲と完全側屈の間）こともおすすめする。

11－4

約20分間、首後部の軟部組織マッサージを行う。その際、まず中度の圧から段々と圧を上げていくようにする。それから、5～10分間その部位を温めると、首は少し緩み温まるので、施術者がストレッチを行う。

ストレッチを行う側に首を回旋し、側屈と屈曲の間で全方向に優しく静的な（スタティック）なストレッチを行う。それから、逆方向に頸部を回旋して、これらのストレッチを繰り返す。次に、CRストレッチで全ストレッチを繰り返し行う。彼の症状の重症度を考えると、CRの強度は優しめでよいだろう。何分間かはそのままの状態を保ち、頸部後面のやさしいマッサージで終わる。

【Follow-up】

Frankには翌日も来院してもらった。彼は、前日の昼と夜に立て続けに7回交代浴、ストレッチ、アイシングを行ったと報告してくれた。首はまだ中程度のスパズムが残っているが、前日に比べるとかなり緩んでおり、その痛みは約50%減少していると言ってい

た。「状態は完全には回復していないが、今は旅行に行ける感じがする」と話した。

施術者は前日と同じ治療を行い、今回はマッサージの深さとストレッチの強度を上げた。2日間連続で治療したものの、その部位は圧痛があり、若干腫脹していたので、首に5～10分間アイシングすることで治療は終了した。

休暇を取る前にできるかぎり多くの交代浴、ストレッチ、そしてアイシングをする自宅でのセルフケアを継続するようすすめるとともに、旅行中は再利用できるアイスパックがないかもしれないので、交代浴とストレッチを続けるように指導した。また、マッサージ師を見つけて、少なくとも週2回セラピューマッサージを受けること、よくあるホテルでのマッサージがない場合は、その地域の施術者の治療を受けることをすすめた。

1週間半後、ヨーロッパからFrankのメールが届いた。それによると、飛行機では多少不快感を感じることはあったが、その後症状は改善しているという。また、「交代浴とストレッチは続けており、症状が改善してきているので、段々とセルフケアの量は少なくしている。また、ホテルで2～3回セラピューマッサージを受けた。家に戻ったときは改めてあなたのところに伺う」と書かれていた。

章末問題

選択問題

1．B
2．A
3．B
4．C
5．D

○×問題

1．×
2．○
3．×
4．○
5．○

記述問題

1．水治療法、ストレッチ、姿勢。
2．肩甲骨挙上の筋肉が肩甲骨を安定化させるため、等尺性収縮状態で筋肉が緊張してしまう。
3．その部位の感覚がなくなるまで。
4．その部位に腫脹がある限り。

組み合わせ問題

1．顎を引くストレッチ：小後頭直筋のストレッチ
2．ターゲットとなる筋肉の等尺性収縮：CRストレッチ
3．全方向に回すストレッチ：首の全方向をストレッチする
4．温水治療法：血管拡張
5．冷水治療法：血管収縮
6．患者はストレッチをするために自動で首を動かす：ACストレッチ

第12章

症例問題

12－1

Lindaは頚部筋組織の筋力が低下していることから、彼女の頚部ROMと筋持久力の機能性が減少していることがわかる。そのため、スタビライゼーションエクササイズが明らかに求められるだろう。彼女の治療は今まで受け身の治療（マッサージやストレッチ）で、あまりよい効果が得られていない。筋力トレーニングは、彼女にすすめることができない上、自分で積極的に行ってもならない。

施術者は、慢性頚部痛患者はよく筋力トレーニングを行わないと治療効果に限界があることを知っている。Lindaは、全身の筋肉トレーニング、持久力、神経筋固有受容器の再教育を目的とした運動は行っていなかったので、これらの運動を指示して、セルフケアとして取り入られるべきだろう。さらに、臨床の検査で筋肉の緊張と痛みの間の相互関係を説明することができず、受動的な手技療法を用いて明確に治療できるような他のはっきりと識別できる状態の有無も説明することもできない。

12－2

Lindaの場合、脊髄のスタビライゼーションエクササイズは、占拠性病変（例：椎間板の障害、骨棘）や急性疾患の有無を判断する全徒手検査が陰性であるので、安全に行うことができる。さらに、彼女はX線所見で病的な状態がないことがわかっている。これらの病態がなければ、脊髄スタビライゼーションエクササイズは、筋収縮と頚部と手足の動きしか必要としないので安全に行うことができるだろう。

12－3

どの筋肉が弱っていて、どこに機能障害があるか考えることで、どの運動を彼女に行うか決定する。

Lindaのケースでは、頚椎の屈曲と伸展をすることが難しいと説明している。また、本来の位置に頭を戻すことができないということからもわかるように、感覚運動障害（不健康な運動感覚の認識）があることも認識している。これらの理由から、感覚運動と筋力安定トレーニングを指導する。

12－4

彼女の症状が慢性化していること、さらに筋力低下の程度から考えると、Lindaは段階的な安定化プログラムから開始するべきである。そのため、最初に安定化運動である感覚運動から始めることがベストで、それからスタビライゼーション筋力トレーニングを少しずつ行うことがよいだろう。

地面での片脚立ち姿勢（第12章「ROUTINE④」参照）と眼反射（第12章「ROUTINE⑩」参照）から始めることをすすめ、それから、ロッカーボードでの両脚立ち姿勢（第12章「ROUTINE⑤」参照）とロッカーボードでの片脚立ち姿勢（第12章「ROUTINE⑥」参照）と続けて行う。容易にこの運動ができるようになった時点で、バランスボードでの両脚立ち姿勢（第12章「ROUTINE⑦」参照）やバランスボードでの片脚立ち姿勢（第12章「ROUTINE⑧」参照）に移行していく。

各運動、10～20秒間1～2セットから始め、段階的に3セットにし、各セット60秒あるいはそれ以上保持できるようになる。なお、この時点で、彼女はスタビライゼーション筋力トレーニングを始めることができる。

頚部の四つん這い筋力トレーニング（第12章「ROUTINE②」参照）から始め、そして次には頚部の四つん這いトレーニングに四肢の動きを加える（第12章「ROUTINE③」参照）ことができるようになるだろう。時間が経てば、これらの運動を不安定な面の上で行うことができる。再度、60秒間あるいはそれ以上の保持を3セットできるよう段階的に実施していくべきである。

さらに、彼女は重力に対して頚部屈曲するので、深部屈筋群の筋力が改善する可能性がある（「Box12－3」参照）。また、胸鎖乳突筋や後部後頭下筋群を最低限しか作用しないように顎を引いて、頚椎の位置の維持することに細心の注意を払う必要がある。

家庭での養生法として、スタビライゼーション筋力トレーニングを組み合わせるために2つの選択肢がある。彼女は、運動をすすめたり、管理したりする免許を持った、ある程度の経験のある施術者に治療してもらうか、自分自身のセルフケアプログラムに必要な運動を行うかのどちらかを選択することができる。痛みや筋力低下している状態を考えると、誰かに治療してもらうことから始め、施術者は適切な人を紹介するとよいだろう。

なお、Lindaの知識と手技療法者としての経験があれば、すぐに自分自身で安定して養生法を実践できるはずなので、時々症状の改善を監視してくれる施術者のところに行けばよい。受動運動はこれまでに成功しておらず、活動的な（自発的な）運動が必要であるとはいえ、Lindaには月に1～2回、ホットパック、マッサージとストレッチからなる頚部の手技療法を受けに行くことをすすめる。

このケアは症状を確認することに焦点を合わせており、彼女自身の習慣の中でさらにスタビライゼーション筋力トレーニングすることで、不必要に筋組織が緊張しないように監視する目的がある。治療は頚部全体をサポートすべきだが、頚部伸筋群（胸鎖乳突筋前方、後頭下筋群）を特に集中に行っても構わない。

【Follow-up】

3カ月後、Lindaは75％改善していることを報告した。彼女は現在、1回に2～3時間座ってパソコン作業を行うことが可能で（休憩は約30分あるいはそれ以上の時間を設ける）、運転や首を動かしたりするときにのみ軽い不快感がある。

6カ月後、彼女の状態は95～100％改善し、活動中においてもほとんど不快感が認められなかった。Lindaは、毎日トレーニングの一環として、ストレッチと筋力トレーニングのセルフケアを行っている。

章末問題

選択問題

1．B
2．A
3．B
4．D
5．C

○×問題

1．○
2．×
3．×
4．○
5．×

記述問題

1．肩甲骨
2．微動（軽く揺らす）
3．感覚運動エクササイズ
4．四つん這いの姿勢をとる

組み合わせ問題

1．片面が不安定な面：ロッカーボード
2．眼反射：眼球運動
3．不安定な姿勢：片足立ち姿勢
4．多面が不安定な面：バランスボード
5．上部交差症候群：頭部前突
6．Bruegger's姿勢の軽減姿勢：肩甲骨の内転

索引

あ

か

さ

た

な

は

ま

や

ら

わ

欧文索引

プロフィール

◆著者

Joseph E. Muscolino（ジョセフ・E・マスコリーノ）

手技療法者を対象に25年以上にわたり、解剖学（筋骨格系）、運動学、診断と治療のコアカリキュラム、ならびに卒後教育を担当。1986～2010年までConnecticut Center for Massage Therapyでインストラクターを務め、現在はState University of New York（SUNY）Purchase Collegeで准教授を務めている。これまでに手技療法や運動療法に関する本を多数執筆し、解剖学（筋骨格系）、生理学、運動学、病理学（筋骨格系）、触診、整形外科的徒手検査や手技療法の治療テクニックについて解説。診断と治療に関するDVDも複数制作している。また、コラム「Body Mechanics」を「Massage Therapy Journal」にて掲載し、アメリカ国内のみならず国際的にも数々の雑誌にその成果を投稿する傍ら、ボディメカニクス、深部マッサージ、ストレッチ、新たなストレッチ法、関節モビライゼーション、筋肉触診法、関節運動法、徒手検査、筋骨格系の病理学的病態、運動学と献体を用いた講義（cadaver workshop）の分野で、卒後教育のワークショップを開催している。

The Art and Science of Kinesiologyによる臨床整形外科的マッサージセラピーの資格を提供しており、運動学と手技療法インストラクター向けの実技講習会を開いている。彼は卒後教育における責任者を担当しており、その講習ではNational Certification Board for Therapeutic Massage and Bodywork（NCBTMB）の単位が取得可能で、アメリカのマッサージ師やボディワーカーの資格が更新できるようになっている。

SUNY at Binghamton, Harpur CollegeにてBachelor of Arts in Biology（生物学）学士（BA）を取得。オレゴン、ポートランドのWestern States Chiropractic Collegeでカイロプラクティックの博士課程（DC）を修了。また、コネチカット州で26年以上治療を行い、カイロプラクティックに軟部組織治療を取り入れている。

The Art and Science of KinesiologyのFacebookでフォローすることができる。

◆監訳者プロフィール

伊藤 和憲（いとう・かずのり）

2002年明治鍼灸大学（現：明治国際医療大学）大学院博士課程修了。同大学鍼灸学部臨床鍼灸学教室助手・助教を経て、2008年よりカナダのトロント大学に留学（Research Fellow）し、B J Seslle教授に師事する。帰国後、同教室准教授を経て、2015年より明治国際医療大学鍼灸学部臨床鍼灸学講座教授、ならびに明治国際医療大学附属京都桂川鍼灸院「mythos361」分院長に就任。その他、2006年より大阪大学医学部生体機能補完医学講座（現：統合医療学寄付講座）の特任研究員、2012年からは厚生労働省地域医療基盤開発推進事業の統合医療における慢性痛研究班（セルフケア・鍼灸）の班長を兼務している。主な著書に「痛みが楽になる トリガーポイント ストレッチ＆マッサージ」「痛みが楽になる トリガーポイント 筋力トレーニング」（緑書房）、「症状から治療点がすぐわかる！ トリガーポイントマップ」（医道の日本社）、「図解入門 よくわかる痛み・鎮痛の基本としくみ」（秀和システム）、監訳書に「トリガーポイント治療 セルフケアのメソッド」「ビジュアルでわかるトリガーポイント治療」「子供のためのトリガーポイントマッサージ＆タッチ」「図解 スポーツ傷害とリハビリ治療のためのテーピング技術」（緑書房）、その他論文多数。

◆翻訳者プロフィール

皆川 陽一（みなかわ・よういち）

明治鍼灸大学（現：明治国際医療大学）鍼灸学部卒業。明治国際医療大学大学院博士課程修了。現在は帝京平成大学ヒューマンケア学部鍼灸学科助教。専門は、筋痛疾患に対する鍼灸治療の効果、トリガーポイントに関する研究。共訳書に「トリガーポイント治療 セルフケアのメソッド」（緑書房）がある。

齊藤 真吾（さいとう・しんご）

明治鍼灸大学（現：明治国際医療大学）鍼灸学部卒業。明治国際医療大学大学院博士課程修了。現在は平成医療学園専門学校鍼灸師科教員。専門は、口腔顔面痛に対する鍼灸治療の効果、鍼通電に関する基礎研究。共訳書に「トリガーポイント治療 セルフケアのメソッド」（緑書房）がある。

頚部の手技療法
写真で学ぶ治療法とセルフケア

Midori Shobo Co.,Ltd

2016年11月1日　第1刷発行　©

著　者………………………Joseph《ジョセフ》 E. Muscolino《マスコリーノ》
監訳者………………………伊藤和憲
翻訳者………………………皆川陽一、齊藤真吾
発行者………………………森田　猛
発行所………………………株式会社 緑書房
〒103-0004
東京都中央区東日本橋２丁目８番３号
TEL 03-6833-0560
http://www.pet-honpo.com

日本語版編集…………森川　茜、秋元　理
デザイン・DTP…………メルシング
印刷・製本……………図書印刷

ISBN 978-4-89531-284-4 Printed in Japan
落丁、乱丁本は弊社送料負担にてお取り替えいたします。